임상 근거를 「만들고」 「전달하며」 「사용하는」

근거중심의 한방처방

편저

일본동양의학회 EBM 특별위원회
일본동양의학회 Evidence Report · Task Force

옮김

대한한의학회 EBM 특별위원회

군자출판사

임상 근거를 「만들고」「전달하며」「사용하는」

근거중심의 한방처방

첫째판 1쇄 인쇄 | 2011년 7월 10일
첫째판 1쇄 발행 | 2011년 7월 15일

편 저 일본동양의학회 EBM 특별위원회
일본동양의학회 Evidence Report · Task Force
옮 긴 이 대한한의학회 EBM 특별위원회
발 행 인 장주연
편집디자인 양송희
표지디자인 박미나
발 행 처 군자출판사
등 록 제 4-139호(1991. 6. 24)

본 사 (110-717) 서울특별시 종로구 인의동 112-1 동원회관 BD 6층
Tel. (02) 762-9194/5 Fax. (02) 764-0209
대구지점 Tel. (053) 428-2748 Fax. (053) 428-2749
광주지점 Tel. (062) 228-0252 Fax. (062) 228-0251
부산지점 Tel. (051) 893-8989 Fax. (051) 893-8986

ISBN 978-89-6278-444-2

정가 30,000원

옮긴이

대한한의학회 제1기 EBM 특별위원회

위 원 장 조 기 호 | 경희대학교 한방내과

부위원장 김 진 성 | 경희대학교 한방내과

위 원 (가나다순)

고 호 연 | 세명대학교 한방내과
김 종 인 | 경희대학교 침구과
김 호 준 | 동국대학교 한방재활의학과
남 혜 정 | 경희대학교 한방안이비인후 피부과
이 명 수 | 한국한의학연구원 EBM전공
이 병 철 | 경희대학교 한방내과
이 의 주 | 경희대학교 사상체질과
장 규 태 | 경희대학교 한방소아과
조 성 훈 | 경희대학교 한방신경정신과
조 정 훈 | 경희대학교 한방부인과

한국어로 번역하면서

한의학의 위기라는 요즈음, 전통의학을 하는 입장에서 이들을 어떻게 살려나갈지가 최대의 숙제이다. 현실적으로 서양의학 conventional medicine과 어떻게 병존할 것인가, 어떤 경우에 홀로서기를 할 수 있을까 하는 방법론을 개발하는 것이 survival game에서 관건이다. 섣부른 결론일는지 모르지만, 지금 시점에서 근거중심의학이라는 차를 타지 않을 수 없다. EBM이 traditional medicine을 어디까지, 어떻게 안전하게 몰고 가 줄지 모르지만, 현재는 이 methodology가 가장 튼튼해 보이는 보루로 여겨진다.

동아시아전통의학에서 일본 한방의학이 그래도 EBM에 가장 먼저 승차하고 있다. 일본동양의학회JSOM는 2002년에 1차로 〈한방치료 Evidence report〉를 내고, 2007년부터 2차 리포트 작업을 진행하였다. 2010년 6월 1일, 논문을 다시 추가로 검색하여 평가 작업을 하였는데, 이것이 가장 최근의 일이다. 이 성과물을 이번에 한국어로 번역하게 된 것이다. 그러므로 이번 번역에는 최신 작업 자료를 모두 반영하게 된 것이다. 이 번역일은 2010년 조직된 대한한의학회KOMS 제1기 EBM특별위원회에서 진행되었다. 이 과정에서 논문에 대한 평가자의 의견을 존중하는 태도도 배울 수 있어 크게 참고가 되었다. 물론 오늘날 의학의 흐름, 트랜드를 읽는데 많은 도움이 되기도 하였다.

2010년 2월, KOMS는 제1기 EBM특별위원회를 만들면서, 한국에서 나온 한방치료에 관한 논문을 검색 · 정리 · 분석 · 평가하는 일, 그리고 JSOM에서 나온 2010년 판 RCT 논문 345편 번역하는 일의 두 가지를 맡긴다. 전통의학자의 동지로서 KOMS와 JSOM은 2009년에 교류협정을 맺는다. 연례적으로 각 학회대표는 상대 학회에 가서 발표 및 토론을 하고 있다. 이런 교류외에 두 학회는 EBM이라는 key word를 가지고 공동의 활동을 하기도 한다. 2010년 7월 19일에는 JSOM의 津谷喜一郎, 鶴岡浩樹 두 위원이 와서 선험자들의 작업과정을 일러주기도 했으며, 2010년 10월 31일 서울에서 두 학회의 EBM특별위원회 공동주최로 제1회 EBM워커숍을 개최한다(First Korea-Japan Workshop on EBM in Traditional East Asian Medicine).

우리들이 한방의학을 하는 일본의사들과 교류하는 목적 중 하나는 우리들의 시각을 좀 더 넓혀보자는 것이다. 의사지만, 치료방법에서 같기 때문에 진료면에서, 연구방법론에서 공유가 가능하다. 이렇게 하기 위하여 우리들은 전통의학자들이 가지기 쉬운 결점 중 하나인 국경에 대한 장벽을 넘어야 한다transnationalism. 자칫하면 자국의 민족의학이라는 테두리를 넘지 못하고, 자폐증에 걸리기 쉽다. 이런 문제를 극복하기 위해서는 국제적으로 명망있는 잡지의 신뢰성을 믿을 수 밖에 없다. 2010년부터 한의계에서도 병명중심 진료가 이루어지고 있는데, 일본의사들의 병명투여에 대한 한약처방의 유효성과 안전성에 대한 귀중한 자료가 도움이 되었으면 하는 바람이다.

환자들이 양방과 한방을 넘나들고 있는 진료 현장에서 의료인들끼리 소통이 필요한 것은 당연하다. 우리 한의사들이 양의사와 꾸준히 대화하고 교류하며 소통하는 자세가 필요한 만큼, 양의사들도 이런 사고가 필요하다. 왜냐하면 환자들의 needs이기 때문이다. 이런 분위기를 만들기 위해서는 공통의 자료가 필요하다. Conventional medicine을 하는 양의사들이 traditional medicine을 바라보는 좀 더 객관화되고, 새로운 인식이 되는 계기를 마련해 줘야 한다. '한방에서 좋은 데이터만 보여주면' 환자를 refer하겠다는 양의사를 만나게 된다. 이 책이 이런 면에서 〈대화〉와 〈소통〉의 자료로 활용되기를 갈망한다. 아울러 이런 source가 보편화되고 일반화되어 널리 알리는 기회가 되었으면 한다. 우리나라 의료계에서 유효하면서도 안전한 한방처방들이 많다는 인식이 그 어느 때보다 절실하다고 생각되기 때문이다.

이참에 한 · 일 두 학회에 연결고리를 해 준 JSOM의 EBM특별위원회 위원장인 津谷喜一郎 교수를 소개하지 않을 수 없다. 그는 서태평양WHO본부에서 전통의학자문관으로 근무하면서 1988년 서울대학교 천연물연구소와 경희대학교 동서의학연구소에 전통의학협력센터를 지정하도록 했으며, 2004년에는 KOMS와 대한침구학회, 그리고 전일본침구학회간에 교류협력을 체결하는데 핵심적인 역할을 하였다. 아울러 그는 일본노동후생성의 연구비 지원으로 전통의학에서 RCT를 우선적으로 모아 전 세계적으로 공유하는 시스템을 만들고자 노력하고 있으며, 한국 한의치료 EBM중 RCT 영어 번역에도 관여하고 있다. 국경을 초월하여transnationalism 전통의학의 외연을 넓히는 모습에서 앞으로 우리들과 공동 작업을 많이 할 것이다.

지난 1년간 본 위원회 위원들의 희생이 너무 컸었다. 알고는 들어오지 못할 곳이라는 EBM위원회에서 '앞으로만 나아가는' 전략에 기진맥진하였지만, 우리들이 한의계에 일정부분 역할을 하였다는 자긍심은 사라지지 않을 것이다. 〈근거중심의학에서 한의치료〉도 우리들의 손으로 올해에 출간예정으로 있다. 牛步千里의 진리를 믿는다. 본 위원회를 만들고 지원해준 김장현, 김성수 前 KOMS회장, 그리고 판매가 수월치 않을 책을 기꺼이 출판해 준 군자출판사의 박현숙 이사, 박혜영 부장, 편집부 양송희님께 감사드린다.

2011년 7월 6일

위원들의 뜻을 모아 위원장이 대표로 적는다

목 차

머리말

PART 1 / 총론

PART 2 / 구조화 초록

머리말

일러두기

- 서지사항에서 일본어는 한국어로 번역하였다.
- 항목별 서술에서 순서나 표현방법이 조금 차이가 나는데, 이것은 평가자 개인의 성향이므로 그대로 살렸다. 예를 들어 wash out, drop out, side effect처럼 영어를 중간에 섞어 쓴 경우가 있는데, 그대로 살렸다.
- 약제명은 이해를 돕기 위하여 성분명이나 원문을 병기하였다.
- 전문용어의 번역에서 의미가 통하면 원문을 그대로 살리고, 번역자 임의로 통일하지 않았다.
- 최초 원문이 일본어가 아닌 경우, 필요하면 최초 원문을 병기하였다.
- 약자는 일반적으로 통용되는 GOT, GPT같은 용어는 그대로 두고, 이해하기 힘든 경우만 full name을 사용하였다.

1. 이번 Version에 대하여

일본동양의학회 EBM 특별위원회(제2기) Evidence Report Task Force(ER-TF)는 2007년 6월 15일에 「한방치료 Evidence Report 제2판 - RCT를 중심으로 - 중간보고 2007」, 2008년 4월 1일에 「한방치료 Evidence Report 제2판 - RCT를 중심으로 - 중간보고 2007 ver.1.1」을 작성하여 일본동약의학회의 홈페이지에 공개하였다. 그러나 이들은 1999~2005년의 논문들을 대상으로 하였고, 일본 한방제제의 랜덤화 비교시험(RCT) 전체를 대상으로 한 것은 아니었다.

2009년 6월 1일에는 제목을 「한방치료 Evidence Report 2009 - 320건 RCT-」(Evidence Reports of Kampo Treatment 2009:320 Randomized Controlled Trials, EKAT 2009)로 바꾸고, 의료용 한방제제가 오늘날 품질규격으로 된 1986년부터 2008년 전반까지의 RCT 320건, 메타분석 1건의 구조화 초록(SA)을 실었기 때문에 그 시점에서는 완결판으로 되었다. 2009년 6월, 일본동양의학회는 EBM 특별위원회(제3기)를 계속 설치하기로 결정했다. 제3기 EBM 특별위원회에서는 제2기에서 각각 활동을 하고 있던 Evidence Report Task Force(ER-TF)와 진료 가이드라인 Task Force(CPG-TF)의 두 팀을 합하여 Evidence Report / 진료 가이드라인 Task Force(ER / CPG-TF)로 하였다. 이 TF가 이번 Evidence report 업데이트 작업을 계속하기에 이르렀다.

이번 version은 제목을 「한방 치료 Evidence Report 2010 - 345 RCT」(EKAT 2010)로 하고, EKAT 2009 이후 약 1년간의 RCT를 추가 수록하였다.

이제까지 공개된 각 version의 제목, 대상논문, 구조화 초록수는 다음과 같다.

Version/Date	2007. 6. 15	2008. 4. 1	2009. 6. 1	2010. 6. 1
타이틀	漢方治療 Evidence Report 제2판 -RCT를 주로하여- 중간보고 2007	漢方治療 Evidence Report 제2판 -RCT를 주로하여- 중간보고 2007 ver1.1	漢方治療 Evidence Report 2009 -320 RCT- (EKAT 2009)	漢方治療 Evidence Report 2010 -345 RCT- (EKAT 2010)
대상 논문 범위	1999~2005	1999~2005	1986~2008 전반	1986~2009 전반
논문수	104	116	385	416
구조화 초록(SA) 수	102	98	321[1)]	346[1)]
제외대상 논문수	42	32	111	132

[1)] 메타분석(meta-analysis) 1건을 포함

이번 version부터는 논문 검색방법을 일부 바꿨다. 지금까지는 The Cochrane Library(CENTRAL)에서 논문 검색을 “Medicine Kampo” 또는 “Medicine Chinese Traditional” 등 MeSH(Medical Subject Headings)로 했다. CENTRAL은 Pubmed / Medline 유래논문, EMBASE 유래논문, 기타 수작업 논문이 포함되지만, MeSH 검색에서는 Pubmed / Medline 유래 논문 밖에 검색할 수 없다. 이 때문에 이번에는 지금까지 검색방법에 추가하여 제목과 초록 등에서 “Kampo” “Japanese” “herb” 등의 단어가 들어간 논문의 free word 검색도 다 함께 실시했다. 이 때문에 EKAT 2009에 수록된 논문 일부 검색 소스가 CENTRAL로 추가/변경되었다.

그리고 지금까지 이 report 일부만을 영어로 번역하여 web에 공개했지만, 이번 개정부터는 EKAT 2010으로서 완전 영어판으로 하여 공개한다.

Evidence Report 작성 및 개정 과정

2010. 6. 1 한방치료 Evidence Report 2010 - 345건 RCT -

2009. 6. 1 한방치료 Evidence Report 2009 - 320건 RCT-

2008. 4. 1 한방치료 Evidence Report 제2판 - RCT를 중심으로 - 중간보고 2007 ver.1.1

2007. 6. 15 한방치료 Evidence Report 제2판 - RCT를 중심으로 - 중간보고 2007

2005. 7. 20 한방치료 Evidence Report(일본동양의학잡지 2005;56 EBM 별책부록)

2002. 9. 20 한방치료 EBM 2002년 중간보고(일본동양의학잡지, 2002;53(5)별책)

2. (사)일본동양의학회 EBM 특별위원회 구성

1) 제3기(2009.6~) EBM 특별위원회
Evidence Report / 진료 guideline Task Force(ER / CPG-TF)

반장

岡部哲郎　東京대학대학원의학계연구과 한방생체방어기능학강좌

위원(10명, 일본어 50음순서)

北川正路　東京慈惠會의과대학 학술정보센터도서관
後山尙久　大阪의과대학 건강과학클리닉
小暮敏明　사회보험 群馬중앙종합병원 화한진료과
後藤博三　富山대학대학원의학약학연구부(의학) 화한진료학강좌
詫間浩樹　日本대학약학부 약사관리학 Unit
鶴岡浩樹　쓰루카메 진료소
自治의과대학지역의료학센터 지역의료학부문
中田英之　재단법인 東京都 의료보건법회 練馬종합병원 한방내과·건강의학센터
藤澤道夫　東京대학 보건·건강추진본부
星野惠津夫　癌研有名병원 소화기내과
元雄良治　金澤의과대학 종양내과학부문

Observer(2명, 일본어 50음순서)

新井一郎　일본한방생약제제협회 의료용제제회의 유용성연구부회
大谷 裕　동방대학 의학미디어센터

EBM 특별위원회 위원장, EBM 특별위원회 담당이사

津谷喜一郎　東京대학대학원의학계연구과 의약정책학

2) 제2기(2005.6~2009.5) EBM 특별위원회 Evidence Report Task Force(ER-TF)

반장

岡部哲郎　토쿄대학 대학원 의학계연구과 한방생체방어기능학강좌

위원(12명, 일본어 50음순서)

新井 信　토카이대학 의학부 동양의학강좌
及川哲郎　키타사토대학 동양의학종합연구소 임상연구부
北川正路　토쿄지에카이의과대학 학술정보센터 도서관
後山尙久　오사카대학 건강과학 클리닉
小暮敏明　군마대학대학원 의학계연구과 통합화한진료학
後藤博三　토야마대학 대학원의학약학연구부(의학) 화한진료학강좌
詫間浩樹　니혼대학 약학부 약사관리학 Unit
鶴岡浩樹　쯔루카메 진료소, 지치의과대학 지역의료학센터 지역의료학부문
中田英之　재단법인 토쿄도 의료보건협회 練馬종합병원 한방내과 · 건강의학센터
並木隆雄　치바대학 대학원 의학연구원 첨단화한진료학강좌
藤澤道夫　토쿄대학 보건 · 건강추진본부
星野惠津夫　간켄아리아케병원 소화기내과

Observer(2명, 일본어 50음순서)

新井一郎　일본한방생약제제협회 의료용제제회의 유용성연구부회
篠原 宣　일본한방생약제제협회 안전성위원회

EBM특별위원회 담당이사

秋葉哲生　아키바 전통의학 클리닉
케이오기쥬크대학 의학부 한방의학강좌(2001년 6월 16일~2007년 6월 15일)
杉山 貢　요코하마시립대학 부속 시민종합의료센터(2007년 6월 15일~2009년 3월 9일)

EBM특별위원회 위원장

津谷喜一郎　토쿄대학 대학원 약학계연구과 의약정책학

3. Executive Summary

2001년 6월, 일본동양의학회에 설치된 EBM특별위원회는 2002년에 『한방치료의 EBM 2002년 중간보고』(*일본동양의학잡지*, 2002;53(5)별책)와 2005년에 『한방치료의 Evidence Report』(*일본동양의학잡지*, 2005;56 EBM별책부록)를 발행하였다. 여기에서는 1986-2002년에 발표된 한방 관련 무작위 비교시험randomized controlled trial: RCT 등의 논문에 의거하여 근거정리를 하였다. 그런데 「왜 이 논문은 누락되었는가?」하는 등의 비판도 있었고, 방법론에서 개선해야 할 문제점들이 지적되었다.

2005년부터 시작된 일본동양의학회 제2기 EBM특별위원회 Evidence Report Task Force[ER-TF], 2009년부터 시작된 제3기 EBM 특별위원회 Evidence Report / 진료 guideline Task Force(ER / CPG-TF)에서는 다음과 같은 점들을 개선하였다.

(1) 근거 수준이 높은 RCT 문헌을 총 망라하여 수록 · 평가한다.
(2) 논문 검색방법과 평가과정을 명시하고 정확성과 공평성을 높인다.
(3) 구조화 초록의 형태는 세계적인 표준 8항목(목적, 연구디자인, 실시기관, 참가자, 개입, 주요 성과 평가 항목, 주요 결과, 결론)으로 구성하여 게재한다. 그리고 독자적으로 다음의 4항목, ①한방적 고찰, ②논문의 안전성 평가, ③발췌자의 코멘트, ④발췌자의 이름과 작성일자를 기재한다.
(4) 채택되지 않은 논문은 이유를 명확하게 밝히고 제외대상 논문 목록에 수록한다.
(5) 진료가이드라인을 담당한 task forse가 같은 2005년에 설치되기도 하여 제1기 리포트에 포함되어 있던 추천강도는 기재하지 않는다.
(6) 게재내용에 대해 의견 등을 낼 수 있는 시스템을 구축한다.
(7) 투명성transparency과 설명책임accountability을 강화하기 위해 관계자들의 이익상반 사항에 대해서도 기재하였다.
(8) Home page판(http://www.jsom.or.jp/medical/ebm/index.html)에는 검색기능을 설치한다. 논문이 web상에서 공개되어 있는 경우에는 링크되도록 한다.

논문 선택 기준은 다음과 같다. 일본에서 한방처방으로서 제조판매승인을 받은 한방제제엑기스제 및 환제를 사용하여야 한다. 한방제제의 품질이 현재 승인 사용된 1986년 이후부터 2009년 전반까지 발표된 RCT논문으로 한다. 제1기 리포트처럼 煎劑 등의 自家製劑 보고는 대상에서 제외하였다.

문헌 검색은 The Cochrance Library[CENTRAL], 의학중앙잡지(醫中誌 Web), 그리고 일본한방생약제제협회제공 데이터베이스를 이용하여 실시하였다.

구조화 초록은 질환의 ICD 10의 순서로 게재하였다.

최종적으로 전체 416논문에서 RCT의 345건, 메타분석의 1건에 대해 구조화 초록을 작성하였다. 선택 기준에 적합하지 않은 132논문에 관해서는 제외대상 논문 목록에 서지사항과 대상에서 제외한 이유를 기재하였다.

본 리포트의 정리 방법, 기재 내용, 논문 누락 등에 대한 의견이 있을 때는 ebm-er@jsom.or.jp로 연락주시면 대단히 고맙겠다.

EVIDENCE-BASED MEDICINE

PART 1

총론

총 론

1. 본 프로젝트의 배경 background

2001년 6월 일본동양의학회에 EBM 특별위원회가 설치되었다. 이 위원회는 동양의학에서 근거중심 의료evidence-based medicine: EBM를 추진하기 위한 것으로 아키바 데츠오(秋葉哲生)위원장을 중심으로 전문위원들이 한방치료의 임상근거를 정리하였다. 그 결과, 2002년에 『한방치료의 EBM 2002년 중간보고』(*일본동양의학잡지 2002;53(5) 별책*)와 2005년에 『한방치료의 Evidence Report』(*일본동양의학잡지, 2005;56 EBM 별책부록*)가 발행되었다.

리포트에서 대상으로 한 논문 선정의 기준은 다음과 같았다. 1986~2002년에 공표되고 1986년의 신제제기준이 실시된 이후의 의료용 한방제제를 사용한 것을 대상으로 하였다. 그리고 동일 방제를 관찰기간 시작부터 종료까지 사용한 10증례 이상의 논문(일부는 학회와 연구회기록을 포함)으로 비교시험만이 아니라 증례수집연구도 포함하였다. 논문은 일본한방생약제제협회(日漢協)가 독자적으로 수집 · 정리한 것 중에서 日漢協에서 상기 기준에 합치한 것을 선택하여 제공받았다. 최종보고의 『한방치료의 Evidence Report』에서는 日漢協으로부터 제공받은 905논문 중에서 EBM특별위원회가 93논문을 채택하였다. 대상, 시험디자인(방법, 기간, 기타), 결과, 한방적 고찰, 안전성 평가의 5항목으로 구성된 구조화 초록을 작성하고 논문평가와 추천강도도 기재하였다.

본 리포트 작성은 당시로서는 획기적인 작업이었다. 한편 기초 작업이 이루어지기는 하였지만 누락된 논문은 찾지 못한 것인지, 아니면 찾았다고 하여도 선별 과정에서 제외된 것인지가 분명하지 않는 등 문제점들도 드러났다(岡部哲郎. 한방의 임상근거는 현재 어떤 상황인가? - Evidence Report에 나타난 현황과 앞으로의 과제 -. *일본동양의학잡지*, 2007;58(3):435-41).

2005년부터 시작된 일본동양의학회 EBM 특별위원회 제2기에서는 이제까지의 성과를 이어받아 망라성과 투명성을 기본으로 체계적문헌연구Systematic review에 준한 작업방침을 세웠다. 그리고 1986년 이후에 공표된 RCT에 한정시켜 세계적 표준에 근거한 구조화 초록집structured abstract을 작성하기에 이르렀다.

또한 작업 결과를 「좀 더 많은 사람들이」 이용할 수 있도록 일본동양의학회의 Web페이지에 공개하여 접근성을 높였다. 이것은 다음과 같은 이유 때문이다.

의료 정보 홍수속에서 지내는 임상가들은 어떤 정보가 눈앞의 환자에게 이익을 가져다 줄 수 있을지 적확한 판단을 하는 것은 쉽지 않다. 임상증례에 근거한 의료는 통상 step 1 : 문제 설정, step 2 : 정보 수집, step 3 : 정보 분석, step 4 : 환자에게 투여라는 4단계로 분류되어 있다. 하지만 바쁜 임상가들은 각종 데이터베이스를 검색하여 이용 가능한 문헌을 선별하고 그것들을 전부 살펴본 다음, 어떤 것이 믿을 수 있는 적절한 치료약인가를 결정하는 것은 쉽지 않다. 더구나 한방을 전문으로 하지 않는 의사들은 어떤 한방약을 사용해야 하는가를 Medline 등의 일반적인 데이터베이스에서 검색하여도 판단이 힘든 경우가 많다.

그래서 미리 제삼자가 step 2와 step 3의 작업을 대신할 수 있는 시스템 개발이 필요하였던 것이다. 망라적으로 정보를 수집 및 분석하여 알기 쉬우면서도 간단히 이용할 수 있는 시스템을 제공한다는 것이다. 즉, 제2기의 활동에서는 이 pre-appraisal과 IT기술 이용을 더욱 명확하게 의식하면서 작업을 진행하였다.

제2기 활동의 업적은 version 관리를 한다는 차원에서 학회 web(http://www.jsom. or.jp/medical/ebm/er/index.html)에 순서대로 공표하여 왔다. 아울러 지난 4년간 활동결과는 제60회 일본동양의학회 학술총회(도쿄)에서 포럼「한방 evidence를『전달한다』」로서 진료 가이드라인 · 테스크포스CPG-TF, 베스트 증례 · 테스크포스(BC-TF)활동과 함께 보고되었다(*일본동양의학잡지*, 2009:60 별책부록, 제60회 일본동양의학 학술총회 강연요지집 : 157-72).

이 포럼에 사용된 10명 연자 전원의 슬라이드는 모두 위의 강연요지집 10편의 초록과 함께 책자로 출판되고, 또한 학회 web에서도 공개되고 있다(http://www.jsom.or.jp/medical/ebm/doc/Forum 2009.html).

2009년 4월부터 시작된 제3기 EBM 특별위원회는 쯔타니 도쿄대학 교수가 위원장을 연임하면서 지금까지의 활동을 이어받고 있다. 제2기 evidence report task forceER-TF와 진료 가이드라인 task forceCPG-TF 두 조직은 활동내용과 결과물에서 관련성이 아주 높기 때문에 이들을 합쳐 evidence report / 진료 guideline task force(ER / CPG-TF)로 하였다. 이 TF가 본 evidence report의 업데이트 작업을 계속하고 있다.

현재 영어판은 거의 완성단계에 이르렀고, 또한 일본동양의학회와 교류협정서를 맺은 대한한의학회에 2010년 2월에 설립된 EBM 특별위원회에서 한국어 번역작업이 진행 중에 있다.

2. 목적 purpose

한방제제를 포함한 랜덤화 비교시험을 망라적으로 수집하여 분석한 다음, 구조화 초록을 작성하고 제삼자의 코멘트를 첨부하여 web페이지와 책자 등으로 공개한다.

3. 구조화 초록의 작성 과정 steps for development of structured abstracts

1) 논문 선택 기준

다음 세 가지 기준을 모두 충족시키는 논문을 대상으로 하였다.

(1) 일본에서 한방처방으로 제조판매승인을 받은 한방제제(엑기스제 및 환제)를 사용한 것

(煎劑 등의 자가제제는 약제 품질이 불확실하기 때문에 대상에서 제외함)

(2) 랜덤화 비교시험randomized controlled trial : RCT

준랜덤화 비교시험quasi-randomized controlled trial : quasi-RCT, 클로스오버시험, 메타분석(랜덤화의 기재가 완벽하지 않은 것도 일부 포함. 클로스오버시험은 RCT로 간주함)

(3) 1986년 이후에 발표된 것

1986년 이후에 발표된 것 중에서도 오늘날의 품질규정과는 다른 1985년 이전의 제제를 시험기간 동안 사용한 것이 확실한 보고들은 제외하였다.

2) 검색과 스크리닝

검색에는 아래에 제시하는 세 가지의 데이터베이스를 사용하였다. Screening은 2단계로 나누어 실시하였다. 즉, 검색 후에 검색담당자가 명백하게 기준에 미달한 것만을 1차적으로 제외시켰다. 그리고 뒤에 설명하는 구조화 초록의 작성과정에서 분석을 통하여 최종적으로 채택과 제외 대상을 결정하였다.

(1) The Cochrane Library(C)

코크란공동계획The Cochran Collaboration이 작성한 RCT의 세계적 데이터베이스인 The Cochrane Central Register of Controlled TrialsCENTRAL을 사용하여 한방 관련 RCT를 검색하였다. 또한 Medline 중의 RCT는 모두 CENTRAL에 포함되어 있기 때문에 Medline에서는 검색하지 않았다.

2009년 10월 22일에 다음에 나타내는 검색식으로 1986년 이후로 범위를 설정하여 검색하였다.

#1 MeSH descriptor Medicine, East Asian Traditional explode all tress
#2 MeSH descriptor Medicine, Kampo explode all trees
#3 MeSH descriptor Medicine, Chinese Traditional explode all trees
#4 MeSH descriptor Drugs, Chinese Herbal explode all trees
#5 MeSH descriptor Herb-Drug Interactions explode all trees
#6 MeSH descriptor Herbal Medicine explode all trees
#7 MeSH descriptor Plants, Medicinal explode all trees
#8 MeSH descriptor Plant Components explode all trees
#9 MeSH descriptor Plant Extracts explode all trees
#10 MeSH descriptor Materia Medica explode all trees
#11 MeSH descriptor Phytotherapy explode all trees
#12 (Kampo):ti,ab,kw
#13 (Kanpo):ti,ab,kw

#14 (Japanese):ti,ab,kw
#15 (Oriental):ti,ab,kw
#16 (Traditional):ti,ab,kw
#17 (East Asia):ti,ab,kw
#18 (East-Asia):ti,ab,kw
#19 (Herb*):ti,ab,kw
#20 (Chinese):ti,ab,kw
#21 (#1 OR #2 OR #3 OR #4 OR #5 OR #6 OR #7 OR #8 OR #9 OR #10 OR #11 OR #12 OR #13 OR #14 OR #15 OR #16 OR #17 OR #18 OR #19 OR #20), from 1986 to 2009

검색된 16,808편에서 한방 논문을 검색하자 107편이 한방관련논문으로 나왔다. 그리고 CENTRAL에서 검색된 한방 논문 가운데 14편이 醫中誌 Web 검색결과와 중복되었다. 총 검색 수에 대한 한방 보고 비율은 약 0.6%이었다.

CENTRAL은 RCT의 데이터베이스이지만 107건의 한방 관련 논문 중에는 랜덤화가 기재되어 있지 않고 불확실한 것이 32건이나 있었다. 또한 煎劑나 환제 등 자가제제에 관한 보고가 7건(그 중 4건은 랜덤화 기재가 없는 것과 중복됨) 있었다.

최종적으로 107건의 논문 중 선택 기준에 적합한 67논문을 대상으로 구조화 초록을 작성하였다. 나머지 40논문은 구조화 초록을 작성하지 않고 제외 대상 논문 목록에 서지사항과 제외시킨 이유를 기재하였다.

(2) 의학중앙잡지(Ⅰ)

의학중앙잡지간행회의 醫中誌 Web을 이용하여 2009년 10월 6일에 다음과 같은 검색양식으로 한방 랜덤화 비교시험을 검색하였다.

검색양식:
(漢方藥/TH or 漢方/AL) and (メタアナリシス/RD or ランダム化比較試驗/RD or 準ランダム化比較試驗/RD) and (DT=1986:2009)

의학지 Web에서는 연구디자인으로 메타분석, 랜덤화 비교시험, 준랜덤화 비교시험에 태그를 붙였다. 그렇기 때문에 이번 검색에서는 이들에 태그가 붙어 있는 것(메타분석/RD 또는 랜덤화 비교시험/RD 또는 준랜덤화 비교시험/RD) 중에서 키워드(통제어)가 「漢方藥」이 붙어있는 (漢方藥/TH)으로 되어 있거나, 또는 제목, 초록 중에 「漢方」이라는 글자가 들어가 있는 (漢方/AL)이며, 아울러 1986~2009년의 논문(DT=1986:2009)으로 제한하였다.

그 결과, 203논문을 수집하였다(그 중 14논문은 CENTRAL과 중복됨). 이 중에서 선정 기준에 대한 적합여부를 판단하여 최종적으로 153논문을 대상으로 구조화 초록을 작성하였다(RCT 152논문, 메타분석 1논문). 구조화 초록을 작성한 논문 가운데 2편은 각 논문 중에 2개의 RCT가 포함되어 있었기 때문에 RCT 별로 각각 구조화 초록을 작성했다.

한편 醫中誌 Web페이지에서는 「漢方」이라는 키워드가 中藥과 식품, 인도의학 등에도 들어가 있는데, 이들 논문들과 랜덤화가 한방약을 평가하기 위한 것이 아닌 것, 임상논문이 아닌 것, 기존 논문의 인용 등, 합계 43논문에 대해서는 구조화 초록을 작성하지 않고 제외대상 논문 목록에 서지사항과 제외시킨 이유를 기재하였다.

(3) 일본한방생약제제협회 제공 데이터베이스(N)

일본한방생약제제협회(日漢協)제공 데이터베이스에서는 JST, JAPIC, 의학중앙잡지, Medline, EMBASE 등의 기존 데이터베이스를 「漢方」, 「東洋醫學」, 「和漢」, 「生薬」, 「Kampo」, 「Chinese Medicine」 등의 용어를 이용해 망라적으로 검색하였다. 이와 함께 수십 종의 한방관계 잡지의 수작업을 통하여 한방과 생약에 관련된 논문들의 2차 데이터베이스를 작성하고 있다(비공개). 현재 게재 건수는 약 9만건에 이른다.

일본한방생약제제협회(日漢協) 제공의 데이터베이스 검색은 다음과 같은 과정을 통하여 이루어졌다.

제1기(2001~2004년도)

일본한방생약제제협회(日漢協)는 2001년부터 시작된 제1기부터 본 프로젝트에 협력하여 왔다. 『한방치료의 EBM 2002년 중간보고』(*일본동양의학잡지*, 2002;53(5)별책)를 작성하기 위해 2002년에 본 데이터베이스를 이용하여 「漢方薬」,「10 症例以上」, 「臨床」, 「治療」, 「1986년 이후」를 키워드로 하여 검색작업을 실시하였다. 그 결과 4,069건이 검색되었고 그 중에서 표제어로 中藥, 탕제, 생약제제, OTC를 제외시켰다. 또한 시종일관 단일 한방약만을 사용한 보고로 한정하여 905논문을 선별하여 기초자료로 삼았다. 『한방치료의 Evidence Report』(*일본동양의학잡지*, 2005;56 EBM 별책부록)도 같은 자료를 이용하였다.

일본한방생약제제협회(日漢協)에서는 『한방치료의 Evidence Report』 이후에도 독자적으로 2003~2004년의 논문들을 대상으로 같은 방법으로 작업을 계속하였다. 그 결과 1986~2004년의 의료용한방제제 임상보고로서 1,019논문(위의 905논문을 포함)을 정리하였다.

제2기(2005~2008년도)

제2기 EBM 특별위원회 Evidence Report · Task Force^ER-TF^에서는 대상기간을 1986년 이후 RCT와 메타분석^MA^으로 특화시켰다. 작업은 시기를 몇 단계로 나누어 실시하였다.

먼저 아래에 제시하는 검색어가 문장 속에 포함된 논문을 2007년 9월에는 1999~2005년까지를 대상으로 하고, 2008년 9월에는 1986~1998년, 2006~2008년의 범위로 각각 검색하였다(괄호 안은 검색 건수).

검색어: メタアナリシス(135), RCT(540), ランダム(832), 無作爲(1620), 無作意(22), 封筒(599), 割付(222), 割り付け(367), 割つけ(3), わりつけ(9), ブラインド(249), 盲検(2380), 盲験(103), 遮蔽(48), 遮へい(6), しゃへい(7), マスク(374), マスキング(49), クロスオーバー(170), 交叉(393), 交差(371), 比較臨床(330)

제3기(2009년도)

EKAT 2009 게재논문 이후 RCT를 조사하기 위하여 2009년 11월에 다음의 검색어가 문장 속에 포함된 논문을 2008-2009년의 범위로 검색했다(2008년 전반부는 2008년 9월 검색 결과와 중복되고 있다. 괄호 안은 검색 건수).

검색어: メタアナリシス(40), RCT(255), ランダム(228), 無作爲(198), 無作意(2), 封筒(38), 割付(30), 割り付け(35), 割つけ(1), わりつけ(1), ブラインド(12), 盲検(252), 盲験(17), 遮蔽(7), 遮ヘイ(1), しゃへい(1), マスク(52), マスキング(2), クロスオーバー(47), 交叉(36), 交差(26), 比較臨床(31), random(705), cross over(41), meta analysis(127)

제1기, 제2기, 제3기의 검색결과를 표제어로 간추려 내었다. 그 결과 CENTRAL, 醫中誌 Web상에서의 검색결과와 중복되지 않는 문헌 257논문을 추가하였다.

표 1. 데이터베이스별 구조화 초록 작성논문 건수와 제외대상 논문 건수

데이터베이스	검색 건수	표제어로 선별	구조화 초록 작성	제외
The Cochrance Library(C)	16,808[1)]	107[4)]	67[5)]	40[6)]
의학중앙잡지(I)	203	201[4)]	151[3),5)]	49[6)]
일본한방생약제제협회제공데이터베이스(N)	12,033[2)]	255	210	45
중복을 제외한 합계		549	416[3)]	132

[1)] 검색결과 수
[2)] 제 1기에서 검색한 논문(1,019논문)과 제 2기에서 검색한 논문(8,829논문), 제 3기에서 검색한 논문(2,185논문)의 합계
[3)] 그 중 1건은 메타분석
[4)] (C)와 (I)에서 14논문 공통
[5)] (C)와 (I)에서 12논문 공통
[6)] (C)와 (I)에서 2논문 공통

이상의 일본한방생약제제협회(日漢協)에서 수집한 257논문 중에서 212논문을 대상으로 구조화 초록을 작성하였다. 나머지 45논문은 선택기준에 적합하지 않았기 때문에 구조화 초록을 작성하지 않고 제외대상 논문 목록에 서지사항과 제외시킨 이유를 기재하였다. 구조화 초록을 작성한 논문 가운데 2편은 각 논문에 2개의 RCT가 포함되어 있기 때문에 RCT 별로 각각 구조화 초록을 작성했다.

이상 3개 데이터 베이스에서의 결과를 전체적으로 표 1에 나타내었다. 549논문이 동정되었으며, 이 가운데 416논문에 대해 구조화 초록을 작성하고, 132논문은 제외 논문 목록에 서지사항을 기재하였다. 구조화 초록을 작성한 논문 가운데 4편은 각 논문 중에 2개의 RCT가 포함되어 있기 때문에 RCT 별로 각각 구조화 초록을 작성하였다.

(4) 구조화 초록 작성

선정기준에 합치된 문헌을 대상으로 구조화 초록Structured Abstract: SA을 작성하였다. 구조화 초록에 관한 연구는 1980년대부터 시작되었지만, 여기에서는 RCT의 구조화 초록으로서 Altman에 의해 제창되고 현재 세계적으로 사용되고 있는 8항목으로 구성된 것을 채용하였다.

Altman DG, Gardner MJ. More informative abstracts. *Ann Inter Med* 1987;107(5):790-1.

青木 仕. 구조화 초록의 기초지식. In:津谷喜一郎, 山崎茂明, 坂巻弘之(編). EBM을 위한 정보전략- 임상근거의 창출, 전달, 그리고 사용-. 中外醫學社, 2000. p.82-93.
(역자주 : 창출, 전달, 사용의 일본원문이 つくる, つたえる, つかう로서 단어시작이 모두 「つ」라는 자음이 공통된다.)

여기에서 말하는 8항목이란 다음과 같다. ①목적, ②연구디자인, ③실시기관, ④참가자, ⑤개입, ⑥주요 성과 평가 항목, ⑦주요 결과, ⑧결론

이 8항목은 JAMA 등의 의학잡지, *Evidence Based Medicine*과 *ACP Journal Club* 등의 2차 정보지에서 널리 사용되고 있다. 또한 전통의학이나 보완 대체의학의 2차정보지 등에서도 폭넓게 이용되고 있다. 대표적으로는 *Focus on Alternative and Complementary Therapies*[FACT]가 있는데, 이 중 침 치료 부분은 일본어로 번역되었다[(津谷喜一郎(監譯). 침의 임상근거-침구임상 평가논문의 초록-醫道의 日本社, 2003. 그 이후에는「醫道의 日本」지에 연재중].

또한 ⑤의 개입에 관해서는 제약회사마다 품질이 다를 가능성이 있기 때문에 본래의 논문 속에 기재되어 있는 상품명 기재를 원칙으로 하였다. 그리고 논문이 발행된 후에 제조판매회사가 명칭을 변경하여 현재 상품명이 바뀌었더라도 논문에 기재되어 있는 상품명을 그대로 사용하였다.

이번「한방치료 Evidence Report」의 구조화 초록에서는 상기의 국제적 8항목에 ⑨한방 고찰, ⑩논문 속의 안전성 평가, ⑪평가자 의견, ⑫평가자의 이름과 날짜의 4항목을 추가하였다. 각각의 내용은 다음과 같다.

⑨「**한방 고찰**」은 한방의학의 독자적인 진단 체계를 어떻게 활용하고 있는가에 관한 것이다. 임상시험을 디자인하는 단계와 시험 실시가 끝난 후의 해석단계로 두 가지가 있다. RCT는 pre-randomization과 post-randomization의 단계라고도 할 수 있다. 전자의 임상시험 디자인 단계에서는 프로토콜protocol의 시험참가자의 선택기준entry criteria과 제외기준exclusion criteria에 한방약의「증」을 그 시험에 참가한 의사가 이해가능하도록 기재하는 것이다. 후자의 해석단계에서는 층별해석stratified analysis이라고 하여, 연령 · 성별 등에 층화하여 실시하는 것과 같이「증」에 합치한 시험참가자와 그렇지 않은 경우로 층화하여 해석한다. 그러나 층별해석에는「추론의 다중성」이라는 문제점도 내포하고 있다. 즉, 수많은 층을 만들어 검정을 반복하다 보면「본래는 차이가 없는데도 차이가 있다」라는 위양성false positive의 결과가 나타날 수 있다. 사후방법으로 공변량을 고려하여 조정하는 등의 수법도 있다.

⑩「논문 속의 안전성 평가」는 한방약도 유효성만이 아니라 항상 안전성도 고려되어야 한다는 판단하에 채택하였다. 여기에서 단순히「안전성에 대한 평가」가 아니라,「논문 속의 안전성에 대한 평가」라고 한 것은 종종 안전성 평가에 대한 오해가 발생하기 때문이다. RCT는 보통 유효성과 관련이 있는 엔드 포인트end point를 사용하여 그 증례수를 설계하는데, 이 때 안전성 평가를 목적으로 하지는 않는다. 예를 들면 한방약군 100예를 대상으로 부작용이 나타나지 않을 경우에「100예에 사용해도 부작용이 없기 때문에 안전하다」라고 이해하는 경향이 있다. 물론 시점추정point estimation에서의 출현율은 0%이지만, 구간추정interval estimation을 고려하면 95% 신뢰구간confidence interval: CI은 0~3%로 된다. 특히 심각한 부작용이 저빈도로 나타날 경우에는「안전성」은 그 논문에 기재된 임상시험의 참가자수와 비교하여 판단하여야 한다. 바로 이와 같은 점을 고려하여「논문 속의 안전성 평가」로 하였다.

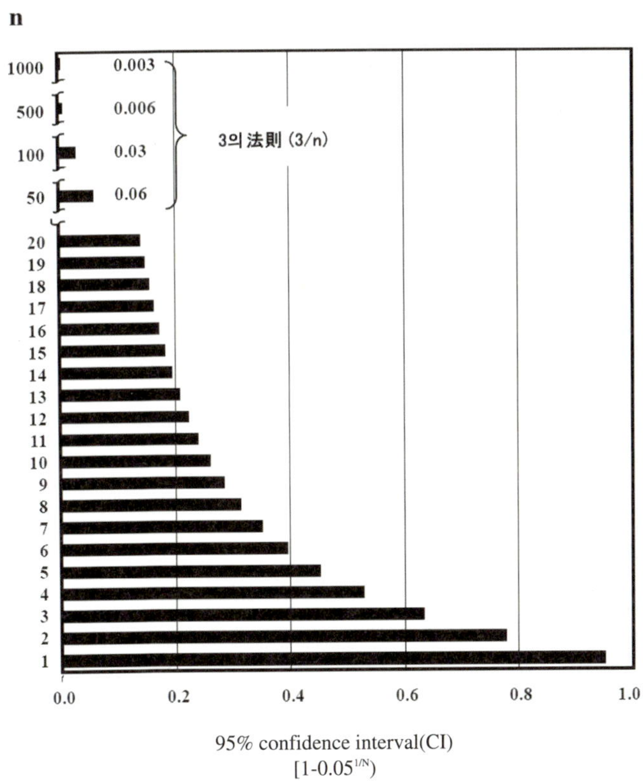

그림 1. n례 모두 event가 없는 때의 event 출현율의 모평균 신뢰구간
(津谷喜一郎, 他(編). EBM을 위한 정보전략-Evidence 창출, 전달 그리고 사용-. 中外醫學社, 2000.p.26 인용)

그림 1에 참가자수를 변경하여 유해사상의 발현이 없는 경우의 95% CI를 제시하였다. 10예에서는 0~26%, 20예에서는 0~14%, 50예에서는 0~6%, 100예에서는 0~3%, 500예에서는 0~0.6%로 된다. 50예를 넘으면서부터 근사치에 가깝게 「3의 법칙」이 성립한다. 신뢰구간의 양끝의 수치를 신뢰한계confidence limit라고 하지만, 좌측의 신뢰한계는 항상 0이고, 우측의 신뢰한계는 $1-0.05^{1/n}$로 구한다. 또한 「유해사상 adverse event: AE」이란 「의학적으로 바람직하지 않는 모든 사상event」이며, 인과관계를 따지지 않는다」로 정의한다. 이 중에 「인과관계를 부정할 수 없는 것」이 바로 「부작용adverse drug reaction: ADR」이다.

그림 1을 포함하여 위의 설명은 유해사상의 발현을 0으로 하여 이루어졌다. 하지만, 일반적으로 「n예 중, m예의 유해사상이 나타났다」고 할 경우, 그 신뢰구간은 2항분포의 신뢰구간으로서 다음과 같은 식에서 구할 수 있다. 또한 이 식에서는 2항분포의 정규근사를 이용하고, 표본 크기가 작을 때(n〈25)에는 오차가 커진다.

사상(event)출현율의 95% 신뢰구간 = $p \pm 1.96\sqrt{(p(1-p)/n)}$ (단, $p = m/n$)

위의 식에서는 정규근사를 이용하였지만, 그 외의 산출법들은 인터넷에서 손쉽게 계산할 수 있는 시스템들도 있다. 대표적으로는 http://www.ec/kagawa-u-ac.jp/~hori/delphistat/binom.html 등이 있다.

또한, 이번 Evidence Report에서는 「논문 속의 안전성 평가」의 기재를 다음과 같이 표준화시켰다.

1) 기재가 없는 경우

안전성에 대한 평가가 이루어지지 않았거나 혹은 기재되지 않은 경우는 「기재 없음」이라고 하였다.

2) 기재가 있는 경우

안전성에 대한 평가가 조금이라도 이루어졌거나 부작용이 나타나지 않은 경우에는 그 취지를 기록하였다. 그리고 부작용에 대해 구체적으로 설명하고 있는 경우에는 평가자 논문 속의 표현에 따라 기재하였다. 부작용의 수가 논문 속에 명확하게 표기되어 있을 때는 그 수를 기재하였다. 논문마다 부작용에 대한 기술이 통일되지 않은 부분도 있으므로 내용에는 세심한 주의를 기울여야 한다.

⑪ **「평가자 의견」**은 구조화 초록에서 소개된 논문에 대해 객관적으로 코멘트를 한 것이다. 이것은 바쁜 진료 일정과 비판적 분석(critical appraisal)에 익숙하지 않은 독자들에게 각 논문의 가치를 올바르고 정확하게 판단할 수 있도록 지원한다. 또한 평가자 선정은 평가자와 해당 논문의 저자들이 같은 그룹에 속하거나 사제관계를 피하고, 이해상충conflict of interest: COI이 체크되었다. 이 코멘트 부여는 본 특별 위원회의 위원들 사이에서 가장 많이 논의가 된 사항이다. 코멘트 내용의 질을 높이고 표준화를 목표로 하여 2007년 6월 17일 히로시마廣島에서 열린 제58회 일본동양의학회 학술대회 기간 중에 Evidence Report · Task ForceER-TF 제2회 워크숍 「적절한 코멘트 작성을 위해」를 개최하였다. 그 내용은 다음과 같이 정리되었다.

鶴岡浩樹, 岡部哲郎, 津谷喜一郎. 한방약 RCT의 구조화 초록에서 코멘트 기재의 개선-제2회 Evidence Report · Task Force · 워크숍 보고-. *일본동양의학잡지* 2009;60:177-84.

⑫ **「평가자의 이름과 평가 날짜」**는 위에 기술한 이해상충과도 관계가 있다. 책임소재를 명확하게 하기 위해 코멘트가 관련된 연구와의 대응에서 어느 시점에서 이루어졌는가를 밝혔다. 그리고 나중에 보완 수정될 수도 있다는 사실을 고려하여 연월일을 기입하였다. 구조화 초록을 개정하였을 때는 개정 날짜를 추가 기입하였다.

구조화 초록을 작성하는 데 있어서는 위원들의 전문성을 고려하여 담당영역을 분류하여 실시하였다. 그렇지만 위원들이 모든 영역에 전문성을 갖추고 있는 것은 아니므로 전문가가 아닌 사람이 작성한 것도 포함되어 있다.

서지사항의 기재방법은 벤쿠버 양식Vancouver Style을 기본으로 하였다. 단, 저자는 3명까지로 하고 잡지명의 생략명은 사용하지 않는 등 일부 개정하였다.

구조화 초록은 질환의 ICD 10(2003년 개정판) 코드에 맞춰 편집하였다. 코드가 같을 때는 주평가 논문의 발표 연도순으로 정리하였다. ICD 코드를 여러개 고려할 수 있을 때는 좀 더 일반적이고 이해하기 쉬운 코드를 채택하였다. 제외대상 논문 목록도 역시 ICD 10코드순으로 나열하였다. 처방명 등에서 상용한자가 없는 경우에는 가타카나로 표기하였다. 그리고 ICD코드의 질병명은 일반 질병명과 다르기 때문에 표 2와 같이 바꾸어 게재하였다.

표 2. 본 Report에서의 상병명 영역의 표현

	ICD 10	ICD 10 상병명	본 Report에서의 상병명
1	A00-B99	감염증 및 기생충병	감염증(바이러스성 간염 포함)
2	C00-D48	신생물	암(암 수술 후, 항암제의 불특정 부작용)
3	D50-D89	혈액 및 조혈기 질환 및 면역기구 장애	빈혈 등의 혈액질환
4	E00-E90	내분비, 영양 및 대사질환	대사 · 내분비질환
5	F00-F99	정신 및 행동장애	정신 · 행동장애
6	G00-G99	신경계질환	신경계질환
7	H00-H59	눈 및 부속기질환	안질환
8	H60-H95	귀 및 유양 돌기질환	이질환
9	I00-I99	순환기계질환	순환기계질환
10	J00-J99	호흡기계질환	호흡기계질환(인플루엔자, 비염 포함)
11	K00-K93	소화기계질환	소화관, 간담췌질환
12	L00-L99	피부 및 피하조직질환	피부 질환
13	M00-M99	근골격계 및 결합조직질환	근골격 · 결합조직 질환
14	N00-N99	요로, 성기계질환	비뇨기, 생식기질환(갱년기장애 포함)
15	O00-O99	임신, 분만 및 산욕	산전, 산후질환
18	R00-R99	증상, 증후 및 이상 임상소견 · 이상검사소견에서 타분야로 분류되지 않는 것	증상 및 증후
19	S00-T98	손상, 중독 및 기타 외인의 영향	마취, 수술 후의 동통
20	Z00-Z99	건강상태에 영향을 미치는 요인 및 보건 서비스 이용	기타

구조화 초록을 작성하는 데 있어서 높은 질을 유지할 목적으로 「Structured Abstract 작성매뉴얼」을 만들어 그때 그때 update하여 위원들에게 배포하였다.

4. 선택 · 제외된 논문의 개요 included references and excluded references

1) 선택된 논문, 선택된 study, 제외된 논문의 관계

선택된 416건의 논문을 대상으로 SA를 작성하였다. 416건의 논문 중에는 1 study 2 papers가 45건, 1 study 3 papers가 7건, 1 study 4 papers가 2건, 1 study 5 papers가 2건, 2 study 1 paper가 4건이었다. 따라서 작성된 SA(선택된 study)수는 346건(RCT 345건, 메타분석 1건)이다. 선택기준에서 제외된 논문은 132건이었다(표 3).

표 3. 선택된 논문 · 선택된 study · 제외된 논문의 관계

선택 논문수		416
	1 study 2 papers	45
	1 study 3 papers	7
	1 study 4 papers	2
	1 study 5 papers	2
	2 study 1 paper	4
SA수(study수)		346
제외대상 논문수		132

이번 Evidence Report작성을 위한 문헌수집 과정에서 밝혀진 duplicate publication에 대해 설명하고자 한다. 국제의학잡지 편집자위원회International Committee of Medical Journal Editors: ICMJE가 발표한 투고에 대한 가이드라인인「생물의학잡지 투고 원고의 통일 양식Uniform Requirements for Manuscripts Submitted to Biomedical Journals: URM」이 1979년에 제1판이 공표되어 전세계의 수많은 잡지에서 인용되었다. 그 후 1984년의 개정 때부터 duplicate publication이중게재에 대한 언급이 있었다. 이미 발표된 연구내용을 투고할 경우에는 편집위원회의 승인이 필요하다고 규정하였다. URM에 2차 게재secondary publication를 하기 위해서 허용된 경우는 다음과 같은 조건을 갖추어야 한다. 먼저 출판에 관계하는 두 잡지의 편집자의 양해를 얻고, 두 번째 발표 논문은 다른 독자용으로 써야 할 것, 또한 두 번째의 발표논문에서는 첫 번째 논문의 데이터와 해석을 충실하게 반영하여야 한다. 아울러 Secondary Publication이라는 사실을 명기하여야 한다.

그러나 이번 구조화 초록 작성에 사용한 논문 중에는 2차 문헌이라는 사실이 명확하지 않은 duplicate publication이중게재이 일부 포함되어 있었다. 기존 발표 내용을 편집위원회의 양해를 얻지 않고 투고하는 것은 윤리적인 문제뿐만이 아니라, 저작권과도 관련되는 문제이다. 국내외에서 출판윤리에 대한 관심이 높아지고, 한방 관련 논문에서도 duplicate publication이중게재에 관심과 주의가 요망된다. 그리고 본 건에 대해서는 연구로서 아래 논문에서 발표되었다.

北川正路, 津谷喜一郎. Evidence Report Project : 한방의 RCT 논문에서 "Duplicate publication", 제60회 일본동양의학회 학술총회 포럼「한방의 근거를『전달한다』」, 2009.6.21, 도쿄, *일본동양의학잡지* 2009;60 suppl.:162.

그리고 본 안건을 포함하여 duplicate publication 전체적으로 다음과 같이 발표하였다.

津谷喜一郎. Publish or Perish : 이중게재duplicate publication에 대하여, 제2회 일본의학잡지 편집자회의JAMJE 제2회 심포지엄, 2009.7.17, 도쿄. (http://jams.med.or.jp/jamje/002jamje_06.html)

2) 구조화 초록을 작성한 study

구조화 초록을 작성한 study는 표 4와 같다.

표 4. 구조화 초록이 작성된 study

Meta-Analysis		1건
Randomized Controlled Trial		320건
이중맹검RCT(double blinded RCT): DB-RCT	34건*	
봉투법(envelope method): RCT-envelope	99건	
Randomized Controlled Trial: RCT	150건	
랜덤화 비교시험(Cross over): RCT-cross over	37건	
quasi-RCT: Controlled Clinical Trial(CCT)		25건
합계		345건

*DB-RCT-envelope 1건, DB-RCT-cross over 1건을 포함.
RCT에 대해서는 더욱 상세한 분류 방법도 가능하나, 편의상 4가지로 분류하였다.
quasi-RCT: 서로 번갈아 가면서 또는 진료 받은 순 등, 완전한 Random화라고는 할 수 없는 것.
Medline의 MeSH에서는 Controlled Clinical Trial(CCT)라고 한다.

여기서 메타분석이라고 한 검색 결과가 2건 있었다. 그 중 1건은 실제로는 메타분석이 아니었기 때문에 구조화 초록은 작성하지 않았고, 제외대상 논문 목록에 서지사항을 기재하였다. 다른 1건에 대해서만 구조화 초록을 작성하였다.

구조화 초록을 작성한 study는 구조화 초록 및 구조화 초록 작성 논문 목록structured abstract and included references list에 ①SA No., ②질환의 ICD 10(2003년 개정판)코드, ③research question, ④한방처방명, ⑤논문의 서지사항, ⑥연구디자인, ⑦검색 출처를 기재하였다.

또한 research question은 당연히 환자patient, 개입intervention, 대조control, 평가항목outcome의 4요소PICO로 기록하여야 하지만 이곳에서는 간략화한 형태로 제시하였다.

3) 제외대상 논문 목록excluded references list 작성

아래와 같은 조건에 해당하는 논문들은 구조화 초록을 작성하지 않고 제외대상 논문 목록에 서지사항과 제외시킨 이유를 기재하였다.

(1) 임상논문이지만, RCT나 메타분석이 아닌 경우
(2) 일본에서 제조판매승인을 받지 않은 한방엑기스제제(한방 탕제, 중국 제제 등)를 사용한 경우
(3) 1985년 이전의 한방제제(현재의 한방제제와는 품질이 다르다)를 사용한 경우
(4) 기존의 RCT논문을 인용한 경우
(5) 기재내용이 명확하지 않아 구조화 초록을 작성할 수 없는 경우
(6) 기타

제외대상 논문 목록에는 최종적으로 132논문을 게재하게 되었다.

5. 다른 프로젝트와의 관련relation to other projects

본 프로젝트와 다른 프로젝트들과의 관계는 다음과 같다.

1) 범위scope

비교시험에서 research question은 개입과 콘트롤에 규정된다. 이번에는 한방약들간 비교, 개입으로서 복수의 한방약 등을 사용한 것, 한방의학의 시스템 자체를 평가하고자 한 것이 소수 포함되어 있었다. 한방제제를 사용한 이런 형태의 연구가 한층 더 바람직하다.

일본 한방의학에서는 한방제제뿐만 아니라 전탕제도 사용하는 경우도 있다. 이들을 사용한 RCT는 앞으로 기대되지만, 이번에는 제외대상 목록에 포함시켰다. 어느 정도 논문이 모아지면 구조화 초록을 작성하려고 한다.

또한 한방처방과는 다른 생약치료와 침구 등의 비약물 전통의료의 RCT도 구조화 초록이 작성될 뿐만 아니라 간단히 이용할 수 있는 시스템이 제공되기를 바란다. 타관련기관과의 협력 등도 앞으로 풀어나가야 할 과제이다. 전통의료로만 한정시키지 않는다면 일본에서는 Minds(http://minds.jcqhc.or.jp/)가 구조화 초록을 작성하여 무료로 공개하고 있다.

2) 전통의학영역에서 국제공통 RCT의 구조화 초록

전통약은 이미 국제적인 상품으로 인정받고 있지만, 일본의 한방제제는 이런 국제적 흐름속에서 약간 뒤처져 있다고 볼 수 있다. 그리고 중국이나 한국 등의 전통약제제도 수준 높은 구조화 초록이 작성된다면 WHO서태평양지역사무국WHO Regional Office for the Western Pacific: WPRO이 작성하려고 하는 진료가이드라인에서도 혼란을 줄이면서 좀 더 쉽게 논의를 진행시킬 수 있을 것이다.

앞에서 언급한 침구 치료부분도 사정은 같은데, 이미 *FACT*에서는 이와 같은 프로젝트가 진행되고 있다.

전통의학영역에서 RCT의 구조화 초록작성은 각국의 공통된 형식과 질의 표준화가 관건key이 될 것이다.

3) CONSORTconsolidated standards of reporting trials성명

RCT를 보고하는 논문의 질을 높이기 위해 CONSORT성명이 1996년에 공표되고, 2001년에 개정되었다.
(http://www.consort-statement.org/)

전부 22항목으로 이루어져 있는데 논문 작성자는 각 항목의 정보가 몇 페이지에 있는가를 기록한 체크리스트를 첨부하여 투고한다. 또한 증례수의 흐름flow chart을 표기하도록 요구된다. 왜냐하면 해석대상 증례수에 따라 결과가 달라지는 경우가 있기 때문이다. 이렇게 함으로써 RCT 논문의 질 관리와 함께 RCT 자체의 질이 높아지게 될 것이다. 그리고 일본동양의학회의 투고규정도 2008년 3월 개정판(*일본동양의학잡지* 2008;59:580-89)부터 「RCT 논문은 개정판 CONSORT성명(2001)에 준한다」는 항목이 추가되었다.

CONSORT성명의 herbal extension이라고도 할 수 있는 논문이 2편 발행되었다.

Gagnier JJ, Boon H, Rochon P, Moher D, Barnes J, et al. Reporting randomized controlled trials of herbal interventions: An elaborated CONSORT statement. *Annals of Internal Medicine* 2006;144(5):364-7.(岡部哲郎, 津谷喜一郎. Herb 개입의 랜덤화 비교시험 보고 : 상세한 CONSORT 성명. In: 中山健夫, 津谷喜一郎(訳). 임상연구와 역학연구를 위한 국제규정집, 라이프사이언스출판, 2008. p.156-63)

Bian ZX. Moher D, Dagenais S, Li YP, Wu TX, et al. Improving the quality of randomized controlled trials in Chinese herbal medicine, Part Ⅳ: applying a revised CONSORT checklist to measure reporting quality. *Journal of Chinese Integrative Medicine(Zhong Xi Yi Jie He Xue Bao)* 2006;4(3):233-42.(津谷喜一郎, 荒木里美 譯. 「中藥의 랜덤화 비교시험 보고에 대한 CONSORT 성명. In: 中山健夫, 津谷喜一郎(訳). 임상연구와 역학연구를 위한 국제규정집, 라이프사이언스출판, 2008 p.164-9)

전자는 단미의 한약재를 대상으로 하고, 후자는 중국 방제를 대상으로 한 것이다. 생약이라는 특성 때문에 「개입」에 대해 어떻게 기술해야 하는가를 상세하게 기록하고 있다. 후자는 중국전통의학의 진료체계나 임상경험 기간 등도 고려되어 있다. 제3기 EBM 특별 위원회에서는 한방판 CONSORT 성명을 작성하여야 할 의무를 가지며, 한방 CONSORT Task Force[KC - TF]를 설치하여 검토 중에 있다.

이번 구조화 초록을 작성한 논문을 대상으로 논문의 보고가 CONSORT 성명에 준하는 기재가 이루어졌는가를 조사하였다. 그 결과 보고의 질이 우수한 것은 많지 않다는 사실이 드러났다. 특히 다음과 같은 미비점이 지적되었다. ①제목/초록에 RCT라는 기재가 없다 ②시험실시 시설과 기간의 기재가 없다 ③한방제제의 회사명과 1일 투여 회수의 기재가 없다 ④랜덤화의 방법과 보증 기재가 없다 ⑤참가 환자수, 배당환자수, 해석환자수가 불명확하고 비교대조군의 유해사상이 기재되어 있지 않다 등을 들 수 있다. 앞으로 한방에 대한 RCT도 CONSORT 성명에 준한 보고가 이루어져야 할 것이다. 그리고 본 건에 대해서는 연구로서 아래 잡지에 발표되었다.

岡部哲郎, 新井一郎, 津谷喜一郎. Evidence Report Project : 개요와 한방 RCT의 질평가. 제60회 일본동양의학회 학술총회 포럼 「한방의 근거를 『전달한다』」, 2009.6.21, 도쿄, *일본동양의학잡지* 2009;60 suppl.:160.

그리고 CONSORT 성명은 제3판이 2010년 3월에 발행되었다. 1996년 발표된 CONSORT성명은 원래 RCT를 대상으로 하였다. 그 이후, 역학연구, systematic review 등 다양한 연구 디자인, 아울러 앞서 언급한 광범위한 complementary and alternative medicine: CAM 등으로 확장extension하였다. 이러한 상황에서 이들 전체의 논문작성에 맞춘 가이드라인publication guideline을 커브하면서 접근성을 높이고, 앞으로 가이드라인 작성을 지원할 "equator network"가 2008년 6월에 설립되었다(http://www.equator-network.org). 이 가운데 중요한 것은 다음 일본어번역에 들어가 있다.

中山健夫, 津谷喜一郎(편). 임상연구와 역학연구를 위한 국제 규정집. 라이프사이언스 출판, 2008

4) 임상시험의 등록공개

2008년 10월 수정 헬싱키 선언에서는 제19항에 「모든 임상시험은 최초 피험자를 모집하기 전에 일반적으로 접근할 수 있는 데이터베이스에 등록하여야 한다.」(Every clinical trial must be registered in a publicly accessible database before recruitment of the first subject)라는 조항이 들어가 있다. 그러나 이러한 사실은 그다지 알려져 있지 않다. 이에 대하여 지금까지 역사적 배경을 포함하여 설명하고자 한다.

임상시험의 등록공개clinical trial registry: CTR는 1990년대에 들어와서 「근거 중심 의료evidence-based medicine: EBM」가 핫이슈 되면서 주목받게 되었다. 특히 1992년 EBM 정보 인프라의 한 축인 코크란 공동계획The Cochrane Collaboration이 만들어지고, systematic reviewSR가 본격적으로 진행되면서 본질적인 문제로 되었다. SR은 메타분석meta analysis: MA과 거의 같은 의미로 보면 된다.

아무리 샅샅이 조사하여 study를 찾고, 그 질을 분석하며, 고도의 통계학적 방법을 이용하여 통합하더라도 실시된 study가 보고되지 않으면 치우침bias이 들어갈 요인이 생긴다. 이것은 「publication bias」로 알려져 있다. 이렇게 되면 의료문제에 여러 가지 의사결정을 하는 관계자, 즉 의료종사자, 정책결정자, 의료소비자 등이 잘못된 결과로 몰고 갈 수 있다. 효과 없는 치료법, 해로운 치료법, 비용대비 효과가 떨어지는 치료를 「사용하여」로 되어 버린다.

표 5. 鍼영역의 「효과 있음」 RCT 비율

Country of Publication	Abstracts Screened	Abstracts Included	Favoring Test Testment	
			Number	Percent
China	196	109	108	99
England	329	107	80	75
Japan	317	120	107	89
Russia/USSR	150	29	28	97
Taiwan	78	40	38	95
Total	1100	405	361	89

Vickers A, et al. Controlled Clinical Trials 1998;19:159-66

표 5에서 침 분야를 예로 들었다. 1966-1995사이에 Medline를 검색하여 abstract가 붙어있는 논문에 대하여 결과를 조사한 것이다. 중국에서는 109편 논문 가운데 108편, 99%가 “favor to treatment”, 즉 침이 대조군에 비교하여 「효과 있다」라는 결론이다. 영국에서는 75%인데, 이는 일본을 비롯한 다른 나라 사정과 거의 같은 비율이다. 이것은 일반적으로 「효과 없다」라는 study는 논문화 되고 있지 않다는 것을 암시한다고 해석하고 있다.

이러한 실태는 systematic review 연구자 사이에 널리 알려져 있다. 이러한 치우침bias을 피하기 위하여 연구자 윤리를 호소하기도 하고, 법제화하기도 하며, website를 설정하여 계획 중이거나 진행 중인 임상시험은 등록하도록, 하는 등 여러 가지

방법이 논의되고 있지만, 아직까지 구체적인 방법은 만족할 만큼 확립되어 있지 않다.

한편, 미국국립보건연구원NIH의 국립의학도서관NLM은 1997년 US-FDA근대화법FDA Modernization Act에 근거하여 생명을 위협하는 질환life threatening disease에 대해서 환자의 임상시험에 대한 접근을 쉽게 할 목적으로 2003년에 "ClinicalTrials.gov"를 설립하였다(http://clinicaltrials.gov/ct2/info/about). 이 시스템은 publication bias를 없애기 위한 목적은 아니지만, 일정부분은 이 기능을 담당하고 있다. 단, 질환은 암, AIDS, 알츠하이머병 등에 한정되어 있다.

그러나 2004년 6월 3일 New York Time지 1면에 게재된 Glaxo SmithKline사의 스캔들을 계기로 전 세계가 관심을 가지게 되었다. 기사내용은 소아의 항우울제 임상시험에서 자살기도라는 유해사상이 있었는데도 불구하고 이에 대한 적절한 보고가 이루어지지 않았다는 지적이었다. 여기서 일시에 임상시험등록을 의무화하여야 된다는 논조가 전 세계에 높아지게 되었다. 비슷한 임상시험 참가자의 위험요소, 더구나 「이타주의altruism」에 근거한 시험참가자의 선의가 무시되는 등 생명윤리 문제가 표면화 되었다.

2004년 9월에는 의학잡지편집자국제위원회ICMJE가 성명을 내어 임상시험이 사전에 등록되지 않으면 투고원고를 받지 않는다는 것으로 하였다(이미 진행 중인 것은 유예기간을 둔다). 같은 해 10월 코크란 코로키움에서는 「오타와선언」이 나왔다. WHO도 이에 부응하여 다음 해인 2005년 4월에 제네바의 WHO본부에서 "WHO Technical Consultation on Clinical Trial Registration Standard Meeting"이 개최되었다. 여기서 등록하여야 할 20가지 항목 등이 결정되었다.

이와 같은 2004년~2005년의 동향에 대해서 다음과 같이 정리하여 발표하였다.

(1) 임상시험의 등록과 결과 공개(포지티브, 네거티브를 포함하여, 제25회 일본임상약리학회년회, 심포지엄 12, 2004.9.18, 시즈오카, 임상의약 2005;21(1):3-62

(2) 「임상시험등록에 관한 〈오타와성명〉과 〈제네바 회의〉의 동향」, 약리와 치료, 2005;33(6):543-66
http://www.equator

(3) UMIN임상시험등록시스템 심포지엄(2005.2.2)
http://www.umin.ac.jp/ctr/symposium20050202.htm

일본에서는 UMIN-CTR(2005.6-), 일본의약품정보센터JAPIC에 의한 JAPIC-CTI(2005.7-), 일본의사회치험촉진센터JMACCT에 의한 것(2005.12-) 등 세 가지 시스템이 시작되었다. 나아가 이들을 통괄하는 국립보건의료과학원의 JPRN(2008.10-)도 개설되었다.

WHO는 2007년에 전 세계 각국의 시스템을 총괄하여 검색할 수 있는 International Clinical Trials Registry PlatformICTRP(http://www.who.int/ictrp/en/)을 설립하고, 검색사이트를 개설하였다(http://apps.who.int/trialsearch/).

현재 등록되어 있는 것은 일본한방제제를 포함하여 모두 여기에서 검색 가능하다.

2007년 4월 이후, 후생노동과학연구비보조금 가운데 치료방법이 들어간 임상연구에 대해서는 등록이 의무화되었다. 또한 2009년 4월 이후, 후생노동성에 의한 「임상연구에 관한 윤리지침」에서도 의무화되었다.

이상으로 임상시험등록의 취지를 약간 상세하게, 역사적으로 해설하였다.

그렇다면 일본에서는 어느 정도의 RCT 또는 임상시험이 실시되고 있고, 이 가운데 얼마의 비율로 등록되어 있을까.

2006년, 전 세계 각국의 상황 등을 정리한 책에서는 그 당시 일본에서 치험이 400건, 기타 임상시험이 2,300건, 합계 2,700건이 실시되었다고 대략 계산되었다.

Matsuba H, Kiuchi T, Tsutani K, Uchida E, Ohashi Y. The Japanese perspective on registries and a review of clinical trial process in Japan. In: Foote M ed. Clinical trial registries: A practical guide for sponsors and researchers of medicinal product. Basel: Brikhäuser, 2006

여기서는 2006년 2월 시점, 세 개의 등록시스템에서 누적 합계 550건이 등록되었다고 밝혔다. 일본 시스템은 앞서 말한 바와 같이 가장 빨리 스타트된 UMIN-CTR도 2005년 6월에 개시되었다. 2010년 5월 현재, 모든 시스템에서 2006년의 등록건수를 살펴보면 UMIN-CTR이 259건, JAPIC-CTI가 138건, JMACCT가 7건, 합계 404건이었다. 즉, 등록비율은 15%(404/2,700)이었다.

같은 방법으로 2009년분을 보면 순서대로 각각 1,311건, 295건, 9건, 합계 1,615건이었다. 임상시험의 연간 실시건수를 앞과 같이 약 2,700건으로 간주하면 등록비율은 약 60%(1,615/2,700)로 된다.

앞서 침 영역의 publication bias에 대하여 1966~1995년 상황을 예로 들었다. 그렇다면 현재 한방제제의 publication bias 상황은 어떠할까.

이번 Evidence Report 대상인 345건에 대하여 예비적인 해석을 해 보았다. 대조군이 다른 한방제제만을 시험한 것을 제외한 308건의 시험 가운데, "favoring test treatment"는 301건(약 98%)이라는 결과가 나왔다. 앞서 예로 들은 침의 publication bias와 거의 같은 상황이다.

일본에서는 임상시험 등록비율이 급속하게 올라가고 있는데, 한방제제에 대해서도 등록이 되도록 하여 참모습 그대로의 유효성과 안전성이 있는 근거가 밝혀지기를 희망한다.

아울러 국제적으로는 진행 중인 임상시험뿐만 아니라 그 결과에 대한 발표도 의무지우는 방향으로 나가고 있다. NIH에서 fund된 것은 이미 이런 방향으로 실시되고 있다. 일본에서 등록된 한방제제의 결과 발표상황은 다음 논문에서 보고하였다.

新井一郎, 津谷喜一郎. 한방약의 임상시험등록과 결과의 발표상황. 제61회 일본동양의학회학술총회, 2010.6.5, 나고야. 일본동양의학잡지 2010;61 suppl.:244.

광범위하게 CAM의 영역에서 publication bias가 통상의학conventional medicine보다 훨씬 크다고 보고 있다. 제약기업이 스폰서로 이루어지고 있는 치험사례 같은 행정 틀이 문제가 아니다. 대부분은 의사가 스폰서 되어 자발적으로 계획·실시가 이루어지고 있고, 임상시험등록제도에 대해서도 일본을 포함하여 국제적인 동향을 모르는 일이 태반이기 때문이다.

이번 「Evidence Report」프로젝트는 일본 RCT에 대하여 평가자 의견을 넣은 구조화 초록을 작성하고, 다방면의 사용자에게 「전달한다」는 것을 목적으로 이루어졌다. 그렇기 때문에 치우침bias을 줄여야 한다는 것을 항상 염두에 두고 작업을 진행하였다. 그러나 실시된 RCT가 논문 등으로 발표되지 않으면 publication bias는 막을 수 없다.

앞으로 일본에서 한방제제의 RCT를 계획·실시하려는 사람들은 모든 사항을 등록하여 주길 큰 기대를 걸고 있다.

6. 이해상충의 관련 사항 conflict of interests

앞서 말한 Evidence Report · Task Force ER-TF 위원 등의 이해상충은 제2기, 제3기 프로젝트(2005.6-2010.5) 기간에는 다음과 같다.

岡部哲郎	주식회사 쯔무라의 기부강좌 소속
新井信	주식회사 쯔무라의 기부강좌 소속
小暮敏明	주식회사 쯔무라의 기부강좌 소속(2005.6~2010.3)
後藤博三	주식회사 쯔무라의 기부강좌 소속(2005.6~2006.3)
並木隆雄	주식회사 쯔무라의 기부강좌 소속
中田英之	주식회사 쯔무라의 기부강좌 소속(2005.7~2008.3)
津谷喜一郎	일본제약공업협회 기부강좌 소속(2005.6~2006.3)
	東和약품주식회사의 기부강좌 소속(2006.4~)

7. 감사의 말 acknowledgement

본 리포트를 작성하는 데 있어서 문헌수집면에서 협력해 주신 일본한방생약제제협회 · 의료용제제위원회 · 유용성연구부회의 中嶋美由紀, 四條玲子, 柴原美穗, 平雅代, 平田智枝, 森慶二, 宇佐見마도카, 大城雅章, 川島恒男, 竹崎雅之 분들과, 문헌수집방법, 랜덤화 비교시험의 선별 방법을 가르쳐 주신 의학중앙잡지간행회의 여러분에게 이 자리를 빌어 감사의 말씀을 드립니다.

8. 문의처 contact point

본 리포트에 대한 의견이 있으시면 아래의 주소로 연락바랍니다. 대상으로 된 논문의 저자분들 의견도 환영합니다. 그리고 대상 논문에서 누락된 것이 있으면 연락을 부탁드립니다. 보내 주신 의견들은 최종 보고에 반영하도록 하겠습니다.

ebm-er@jsom.or.jp

9. 구조화 초록 · 논문목록 structured abstract and included references list

※ 검색 출처의 C는 Cochrane Library, I는 의학중앙잡지, N은 일본한방생약제제협회 데이터베이스를 나타낸다.

Ⅰ. RCT

• 감염증(바이러스성 간염을 포함)(18초록, 23논문)

ICD-10	Research Question	漢方処方名	論文	研究 디자인	検索 출처	페이지
A09	小児下痢症に対する啓脾湯の有効性の評価	啓脾湯	宮崎瑞明, 富田寛. 小児下痢症に対する啓脾湯の検討. *漢方の臨床* 1996; 43: 217-23.	quasi-RCT	N	50
A16.2	肺結核化学療法施行中の患者に対する補中益気湯と小柴胡湯の食欲増進、生体防御能向上効果	補中益気湯 補中益気湯＋小柴胡湯	渡辺東, 長谷川鎮雄. *肺結核の補助療法としての漢方薬併用効果. 日本医事新報* 1992; (3553) : 76-7.	RCT	N	51
		補中益気湯	渡辺東, 高橋伸禎, 内田義之, ほか. 肺結核の補助療法としての補中益気湯. *JAMA (日本語版)* 1992; 13 (6) suppl: 20-1.		N	
A16.2	化学治療中結核患者に対する補中益気湯の肝機能障害軽減と脾胃気虚の改善効果	補中益気湯	中西文雄. 肺結核症短期強化療法に対する補中益気湯の使用経験. *日経メディカル* 1994; 23 (12): 24-5.	RCT	N	52
		補中益気湯	四十坊典晴, 中西文雄. 肺結核症、短期強化療法中における補中益気湯の使用経験 -特に副作用である肝機能障害の軽減効果について- . *漢方医学* 1993; 17: 241-3.		N	
A49.0	補中益気湯にMRSAの定着や感染の予防効果があるかどうか評価	補中益気湯	関知子, 松本富夫, 出口弘直, ほか. 補中益気湯のMRSA定着・感染予防効果の検討. *漢方医学* 1999; 23: 196-7.	RCT-envelope	I	53
A49.0	Immuno-compromised hostの患者に対する補中益気湯の免疫・栄養状態の改善作用の有無を評価	補中益気湯	鈴木淳一, 荒田慎寿, 杉山貢. Immuno-compromised hostに対する補中益気湯の免疫栄養改善効果－MRSA対策をめざして－. *Progress in Medicine* 2002; 22: 1362-3.	RCT	I	54
A49.8	ピロリ菌感染症に対するプロトンポンプ阻害薬、抗生物質、呉茱萸湯の3剤併用療法の有効性および安全性の評価	呉茱萸湯	Higuchi K, Arakawa T, Ando K, et al. Eradication of Helicobacter pylori with a Chinese Herbal medicine without emergence of resistant colonies. *American Journal of Gastroenterology* 1999; 94: 1419-21.	RCT	C	55
B02.2	帯状疱疹後神経痛 (PHN) に対する補中益気湯の予防効果の有無を評価	補中益気湯	谷口彰治, 幸野健, 寺井岳三. 帯状疱疹後神経痛に対する補中益気湯の予防効果. *Progress in Medicine* 2002; 22: 863-5.	RCT	I	56
		補中益気湯	谷口彰治, 寺井岳三, 幸野健, ほか. 帯状疱疹後神経痛に対する補中益気湯の効果. *皮膚の臨床* 1999; 41: 601-3.		N	
B18.1	慢性B型活動性肝炎に対するIFN-β療法と小柴胡湯併用療法の治療効果の評価	小柴胡湯	佐田通夫, 天ケ瀬洋正, 古賀俊逸, ほか. B型慢性活動性肝炎に対するIFN-β (フェロン) ·小柴胡湯併用療法による治療効果. *臨床と研究* 1994; 71: 814-20.	RCT-envelope	I	57
B18.1	B型慢性肝炎に対する小柴胡湯の有効性の評価	小柴胡湯	佐藤俊一, 石川和克, 千葉俊明. B型慢性肝炎に対する小柴胡湯の臨床効果. *消化器科* 1991; 15: 39-49.	RCT-envelope	N	58
B18.1	小柴胡湯のHbe抗原陽性小児慢性B型肝炎に対する有効性と安全性の評価	小柴胡湯	白木和夫, 谷本要, 富樫武弘, ほか. HBe抗原陽性小児慢性B型肝炎に対する小柴胡湯の有効性に関する検討. *小児科臨床* 1991; 44: 2146-51.	RCT	N	59
		小柴胡湯	白木和夫, 谷本要. 小児B型慢性肝炎に対するツムラ小柴胡湯の効果に関する臨床的検討. *第7回日本小児東洋医学研究会講演記録* 1991; 7: 18-22.		N	
B18.2	C型慢性肝疾患に対する小柴胡湯の有効性と安全性の評価	小柴胡湯	畠山重秋, 植木淳一, 石塚基成, ほか. C型慢性肝疾患に対するウルソデオキシコール酸および小柴胡湯投与の比較検討. *薬理と治療* 1994; 22: 3295-305.	RCT-envelope	I	60
B18.2	C型慢性肝炎に対するインターフェロン・小柴胡湯併用療法におけるインターフェロンの副作用軽減作用の評価	小柴胡湯	中島修, 曽根美好. C型慢性肝炎に対するインターフェロン·小柴胡湯併用療法 (第1報) -インターフェロンの副作用軽減作用- . *臨床と研究* 1993; 70: 2994-3002.	RCT-envelope	I	61
B18.2	インターフェロン (IFN) 投与後のC型慢性肝炎に対する有効性と安全性の評価	小柴胡湯	中島修, 曽根美好. インターフェロン療法後のC型慢性肝炎に対する小柴胡湯の有用性の検討 -第2報- . *臨床と研究* 1998; 75: 1883-8.	RCT	I	62
		小柴胡湯	曽根美好, 中島修. インターフェロン療法後のC型慢性肝炎に対する小柴胡湯の有用性の検討. *臨床と研究* 1995; 72: 3193-7.		I	

ICD-10	Research Question	漢方処方名	論文	研究 디자인	検索 출처	페이지
B18.2	インターフェロン無効のC型慢性肝炎に対する小柴胡湯の有効性の確認	小柴胡湯	中島修, 曾根美好, 黒川香, ほか. C型慢性肝炎の補完医療. *化学療法研究所紀要* 2003; 34: 40-51.	RCT-envelope	I	63
B18.2	C型慢性肝炎に対する小柴胡湯の有効性の確認	小柴胡湯	中島修, 曾根美好, 大西英胤, ほか. 小柴胡湯によるC型慢性肝炎から肝硬変への進展抑制効果. *臨床と研究* 1999; 76: 176-84.	RCT	I	64
B18.2	慢性C型肝炎に対する小柴胡湯とIFNの併用効果の評価	小柴胡湯	田中直見, 松崎靖司, 大菅俊明, ほか. 慢性C型肝炎に対するTJ-9小柴胡湯とIFN併用比較試験 (中間報告) . *Progress in Medicine* 1993; 13: 2868-72.	RCT-envelope	N	65
B18.2	C型慢性肝炎のインターフェロン療法における副作用に対する漢方製剤の有効性を評価	麻黄湯+桂枝湯+紅参末	井齋偉矢. C型慢性肝炎のインターフェロン療法における副作用に対する漢方製剤の効果. *診断と治療* 1996; 84: 1505-9.	RCT	N	66
B24.0	HIV感染症に対する小柴胡湯の有効性及び安全性の評価	小柴胡湯	福江英尚, 萩原剛, 吉田信一, ほか. HIV感染症に対する小柴胡湯大量投与の効果. *HIV感染者発症予防·治療に関する研究班平成7 年度研究報告書* 1996: 203-10.	DB-RCT	N	67

• 암(암 수술 후, 항암제의 불특정 부작용)(31초록, 36논문)

ICD-10	Research Question	漢方処方名	論文	研究 디자인	検索 출처	페이지
C16.9	胃癌術後補助化学療法 (UFT 300mg/日) 中の患者に対する十全大補湯の免疫能改善効果の評価	十全大補湯	今野弘之, 丸尾祐司, 馬場正三, ほか. 胃癌術後補助化学療法における十全大補湯併用による免疫能改善効果. *Biotherapy* 1997; 11: 193-9.	RCT-envelope	N	68
C16.9	胃癌術後補助化学療法 (フッ化ピリミジン系抗癌剤) 中の患者に対する人参養栄湯の副作用軽減作用および全身状態改善効果の評価	人参養栄湯	杉町圭蔵. 胃癌術後補助化学療法における人参養栄湯の有用性に関する研究. *臨床と研究* 1995; 72: 454-8.	RCT-envelope	I	69
C16.9	胃切除症例に対する術後補助化学療法において、5-FU経口剤と十全大補湯の併用効果を評価	十全大補湯	山田卓也. 胃癌における5-FU経口剤と十全大補湯 (TJ-48) の併用効果に関する無作為比較試験. *Progress in Medicine* 2004; 24: 2746-7.	RCT-envelope	N	70
C18.9	大腸癌患者に対する、術前Tegafur徐放剤投与後の組織中の5-Fu濃度分布を測定することにより、十全大補湯投与による副作用(肝障害) の抑制効果の機序を明らかにすること	十全大補湯	戸田智博, 松崎圭祐, 川野豊一, ほか. 大腸癌に対するTegafur徐放性製剤 (SF-SP) と十全大補湯 (JTX) の術前および術後併用療法の検討ーとくに組織内濃度とThymidine Phosphorylase (TP) 活性についてー. *癌の臨床* 1998; 44: 317-23.	RCT-envelope	N	71
C18.9	大腸癌術後患者に対する小柴胡湯投与による免疫機能賦活化と肝転移抑制効果の評価	小柴胡湯	佐々木一晃, 高島健, 北川一彦, ほか. 漢方薬による大腸癌術後免疫機能賦活化と肝転移抑制効果について. *Progress in Medicine* 1992; 12: 1652-5.	RCT	N	72
C18.9	大腸癌術後患者に対する人参養栄湯投与による免疫機能賦活と栄養状態改善効果の評価	人参養栄湯	荒木靖三, 田中保, 緒方裕, ほか. 大腸癌術後に及ぼす漢方方剤の免疫学的検討. *新薬と臨床* 1992; 41: 1670-6.	RCT-envelope	N	73
C18.9	大腸がん術後再発予防における十全大補湯の臨床効果を評価	十全大補湯	佐々木一晃, 江副英理, 荒谷純, ほか. 消化器癌と漢方ーとくに免疫能からみた有用性ー. *漢方と最新治療* 2006; 15: 9-14.	RCT	N	74
		十全大補湯	佐々木一晃, 高坂一, 古畑智久, ほか. 癌化学療法と漢方診療. *外科治療* 2007; 97: 504-10.		N	
C18.9	大腸癌の開腹手術予定の患者に対する、補中益気湯の術前1週間投与による、術前術後の栄養状態と免疫機能の改善効果の評価	補中益気湯	西村元一. 大腸癌手術例の栄養·免疫状態に対する補中益気湯の臨床効果の検討. *Progress in Medicine* 2009; 29: 84-5.	RCT-envelope	N	75
C18.9	大腸癌の開腹術後患者に対する、大建中湯の排ガスまでの日数短縮と抗炎症効果の評価	大建中湯	吉川幸造. 大建中湯の抗炎症効果の検討 絶食ラットモデルと大腸癌術後RCT study. *第5 回日本消化管学会総会学術集会* 2009: 9-10.	RCT	N	76
C20.0	大腸癌術後の腸障害に対する、大建中湯による予防効果の評価	大建中湯	高木和俊, 永田仁, 堀江徹, ほか. 直腸結腸癌切除後の腸障害に対する大建中湯を用いた予防的漢方治療の効果 前向き無作為化試験. *漢方研究* 2007; (429) : 270-1.	RCT	I	77
C22.0	肝細胞癌に対する、スポンゼル+リピオドール+ホスファチジルコリン+シスプラチンによる肝動脈塞栓術 (TAE) 施行後の副作用軽減効果の評価	十全大補湯	長友英博, 重平正文. ツムラ十全大補湯による抗癌剤 (シスプラチン) の副作用軽減効果について. *漢方医学* 1992; 16: 116-9.	RCT	N	78

ICD-10	Research Question	漢方処方名	論文	研究 디자인	検索 출처	페이지
C22.0	肝硬変患者からの肝癌発症を小柴胡湯により抑制できるか否かの評価	小柴胡湯	鮎川楠夫, 佐藤文顕, 永瀬章二, ほか. 小柴胡湯の肝発癌予防効果. *臨牀と研究* 1994; 71: 1874-6.	quasi-RCT	I	79
C22.0	肝癌術後の患者に対する、大建中湯の抗炎症効果の評価	大建中湯	吉川幸造. 大建中湯の抗炎症効果の検討 絶食ラットモデルと大腸癌術後RCT study. *第5回日本消化管学会総会学術集会* 2009: 9-10.	RCT	N	80
C34.9	原発性肺癌 (扁平上皮癌、腺癌、小細胞癌) の化学療法 (カルボプラチン＋エトポシド) 中の患者に対する、十全大補湯の全身倦怠感の骨髄抑制予防効果の評価	十全大補湯	山縣俊之, 味村啓司, 湯川進. 肺癌化学療法時の骨髄抑制に対する十全大補湯の効果. *Therapeutic Research* 1998; 19: 705-8.	RCT-envelope	N	81
C34.9	進行性原発性肺癌の化学療法 (シスプラチン5日間を含む) 中の患者に対する補中益気湯の全身倦怠感の予防および緩和効果の評価	補中益気湯	乾宏行, 山縣俊之, 南方良章, ほか. 補中益気湯による肺癌化学療法の副作用軽減効果. *漢方と最新治療* 1993; 2: 56-60.	RCT-envelope	N	82
C34.9	肺癌患者の予後改善に対するクラリスロマイシン (CAM) と補中益気湯の併用療法の有効性を評価	補中益気湯	加藤士郎, 木代泉, 町田優, ほか. 肺癌に対する補中益気湯とクラリスロマイシンの併用効果. *漢方と免疫・アレルギー* 1999; 13: 83-8.	RCT	N	83
C34.9	原発性肺癌 (扁平上皮癌、腺癌、小細胞癌) の化学療法中の患者に対する補中益気湯の全身倦怠感の予防および症状緩和効果の評価	補中益気湯	森清志, 斎藤芳国, 富永慶晤. 肺癌化学療法の全身倦怠感に対する補中益気湯の有用性. *Biotherapy* 1992; 6: 624-7.	RCT	I	84
C50.9	乳癌術後 (治癒切除後、初期治療後) に化学療法 (サンフラールS 800mg/日) を施行する患者に対する補中益気湯または人参養栄湯の副作用軽減およびQOL改善の効果の評価	人参養栄湯または補中益気湯	長尾和治, 西村令喜, 松田正和, ほか. テガフールと補益剤併用療法の検討. *東方医学* 1998; 14: 63-71.	RCT-envelope	N	85
C50.9	進行乳癌の患者に対する十全大補湯補助療法の効果	十全大補湯	Adachi I. Supporting therapy with Shi Quan Da Bu Tang in advanced breast cancer patients. *Biomedical Research* 1990; 11 suppl: 25-31.	RCT-envelope	N	86
		十全大補湯	安達勇, 渡辺亨, 程錦雁, ほか. 進行乳癌における補助療法としての十全大補湯の有用性の検討. *癌と化学療法* 1989; 16: 1538-43.		C&I	
		十全大補湯	安達勇. 進行乳癌における補助療法としての漢方方剤の役割. *Biotherapy* 1989; 3: 782-8.		I	
C57.9	人参養栄湯が婦人科癌の術後の自覚症状の改善、日常生活レベルの向上に及ぼす影響を評価する	人参養栄湯	水野正彦, 吉川裕之, 武谷雄二, ほか. 婦人科癌治療後の全身状態改善・体力回復に対する人参養栄湯の臨床評価 －非投与群との臨床比較試験－. *産科と婦人科* 1993; 60: 1533-45.	RCT	I	87
C57.9	CAP療法による骨髄抑制、腎機能障害、消化器症状を人参養栄湯と十全大補湯の併用療法でどの程度軽減できるかを確認する	人参養栄湯＋補中益気湯	長谷川和男, 福西秀信, 清重欽二, ほか. 制癌剤の副作用軽減に対する漢方製剤 (人参養栄湯, 十全大補湯) の併用臨床効果. *和漢医薬学会誌* 1994; 11: 181-7.	RCT	N	88
C57.9	婦人科癌術後の化学療法や放射線療法中の自他覚症状・骨髄抑制に対する人参養栄湯の効果を評価する	人参養栄湯	山本宝, 藤田宏行, 岡田弘二, ほか. 女性性器癌患者の癌化学療法または放射線療法施行中の自・他覚症状, 骨髄機能に及ぼす人参養栄湯の臨床評価について. *Oncology & Chemotherapy* 1994; 10: 126-34.	RCT-envelope	N	89
C57.9	婦人科癌の化学療法による骨髄抑制に対する、人参養栄湯投与による改善効果の評価	人参養栄湯	小田隆晴. 私の一処方　婦人科癌化学療法時における人参養栄湯の臨床応用　骨髄抑制予防効果. *WE* 2004; 9: 5-6.	quasi-RCT	I	90
		人参養栄湯	小田隆晴, 大貫毅, 木原香織, ほか. 婦人科癌化学療法による骨髄抑制に対する人参養栄湯の使用経験. *山形県立病院医学雑誌* 2004; 38; 6-9.		I	
C67.9	膀胱癌術後化学療法の生命予後に対する有効性を評価 (そのなかでさらに3群に層別化し、十全大補湯併用の有効性評価も試みている)	十全大補湯	福井巌, 後藤修一, 木原和徳, ほか. 浸潤性膀胱癌に対する術後補助化学療法 多施設共同研究による治療成績の検討. *日本泌尿器科学会雑誌* 1992; 83: 1633-9.	RCT	N	91
C68.9	泌尿器科領域における抗癌剤の副作用に対する柴苓湯の有効性と安全性の評価	柴苓湯	大川順生, 戎野庄一, 渡辺俊幸, ほか. 泌尿器科領域におけるツムラ柴苓湯による抗癌剤副作用緩和に及ぼす臨床的効果の検討. *Biotherapy* 1990; 4: 1445-60.	RCT-envelope	I	92
C80.0	化学療法 (UFT4カプセル/日) を施行する胃癌、大腸癌、乳癌の術後 (治癒切除/非治癒切除) の患者に対する十全大補湯の副作用軽減およびQOL改善の効果の評価	十全大補湯	小坂昭夫, 神谷隆, 住山正男, ほか. 抗癌剤副作用軽減効果に対するツムラ十全大補湯 (TJ-48) の有用性とQOLに及ぼす影響. *Progress in Medicine* 1994; 14: 2259-64.	RCT-envelope	N	93
		十全大補湯	小坂昭夫, 北條正久, 大作昌義, ほか. QOLからみた抗癌剤副作用軽減に対するツムラ十全大補湯 (TJ-48) の意義. *Progress in Medicine* 1993; 13: 1072-9.		N	

ICD-10	Research Question	漢方処方名	論文	研究 디자인	検索 출처	페이지
C80.0	がん患者の放射線治療時の副作用症状の軽減に対する十全大補湯の有効性と安全性	十全大補湯	橋本省三, 田中幸房. 癌の放射線治療時の副作用. *産婦人科の世界* 1990; 42 suppl :176-84.	RCT-envelope	N	94
		十全大補湯	田中幸房, 橋本省三. 放射線治療時の副作用としての各種愁訴に対するツムラ十全大補湯の効果. *JAMA 日本語版* 1988; (6) suppl :70-1.		N	
C80.0	食道癌・胃癌・大腸癌術後における、十全大補湯投与の細胞性免疫能などに与える影響を評価	十全大補湯	山田輝司. 食道癌・胃癌・大腸癌術後における十全大補湯投与の臨床的検討ー手術侵襲と術後化学療法の細胞性免疫への影響についてー. *和漢医薬学会誌* 1992; 9: 157-64.	RCT-envelope	N	95
C80.0	化学療法 (テガフール製剤) を受けている患者に対する補中益気湯または人参養栄湯の臨床効果の評価	補中益気湯 人参養栄湯	大原毅, 恩田昌彦, 二川俊二, ほか. 補中益気湯, 人参養栄湯のテガフールとの併用療法に関する有用性の検討. *薬理と治療* 1993; 21: 4423-34.	RCT-envelope	C&I	96
C80.0	胃癌と大腸癌患者に対する、補中益気湯の術前投与による、手術侵襲の軽減効果の評価	補中益気湯	斎藤信也, 岩垣博巳, 小林直哉, ほか. 胃癌・大腸癌の手術侵襲に対する漢方補剤TJ-41の効果について. *日本臨床外科学会雑誌* 2006; 67: 568-74.	RCT	I	97
D25.9	子宮筋腫、子宮腺筋症に対する桂枝茯苓丸の腫瘍縮小効果の客観的評価	桂枝茯苓丸	山本嘉一郎, 平野富裕美, 生駒直子, ほか. 子宮筋腫・子宮腺筋症に対する桂枝茯苓丸の効果. *産婦人科漢方研究のあゆみ* 2003; 20: 135-7.	RCT	I	98

• 빈혈 등 혈액 질환(15초록, 18논문)

ICD-10	Research Question	漢方処方名	論文	研究 디자인	検索 출처	페이지
D50.0	低色素性貧血を有する子宮筋腫女性に対する当帰芍薬散の有効性と安全性の客観的評価	当帰芍薬散	Akase T, Akase T, Onodera S, et al. A comparative study of the usefulness of Toki-shakuyaku-san and an oral iron preparation in the treatment of hypochromic anemia in cases of uterine myoma. *薬学雑誌* 2003; 123: 817-24.	RCT	C&I	99
D50.8	月経過多による鉄欠乏性貧血に対して人参養栄湯の有効性を評価する	人参養栄湯	柳堀厚, 宮城美香子, 堀正行, ほか. 鉄欠乏性貧血に対する人参栄養湯の効果. *臨床と研究* 1995; 72: 2605-8.	RCT-envelope	I	100
D50.8	自己血貯血後の貧血に対する人参養栄湯の併用効果	人参養栄湯	青江尚志, 高田恭子, 河原伸明, ほか. 術前自己血貯血時におけるエリスロポエチンおよび人参養栄湯の効果について. *自己血輸血* 1997; 10: 145-51.	RCT	N	101
D50.8	担癌患者の術前自己血貯血におけるエリスロポエチン製剤と十全大補湯、人参養栄湯の効果についての有効性の客観的評価	十全大補湯 人参養栄湯	青江尚志, 住田由美, 河原伸明, ほか. 担癌患者の術前自己血貯血におけるエリスロポエチン製剤と漢方薬の効果について. *自己血輸血* 1999; 12: 100-4.	RCT	N	102
D50.8	胆癌患者の術前自己血貯血における十全大補湯の有効性の客観的評価	十全大補湯	青江尚志. 術前自己血貯血における十全大補湯の効果. *Pharma Medica* 2007; 25: 11-4.	RCT	I	103
		十全大補湯	青江尚志, 松尾環, 戎谷昌泰, ほか. 担癌患者の術前自己血貯血における十全大補湯の効果について. *産婦人科漢方研究のあゆみ* 2000; 17: 67-71.		N	
		十全大補湯	青江尚志, 太田雅博, 河原伸明, ほか. 術前自己血貯血における十全大補湯の効果について. *臨床検査* 2003; 47: 395-9.		I	
D64.8	リバビリン誘導性の貧血に対する人参養栄湯の有効性と安全性の評価	人参養栄湯	Motoo Y, Mouri H, Ohtsubo K, et al. Herbal medicine Ninjinyoeito ameliorates ribavirin-induced anemia in chronic hepatitis C: A randomized controlled trial. *World Journal of Gastroenterology* 2005; 11: 4013-7.	RCT	C	104
D64.8	透析患者におけるエリスロポエチン抵抗性の貧血に対する十全大補湯の有効性と安全性の評価	十全大補湯	Nakamoto H, Mimura T, Honda N. Orally administrated Juzen-taiho-to/TJ-48 ameliorates erythropoietin (rHuEPO)-resistant anemia in patients on hemodialysis. *Hemodialysis International* 2008; 12: S9-14.	RCT	C	105
D69.6	五苓散と小柴胡湯の胆嚢摘出術後血小板減少に対する有効性の評価	五苓散 小柴胡湯	関正威. 五苓散による胆嚢摘除術後血小板減少の防止作用と血管内皮細胞賦活作用について. *和漢医薬学会誌* 1990; 7: 510-1.	RCT	N	106
D69.6	抗癌剤を投与された婦人科癌患者に対する小柴胡湯の術前投与による血小板減少改善効果の評価	小柴胡湯	森崇英, 田内圀彦, 横山重喜, ほか. 化学療法に伴う血小板減少症に対する小柴胡湯の効果. *産婦人科治療* 1992; 65: 102-5.	RCT	N	107

ICD-10	Research Question	漢方処方名	論文	研究 디자인	検索 출처	페이지
D70	抗癌剤を投与された患者に対する加味帰脾湯の投与による血小板減少、白血球減少の改善効果の評価	加味帰脾湯	井上滋夫, 桑原仁美, 加藤淑子, ほか. 抗癌剤による血小板減少, 白血球減少に対する加味帰脾湯の効果. *Biotherapy* 1998; 12: 1071-6.	RCT-cross over	N	108
D70	癌化学療法患者の白血球減少症に対する十全大補湯 の有効性の評価	十全大補湯	鈴木眞一, 阿部力哉, 野水整, ほか. 癌化学療法患者における十全大補湯 (TJ-48) の白血球減少症に及ぼす効果の検討. *Progress in Medicine* 1995; 15: 1968-71.	RCT-envelope	I	109
D70	胸腹部腫瘍で放射線治療を受けた患者に対する人参養栄湯の投与による自覚症状、白血球減少の改善効果の評価	人参養栄湯	大川智彦, 橋本省三, 坂本澄彦, ほか. 悪性腫瘍患者の放射線照射に伴う白血球減少および自覚症状に対する人参養栄湯の有効性の検討ー非投与群との電話法による多施設比較試験ー. *癌の臨床* 1995; 41: 41-51.	RCT	I	110
D72.8	女性術後患者に小柴胡湯を術前投与することによるリンパ球減少予防効果の評価	小柴胡湯	羽田野隆. 小柴胡湯の術前投与による手術後リンパ球減少の軽減とT細胞の保護. *埼玉医科大学雑誌* 1990; 17: 357-63.	RCT	N	111
D75.8	婦人科癌患者に対する化学療法時の骨髄抑制に対する十全大補湯の併用効果を評価する	十全大補湯	藤原道久, 河本義之. 婦人科悪性腫瘍の化学療法による骨髄抑制に対する十全大補湯の効果. *産婦人科漢方研究のあゆみ* 1998; 15: 86-9.	RCT-cross over	N	112
D86.0	サルコイドーシス患者に対するツムラ桂枝加朮附湯のアンジオテンシン変換酵素、リゾチームに対する影響	桂枝加朮附湯	稲垣護, 中沢次夫, 道又秀夫, ほか. 肺サルコイドーシスに対するツムラ桂枝加朮附湯の使用経験. *和漢医薬学会誌* 1990; 7: 316-7.	RCT	N	113
		桂枝加朮附湯	稲垣護. 慢性難治性疾患の愁訴改善にみる漢方の効果. *漢方診療* 1993; 12: 1-3.		N	

• 대사 · 내분비질환(11초록, 14논문)

ICD-10	Research Question	漢方処方名	論文	研究 디자인	検索 출처	페이지
E11.9	清心蓮子飲の耐糖能改善に対する有効性と安全性	清心蓮子飲	我妻恵, 本宮雅吉, 豊田隆謙. 清心蓮子飲による糖尿病治療の臨床試験成績. *日本東洋医学雑誌* 1994; 45: 339-44.	RCT-envelope	N	114
E22.9	温経湯の高黄体形成ホルモン (LH) 症状改善効果を客観的に評価すること	温経湯	Ushiroyama T, Ikeda A, Sakai M, et al. Effects of Unkei-to, an herbal medicine, on endocrine function and ovulation in women with high basal level of luteinizing hormone secretion. *The Journal of Reproductive Medicine* 2001; 46: 451-6.	RCT-envelope	C	115
E28.2	多嚢胞性卵胞の患者に対する温経湯の効果について伝統的診断基準である「八綱弁証」の面から評価する	温経湯 当帰芍薬散 桂枝茯苓丸	Ushiroyama T, Hosotani T, Mori K, et al. Effects of switching to wen-jing-tang (unkei-to) from preceding herbal preparations selected by eight-principle pattern identification on endocrinological status and ovulatory induction in women with polycystic ovary syndrome. *American Journal of Chinese Medicine* 2006; 34: 177-87.	RCT-envelope	C	116
E28.3	黄体機能不全に対する温経湯の有効性を評価すること	温経湯	Ushiroyama T, Ikeda A, Higashio S, et al. Unkei-to for correcting luteal phase defects. *The Journal of Reproductive Medicine* 2003; 48: 729-34.	RCT-envelope	C	117
E66.9	肥満患者に対する防風通聖散エキス顆粒の抗肥満作用の評価、また動脈硬化進展因子であるHS-CRP (high-sensivity-CRP)の推移を評価	防風通聖散	並木隆雄. 漢方薬の動脈硬化に対する基礎的および臨床的検討. *上原記念生命科学財団研究報告集* 2007; 21: 60-3.	RCT-envelope	I	118
E78.5	大柴胡湯とプロブコールの併用での高脂血症の有効性と安全性	大柴胡湯	高島敏伸, 大森啓造, 樋口直明, ほか. プロブコールと大柴胡湯の併用療法 -大柴胡湯のHDL代謝に対する影響-. *動脈硬化* 1993; 21: 47-52.	RCT-envelope	N	119
		大柴胡湯	山本匡介. 各種漢方製剤の肝臓TG低下作用および抗酸化能に関する検討. *第4回京大漢方治療セミナーProceedings* 1995: 48-56.		N	
E78.5	高脂血症に対する大柴胡湯の有効性と安全性評価	大柴胡湯	佐々木淳, 松永彰, 半田耕一, ほか. 高脂血症に対する大柴胡湯の効果 -クリノフィブラートとの比較-. *臨床と研究* 1991; 68: 3861-71.	RCT	I	120
E78.5	高脂血症に対する大柴胡湯とベザフィブラート併用療法の有効性と安全性	大柴胡湯	村松信彦, 岡安大仁. 高脂血症に対する大柴胡湯, ベザフィブラート併用療法における臨床的有用性の検討. *歯学* 1993; 81: 94-9.	RCT	N	121

ICD-10	Research Question	漢方処方名	論文	研究 디자인	検索 출처	페이지
E78.5	血清脂質値と脳循環に対する大柴胡湯の有効性	大柴胡湯	山野繁, 澤井冬樹, 橋本俊雄, ほか. 血清脂質および脳循環に対する大柴胡湯の効果 -エラスターゼとの比較-. *漢方と最新治療* 1995; 4: 309-13.	RCT-envelope	N	122
E87.8	胆石症ないし胆嚢ポリープの手術後低ナトリウム血症に対する五苓散の有効性と安全性	五苓散 小柴胡湯	関正威, 藤岡正志, 羽田野隆, ほか. 五苓散の通陽化気·利水作用の解析 -とくに血管内皮細胞賦活作用と尿中6ケトプロスタグランジンF1α排泄量増加作用の関与について-. *日本東洋医学雑誌* 1992; 42: 313-22.	RCT	N	123
		五苓散 小柴胡湯	高木俊二. 五苓散の術前服用による胆石症ないし胆嚢ポリープの手術後低ナトリウム血症の軽減. *埼玉医科大学雑誌* 1990; 17: 145-50.		N	
E88.9	防風通聖散が肥満を改善させるかどうか評価	防風通聖散	蒲原聖可, 川上隆雄, 上馬場和夫. 統合医療によるメタボリック·シンドロームの予防·診断·治療に対する個別化医療の開発に関する研究. *医科学応用研究財団研究報告* 2009; 26: 399-403.	DB-RCT	N	124
			上馬場和夫, 許鳳浩. 交感神経β3受容体遺伝子多型と防風通聖散の効果との関連. *日本東洋医学雑誌* 2009; 54: S225.		N	

- 정신 · 행동장애(11초록, 13논문)

ICD-10	Research Question	漢方処方名	論文	研究 디자인	検索 출처	페이지
F01.9	脳血管性痴呆に対する釣藤散の効果を客観的に評価	釣藤散	Shimada Y, Terasawa K, Yamamoto T, et al. A well-controlled study of Choto-san and placebo in the treatment of vascular dementia. *和漢医薬学雑誌* 1994; 11: 246-55.	RCT-envelope	I	125
		釣藤散	嶋田豊, 寺澤捷年, 山本孝之, ほか. 脳血管性痴呆に対する釣藤散の臨床効果 プラセボを対照とした封筒法による比較試験. *和漢医薬学雑誌* 1994; 11: 370-1.		I	
F01.9	脳血管性痴呆に対する釣藤散の効果を、より客観的な基準を用いて評価	釣藤散	Terasawa K, Shimada Y, Kita T, et al. Choto-san in the treatment of vascular dementia: A double blind, placebo-controlled study. *Phytomedicine* 1997; 4: 15-22.	DB-RCT	N	126
		釣藤散	寺澤捷年. 脳血管性認知症に対する釣藤散の効果. *Pharma Medica* 2007; 25: 57-9.		I	
F03	認知症に対する八味地黄丸の有効性	八味地黄丸	Iwasaki K, Kanbayashi S, Chimura Y, et al. A randomized, double-blind, placebo-controlled clinical trial of the Chinese herbal medicine "Ba wei di huang wan" in the treatment of dementia. *Journal of the American Geriatrics Society* 2004; 52: 1518-21.	DB-RCT	C	127
F03	釣藤散の認知症患者の認知機能と日常生活動作改善に関する有効性	釣藤散 牛車腎気丸	Suzuki T, Futami S, Igari Y, et al. A Chinese herbal medicine, Choto-san, improves cognititive function and activities of daily living of patients with dementia: A double-blind, randomized, placebo-controlled study. *Journal of the American Geriatrics Society* 2005; 53: 2238-40.	DB-RCT	C	128
F03	認知症患者の行動障害と日常生活動作に対する抑肝散の有効性および安全性評価	抑肝散	Iwasaki K, Satoh-Nakagawa T, Maruyama M, et al. A randomized, observer-blind, controlled trial of the traditional Chinese medicine Yi-gan san for improvement of behavioral and psychological symptoms and activities of daily living in dementia patients. *Journal of Clinical Psychiatry* 2005; 66: 248-52.	RCT	C	129
F03	抑肝散の認知症の行動と心理症状に対する有効性と安全性	抑肝散	Mizukami K, Asada T, Kinoshita T, et al. A randomized cross-over study of a traditional Japanese medicine (kampo), yokukansan, in the treatment of the behavioural and psychological symptoms of dementia. *The International Journal of Neuropsychopharmacology* 2009; 12: 191-9.	RCT-cross over	C	130
F41.9	柴朴湯のジアゼパムの抗不安·抗鬱増強作用に関する有効性	柴朴湯	石田任之, 大竹哲也, 栗原久, ほか. 柴朴湯によるジアゼパムの抗不安·抗鬱増強作用の臨床検討. *ペインクリニック* 1999; 20: 395-9.	RCT	N	131
F45.3	柴朴湯の咽喉頭異常感に対する有効性	柴朴湯	山際幹和, 坂倉康夫, 原田輝彦ほか. 咽喉頭異常感を訴える頻度と治療効果. *耳鼻咽喉科臨床* 1990; 83: 1687-92.	RCT	N	132

ICD-10	Research Question	漢方処方名	論文	研究 디자인	検索 출처	페이지
F45.3	呑酸症状を有する咽喉頭異常感症患者に対するlansoprazoleの効果を (六君子湯をコントロール薬として) 評価	六君子湯	山際幹和, 藤田健一郎. 胸やけ・呑酸症状を有する咽喉頭異常感症患者に対するlansoprazoleの効果. *耳鼻と臨床* 2007; 53: 109-15.	quasi-RCT	I	133
F45.9	慢性基礎疾患を有する高齢患者に対する八味地黄丸、紅参単独あるいは両者の併用投与による症状改善効果の臨床的評価	八味地黄丸＋紅参末	金子仁, 中西幸三, 村上光, ほか. 八味地黄丸・紅蔘併用療法による不定愁訴改善効果の検討 多施設間二重盲検法による評価. *Therapeutic Research* 1989; 10: 4951-65.	DB-RCT (envelope)	I	134
F52.2	勃起障害に対する経口プロスタグランジンE製剤リマプロストと牛車腎気丸の有効性と安全性の比較評価	牛車腎気丸	Sato Y, Horita H, Adachi N, et al. Effect of oral administration of prostaglandin E1 on erectile dysfunction. *British Journal of Urology* 1997; 80: 772-5.	quasi-RCT	N	135

• 신경계 질환(알츠하이머병 포함)(11초록, 12논문)

ICD-10	Research Question	漢方処方名	論文	研究 디자인	検索 출처	페이지
G10	抑肝散のハンチントン病に対する有効性と安全性	抑肝散 柴胡加竜骨牡蛎湯	Satoh T, Takahashi T, Iwasaki K, et al. Traditional Chinese Medicine on four patients with Huntington's disease. *Movement disorders* 2009; 24: 453-5.	RCT-cross over	N	136
G30.1	抑肝散の認知症の行動と心理症状に対する高齢者アルツハイマー病における有効性と安全性	抑肝散	Monji A, Takita M, Samejima T, et al. Effect of yokukansan on the behavioral and psychological symptoms of dementia in elderly patients with Alzheimer's disease. *Progress in Neuro-Psychopharmacology & Bioiogical Psychiatry* 2009; 33: 308-11.	RCT	N	137
G30.9	帰脾湯のアルツハイマー型認知症に対する有効性と安全性	帰脾湯 牛車腎気丸	Higashi K, Rakugi H, Yu H, et al. Effect of kihito extract granules on cognitive function in patients with Alzheimer's-type dementia. *Geriatrics & Gerontology International* 2007; 7: 245-51.	RCT	I	138
G43.9	呉茱萸湯の片頭痛に対する有効性と安全性	呉茱萸湯	丸山哲弘. 片頭痛予防における呉茱萸湯の有用性に関する研究 塩酸ロメリジンとのオープン・クロスオーバー試験. *痛みと漢方* 2006; 16: 30-9.	RCT-cross over	I	139
G47.0	DS-4773の酸棗仁湯をコントロール薬とした鎮静効果に対する有効性と安全性	酸棗仁湯	松下正明, 斎藤正彦, 片山成仁, ほか. DS-4773の鎮静効果に対する臨床評価 (第2報) ―クロスオーバー試験の成績について―. *薬理と治療* 1994; 22: 2371-82.	RCT-cross over	I	140
G47.1	葛根湯の断眠後の眠気に対する有効性	葛根湯	庄紅玉, 金英道, 倉知正佳, ほか. 葛根湯のヒトの断眠後の眠気に及ぼす影響について. *神経精神薬理* 1992; 14: 319-25.	DB-RCT	I	141
		葛根湯	萩野宏文, 金英道, 倉知正佳, ほか. 定量脳波からみた葛根湯のヒトの断眠後の眠気に及ぼす影響について. *脳波と筋電図* 1995; 23: 361-7.		N	
G47.9	黄連解毒湯の精神病性障害患者の急性期における睡眠障害に対する有効性	黄連解毒湯	山田和男, 神庭重信, 大西公夫, ほか. 精神分裂病および他の精神病性障害患者の急性期における睡眠障害に対する黄連解毒湯の臨床効果. *日本東洋医学雑誌* 1997; 47: 827-31.	RCT-envelope	N	142
G47.9	睡眠障害に対する抑肝散加陳皮半夏の有効性	抑肝散加陳皮半夏 安中散	Aizawa R, Kanbayashi T, Saito Y, et al. Effects of Yoku-kan-san ka chimpi-hange on the sleep of normal healthy adult subjects. *Psychiatry and Clinical Neurosciences* 2002; 56: 303-4.	RCT-cross over	C&I	143
G51.3	顔面痙攣に対する芍薬甘草湯の有効性を評価すること	芍薬甘草湯	木村裕明, 大竹哲也, 石倉秀昭. 顔面痙攣に対する芍薬甘草湯の効果. *診断と治療* 1991; 79: 2505-8.	RCT	N	144
G54.4	腰椎由来の腰下肢痛に対する牛車腎気丸の有効性の評価	牛車腎気丸	関根利佳, 渡辺廣昭, 御村光子, ほか. 腰椎由来の腰下肢痛に対する牛車腎気丸の効果～ビタミンB1誘導体製剤との比較検討～. *痛みと漢方* 2003; 13: 84-7.	RCT-cross over	I	145
G62.9	タキソール投与中の患者への疎経活血湯、芍薬甘草湯投与による電流知覚閾値の測定を用いた客観的評価での末梢神経障害の予防的意義に関する評価	疎経活血湯	宮部勇樹, 谷口千津子, 川島正久, ほか. タキソールによる末梢神経障害に対する漢方薬 (疎経活血湯, 芍薬甘草湯) の効果―電流知覚閾値検査NEUROMETERによる評価. *産婦人科漢方研究のあゆみ* 2006; 23: 65-8.	RCT-cross over	N	146

• 안질환(4초록, 5논문)

ICD-10	Research Question	漢方処方名	論文	研究 디자인	検索 출처	페이지
H00.0	急性期内麦粒腫に対する、排膿散及湯の有効性の評価	排膿散及湯	高間直彦, 藤原隆明. 内麦粒腫に対する排膿散及湯の有効性. *眼科臨床医報* 2006; 100: 9-11.	RCT	I	147
H18.9	インスリン依存性 (1型) 糖尿病患者の角膜知覚、表層性角膜炎、涙液分泌量に対する牛車腎気丸の効果を評価	牛車腎気丸	Nagaki Y, Hayasaka S, Hayasaka Y, et al. Effects of Goshajinkigan on corneal sensitivity, superficial punctate keratopathy and tear secretion in patients with insulin-dependent diabetes mellitus. *The American Journal of Chinese Medicine* 2003; 31: 103-9.	DB-RCT	C	148
		牛車腎気丸	長木康典. 糖尿病性角膜障害に対する牛車腎気丸の効果. *漢方医学* 2004; 28: 63-5.		N	
H25.9	小切開による白内障術後の前房フレア値上昇に対する漢方薬の効果判定	黄連解毒湯 葛根湯 柴苓湯	Ikeda N, Hayasaka S, Nagaki Y, et al. Effects of traditional Sino-Japanese herbal medicines on aqueous flare elevation after small-incision cataract surgery. *Journal of Ocular Pharmacology and Therapeutics* 2001; 17: 59-65.	RCT	C	149
H25.9	合併症を持つ白内障の術後前房フレア値上昇に対する漢方薬の効果判定	葛根湯 柴苓湯	Ikeda N, Hayasaka S, Nagaki Y, et al. Effects of Kakkon-to and Sairei-to on aqueous flare elevation after complicated cataract surgery. *The American Journal of Chinese Medicine* 2002; 30: 347-53.	RCT	C	150

• 이질환(5초록, 5논문)

ICD-10	Research Question	漢方処方名	論文	研究 디자인	検索 출처	페이지
H65.0	成人の滲出性中耳炎に対し、小青竜湯と越婢加朮湯の併用療法の有効性を評価	小青竜湯＋ 越婢加朮湯	井上裕章. 成人滲出性中耳炎急性例に対する小青竜湯・越婢加朮湯併用投与の速効性. *耳鼻と臨床* 2001; 47: 361-6.	quasi-RCT	I	151
H65.9	滲出性中耳炎に対する柴苓湯単独投与と抗アレルギー剤・S-CMC (カルボシステイン)併用療法の効果を比較すること	柴苓湯	町井一史, 池園哲郎, 頌彦真賢, ほか. 滲出性中耳炎に対する柴苓湯と抗アレルギー剤・カルボシステイン併用療法との比較. *漢方医学* 1992; 16: 200-3.	RCT	N	152
H65.9	滲出性中耳炎に対する柴苓湯の効果をセファランチンと比較すること	柴苓湯	佐藤宏昭, 中村一, 本庄巖, ほか. 滲出性中耳炎へのツムラ柴苓湯の治療効果. *耳鼻咽喉科臨床* 1988; 81: 1383-7.	RCT	N	153
H93.1	耳鳴に対する柴苓湯とトランキライザー併用療法の有効性を評価	柴苓湯	田中久夫. 耳鳴症例に対する漢方製剤のトランキライザーとの併用効果. *耳鼻咽喉科臨床* 1996; suppl 89: 8.	RCT-cross over	N	154
H93.1	耳鳴に対する釣藤散の有効性	釣藤散	鈴木敏幸. 耳鳴に対する釣藤散の臨床効果. 耳鳴・眩暈の病態と治療. 第28回千葉東洋医学シンポジウム. 九段舎 2001: 8-20.	RCT-cross over	I	155

• 순환기계 질환(15초록, 18논문)

ICD-10	Research Question	漢方処方名	論文	研究 디자인	検索 출처	페이지
I10	長時間血圧計の評価による高血圧症に対する釣藤散と黄連解毒湯の有効性	釣藤散 黄連解毒湯	成味純, 香坂茂美, 宮沢総介, ほか. 高血圧症に対する漢方湯液 (エキス剤) 単独療法の長時間血圧計による評価. *和漢医薬学会誌* 1994; 11: 282-3.	RCT	N	156
		釣藤散 黄連解毒湯	成味純, 香坂茂美, 宮沢総介, ほか. 高血圧症に対する漢方方剤 (エキス剤) 単独療法の長時間血圧計による評価. *漢方診療* 1996; 15: 34-5.		N	
I10	本態性高血圧に対する大柴胡湯と釣藤散の有効性と安全性	大柴胡湯 釣藤散	佐々木淳, 松永彰, 楠田美樹子, ほか. 本態性高血圧症に対する大柴胡湯および釣藤散の効果. *臨床と研究* 1993; 70: 1965-75.	RCT-envelope	I	157

ICD-10	Research Question	漢方処方名	論文	研究 디자인	検索 출처	페이지
I10	大柴胡湯と柴胡加竜骨牡蛎湯による血清脂質に対する軽症･中程度の高血圧患者での有効性	大柴胡湯 柴胡加竜骨牡蠣湯	Saku K, Hirata K, Zhang B, et al. Effects of Chinese herbal drugs on serum lipids, lipoproteins and apolipoproteins in mild to moderate essential hypertensive patients. *Journal of Human Hypertension* 1992; 6: 393-5.	RCT	C	158
I10	黄連解毒湯の高血圧随伴症状に対する有効性と安全性	黄連解毒湯	荒川規矩男, 猿田享男, 阿部圭志, ほか. TJ-15ツムラ黄連解毒湯の高血圧症随伴症状に対する二重盲検比較試験. *臨床と研究* 2003; 80: 354-72.	DB-RCT	I	159
		黄連解毒湯	Arakawa K, Saruta T, Abe K, et al. Improvement of accessory symptoms of hypertension by TSUMURA Orengedokuto Extract, a four herbal drugs containing Kampo-Medicine Granules for ethical use: a double-blind, placebo-controlled study. *Phytomedicine* 2006; 13: 1-10.		C	
I51.9	高血圧随伴症状に対する黄連解毒湯と紅参の併用療法の有用性と安全性	黄連解毒湯 黄連解毒湯＋紅参末	金子仁, 中西幸三, 村上光, ほか. 黄連解毒湯･紅参併用療法の検討. *The Ginseng Review* 1991; 12: 89-93.	DB-RCT	N	160
I63.9	黄連解毒湯の脳梗塞に対する有効性と安全性	黄連解毒湯	伊藤栄一, 高橋昭, 葛谷文男. 脳梗塞に対するツムラ黄連解毒湯の臨床効果. *Geriatric Medicine* 1991; 29: 303-13	RCT-envelope	I	161
I67.9	随伴症状のある高血圧症と脳血管障害に対する八味地黄丸の有効性と安全性	八味地黄丸	伊藤憲一, 山本浩志, ,西原利治, ほか. 諸症状を随伴する高血圧症及び脳血管障害 (急性期を除く) 患者に対するカネボウ八味地黄丸の有用性の検討 多施設交叉式二重盲検法による調査. *診断と治療* 1988; 76: 1096-114.	DB-RCT (cross over)	I	162
I67.9	黄連解毒湯の脳血管障害後遺症患者の精神症状に対する有効性と安全性	黄連解毒湯	大友英一, 東儀英夫, 小暮久也, ほか. 脳血管障害に対するツムラ黄連解毒湯の臨床的有用性 Ca hopantenateを対照とした封筒法によるWell controlled study. *Geriatric Medicine* 1991; 29: 121-51.	RCT-envelope	I	163
I69.4	脳血管障害後遺症患者の機能低下と自立度低下に対する当帰芍薬散当帰芍薬散の有効性と安全性	当帰芍薬散	嶋田豊. 脳血管障害後遺症患者の機能低下と自立度低下に対する当帰芍薬散の効果. *厚生労働科学研究費補助金 長寿科学研究事業 高齢者の脳血管障害の進展予防を目的とした漢方薬によるテーラーメード医療の開発 平成18年度分担研究報告書* 2007:22-30.	RCT	N	164
I69.4	当帰芍薬散の脳卒中後患者における機能障害の悪化防止及び自律度維持効果について評価する	当帰芍薬散	Goto H, Satoh N, Hayashi Y, et al. A Chinese herbal medicine, tokishakuyakusan, reduces the worsening of impairmenis and independence after stroke: A 1-year randomized, controlled trial. *Evidence-based complementary and alternative medicine: eCAM* 2009: 1-6.	RCT	N	165
I73.0	レイノー現象に対する黄連解毒湯の末梢循環改善効果の客観的評価	当帰芍薬散 黄連解毒湯	秋山雄次, 大野修嗣, 浅岡俊之, ほか. レイノー現象に対する塩酸サルポグレラートと漢方方剤 (黄連解毒湯あるいは当帰芍薬散) の併用療法. *日本東洋医学雑誌* 2001; 51: 1101-8.	quasi-RCT	N	166
I80.3	下肢深部静脈血栓症への桂枝茯苓丸投与による腫脹の改善への評価	桂枝茯苓丸	内田智夫. 下肢深部静脈血栓症の腫脹に対する桂枝茯苓丸の治療効果. *静脈学* 2009; 20: 1-6.	RCT	I	167
I84.9	痔核の最新治療であるALTA硬化療法への乙字湯の併用による臨床的有用性への評価	乙字湯	加藤典博, 加藤久仁之, 細井義行. ALTA (硫酸アルミニウムカリウム･タンニン酸) 硬化療法と痔核結紮切除術の併用療法における乙字湯の効果. *医学と薬学* 2008; 60: 747-53.	RCT	I	168
I89.0	リンパ浮腫に対する牛車腎気丸の有効性と安全性	牛車腎気丸	阿部吉伸. リンパ浮腫に対する牛車腎気丸の効果. *漢方医学* 2002; 25: 284-7.	RCT	I	169
		牛車腎気丸	阿部吉伸, 小杉郁子, 笠島史成, ほか. リンパ浮腫と漢方. *Progress in Medicine* 2003; 23: 1538-9.		N	
I95.1	糖尿病患者における起立性低血圧に対する五苓散の有効性と安全性	五苓散	中村宏志, 中村隆志, 中川理, ほか. 糖尿病患者における起立性低血圧に対する五苓散の効果. *Diabetes Frontier* 2000; 11: 561-3.	RCT-cross over	I	170

호흡기계 질환(인플루엔자, 비염을 포함)(42초록, 55논문)

ICD-10	Research Question	漢方処方名	論文	研究 디자인	検索 출처	페이지
J00	有熱かぜ症候群患者における漢方治療と消炎鎮痛剤fenoprofenの有効性の比較評価	葛根湯、麻黄湯、桂麻各半湯、竹ジョ温胆湯、小青竜湯、桂枝加芍薬湯、香蘇散	本間行彦. 有熱かぜ症候群患者における漢方治療の有用性. *日本東洋医学雑誌* 1995; 46: 285-91.	RCT-envelope	N	171
J00	かぜ症候群に対する麻黄附子細辛湯と総合感冒薬との症状消失までの期間と有効性の比較	麻黄附子細辛湯	本間行彦, 高岡和夫, 與澤宏一, ほか. かぜ症候群に対する麻黄附子細辛湯の有用性－封筒法による比較試験－. *日本東洋医学雑誌* 1996; 47: 245-52.	RCT-envelope	I	172
		麻黄附子細辛湯	本間行彦. 初期のかぜ症候群に対する麻黄附子細辛湯. *Pharma Medica* 2007; 25: 19-21.		I	
J00	かぜ症候群後咳嗽に対する麦門冬湯の有効性と安全性の評価	小柴胡湯	加地正郎, 柏木征三郎, 山木戸道郎, ほか. TJ-9 ツムラ小柴胡湯の感冒に対する Placebo対照二重盲検群間比較試験. *臨床と研究* 2001; 78: 2252-68.	DB-RCT	I	173
J00	かぜ症候群後咳嗽に対する麦門冬湯の有効性と安全性の評価	麦門冬湯	藤森勝也, 鈴木栄一, 下条文武. かぜ症候群後咳嗽に対する麦門冬湯と臭化水素酸デキストロメトルファンの効果の比較 (パイロット試験). *日本東洋医学雑誌* 2001; 51: 725-32.	RCT	I	174
J00	風邪症候群患者に対する麻黄附子細辛湯と西洋感冒薬の咳嗽改善効果の評価	麻黄附子細辛湯	西澤芳男, 永野冨美代, 山田まゆみ, ほか. 風邪症候群患者に対する麻黄附子細辛湯と西洋感冒薬の咳嗽改善効果無作為比較検討. *漢方と免疫·アレルギー* 2005; 18: 56-67.	RCT	N	175
J10.1	インフルエンザに対するオセルタミビルと麻黄湯併用の解熱までの時間の比較	麻黄湯	Kubo T, Nishimura H. Antipyretic effect of Mao-to, a Japanese herbal medicine, for treatment of type A influenza infection in children. *Phytomedicine* 2007; 14: 96-101.	RCT	C	176
		麻黄湯	窪智宏. 小児インフルエンザ感染症に対する麻黄湯の効果. (第56回日本東洋医学会学術総会一般演題C-41より) *Medicament News* 2005 Sep 5; 1846: 15.		N	
J10.1	インフルエンザに対するリン酸オセルタミビルと麻黄湯の併用効果	麻黄湯	木元博史, 黒木春郎. インフルエンザに対するリン酸オセルタミビルと麻黄湯の併用効果. *漢方医学* 2005; 29: 166-9.	quasi-RCT	I	177
		麻黄湯	黒木春郎, 木元博史. インフルエンザに対する洋漢統合医療の検討-第3報-. *漢方と免疫·アレルギー* 2006; 19: 17-25.		N	
J10.1	インフルエンザに対するリン酸オセルタミビルと麻黄湯の併用効果	麻黄湯	黒木春郎, 木元博史. インフルエンザに対する洋漢統合医療の検討-第3報-. *漢方と免疫·アレルギー* 2006; 19: 17-25.	quasi-RCT	N	178
		麻黄湯	木元博史, 黒木春郎. インフルエンザに対するリン酸オセルタミビルと麻黄湯の併用効果. *漢方医学* 2005; 29: 166-9.		I	
J10.1	高齢者におけるインフルエンザワクチン接種に及ぼす麻黄附子細辛湯の有効性と安全性	麻黄附子細辛湯	岩崎鋼, 田口眞寿美, 丁宗鐵, ほか. 麻黄附子細辛湯が高齢者におけるインフルエンザワクチン接種に及ぼす影響. *漢方と免疫·アレルギー* 2004; 17: 97-103.	RCT-envelope	N	179
		麻黄附子細辛湯	岩崎鋼. 高齢者のインフルエンザと漢方. *TSUMURA Mail Magazine* 2008; Suppl: 22-3.		N	
J20.0	麦門冬湯及びヒベンズ酸チペピジンのマイコプラズマ気管支炎の咳嗽に対する有効性の比較評価	麦門冬湯	渡邉直人, 中川武正, 宮澤輝臣. マイコプラズマ気管支炎の咳嗽抑制に有用な鎮咳薬の模索検討. *漢方と免疫·アレルギー* 2008; 22: 63-8.	RCT-envelope	N	180
		麦門冬湯	渡邉直人, 宮澤輝臣. マイコプラズマ気管支炎の咳嗽に対する麦門冬湯とヒベンズ酸チペピジンとの抑制効果の比較検討. *漢方と免疫·アレルギー* 2007; 21: 31-6.		N	
J30.1	スギ花粉症に対する小青竜湯の季節前投与の予防効果及び安全性の評価	小青竜湯	大屋靖彦. スギ花粉症に対する小青竜湯の季節前投与の有効性について. *漢方診療* 1991; 10: 42-8.	RCT	N	181
		小青竜湯	大屋靖彦. アレルギー疾患に対する漢方治療 一般病院の立場より. *Progress in Medicine* 1988; 8: 604-12.		N	
J30.1	春期アレルギー性鼻炎 (花粉症) に対する小青竜湯と苓甘姜味辛夏仁湯の効果	小青竜湯 苓甘姜味辛夏仁湯	森壽生. 春期アレルギー性鼻炎 (花粉症) に対する小青竜湯と苓甘姜味辛夏仁湯の効果 -両剤の効果の比較検討- . *Therapeutic Research* 1996; 17: 3691-6.	quasi-RCT	N	182
J30.1	春期アレルギー性鼻炎 (花粉症) に対する小青竜湯と越婢加朮湯の効果	小青竜湯 越婢加朮湯	森壽生, 嶋崎譲, 倉田文秋, ほか. 春期アレルギー性鼻炎 (花粉症) に対する小青竜湯と越婢加朮湯の効果 -両剤の効果の比較検討- . *Therapeutic Research* 1997; 18: 3093-9.	quasi-RCT	N	183

ICD-10	Research Question	漢方処方名	論文	研究 디자인	検索 출처	페이지
J30.1	春期アレルギー性鼻炎 (花粉症) に対する小青竜湯と大青竜湯 (桂枝湯合麻杏甘石湯) の効果	小青竜湯 大青竜湯(桂枝湯合麻杏甘石湯)	森壽生. 春季アレルギー性鼻炎 (花粉症) に対する小青竜湯と大青竜湯 (桂枝湯合麻杏甘石湯) の効果 -両剤の効果の比較検討- . *Therapeutic Research* 1998; 19: 3299-307.	quasi-RCT	N	184
J30.1	花粉症に対する小青竜湯と桂麻各半湯の効果の比較	小青竜湯 桂麻各半湯 (桂枝湯+麻黄湯)	森壽生, 倉田文秋, 嶋崎譲, ほか. 春季アレルギー性鼻炎 (花粉症) に対する小青竜湯と桂麻各半湯 (桂枝湯合麻黄湯) の効果ー両剤の効果の比較ー. *Therapeutic Research* 1999; 20: 2941-7.	quasi-RCT	N	185
J30.1	春季花粉症に対する小青竜湯と麻黄附子細辛湯の効果を比較評価	小青竜湯 麻黄附子細辛湯	吉本達雄, 森壽生, 倉田文秋, ほか. 春季花粉症に対する小青竜湯と麻黄附子細辛湯の効果ー両方剤効果の検討ー. *Therapeutic Research* 2002; 23: 2253-9.	quasi-RCT	I	186
J30.1	花粉症に対する小青竜湯と五虎湯の効果の比較評価	小青竜湯 五虎湯	嶋崎譲, 森壽生, 倉田文秋, ほか. 春季アレルギー性鼻炎 (花粉症) に対する小青竜湯と五虎湯の効果 両剤の効果の比較検討. *Therapeutic Research* 2001; 22: 2385-91.	quasi-RCT	I	187
J30.3	小青竜湯の通年性鼻アレルギーに対する効果と安全性	小青竜湯	馬場駿吉, 高坂知節, 稲村直樹, ほか. 小青竜湯の通年性鼻アレルギーに対する効果 -二重盲検比較試験- . *耳鼻咽喉科臨床* 1995; 88: 389-405.	DB-RCT	C&I	188
J30.3	傷寒論に基づいて製造された麻黄附子細辛湯エキス顆粒と従来の方法で製造した麻黄附子細辛湯エキス散の通年性鼻アレルギーに対する有効性と安全性の評価	麻黄附子細辛湯	中井義明, 大橋淑宏, 江崎裕介, ほか. 鼻アレルギーに対する麻黄附子細辛湯の臨床効果の検討. *耳鼻咽喉科展望* 1990; 33: 655-673.	quasi-RCT	N	189
J32.9	漢方薬の慢性鼻炎および慢性副鼻腔炎に対する効果	辛夷清肺湯 四逆散	桜田隆司, 池田勝久, 高坂知節, ほか. 慢性鼻副鼻腔炎に対する漢方製剤の治療成績 ー辛夷清肺湯と四逆散の臨床効果ー. *耳鼻咽喉科臨床* 1992; 85: 1341-6.	RCT-envelope	N	190
J39.2	甲状腺、上皮小体手術後の愁訴改善への柴朴湯の有効性の評価	柴朴湯	鈴木真一, 古河浩, 阿美弘文, ほか. 甲状腺, 上皮小体手術患者におけるツムラ柴朴湯 (TJ-96) の使用経験. *Progress in Medicine* 1994; 14: 2254-8.	RCT-envelope	I	191
J39.2	頭頚部、縦隔照射時に生じる放射線粘膜炎に対するツムラ柴朴湯の修復効果を評価	柴朴湯	斉藤吉弘, 三橋紀夫, 高橋育, ほか. 頭頸部ならびに縦隔照射時に出現する放射線粘膜炎に対するツムラ柴朴湯の障害修復効果. *Biotherapy* 1992; 6: 1899-906.	RCT	N	192
J40	気管支炎に対する小青竜湯の有効性と安全性の評価	小青竜湯	宮本昭正, 井上洋西, 北村諭, ほか. TJ-19 ツムラ小青竜湯の気管支炎に対するPlacebo 対照二重盲検群間比較試験. *臨床医薬* 2001; 17: 1189-214.	DB-RCT	I	193
		小青竜湯	宮本昭正. 気管支炎に対する小青竜湯の効果. *Pharma Medica* 2007; 25: 23-5.		I	
J44.9	去痰作用に対する麦門冬湯と塩酸ブロムヘキシンとの効果の比較	麦門冬湯	佐々木英忠 佐藤和彦, 佐々木満, ほか. 高齢者慢性呼吸器疾患患者の喀痰喀出困難に対する麦門冬湯の有用性について -塩酸ブロムヘキシン製剤との比較- . *漢方と免疫·アレルギー* 1993; 7: 139-45.	RCT-envelope	N	194
J44.9	COPDに対する禁煙と清肺湯併用の効果	清肺湯	加藤士郎, 松田俊哉, 中嶋貴秀, ほか. 慢性閉塞性肺疾患における禁煙と清肺湯併用の臨床的意義. *漢方と最新治療* 2005; 14: 260-5.	RCT-envelope	I	195
		清肺湯	加藤士郎, 小田和彦, 蓮見尚志, 足立太一, 金子昇. COPDの気道クリアランスに対する禁煙と清肺湯の併用効果. *漢方と免疫·アレルギー* 2006; 19: 26-35.		N	
J44.9	COPDにおける全身性炎症と補中益気湯の有用性の評価	補中益気湯	福地義之助, 巽浩一郎. 慢性閉塞性肺疾患に対する漢方治療の有用性評価に関する研究. *厚生労働省科学研究研究費補助金 長寿科学総合研究事業 慢性閉塞性肺疾患に対する漢方治療の有用性評価に関する研究 平成18年度総括研究報告書* 2007: 1-31.	RCT-envelope	N	196
		補中益気湯	篠塚成順, 巽浩一郎, 中村晃, ほか. COPDにおける全身性炎症と補中益気湯投与の有用性評価. *厚生労働省科学研究研究費補助金 難治性疾患克服研究事業 呼吸不全に関する調査研究 平成18 年度分担研究報告書* 2007: 94-9.		N	
		補中益気湯	Shinozuka N, Tatsumi K, Nakamura A, et al. A traditional herbal medicine hochuekkito improves systemic inflammation in patients with COPD. *American Journal of Respiratory and Critical Care Medicine* 2007; 175: A638.		C	
		補中益気湯	Shinozuka N, Tatsumi K, Nakamura A, et al. The traditional herbal medicine Hochuekkito improves systemic inflammation in patients with chronic obstructive pulmonary disease. *Journal of the American Geriatrics Society* 2007; 55: 313-4.		C	

ICD-10	Research Question	漢方処方名	論文	研究 디자인	検索 출처	페이지
		補中益気湯	Tatsumi K, Shinozuka N, Nakayama K, et al. Hochuekkito improves systemic inflammation and nutritional status in elderly patients with chronic obstructive pulmonary disease. *The American Geriatrics Society* 2009; 57: 169-70.		N	
J45.0	柴朴湯吸入療法の開発とアスピリン喘息患者の発作予防に対する有効性の評価	柴朴湯	西澤芳男, 西澤恭子, 吉岡二三, ほか. 柴朴湯吸入の抗アスピリン喘息効果. *耳鼻咽喉科展望* 2001; 44: 5-13.	DB-RCT	I	197
J45.0	アスピリン喘息患者の短期柴朴湯吸入による気道収縮の抑制効果の評価と長期柴朴湯吸入による心的疼痛の軽減効果の評価	柴朴湯	西澤芳男, 西澤恭子, 吉岡二三, ほか. 柴朴湯によるアスピリン喘息軽減による心的苦痛改善効果. *痛みと漢方* 2001; 11: 14-21.	DB-RCT	I	198
J45.0	柴朴湯のアトピー性喘息患者に対する臨床効果の評価	柴朴湯	Urata Y, Yoshida S, Irie Y, et al. Treatment of asthma patients with herbal medicine TJ-96: a randamized controlled trial. *Respiratory Medicine* 2002; 96: 469-74.	RCT-cross over	C	199
J45.0	神秘湯吸入療法のアスピリン喘息予防に対する有効性と安全性の評価	神秘湯	西澤芳男, 西澤恭子, 吉岡二三, ほか. 神秘湯 (Shen-bi-tang:SBT) 吸入療法とsodium cromoglicate吸入療法とのアスピリン喘息への多施設無作為効果比較検討. *耳鼻咽喉科展望* 2003; 46: 3-14.	RCT	C&I	200
J45.0	アスピリン喘息患者の気管支喘息症状改善に対する神秘湯吸入療法の有効性と安全性の評価	神秘湯	西澤芳男, 西澤恭子, 後藤・グレイシィ・広恵, ほか. 前向き無作為多施設検討による神秘湯吸入療法とSodium Chromoglicate吸入療法による気管支喘息患者治療成績比較検討試験. *耳鼻咽喉科展望* 2004; 47: 20-7.	RCT	C&I	201
J45.0	柴朴湯吸入によるアスピリン喘息患者のQOL改善効果	柴朴湯	西澤芳男, 西澤恭子, 後藤広恵. 麻酔科領域の視点から 難治性・慢性内科疾患の慢性疼痛. *慢性疼痛* 2002; 21: 67-77.	RCT	I	202
J45.9	ステロイド依存性喘息患者に対する柴朴湯の効果、安全性、有効性の評価	柴朴湯	江頭洋祐, 長野準, ほか. ステロイド依存性気管支喘息に対する, 封筒法による柴朴湯投与群, 非投与群の2群比較臨床試験成績報告. *漢方と免疫・アレルギー* 1990; 4: 128-44.	RCT-envelope	N	203
		柴朴湯	Egashira Y, Nagano H. A multicenter clinical trial of TJ-96 in patients with steroid-dependent bronchial asthema. A comparison of groups allocated by the envelope method. *Annals of the New York Academy of Science* 1993; 685: 580-3.		C	
J45.9	小児気管支喘息に対する柴朴湯の有効性及び安全性の評価	柴朴湯	伊藤節子, 三河春樹. 小児気管支喘息の治療における柴朴湯の効果について一トラニラストとの比較試験・多施設共同研究結果について一. *基礎と臨床* 1992; 26: 3993-8.	RCT-envelope	I	204
		柴朴湯	伊藤節子, 三河春樹. 小児気管支喘息における柴朴湯の効果. *漢方と免疫・アレルギー* 1990; 4: 115-25.		N	
J45.9	神秘湯の中等度以上の気管支喘息患者に対する運動誘発性と臨床症状の変化の評価	神秘湯	椿俊和, 海老澤元宏, 秋本憲一, ほか. 神秘湯の気管支喘息に対する効果の検討. *漢方と免疫・アレルギー* 1994; 8: 65-71.	RCT	N	205
J45.9	気管支喘息の治療過程での吸入ベクロメタゾン減量時の柴朴湯吸入療法の有効性と安全性の評価	柴朴湯	西澤芳男, 西澤恭子, 永野富美代, ほか. ベクロメタゾン吸入量半減時の柴朴湯吸入療法とクロモグリセート吸入療法の代替療法比較試験. *耳鼻咽喉科展望* 2002; 45: 8-15.	RCT	C&I	206
J45.9	気管支喘息に対する小青竜湯と抗不安作用を有する柴朴湯との有効性の比較	柴朴湯 小青竜湯	西澤芳男, 西澤恭子, 吉岡二三, ほか. 漢方薬の抗不安作用に基づく気管支喘息患者の症状悪化の改善効果: 柴朴湯と小青竜湯の無作為比較試験. *日本東洋心身医学研究* 2003; 18: 11-7.	RCT	I	207
J45.9	柴朴湯の抗不安効果に基づく気管支喘息治療に対する有効性と安全性	柴朴湯	西澤芳男, 西澤恭子, 吉岡二三, ほか. 柴朴湯の抗不安効果に基づく抗気管支喘息治療効果: 抗不安薬との他施設無作為前向き比較検討試験. *日本東洋心身医学研究* 2002; 17: 20-7.	RCT	I	208
J45.9	柴朴湯の予期不安に基づく気管支喘息の症状悪化に対する有効性と安全性	柴朴湯	西澤芳男, 西澤恭子, 吉岡二三, ほか. 予期不安に基づく気管支喘息による症状悪化に対する柴朴湯の多施設無作為二重盲検試験. *日本東洋心身医学研究* 2004; 19: 37-41.	RCT	I	209
J69.0	誤嚥性肺炎を引き起こす高齢者における咳反射改善に対する半夏厚朴湯の有効性の評価	半夏厚朴湯	Iwasaki K, Cyong JC, Kitada S, et al. A traditional Chinese herbal medicine, banxia houp tang, improves cough reflex of patients with aspiration pneumonia. *Journal of the American Geriatrics Society* 2002; 50: 1751-2.	DB-RCT	C	210
J69.0	認知症高齢者の誤嚥性肺炎及び肺炎関連死に対する半夏厚朴湯の予防効果の評価	半夏厚朴湯	Iwasaki K, Kato S, Monma Y, et al. A pilot study of banxia houpu tang, a traditional Chinese medicine, for reducing pneumonia risk in older adults with dementia. *Journal of the American Geriatrics Society* 2007; 55: 2035-40.	RCT	C	211

ICD-10	Research Question	漢方処方名	論文	研究 디자인	検索 출처	페이지
J98.8	細菌性呼吸器感染症に対する抗菌薬と漢方薬併用療法の治療効果、再発率、医療経済性を評価すること	十全大補湯 葛根湯 桂枝湯 香蘇散 小柴胡湯 補中益気湯	三鴨廣繁, 玉舍輝彦. 医療経済的見地からみた感染症治療における漢方治療の有用性. *産婦人科漢方研究のあゆみ* 2007; 24: 105-8.	RCT	I	212

- 소화관, 간담췌 질환(53초록, 68논문)

ICD-10	Research Question	漢方処方名	論文	研究 디자인	検索 출처	페이지
K11.7	人参養栄湯が塩酸オキシブチニンの口腔内乾燥症を改善させるか否か評価	人参養栄湯	宮崎裕, 山田朗, 斉藤政二. 塩酸オキシブチニンによる口腔内乾燥症に対する人参養栄湯の効果. *新薬と臨床* 1994; 43: 2613-7.	RCT	N	213
K11.7	口腔内乾燥症に対する麦門冬湯の効果を塩酸セベミリン (エボザック)、ニザチジン(アシノン) と比較すること	麦門冬湯	梅本匡則, 任智美, 美内慎也, ほか. 口腔内乾燥症に対する薬物治療の効果. *耳鼻咽喉科臨床* 2007; 100: 145-52.	RCT	I	214
K12.1	黄連湯の口内炎に対する有効性及び安全性の評価	黄連湯	岡進. 口内炎に対する黄連湯エキス剤の効果について. *日本東洋医学雑誌* 1995; 46: 439-45.	RCT	N	215
K14.6	舌痛症の患者に対する柴朴湯の有効性を精神安定剤とビタミンB群複合剤の併用療法と比較評価	柴朴湯	Bessho K, Okubo Y, Hori S, et al. Effectiveness of Kampo medicine (Sai-Boku-To) in treatment of patients with glossdynia. *Oral Surgery, Oral Medicine, Oral Pathology, Oral Radiology, and Endodontology* 1998; 86: 682-6.	RCT	C	216
		柴朴湯	山田剛也, 別所和久, 村上賢一郎, ほか. 舌痛症に対する柴朴湯の臨床評価. *歯科薬物療法* 1998; 17: 18-22.		N	
		柴朴湯	山田剛也, 別所和久. 口腔外科における柴朴湯の応用ー舌痛症における臨床的効果の応用ー. *漢方と最新治療* 1999; 8: 261-5.		I	
K21.0	六君子湯の術後逆流性食道炎に対する予防効果の評価	六君子湯	水野修吾, 山際健太郎, 岩田真, ほか. 胃癌切除後の消化器症状に対するツムラ六君子湯の術後早期投与効果ー逆流性食道炎を中心としてー. *Progress in Medicine* 2001; 21: 1366-7.	RCT	I	217
K21.0	六君子湯の胃食道逆流症に対するプロトンポンプインヒビター (PPI) との併用での有効性の評価	六君子湯	小出明範. 胃食道逆流症 (GERD) に対する六君子湯の有用性～PPIとの併用により消化不良症状などがさらに改善し, QOLが向上～. *Medical Tribune インターネット速報 (DDW)* 2005: 6-7.	RCT	N	218
K21.0	難治性胃食道逆流症の呼吸器症状に対する半夏厚朴湯併用の有効性の評価	半夏厚朴湯	加藤士郎, 中嶋貴秀, 松田俊哉, ほか. 胃食道逆流症に伴う呼吸器症状に対する半夏厚朴湯の有効性. *漢方と最新治療* 2005; 14: 333-8.	RCT-envelope	I	219
K21.9	PPIに反応しないNERD患者に対するツムラ六君子湯エキス顆粒の有効性の評価	六君子湯	小出明範. NERD (内視鏡陰性GERD) に対する新たな治療法の確立ー六君子湯の可能性. *MedicalQ* 2006; 187.	RCT	N	220
K25.9	胃潰瘍に対する柴胡桂枝湯、H2 Receptor Antagonist、および両者の併用による再発防止効果に関する比較評価	柴胡桂枝湯	中原朗, 樫村博正, 福富久之. 胃潰瘍 柴胡桂枝湯, 四逆散単独投与. *日経メディカル(別冊付録)* 1988; 17: 20-1.	RCT-envelope	N	221
		柴胡桂枝湯	福富久之, 中原朗. 胃潰瘍の漢方治療. *消化器科* 1990; 12: 159-65.		N	
K27.9	消化性潰瘍の維持療法としてのH2-blocker (シメチジン) と漢方薬 (四逆散、柴胡桂枝湯)併用の有用性の評価	四逆散 柴胡桂枝湯	渡辺東也. 漢方薬併用による消化性潰瘍維持療法の検討. *漢方医学* 1995; 19: 18-21.	RCT	N	222
K29.7	六君子湯と半夏瀉心湯の急性胃炎および慢性胃炎の急性増悪に対する有効性と安全性の評価	六君子湯 半夏瀉心湯	太田康幸, 西岡幹夫, 山本泰猛, ほか. 胃炎 (急性胃炎および慢性胃炎の急性増悪) に対する医療用漢方製剤の多施設臨床評価 -gefarnateを対照薬とした比較試験-. *診断と治療* 1990; 78: 2935-46.	RCT-envelope	N	223
K29.7	胃炎 (急性および慢性胃炎の急性増悪期) に対する六君子湯の有効性および安全性の評価	六君子湯	三好秋馬, 金子榮藏, 中澤三郎, ほか. 胃炎 (急性胃炎および慢性胃炎の急性増悪期) に対するTJ-43ツムラ六君子湯の臨床評価 -水溶性アズレン配合剤を対照薬とした多施設比較試験-. *診断と治療* 1991; 79: 789-810.	RCT-envelope	N	224

ICD-10	Research Question	漢方処方名	論文	研究 디자인	検索 출처	페이지
K29.7	胃炎に対するツムラ六君子湯の有効性および安全性を、セトラキサートをコントロール薬として評価	六君子湯	竹本忠良, 松田和也, 多田正弘, ほか. 上腹部愁訴を有する胃炎に対するTJ-43ツムラ六君子湯の臨床的有用性の検討 -セトラキサートを対照薬とした多施設比較試験-. *消化器科* 1990; 12: 223-34.	RCT-envelope	N	225
K30	抑うつ的状態を合併する上腹部不定愁訴に対する、ツムラ六君子湯の有効性および安全性を、sulpirideと比較して評価	六君子湯	河村奨, 沖田極, 多田正弘, ほか. 上腹部不定愁訴に対するツムラ六君子湯とsulpirideとの臨床的比較検討 -主として、抗うつ効果と胃排出能の改善-. *Progress in Medicine* 1992; 12: 1156-62.	RCT-envelope	N	226
K30	上腹部不定愁訴に対するツムラ六君子湯の有効性を、とくに薬剤投与前後における胃内視鏡像および胃粘膜生検組織像の検討を中心に評価	六君子湯	小松崎修. 上腹部不定愁訴に対するツムラ六君子湯の臨床効果 -対照薬との比較とくに薬剤投与前後における内視鏡像および胃粘膜生検組織像の検討を中心に-. *漢方医学* 1993; 17: 120-31.	RCT-envelope	N	227
K30	乳幼児感冒性消化不良症に対する柴苓湯(ツムラ)の有効性を、整腸剤と比較し評価	柴苓湯	伊藤仁, 伊藤康彦, 浅井雅美, ほか. 乳幼児感冒性消化不良症における柴苓湯(ツムラ)の効果: 整腸剤との比較検討. *小児科診療* 1992; 55: 2089-92.	RCT	I	228
K30	ディスペプシア患者に対するツムラ六君子湯の有効性を、コンピチームをコントロール薬として評価	六君子湯	Tatsuta M, Iishi H. Effect of treatment with Liu-Jun-Zi-Tang (TJ-43) on gastric emptying and gastrointestinal symptoms in dyspeptic patients. *Alimentary Pharmacology and Therapeutics* 1993; 7: 459-62.	RCT	C	229
K30	慢性胃炎などの不定の消化器愁訴に対するツムラ六君子湯の有効性および安全性を、cisaprideをコントロール薬として評価	六君子湯	三好秋馬, 谷内昭, 正宗研, ほか. 慢性胃炎などの不定の消化器愁訴に対するTJ-43ツムラ六君子湯の臨床評価 -cisaprideを対照薬とした多施設比較試験-. *Progress in Medicine* 1991; 11: 1605-31.	RCT-envelope	N	230
K30	上腹部症状を有し上部消化管内視鏡検査が必要とされる患者において、検査までに患者の症状を改善する薬剤としての六君子湯の有効性に関する評価	六君子湯	山口武人, 小出明範. 胃食道逆流症に対する六君子湯の有用性. *Medical Science Digest* 2007; 33: 748-52.	RCT-envelope	N	231
		六君子湯	小出昭範. 上腹部症状を有する患者における内視鏡検査までの六君子湯選択について. *日経メディカル* 2002; 31: 22-3.		N	
		六君子湯	小出明範. 内視鏡検査を必要とする患者において、QOLを改善する六君子湯. *Medical Tribune* 2004: 45.		N	
K30	上部消化管機能異常に起因する上腹部不定愁訴に対する六君子湯の有効性および安全性をより客観的に評価すること	六君子湯	原澤茂, 三好秋馬, 三輪剛, ほか. 運動不全型の上腹部愁訴(dysmotility-like dyspepsia)に対するTJ-43六君子湯の多施設共同市販後臨床試験－二重盲検群間比較法による検討－. *医学のあゆみ* 1998; 187: 207-29.	DB-RCT	I	232
		六君子湯	原澤茂. NUD(機能性消化障害)に対する六君子湯の役割－特にdysmotility-like NUDに対する有用性について－. *Progress in Medicine* 1999; 19: 843-8.		N	
K30	Functional Dyspepsia (FD)患者に対する六君子湯のグレリン増加作用と症状改善作用、およびその作用機序の解明	六君子湯	新井誠人. 六君子湯はFD症例においてグレリン分泌を有意に亢進させる. *Science of Kampo Medicine* 2009; 33: 405-6.	RCT	N	233
K30.0	幽門輪保存胃切除術(PPG)施行後のツムラ六君子湯エキス顆粒による排泄促進に対する有効性の評価	六君子湯	Takahashi T, Endo S, Nakajima K, et al. Effect of rikkunshito, a chinese herbal medicine, on stasis in patients after pylorus-preserving gastrectomy. *World journal of Surgery* 2009; 33: 296-302.	RCT-cross over	C	234
		六君子湯	西田俊朗. 胃切除術後の消化管機能に及ぼす六君子湯の効果. *Progress in Medicine* 2006; 26: 3224-5.		N	
K52.9	進行非小細胞肺癌のcisplatin (CDDP)、Irinotecan Hydrochloride (CPT-11) 併用療法におけるCPT-11に伴う下痢に対する半夏瀉心湯の安全性および有効性の評価	半夏瀉心湯	Mori K, Kondo T, Kamiyama Y, et al. Preventive effect of Kampo medicine (Hangeshashin-to) against irinotecan-induced diarrhea in advanced non-small-cell lung cancer. *Cancer Chemotherapy and Pharmacology* 2003; 51: 403-6.	RCT-envelope	C	235
		半夏瀉心湯	Mori K, Machida S, Yoshida T, et al. Usefulness of Kampo medicine (Hangeshashin-to) in the prevention of irinotecan-induced diarrhea in advanced non-small cell lung cancer. *Proceedings of the American Society of Clinical Oncology* 1999; 18: 518a, Abstract 1996		C	
		半夏瀉心湯	森清志, 廣瀬敬, 町田優, ほか. 進行非小細胞肺癌のCisplatin, Irinotecan Hydrochlorideに伴う下痢に対する半夏瀉心湯の有用性について. *癌と化学療法* 1998; 25: 1159-63.		C	
		半夏瀉心湯	森清志. 癌化学治療法に伴う下痢に対する漢方治療の試み－塩酸イリノテカンに伴う下痢に対する半夏瀉心湯の有用性－. *Progress in Medicine* 1999; 19: 886-90.		N	

ICD-10	Research Question	漢方処方名	論文	研究 디자인	検索 출처	페이지
K56.0	大腸癌術後腸管麻痺に対する大建中湯の有効性を評価	大建中湯	永嶋裕司, 田中宣威, 古川清憲, ほか. 大腸癌術後腸管麻痺に対する大建中湯 (TJ-100) の効果. *Progress in Medicine* 1998; 18: 903-5.	RCT	N	236
K56.0	腹部大動脈瘤術後腸管麻痺における大建中湯の腸管蠕動改善に対する有効性および安全性の評価	大建中湯	高垣有作, 川崎貞男, 駒井宏好, ほか. 腹部大動脈瘤術後腸管麻痺における大建中湯の腸管蠕動改善効果. *日本臨床外科学会雑誌* 2000; 61: 325-8.	RCT	N	237
K56.5	癒着性イレウス発症例に対する大建中湯の有効性を評価	大建中湯	大籔久則, 松田昌三, 栗栖茂, ほか. 癒着性イレウス発症例に対する randomized trial による大建中湯の評価. *Progress in Medicine* 1995; 15: 1954-8.	RCT - envelope	I	238
K58.9	過敏性腸症候群 (IBS) に対する柴胡桂枝湯と桂枝加芍薬湯の有効性の比較評価	柴胡桂枝湯 桂枝加芍薬湯	石井史, 飯塚文瑛, 長廻紘, ほか. 過敏性腸症候群に対するTJ-10柴胡桂枝湯とTJ-60桂枝加芍薬湯の治療効果の比較ならびに潰瘍性大腸炎に対するTJ-114柴苓湯の治療効果の検討. *Progress in Medicine* 1993; 13: 2893-900.	RCT	N	239
K58.9	桂枝加芍薬湯の過敏性腸症候群に対する有効性と安全性についての評価	桂枝加芍薬湯	佐々木大輔, 上原聡, 樋渡信夫, ほか. 過敏性腸症候群に対する桂枝加芍薬湯の臨床効果 -多施設共同無作為割付群間比較臨床試験-. *臨床と研究* 1998; 75: 1136-52.	DB-RCT	I	240
K59.0	高齢者の弛緩性便秘に対する潤腸湯と麻子仁丸の有効性の比較評価	潤腸湯 麻子仁丸	石岡忠夫. 高齢者の弛緩性便秘に対する潤腸湯と麻子仁丸の体力差を考慮した効果比較. *漢方の臨床* 1996; 43: 1431-7.	RCT - cross over	N	241
K59.0	大黄甘草湯の便秘症に対する二重盲検比較臨床試験で大黄甘草湯はプラセボと比較して便秘に対して有効な薬剤であるが有用性 (内容は不明) は認められなかったという報告を踏まえ、同一の対象患者と試験結果に対して新たな判定基準を設けて便秘症に対する大黄甘草湯の薬効を再検討すること	大黄甘草湯	三好秋馬, 正宗研, 福富久之, ほか. 新たな判定基準によるツムラ大黄甘草湯エキス顆粒 (医療用) (TJ-84) の便秘症に対する臨床効果. *消化器科* 1996; 22: 314-28.	DB-RCT	I	242
		大黄甘草湯	三好秋馬, 正宗研, 福富久之, ほか. ツムラ大黄甘草湯エキス顆粒 (医療用) (TJ-84) の二重盲検法による便秘症に対する臨床効果. *消化器科* 1994; 18: 299-312.		I	
		大黄甘草湯	原澤茂, 三好秋馬. 便秘症に対する漢方治療の再評価 大黄甘草湯 (TJ-84) の有用性. *消化器癌* 1996; 6: 271-7.		I	
K59.0	高齢透析患者慢性便秘に対する九味檳榔湯の有効性と安全性の評価	九味檳榔湯	西澤芳男, 西澤恭子, 後藤グレイシィ広恵, ほか. 九味檳榔湯の高齢透析患者慢性便秘に対する前向き多施設無作為比較試験. *漢方研究* 2004; (388) : 132-8.	RCT	I	243
K70.9	小柴胡湯と小柴胡湯合茵チン五苓散のアルコール性肝障害に対する有効性の評価	小柴胡湯 小柴胡湯＋茵チン五苓散	高橋久雄, 丸山勝也. アルコール性肝障害に対する漢方薬の臨床. *医学のあゆみ* 1993; 167: 811-4.	RCT	N	244
K73.2	小柴胡湯の慢性活動性肝炎に対する有効性と安全性の評価	小柴胡湯	Hirayama C, Okumura M, Tanikawa K, et al. A multicenter randomized controlled clinical trial of Sho-Saiko-To in chronic active hepatitis. *Gastroenterologia Japonica* 1989; 24: 715-9.	DB-RCT	C&I	245
		小柴胡湯	平山千里, 奥村恂, 谷川久一, ほか. 多施設二重盲検試験による慢性活動性肝炎に対する小柴胡湯の臨床効果. *肝胆膵* 1990; 20: 751-9.		I	
K73.2	小柴胡湯の慢性活動性肝炎に対する有効性の評価	小柴胡湯	平山千里, 奥村恂, 谷川久一, ほか. 多施設二重盲検試験による慢性活動性肝炎に対する小柴胡湯の臨床効果 血清酵素活性の変動. *肝胆膵* 1992; 25: 551-8.	DB-RCT	I	246
K73.9	柴苓湯の慢性肝炎に対する有効性と安全性の評価	柴苓湯	佐々木大輔, 須藤利之, 国兼誠, ほか. 慢性肝炎に対するカネボウ柴苓湯エキス細粒の有用性の検討 -封筒法比較試験による調査-. *Progress in Medicine* 1989; 9: 2923-37.	RCT - envelope	I	247
K73.9	C型慢性肝炎患者の発癌抑制に対する肝庇護療法の有効性の評価	小柴胡湯 十全大補湯	多羅尾和郎. C型慢性肝炎からの発癌への肝庇護療法への影響. *臨床消化器内科* 2007; 22: 961-9.	RCT	N	248
		小柴胡湯 十全大補湯	多羅尾和郎, 渋谷明隆, 大川伸一, ほか. 抗炎症療法による肝発癌予防の研究: C型肝硬変症 (CHILD A) ではALT80単位未満を意識した多剤併用療法をも含む抗炎症療法は有効か: 1剤投与療法との比較検討. *神奈川県がんセンター年報* 2003; 19: 92.		N	
		小柴胡湯 十全大補湯	多羅尾和郎. C型慢性肝炎及び肝硬変における持続炎症と肝発がんについて. *神奈川医学会雑誌* 2008; 33: 115-8.		N	
K74.6	肝硬変に対する十全大補湯投与において、肝細胞癌の予防効果を評価	十全大補湯	樋口清博, 渡辺明治. 肝硬変症例における十全大補湯による肝癌抑制効果の検討. *Methods in Kampo Pharmacology* 2000; 5: 29-33.	RCT - envelope	N	249

ICD-10	Research Question	漢方処方名	論文	研究 디자인	検索 출처	페이지
K74.6	肝硬変に対する十全大補湯投与において、肝細胞癌の予防効果を評価	十全大補湯	樋口清博, 清水幸裕, 安村敏, ほか. 臨床研究ー十全大補湯による肝発癌抑制効果の検討: 肝硬変症例を対象に. *肝胆膵* 2002; 44: 341-6.	RCT-envelope	I	250
K75.9	小柴胡湯の小児・非A非B慢性肝炎に対する有効性の評価	小柴胡湯	田尻仁, 古座岩宏輔, 沢田敦, ほか. 小児の非A非B慢性肝炎における小柴胡湯の有効性 (小児の非A非B肝炎と小柴胡湯) . *日本小児東洋医学研究会会誌* 1996; 12: 12-7.	RCT-envelope	N	251
K76.9	肺結核の化学療法による肝機能障害に対する柴胡桂枝湯の有効性の評価	柴胡桂枝湯	水谷保幸, 今井純生, 渡辺英明, ほか. 肺結核治療における柴胡桂枝湯の使用 -肝機能障害の検討-. *道南医学会誌* 1994; 29: 247-9.	RCT-envelope	N	252
K80.2	小柴胡湯、五苓散、当帰芍薬散のOddi括約筋に対する作用の評価	五苓散 当帰芍薬散 小柴胡湯	関正威, 藤岡正志, 羽田野隆, ほか. Oddi括約筋に対する小柴胡湯·五苓散·当帰芍薬散の作用の相違 -術中胆道内圧測定による研究- . *日本東洋医学雑誌* 1993; 43: 395-402.	RCT	N	253
K82.8	胆石症ないし胆嚢ポリープ患者の尿中6-keto-prostaglandin F1α排泄量に対する五苓散および当帰芍薬散の効果の評価	五苓散 当帰芍薬散 小柴胡湯	高木俊二. 五苓散および当帰芍薬散の術前服用による胆石症ないし胆嚢ポリープ患者の尿中6-keto-prostaglandin F1α排泄量増加作用について. *和漢医薬学会誌* 1992; 9: 32-9.	RCT	N	254
K83.1	閉塞性黄疸減黄術後の患者に対する、茵チン蒿湯の減黄促進作用を評価する	茵チン蒿湯	岡林孝弘, 田中紀章, 折田薫三. 閉塞性黄疸減黄処置後減黄率に及ぼす漢方製剤茵チン蒿湯の効果. *日本臨床外科学会雑誌* 1998; 59: 2495-500.	RCT-envelope	I	255
K83.1	胆管癌による胆汁通過障害における茵チン蒿湯の胆汁分泌促進薬としての薬効評価	茵チン蒿湯	Watanabe S, Yokoyama Y, Oda K, et al. Choleretic effect of inchinkoto, a herbal medicine, on livers of patients with biliary obstruction due to bile duct carcinoma. *Hepatology Research* 2009; 39: 247-55.	RCT	I	256
K91.0	術後悪心·嘔吐に対する六君子湯の有効性の評価	六君子湯	奥野聡子, 平山果与子, 井上潤一, ほか. 臨床経験 術後悪心·嘔吐(PONV)に対する六君子湯による予防的治療. *麻酔* 2008; 57: 1502-9.	RCT	C	257
K91.3	イレウスに対する大建中湯の有効性および安全性を多施設で評価	大建中湯	久保宣博, 内田雄三, 秋吉毅, ほか. イレウスに対する大建中湯の効果 -多施設による検討-. *Progress in Medicine* 1995; 15: 1962-7.	RCT-envelope	I	258
K91.3	大建中湯の術後イレウスに対する効果と術後状態の改善に対する有効性の評価	大建中湯	Itoh T, Yamakawa J, Mai M, et al. The effect of the herbal medicine Dai-kenchu-to on post-operative ileus. *The Journal of International Medical Research* 2002; 30: 428-32.	RCT	C	259
K91.8	小柴胡湯の術後肝障害に対する有効性と安全性の評価	小柴胡湯	岡林孝弘, 三村久, 折田薫三. 術後肝障害に対する小柴胡湯 (TJ-9) の有用性. *Progress in Medicine* 1989; 9: 851-5.	RCT-envelope	N	260
K91.8	外科手術後の肝障害に対する小柴胡湯の有効性の評価	小柴胡湯	薄場彰, 高令山, 元木良一. 術後肝障害に対する小柴胡湯の効果 -とくに術前投与効果と中医弁証の検討-. *日本東洋医学雑誌* 1992; 43: 1-12.	RCT	N	261
K91.9	胃全摘、空腸間置再建術後患者における、消化管排出能や運動能に対する大建中湯の影響を評価	大建中湯	Endo S, Nishida T, Nishikawa K, et al. Dai-kenchu-to, a Chinese herbal medicine, improves stasis of patients with total gastrectomy and jejunal pouch interposition. *American Journal of Surgery* 2006; 192: 9-13.	RCT-cross over	C	262
K92.9	アカルボースと桂枝加芍薬湯併用療法の有用性と安全性	桂枝加芍薬湯	長谷部啓子, 町田道郎, 矢田真理子, ほか. アカルボースと桂枝加芍薬湯併用療法の有用性について -消化器症状の軽減効果の検討-. *基礎と臨床* 1997; 31: 3179-86.	quasi-RCT	I	263
K92.9	抗うつ剤であるfluvoxamineの消化器系副作用に対する、六君子湯の臨床効果を評価	六君子湯	Oka T, Tamagawa Y, Hayashida S, et al. Rikkunshi-to atenuates adverse gastrointestinal symptoms induced by fluvoxamine. *Biopsychosocial Medicine* 2007; 1: 21.	RCT	I	264
K92.9	抗うつ剤ミルナシプランの消化器系副作用に対する六君子湯併用の効果を評価	六君子湯	岡孝和. 六君子湯によるSNRI(ミルナシプラン)誘発性の消化器症状に対する改善効果および抗うつ効果の可能性. *Medical Tribune* 2008; 41: 82.	RCT	N	265

- 피부질환(15초록, 16논문)

ICD-10	Research Question	漢方処方名	論文	研究 디자인	検索 출처	페이지
L20.8	アトピー性皮膚炎に対するツムラ小柴胡湯の有効性と安全性、および副腎皮質ステロイド外用剤の離脱・減量効果の評価	小柴胡湯	下田祥由, 橋爪鈴男, 森田昌士, ほか. アトピー性皮膚炎に対するツムラ小柴胡湯の効果. *皮膚科における漢方治療の現況* 1991; 2: 15-24.	RCT	N	266
L20.9	アトピー性皮膚炎に対する補中益気湯の有効性の評価	補中益気湯	古江増隆, 田中洋一, 小林裕美, ほか. 気虚を有するアトピー性皮膚炎患者に対するカネボウ補中益気湯の効果－多施設二重盲検法による検討－. *アレルギー* 2005; 54: 1020.	DB-RCT	N	267
L20.9	アトピー性皮膚炎に伴う気虚患者に対する補中益気湯の有効性と安全性の評価	補中益気湯	Kobayashi H, Ishii M, Takeuchi S, et al. Efficacy and safety of a traditional herbal medicine, hochu-ekki-to in the long-term management of kikyo (delicate constitution) patients with atopic dermatitis: A 6-month, multicenter, double-blind, randomized, placebo-controlled study. *Evidence-based Complementary and Alternative Medicine: eCAM* 2008: 1-7.	DB-RCT	N	268
L29.8	老人性皮膚掻痒症に対する黄連解毒湯、牛車腎気丸の有効性と安全性を抗ヒスタミン剤と比較評価すること	黄連解毒湯 牛車腎気丸	大河原章, 古屋和彦, 栗栖幸恵, ほか. 老人性皮膚ソウ痒症に対するTJ-15, TJ-107の使用経験. *西日本皮膚科* 1991; 53: 1234-41.	RCT-envelope	I	269
L29.8	老人性乾皮症に対する当帰飲子内服と甘草抽出エキス配合入浴剤の併用療法の有効性を評価	当帰飲子	飯田利博, 西山千秋, 鈴木啓之. 老人性皮膚ソウ痒症に対する当帰飲子の内服と甘草抽出エキス配合入浴剤の併用効果. *日本東洋医学雑誌* 1996; 47: 35-41.	RCT	N	270
L29.8	老人性皮膚掻痒症に対する八味地黄丸の効果を抗アレルギー剤と比較すること	八味地黄丸	石岡忠夫, 青井禮子. 老人性皮膚ソウ痒症に対する八味地黄丸とフマル酸ケトチフェンの薬効比較. *新薬と臨床* 1992; 41: 2603-8.	RCT-cross over	N	271
L29.8	老人性皮膚掻痒症に対する六味丸の効果を八味地黄丸と比較すること	八味地黄丸 六味丸	石岡忠夫. 老人性皮膚ソウ痒症に対する六味丸と八味地黄丸の薬効比較. *Therapeutic Research* 1995; 16: 1497-504.	RCT-cross over	N	272
L29.9	湿疹・皮膚炎群等の痒みに対する温清飲、抗アレルギー剤、抗ヒスタミン剤の効果を比較	温清飲	楠本正明, 藤村保夫, 山田弘子, ほか. 病棟薬剤師業務における湿疹・皮膚炎群の痒みに対する薬剤効果の検討 -「痒み」のスコア表を使用して-. *医薬ジャーナル* 1993; 29: 973-6.	RCT	N	273
L29.9	皮膚掻痒症に対する当帰飲子、黄連解毒湯の効果を評価	黄連解毒湯 当帰飲子	大熊守也. 皮膚ソウ痒症の漢方薬による治療. *和漢医薬学会誌* 1993; 10 :126-30.	RCT	N	274
L29.9	皮膚掻痒症に対する黄連解毒湯、当帰飲子、テルフェナジン (抗ヒスタミン剤) 内服、メントール含有ヘパリン様物質軟膏外用の4療法について、併用療法と単独療法で有効性を比較すること	黄連解毒湯＋当帰飲子	大熊守也. 皮膚ソウ痒症に対する漢方療法－外用剤, 抗ヒスタミン内服併用. *和漢医薬学会誌* 1994; 11: 302-3.	RCT	N	275
L30.9	十味敗毒湯の慢性湿疹、アトピー性皮膚炎に対する有効性と安全性	十味敗毒湯	小林衣子, 大河原章. 慢性湿疹, アトピー性皮膚炎に対する十味敗毒湯の治療効果. *皮膚科における漢方治療の現況* 1994; 5: 25-34.	RCT-envelope	N	276
L40.9	乾癬のステロイド外用療法における柴苓湯併用の有効性を評価	柴苓湯	久木田淳, 原田昭太郎, 藤澤龍一, ほか. 乾癬のステロイド外用療法におけるTJ-114 (柴苓湯) の併用効果の検討. *臨床医薬* 1991; 7: 927-36.	RCT-envelope	C&I	277
L50.9	葛根湯のオキサトミドの効果増強と副作用軽減に対する有効性	葛根湯	田中信. 蕁麻疹に対するオキサトミド (セルテクト) の臨床効果 -オキサトミド30mg/dayとツムラ葛根湯の併用療法-. *薬理と臨床* 1991; 19:5029-31.	RCT	N	278
L70.0	十味敗毒湯・黄連解毒湯の尋常性ザ瘡に対する有効性	十味敗毒湯 黄連解毒湯	大熊守也. 尋常性ザ瘡の漢方内服, 外用剤併用療法. *和漢医薬学会誌* 1993; 10: 131-4.	RCT	N	279
		十味敗毒湯 黄連解毒湯	大熊守也. 尋常性ザ瘡に対する漢方内服・外用剤併用療法 -抗生物質内服・外用併用療法との比較-. *日本東洋医学雑誌* 1993; 44: 173-7.		N	
L89	十全大補湯の褥瘡に対する有効性	十全大補湯	永井弥生, 長谷川道子, 田子修, ほか. 十全大補湯の褥瘡に対する効果の検討. *漢方と最新治療* 2009; 18: 143-9.	RCT-envelope	I	280

- 근골격 · 결합조직 질환(19초록, 18논문)

ICD-10	Research Question	漢方処方名	論文	研究 디자인	検索 출처	페이지
M06.90	有効性が確立している西洋薬ロベンザリットをコントロール薬とした比較試験による柴苓湯の慢性関節リウマチへの有効性の評価	柴苓湯	松浦美喜雄. 慢性関節リウマチ (RA) 診療における柴苓湯の効果 *Modern Physician* 1994; 14: 403-8.	RCT-envelope	I	281
M06.90	慢性関節リウマチに対するステロイド剤による副作用への滋陰降火湯の減弱効果における血球検査を中心とした客観的評価	滋陰降火湯	松多邦雄, 顧旭平, 伊藤幸治, ほか. 慢性関節リウマチに対する滋陰降火湯とステロイド剤併用の検討. *漢方医学* 1995; 19: 50-2.	RCT	N	282
M17.9	変形性膝関節症に対する漢方薬 (防己黄耆湯、修治附子末) とNSAIDsの鎮痛効果、QOL、運動能力改善を比較し、漢方薬の有効性を評価	防已黄耆湯+修治附子末	西澤芳男, 西澤恭子, 雨宮保憲, ほか. 両膝変形性膝関節症に対する消炎鎮痛剤と漢方薬の鎮痛効果, 運動持続能力と生活の質の向上に対する比較. *痛みと漢方* 1998; 8: 17-32.	RCT	I	283
M17.9	変形性膝関節症に対する、防已黄耆湯加修治附子末の有効性を評価	防已黄耆湯加修治附子末	西澤芳男, 西澤恭子, 吉岡二三, ほか. 変形性膝関節症に対する防已黄耆湯加修治附子末の治療効果 Evidenceへの試み Loxoprofen sodiumとの10年間前向き無作為比較試験. *Pharma Medica* 2007; 25: 15-21.	RCT	I	284
M35.0	原発性シェーグレン症候群の乾燥症状に対する麦門冬湯の有効性と安全性の評価	麦門冬湯	西澤芳男, 西澤恭子, 吉岡二三, ほか. 原発性シェーグレン症候群乾燥症状改善効果に関する長期, 無作為比較試験, 漢方薬, 麦門冬湯とBromhexine hydrochlorideの効果比較試験. *日本唾液腺学会誌* 2002; 43: 62-6.	RCT	C	285
M35.0	原発性シェーグレン症候群における麦門冬湯の唾液分泌低下に対する有効性と安全性の評価	麦門冬湯	西澤芳男, 西澤恭子, 吉岡二三, ほか. 原発性シェーグレン症候群唾液分泌能改善効果に対する前向き, 多施設無作為2重盲検試験. *日本唾液腺学会誌* 2004; 45: 66-74.	DB-RCT	N	286
M35.0	二次性シェーグレン症候群に対する麦門冬湯の有効性と安全性の評価	麦門冬湯	西澤芳男, 西澤恭子, 後藤グレィシィ広恵, ほか. 漢方薬による慢性難治性疾患の鎮痛効果: 麦門冬湯とブロムヘキシンの二次性シェグレン症候群に対する鎮痛効果, 無作為比較検討試験. *痛みと漢方* 2004; 14: 10-7.	RCT	I	287
M35.0	二次性シェーグレン症候群の乾燥症状に対する麦門冬湯の有効性と安全性の評価	麦門冬湯	西澤芳男, 西澤恭子, 吉岡二三, ほか. 漢方薬, 麦門冬湯とブロムヘキシンの二次性シェーグレン症候群に対する唾液分泌増加作用の多施設, 無作為比較検討試験. *日本唾液腺学会誌* 2003; 44: 65-70.	RCT	N	288
M35.0	シェーグレン症候群の唾液分泌量に対する有効性	麦門冬湯 六味丸 八味地黄丸 補中益気湯	大野修嗣. 免疫疾患の漢方薬RCT シェーグレン症候群の唾液分泌障害に対する漢方薬治療の効果. *漢方と最新治療* 2006; 15:134-40.	RCT	I	289
M48.02	頸部脊柱管狭小化病変の術後残存症状に対する八味地黄丸、牛車腎気丸、修治附子末の有効性の評価	八味地黄丸 牛車腎気丸 牛車腎気丸＋修治附子末	前島貞裕, 片山容一. 脊椎・脊髄疾患 1. 頸部脊椎管狭小化病変に対する術後の漢方療法. *漢方と最新治療* 2004; 13: 232-6.	RCT	I	290
M48.06	八味地黄丸の腰部脊柱管狭窄症に対する有効性と安全性	八味地黄丸	林泰史, 才藤栄一, 高橋修. 腰部脊柱管狭窄症に対する八味地黄丸の有用性. *Geriatric Medicine* 1994; 32: 585-91.	quasi-RCT	N	291
M48.06	腰部脊柱管狭窄症に伴う慢性腰痛に対する牛車腎気丸、修治附子末の有効性の評価	牛車腎気丸 牛車腎気丸＋修治附子末	前島貞裕, 片山容一. 脊椎・脊髄疾患 1. 頸部脊椎管狭小化病変に対する術後の漢方療法. *漢方と最新治療* 2004; 13: 232-6.	RCT	I	292
M54.56	急性腰痛症 (いわゆるぎっくり腰) に対する芍薬甘草湯の臨床効果の評価	芍薬甘草湯	玉川進, 小川秀道. 腰痛症に対する芍薬甘草湯と五積散の効果. *痛みと漢方* 1997; 7: 83-5.	RCT	N	293
M54.56	更年期女性の不定愁訴としての腰痛に対する桂枝茯苓丸および附子との併用に関する臨床的評価	桂枝茯苓丸 桂枝茯苓丸＋修治附子末	太田博明, 牧田和也. 腰痛 -産婦人科医が女性の腰痛として最も多いと考えている不定愁訴に関連した腰痛を中心として- . *治療* 1995; 77: 1646-57.	RCT	N	294
M54.56	高齢者の腰痛症に対する牛車腎気丸の塩酸チアラミドとの効果比較と安全性の評価	牛車腎気丸	中村哲郎, Souza ACA, 大内尉義, ほか. 腰痛症に対する牛車腎気丸の効果. *第4回東京内科漢方研究会講演内容集* 1989; 4: 24-9.	RCT-envelope	N	295
M62.59	廃用症候群患者に対する十全大補湯,八味地黄丸併用の有効性	十全大補湯 八味地黄丸	王暁東, 吉田健, 本田健一, ほか. 廃用症候群患者に対する十全大補湯, 八味地黄丸併用投与による免疫調節作用に関する検討. *漢方医学* 2006; 30: 65-7.	RCT-envelope	I	296
M81.1	更年期世代女性の骨塩量減少に対する桂枝茯苓丸のビタミンD3との併用効果の客観的評価	桂枝茯苓丸	太田博明, 根本謙. 卵巣全摘後骨塩量減少症に対する活性型ビタミンD3とツムラ桂枝茯苓丸の同時併用投与の効果. *漢方医学* 1989; 13: 173-9.	RCT	N	297

ICD-10	Research Question	漢方処方名	論文	研究 디자인	検索 출처	페이지
M81.1	更年期世代女性の骨塩量減少に対する漢方薬のビタミンD3との併用効果における桂枝茯苓丸と当帰芍薬散の比較評価	桂枝茯苓丸 当帰芍薬散	太田博明, 根本謙. 1α-hydroxyvitamin D3と漢方薬の併用投与による卵摘後骨塩量減少の抑制効果 -桂枝茯苓丸と当帰芍薬散の比較検討-. *産婦人科漢方研究のあゆみ* 1990; 7: 65-70.	RCT	N	298
M81.9	更年期以後の骨粗鬆症女性への加味帰脾湯投与による更年期指数、骨量および貧血改善効果の客観的評価	加味帰脾湯	金井成行. 骨粗鬆症に対する加味帰脾湯の効果. *日本東洋医学雑誌* 1998; 49: 59-66.	quasi-RCT	N	299

• 비뇨기, 생식기 질환(갱년기장애를 포함)(33초록, 40논문)

ICD-10	Research Question	漢方処方名	論文	研究 디자인	検索 출처	페이지
N02.8	柴苓湯の巣状·微小メサンギウム増殖を示す小児期IgA腎症に対する有効性及び安全性の評価	柴苓湯	吉川徳茂, 伊藤拓, 酒井糾, ほか. 巣状·微小メサンギウム増殖を示す小児期IgA腎症における柴苓湯治療のプロスペクティブコントロールスタディ. *日本腎臓学会誌* 1997; 39: 503-6.	RCT-envelope	C	300
N02.8	成人IgA腎症に対する柴苓湯の有効性及び安全性の評価	柴苓湯	猿田享男, 小西孝之助. 腎疾患に対する漢方薬の効果 -柴苓湯を中心に-. *21 世紀の医療と漢方* 1994: 157-65.	RCT-envelope	N	301
N04.9	柴苓湯併用の小児ステロイド反応性ネフローゼ症候群に対する初期ステロイド治療期 間の再発に対する影響の評価	柴苓湯	吉川徳茂, 伊藤拓, 武越靖郎, ほか. 小児ステロイド反応性ネフローゼ症候群, 柴苓湯併用症例における初期ステロイド治療の期間と再発 -プロスペクティブコントロールスタディ-. *日本腎臓学会誌* 1998; 40: 587-90.	RCT-envelope	C&I	302
N20.9	芍薬甘草湯併用猪苓湯合四物湯の上部尿路結石に対する体外衝撃波結石破砕術後の排石促進効果の評価	猪苓湯合四物湯＋芍薬甘草湯	木下博之, 金谷治定, 山本省一, ほか. 上部尿路結石に対する体外衝撃波結石破砕術後の漢方製剤による排石促進効果の検討. *西日本泌尿器科* 1993; 55: 61-6.	RCT	N	303
N20.9	尿管結石患者の体外衝撃波結石破砕術後の低容量タムスロシン及び猪苓湯の排石効果の評価	猪苓湯	Kobayashi M, Naya Y, Kino M, et al. Low dose tamsulosin for stone expulsion after extracorporeal shock wave lithotripsy: Efficacy in Japanese male patients with ureteral stone. *International Journal of Urology* 2008; 15: 495-8.	RCT	I	304
N32.8	牛車腎気丸とpropiverine hydrochlorideの過活動性膀胱に対する有効性及び安全性の評価	牛車腎気丸	西澤芳男, 西澤恭子, 吉岡二三, ほか. 過活動性膀胱の健康関連生活の質改善に対する牛車腎気丸とpropiverine hydrochlorideの前向き無作為比較試験. *漢方と最新治療* 2007; 16: 131-42.	RCT	I	305
N39.0	小柴胡湯の高齢者に対する免疫機能改善効果の評価	小柴胡湯	鳥羽研二. 老年者慢性尿路感染症の予後と宿主免疫機能 漢方製剤投与の試み. *第8 回東京内科漢方研究会講演内容集* 1993; 8: 31-42.	RCT-envelope	N	306
		小柴胡湯	鳥羽研二. 老年者慢性尿路感染症. *代謝* 1992; 29 suppl: 350-4.		N	
N39.9	猪苓湯及び猪苓湯合四物湯の下部尿路不定愁訴に対する有効性の評価	猪苓湯 猪苓湯合四物湯	大川順正, 戎野庄一, 渡辺俊幸. 泌尿器科疾患と漢方. *第23 回日本医学会総会サテライトシンポジウム日本東洋医学会臨床漢方研究会講演内容集* 1992: 22-39.	RCT-envelope	N	307
N39.9	器質的尿路疾患のない頻尿、排尿痛、残尿感を有する患者に対する猪苓湯と八味地黄丸の症状軽減効果	八味地黄丸 猪苓湯	布施秀樹, 酒本護, 岩崎雅志, ほか. 尿路不定愁訴に対する猪苓湯および八味地黄丸の効果. *泌尿器外科* 1995; 8: 603-9.	RCT-envelope	N	308
N39.9	麻黄附子細辛湯単回投与の尿流量に対する効果	麻黄附子細辛湯	Aoki Y, Ueda K, Tsutani K, et al. The influence of formula Ma-huang-fu-zi-xi-Xin-Tang (Mao-bushi-saishin-to;Mbst) on the results of urodynamic studies. *Journal of Traditional Medicine* 2001; 18: 203-9.	RCT-cross over	I	309
N40	前立腺肥大症患者に対する、八味地黄丸および猪苓湯の有用性の評価	八味地黄丸 猪苓湯	酒本護, 岩崎雅志, 風間泰蔵, ほか. 八味地黄丸および猪苓湯の前立腺肥大症に対する効果の検討. *第13 回泌尿器科漢方研究会講演集* 1996: 7-14.	RCT-envelope	N	310
N41.1	牛車腎気丸の慢性前立腺炎に対する有効性及び安全性の評価	牛車腎気丸	堀場優樹, 加藤忍, 田中利幸, ほか. 牛車腎気丸の慢性前立腺炎に対する有用性の検討 -本剤とciprofloxacinのオープン比較試験-. *現代東洋医学* 1994; 15: 37-44.	RCT-envelope	N	311

ICD-10	Research Question	漢方処方名	論文	研究 디자인	検索 출처	페이지
N41.1	前立腺肥大症に過活動性膀胱を伴う患者の下部尿路症状に対する牛車腎気丸の効果と安全性の評価	牛車腎気丸	石塚修, 山西友典, 後藤百万, ほか. LUTS: 新たなエビデンス 漢方製剤の臨床効果 牛車腎気丸を中心として. *Urology View* 2009; 7: 81-4.	RCT-cross over	I	312
N46	柴胡加竜骨牡蠣湯、補中益気湯の単独投与における男性不妊患者の精子プロフィール改善効果の客観的評価	柴胡加竜骨牡蛎湯 補中益気湯	平松正義, 前原郁夫, 高橋勝, ほか. 男性不妊患者に対する柴胡加竜骨牡蛎湯, 補中益気湯治療の経験. *漢方医学* 1993; 17: 246-8.	RCT	N	313
N46	男性不妊症治療における補中益気湯とカリクレイン (カリジノゲナーゼ) の有用性と安全性の比較試験	補中益気湯	風間泰蔵. 男性不妊. *Current Therapy* 1988; 6: 1683-6.	RCT-envelope	N	314
N64.9	乳腺症の治療薬としての加味逍遥散の有効性を評価する	加味逍遙散 桂枝茯苓丸	井上雅晴. 乳腺症の漢方治療ー加味逍遙散ー. *漢方医学* 1994; 18: 238-41.	RCT-envelope	N	315
N64.9	乳腺症の治療薬としての四逆散の有効性を評価する	四逆散 桂枝茯苓丸	井上雅晴. 乳腺症の漢方療法 -四逆散についてー. *漢方医学* 1990; 14: 132-6.	RCT-envelope	N	316
N64.9	乳腺症の治療薬としての通導散の有効性を評価する	通導散 桂枝茯苓丸	井上雅晴. 乳腺症に対する通導散の治療効果. *日本東洋医学雑誌* 1993; 43: 517-21.	RCT-envelope	N	317
N64.9	乳腺症の治療薬としての桃核承気湯の有効性を評価する	桃核承気湯 桂枝茯苓丸	井上雅晴. 乳腺症に対する桃核承気湯の治療効果. *日本東洋医学雑誌* 1992; 42: 415-8.	RCT-envelope	N	318
N81.4	子宮脱手術に伴う術後不快感への八味地黄丸投与による改善とQOL向上への評価	八味地黄丸	織部和宏, 西田欣広. 子宮脱の術後不快感に対する八味地黄丸の効用. *月刊漢方療法* 2006; 10: 282-8.	RCT	N	319
N93.9	機能性子宮出血に対するキュウ帰膠艾湯の有効性と安全性の評価	キュウ帰膠艾湯	岩淵慎助. キュウ帰膠艾湯による機能性子宮出血の止血効果ー西洋薬止血剤との比較ー. *日本東洋医学雑誌* 2000; 50: 883-90.	quasi-RCT	I	320
N94.6	当帰芍薬散の月経困難症改善効果に関する二重盲検試験	当帰芍薬散	Kotani N, Oyama T, Sakai I, et al. Analgesic effect of a herbal medicine for treatment of primary dysmenorrhea - a double-blind study. *American Journal of Chinese Medicine* 1997; 25: 205-12.	DB-RCT	C	321
N95.1	桂枝茯苓丸単独投与と自律神経調整剤との併用投与による臨床効果の比較評価	桂枝茯苓丸	田中栄一, 斉藤英和, 広井正彦. 更年期婦人の不定愁訴に対する漢方薬による治療 -漢方単独療法とトフィソパム併用療法との臨床効果の比較- . *漢方診療* 1997; 16: 22-4.	RCT	N	322
N95.1	更年期障害に対するコウジン末と当帰芍薬散の臨床効果および両者の併用による臨床効果の評価	当帰芍薬散 紅参末	寒川慶一, 荻田幸雄. 更年期障害と薬用人参. *治療学* 1994; 28: 57-62.	RCT-envelope	N	323
N95.1	更年期障害の治療法としてHRTと漢方治療の比較評価	漢方薬群 (桂枝茯苓丸、加味逍遙散、牛車腎気丸など)	太田博明. 更年期障害治療における漢方療法とホルモン補充療法の位置付け. *産婦人科漢方研究のあゆみ* 2001; 18: 21-9.	RCT	I	324
N95.1	更年期障害に対する漢方療法とホルモン補充療法の効果比較および三大婦人漢方薬の非随証療法による有効性の評価	当帰芍薬散 加味逍遙散 桂枝茯苓丸	高松潔. 更年期障害に対する漢方療法の有用性の検討ー三大漢方婦人薬の無作為投与による効果の比較ー. *産婦人科漢方研究のあゆみ* 2006; 23: 35-42.	quasi-RCT	I	325
		加味逍遙散 当帰芍薬散 桂枝茯苓丸 十全大補湯	高松潔, 武者稚枝子, 岡野浩哉, ほか. 更年期障害に対する漢方療法の有用性の検討. *産婦人科漢方研究のあゆみ* 2002: 19; 111-6.		I	
		当帰芍薬散 加味逍遙散 桂枝茯苓丸	高松潔. HRTと漢方. *日本更年期医学会雑誌* 2004; 12 :155-7.		N	
		当帰芍薬散 加味逍遙散 桂枝茯苓丸	高松潔, 牧田和也, 田邊清男, ほか. HRTと漢方. *臨床検査* 2004; 48: 877-84.		N	
		当帰芍薬散 加味逍遙散 桂枝茯苓丸	高松潔, 田邊清男. 更年期障害と漢方. *産婦人科治療* 2004; 89: 408-15.		N	
N95.1	非エキス化桂枝茯苓丸のエキス製剤桂枝茯苓丸との同等比較試験	桂枝茯苓丸 (TK-061)	荻田幸雄, 藤本征一郎, 後山尚久, ほか. 桂枝茯苓丸の非エキス化製剤「TK-061」の更年期諸症状に対する効果ーテイコク桂枝茯苓丸料エキス顆粒との比較検証ー. *臨床婦人科産科* 2002; 56: 799-810.	RCT	I	326
		桂枝茯苓丸 (TK-061)	荻田幸雄, 藤本征一郎, 後山尚久, ほか. 生薬より製した桂枝茯苓丸の非エキス化製剤「TK-061」ー更年期諸症状に対する効果の検証ー. *産科と婦人科* 2002; 69: 953-62.		I	

ICD-10	Research Question	漢方処方名	論文	研究 디자인	検索 출처	페이지
N95.1	抑うつを伴う更年期症候群に対する温経湯の有効性を評価	温経湯 当帰芍薬散	Koike K, Ohno S, Takahashi N, et al. Efficacy of the herbal medicine Unkei-to as an adjunctive treatment to hormone replacement therapy for postmenopausal women with depressive symptoms. *Clinical Neuropharmacology* 2004; 27: 157-62.	RCT-cross over	C	327
N95.1	更年期障害の治療法としてのホルモン補充療法と加味逍遙散の効果の相違および併用効果の評価	加味逍遙散	樋口毅, 柞木田礼子, 阿部和弘, ほか. ホルモン補充療法、加味逍遙散投与の更年期障害に対する効果の比較. *産婦人科漢方研究のあゆみ* 2009; 26: 18-23.	RCT-envelope	I	328
N95.8	桂枝茯苓丸とホルモン補充療法のホットフラッシュと冷えに対する有効性の比較	桂枝茯苓丸	Ushiroyama T, Ikeda A, Sakuma K, et al. Comparing the effects of estrogen and an herbal medicine on peripheral blood flow in post-menopausal women with hot flashes: hormone replacement therapy and Gui-zhi-fu-ling-wan, a Kampo medicine. *The American Journal of Chinese Medicine* 2005; 33: 259-67.	RCT	C	329
N95.8	ホルモン補充療法に抵抗性の鬱患者に対する漢方薬の有用性を確認する	当帰芍薬散 温経湯	松尾亜伊, 小池浩司, 保科有希, ほか. ホルモン療法に抵抗を示す、更年期の鬱·不安症状に対する温経湯の有効性の検討. *産婦人科漢方研究のあゆみ* 2005; 22: 70-4.	RCT-cross over	I	330
		当帰芍薬散 温経湯	小池浩司. 女性漢方医療における私のひと工夫 4. 更年期のうつ症状と温経湯. *産婦人科治療* 2006; 92: 784-6.		N	
N95.8	温経湯とビタミンEが末梢の血流に与える効果を比較評価する	温経湯	Ushiroyama T, Sakuma K, Nosaka S. Comparison of effects of vitamin E and wen-jing-tang (unkei-to), an herbal medicine, on peripheral blood flow in post-menopausal women with chilly sensation in the lower extremities: a randomized prospective study. *American Journal of Chinese Medicine* 2006; 34: 969-79.	RCT	C	331
N97.0	稀発月経、無排卵周期症、第1度無月経に対するクロミフェン単独療法とクロミフェン·当帰芍薬散併用療法の有用性の比較に関する客観的評価	当帰芍薬散	安井敏之, 苛原稔, 青野敏博, ほか. 排卵障害患者に対するクロミフェン·当帰芍薬散併用療法の有用性の検討. *日本不妊学会雑誌* 1995; 40: 83-91.	RCT-envelope	N	332

• 산전, 산후 질환(10초록, 12논문)

ICD-10	Research Question	漢方処方名	論文	研究 디자인	検索 출처	페이지
O20.0	子宮出血を伴う切迫流産の治療薬としてキュウ帰膠艾湯の有効性を評価	キュウ帰膠艾湯	Ushiroyama T, Araki R, Sakuma K, et al. Efficacy of the kampo medicine Xiong-Gui-Jiao-Ai-Tang, a traditional herbal medicine, in the treatment of threatened abortion in early pregnancy. *American Journal of Chinese Medicine* 2006; 34: 731-40.	RCT	C	333
		キュウ帰膠艾湯	後山尚久, 佐久間航, 野坂桜, ほか. 子宮出血を伴う切迫流産に対するキュウ帰膠艾湯の臨床効果. *産婦人科漢方研究のあゆみ* 2006; 23: 100-3.		I	
O47.0	切迫早産管理における当帰芍薬散·塩酸リトドリン併用療法の有用性の客観的評価	当帰芍薬散	水野正彦, 佐藤和雄, 森崇英, ほか. 切迫早産管理におけるツムラ当帰芍薬散·塩酸リトドリン併用療法の臨床評価. *産科と婦人科* 1992; 59: 469-80.	RCT-envelope	N	334
O90.9	産褥管理におけるキュウ帰調血飲の有用性評価	キュウ帰調血飲	多久島康司, 猪口博臣. 産褥管理におけるキュウ帰調血飲の有用性の検討ーマレイン酸メチルエルゴメトリンとの比較 (第1報) ー. *Progress in Medicine* 2001; 21: 1535-42.	quasi-RCT	I	335
O90.9	産褥期における精神身体異常に対するキュウ帰調血飲の有効性と安全性の評価	キュウ帰調血飲	佐久間航, 後山尚久, 明瀬大輔, ほか. 産褥期精神身体機能の調整におけるキュウ帰調血飲の臨床効果. *産婦人科の進歩* 2002; 54: 80-6.	RCT-envelope	I	336
		キュウ帰調血飲	Ushiroyama T, Sakuma K, Souen H, et al. Therapeutic effects of Kyuki-chouketsu-in in restoring postpartum physical condition. *The American Journal of Chinese Medicine* 2003; 31: 437-44.		C	
O90.9	キュウ帰調血飲の「産後の肥立ち薬」としての臨床的有用性の客観的評価	キュウ帰調血飲	和田裕充, 和田啓子, 本山覚. 産後におけるキュウ帰調血飲投与の有用性. *産婦人科の世界* 2003; 55: 1057-61.	RCT	I	337
O90.9	産褥期におけるキュウ帰調血飲の臨床的有用性への評価	キュウ帰調血飲	成松昭夫, 伊藤淳. 産褥期におけるキュウ帰調血飲の有用性. *臨床医薬* 2001; 17: 1329-35.	RCT	I	338

ICD-10	Research Question	漢方処方名	論文	研究 디자인	検索 출처	페이지
O92.3	キュウ帰調血飲の産後乳汁分泌促進効果及び安全性の評価	キュウ帰調血飲	Ushiroyama T, Sakuma K, Souen H, et al. Xiong-gui-tiao-xue-yin (Kyuki-chouketsu-in), a traditional herbal medicine, stimulates lactation with increase in secretion of prolactin but not oxytocin in the postpartum period. *American Journal of Chinese Medicine* 2007; 35: 195-202.	RCT-envelope	C	339
O92.5	乳汁分泌不足感に対する有効な漢方薬を評価する	葛根湯、十全大補湯、キュウ帰調血飲、その組み合わせ	河上祥一, 西村純子, 楳本美智子, ほか. 乳汁分泌不足感に対する漢方療法. *産婦人科漢方研究のあゆみ* 2003; 20: 140-3.	RCT	I	340
O99.0	経口鉄剤に六君子湯を併用することで、妊婦貧血のヘモグロビン濃度が改善されるかどうか、また鉄剤の副作用が軽減されるかどうか評価	六君子湯	伏木弘, 佐伯愛, 塩崎有宏. 六君子湯 (TJ-43) 併用投与による妊婦貧血治療のための経口鉄剤の副作用軽減の試み. *産婦人科漢方研究のあゆみ* 2003; 20: 138-9.	RCT	I	341
O99.3	キュウ帰調血飲のマタニティーブルーに対する有効性を確認する	キュウ帰調血飲	Ushiroyama T, Sakuma K, Ueki M. Efficacy of the Kampo medicine Xiong-gui-tiao-xue-yin (Kyuki-chouketsu-in) , a traditional herbal medicine, in the treatment of maternity blues syndrome in the postpartum period. *The American Journal of Chinese Medicine* 2005; 33: 117-26.	RCT-envelope	C	342

• 증상 및 증후(20초록, 28논문)

ICD-10	Research Question	漢方処方名	論文	研究 디자인	検索 출처	페이지
R05	麦門冬湯の高齢者感染症後の持続性咳嗽に対する効果	麦門冬湯	西澤芳男, 西澤恭子, 吉岡二三, ほか. 漢方薬の内科疾患急性疼痛改善効果: 麦門冬湯と塩酸ホミノベンとの高齢者急性気道炎症疾患起因咳嗽に対する前向き多施設無作為比較検討試験. *痛みと漢方* 2003; 12: 13-21.	RCT	I	343
R05	肺癌術後遷延性咳嗽に対する麦門冬湯の咳軽減効果の評価	麦門冬湯	常塚宣男. 肺癌術後遷延性咳嗽に対する麦門冬湯の有用性に関する検討. *漢方と免疫・アレルギー* 2008; 22: 43-55.	RCT-envelope	N	344
R11	小児の嘔吐に対する五苓散坐剤の有効性を、ドンペリドン坐剤と比較し評価	五苓散	西恵子, 高田加壽代, 浅野聡美, ほか. 小児の嘔吐に対する五苓散坐剤の効果 -ドンペリドン坐剤との比較-. *日本病院薬剤師会雑誌* 1998; 34: 1173-6.	quasi-RCT	N	345
R11	幼児の嘔吐に対する五苓散の有効性と安全性	五苓散 補中益気湯	吉田政己. 幼小児の嘔吐に対する五苓散坐薬の効果. *東洋医学* 2000; 28: 36-8.	DB-RCT	N	346
		五苓散 補中益気湯	吉田政己, 水野淑子, 溝口文子, ほか. 幼小児 嘔吐に対する五苓散坐薬の有効性について(第2報) 補中益気湯坐薬との二重盲検法. *和漢医薬学会誌* 1991; 7: 506-7.		I	
		五苓散 補中益気湯	吉田政己. 五苓散坐薬の効果. *日本小児東洋医学会誌* 2003; 19: 13-7.		I	
R22.4	柴苓湯の外傷および手術後の下肢腫脹に対する有効性と安全性	柴苓湯	五十嵐一郎. 外傷および手術後の下肢腫脹に対する漢方療法の臨床的検討. *整形外科* 1993; 44: 127-31.	RCT	N	347
R25.2	芍薬甘草湯の糖尿病患者におけるこむら返りに対する有効性と安全性の評価	芍薬甘草湯	吉田麻美, 北岡治子, 増井義一, ほか. 糖尿病患者における有痛性筋けいれん (こむら返り) に対する芍薬甘草湯の効果の検討. *神経治療学* 1995; 12: 529-34.	RCT-envelope	N	348
R25.2	筋痙攣に対する芍薬甘草湯の有効性および安全性の評価	芍薬甘草湯	熊田卓, 熊田博光, 与芝真, ほか. TJ-68ツムラ芍薬甘草湯の筋痙攣 (肝硬変に伴うもの) に対するプラセボ対照二重盲検群間比較試験. *臨床医薬* 1999; 15: 499-523.	DB-RCT	I	349
		芍薬甘草湯	熊田卓, 桐山勢生, 曽根康博, ほか. EBMに基づいた消化器疾患の漢方治療 3. 肝硬変の「こむら返り」に対する芍薬甘草湯の効果. *日本東洋医学雑誌* 2003; 54: 536-8.		N	
R25.2	牛車腎気丸と芍薬甘草湯の肝硬変症に伴う有痛性こむら返りに対する有効性と安全性	牛車腎気丸 芍薬甘草湯	西澤芳男, 西澤恭子, 雨森保憲, ほか. 牛車腎気丸と芍薬甘草湯の肝硬変患者の有痛性こむら返りに対する鎮痛効果と安全性: 多施設無作為抽出, 比較試験による効果の検討ー牛車腎気丸の肝硬変症に伴う有痛性"こむら返り"に対する臨床効果と安全ー. *痛みと漢方* 2000; 10: 13-8.	RCT	I	350
R31	特発性顕微鏡的血尿に対するキュウ帰膠艾湯と柴苓湯の有効性と安全性の評価	キュウ帰膠艾湯 柴苓湯	吉川裕康, 池内隆夫, 甲斐祥生. 特発性顕微鏡的血尿に対するキュウ帰膠艾湯と柴苓湯の臨床効果. *漢方と最新治療* 1997; 6: 55-8.	RCT	N	351

ICD-10	Research Question	漢方処方名	論文	研究 디자인	検索 출처	페이지
R31	特発性血尿に対する柴苓湯の臨床効果を判定する	柴苓湯	鈴木康之, 町田豊平, 小野寺昭一, ほか. 特発性血尿に対する柴苓湯の臨床効果. *泌尿器外科* 1994; 7: 325-7.	RCT	I	352
R39.8	八味地黄丸、清心蓮子飲の抗Heat Shock Protein (HSP) 60抗体への影響	八味地黄丸 清心レン子飲	関口由紀, 宮井啓国, 野口和美, ほか. 八味地黄丸、清心蓮子飲の抗HSP60抗体への影響 (第2報) . *和漢医薬学会誌* 1998; 15: 326-7.	RCT - cross over	N	353
R51	釣藤散の脳血管障害後遺症, 慢性脳循環不全, 高血圧症の随伴症状に対する有効性と安全性	釣藤散	松下哲, 上田清悟, 大内尉義, ほか. 脳血管障害後遺症, 慢性脳循環不全, 高血圧症の随伴症状に対する釣藤散 (TJ-47) の有用性. *Geriatric Medicine* 1995; 33: 1333-41.	RCT - envelope	I	354
R51	釣藤散の脊髄損傷患者の頭痛に対する有効性と安全性	釣藤散	Nishizawa Y, Nishizawa Y, Fushiki S. Analgesic effects on headache in patients with spinal cord injury. *日本頭痛学会誌* 1997; 25: 23-6.	DB-RCT	I	355
R51	桂枝人参湯をコントロール薬とした呉茱萸湯の慢性頭痛に対する効果の有効性と安全性	呉茱萸湯 桂枝人参湯	関久友, 沖田直, 高瀬貞夫, ほか. 慢性頭痛に対する呉茱萸湯の効果 封筒法による桂枝人参湯との比較. *Pharma Medica* 1993; 11: 288-91.	RCT - envelope	I	356
		呉茱萸湯 桂枝人参湯	関久友, 堅山真規, 佐原正起, ほか. 慢性頭痛に対する呉茱萸湯の効果 封筒法による桂枝人参湯との比較検討. *診療と新薬* 1991; 28: 573-6.		I	
R51	慢性頭痛に対する呉茱萸湯の有効性と副作用	呉茱萸湯	Odaguchi H, Wakasugi A, Ito H, et al. The efficacy of goshuyuto, a typical Kampo (Japanese herbal medicine) formula, in preventing episodes of headache. *Current Medical Research and Opinion* 2006; 22: 1587-97.	DB-RCT	C	357
		呉茱萸湯	小田口浩, 花輪壽彦. 頭痛治療における相補代替医療. *医学のあゆみ* 2005; 215: 1137-40.		N	
R52.9	Paclitaxel 投与時の筋肉痛・関節痛に対する芍薬甘草湯、L-Glutamineの有効性と安全性の評価	芍薬甘草湯	長谷川幸清, 水谷靖司, 倉本博行, ほか. Paclitaxel 投与時の筋肉痛・関節痛に対する芍薬甘草湯、L-Glutamineの効果. *癌と化学療法* 2002; 29: 569-74.	RCT - cross over	I	358
R53	虚弱な高齢者に対する補中益気湯の有効性を評価	補中益気湯	Satoh N, Sakai S, Kogure T, et al. A randomized double blind placebo-controlled clinical trial of Hochuekkito, a traditional herbal medicine, in the treatment of elderly patients with weakness N of one and responder restricted design. *Phytomedicine* 2005; 12: 549-54.	DB-RCT	C	359
R60.0	高齢者の軽度足背浮腫に対する五苓散と柴苓湯の有効性の比較	柴苓湯	石岡忠夫. 高齢者の軽度足背浮腫に対する五苓散と柴苓湯の体力差を考慮した効果比較. *漢方の臨床* 1997; 44: 1091-5.	RCT - cross over	N	360
R60.9	人工股関節全置換術後の術後浮腫、炎症に対する柴苓湯の有効性及び安全性の評価	柴苓湯	Kishida Y, Miki H, Nishii T, et al. Therapeutic effects of Saireito (TJ-114), a traditional Japanese herbal medicine, on postoperative edema and inflammation after total hip arthroplasty. *Phytomedicine* 2007; 14: 581-6.	RCT	C	361
R73.0	耐糖能異常を有する日本人肥満女性での防風通聖散の有効性と安全性	防風通聖散	Hioki C, Yoshimoto K, Yoshida T. Efficacy of Bofu-tsusho-san, an oriental herbal medicine, in obese Japanese women with impaired glucose tolerance. *Clinical and Experimental Pharmacology and Physiology* 2004; 31: 614-9.	DB-RCT	C	362
		防風通聖散	Hioki C, Yoshimoto K, Yoshida T. Efficacy of Bofu-tsusho-san in obese Japanese women with IGT. *臨床漢方薬理研究会会誌* 2004; 100回記念号: 19-22.		I	
		防風通聖散	日置智津子. IGTを伴う女性肥満症患者に対する防風通聖散の効果. *Pharma Medica* 2007; 25: 43-8.		I	
		防風通聖散	Hioki C, Arai M. Bofutsushosan use for obesity with IGT: search for scientific basis and development of effective therapy with Kampo medicine.*Journal of Traditional Medicine* 2007; 24: 115-27.		N	

- 마취, 수술 후의 동통(2초록, 2논문)

ICD-10	Research Question	漢方処方名	論文	研究 디자인	検索 출처	페이지
T88.5	腰椎麻酔後頭痛に対する呉茱萸湯·五苓散の有効性	呉茱萸湯 五苓散	大竹哲也, 加藤いずみ, 斉藤繁, ほか. 腰椎麻酔後頭痛に対する呉茱萸湯·五苓散の効果. *ペインクリニック* 1991; 12: 648-52.	RCT	N	363
T88.8	開胸術後の疼痛と発汗に対する桂枝加朮附湯と芍薬甘草湯の効果	桂枝加朮附湯 桂枝加朮附湯＋芍薬甘草湯	井齋偉矢. 開胸術後の疼痛と発汗に対する漢方製剤の効果. *痛みと漢方* 1997; 7: 29-32.	RCT	N	364

- 기타(30초록, 32논문)

ICD-10	Research Question	漢方処方名	論文	研究 디자인	検索 출처	페이지
Z01.8	麦門冬湯のcytochrome P450 1A2, xanthine oxidase とN-acetyltransferase 2に対する作用	麦門冬湯	Saruwatari J, Hisaeda S, Higa Y, et al. The in-vivo effect of bakumondo-to (TJ-29) , a traditional Japanese medicine used for treatment of chronic airway disease, on cytochrome P450 1A2, xanthine oxidase and N-acetyltransferase 2 activity in man. *Journal of Pharmacy and Pharmacology* 2004; 56: 1171-7.	RCT-cross over	C	365
Z01.8	小青竜湯のカルバマゼピン血中濃度に及ぼす影響	小青竜湯	Ohnishi N, Yonekawa Y, Fumihara T. et al. Studies on interactions between traditional herbal and Western medicines, II. Lack of pharmacokinetic interaction between Shoseiryu-to and carbamazepine in healthy volunteers. *TDM 研究* 1999; 16: 399-404.	RCT-cross over	I	366
		小青竜湯	米川恭史, 大西憲明, 北野直子ほか. 漢方薬による薬物相互作用 (2) : 健常者における小青竜湯併用時のカルバマゼピンの体内動態学的特性. *TDM 研究* 1999; 16: 191-2.		N	
Z01.8	八味地黄丸のヒト中心網膜動脈に対する効果	八味地黄丸	Isobe H, Yamamoto K, Cyong JC. Effects of Hachimi-jio-gan (Ba-wei-di-huang-wan) on blood flow in the human central retinal artery. *The American Journal of Chinese Medicine* 2003; 31: 425-35.	RCT-cross over	C	367
Z01.8	補中益気湯のインフルエンザワクチン接種による抗体産生に対する有効性と安全性	補中益気湯	Hamazaki K, Sawazaki S, Itomura M, et al. No effect of a traditional Chinese medicine, Hochu-ekki-to, on antibody titer after influenza vaccination in man: a randomized, placebo-controlled, double-blind trial. *Phytomedicine* 2007; 14: 11-4.	DB-RCT	C	368
Z01.8	麻黄附子細辛湯のインフルエンザワクチン接種後の抗体価に与える効果	麻黄附子細辛湯	Terashima Y, Hamazaki K, Itomura M, et al. Effect of a traditional Chinese medicine, maobushisaishinto, on the antibody titer after influenza vaccination: A randomized, placebo-controlled, double-blind trial. *Journal of Traditional Medicines* 2007; 24: 59-66.	DB-RCT	I	369
Z01.8	Gut-regulated peptides濃度からみた附子理中湯の作用機序解明	附子理中湯	Sato Y, Katagiri F, Itoh H, et al. Bushi-richu-to Raises Calcitonin Gene-related Peptide, Substance P, Somatostatin, and Vasoactive Intestinal Polypeptides Levels in Human Plasma. *Journal of Health Science* 2007; 53: 615-21.	RCT-cross over	I	370
Z01.8	六味丸の血中アミノ酸濃度に及ぼす影響	六味丸	Takahashi H, Nakao R, Hirasaka K, et al. Effects of single administration of Rokumi-gan (TJ-87) on serum amino acid concentration of 6 healthy Japanese male volunteers. *Journal of Medical Investigation* 2007; 54: 91-8.	RCT-cross over	I	371
Z01.8	アセトアミノフェンの薬物動態に及ぼす葛根湯の相互作用の評価	葛根湯	Qi J, Toyoshima A, Honda Y, et al. Pharmacokinetic study on acetaminophen: interaction with a Chinese medicine. *Journal of medical and dental sciences* 1997; 44: 31-5.	RCT-cross over	C	372
Z01.8	フェナセチンの薬物動態に及ぼす葛根湯の影響の評価	葛根湯	島倉和朗, 峰下哲, 佐仲雅樹, ほか. ヒト血清中および唾液中におけるフェナセチンの動態に及ぼす葛根湯の影響について. *臨床薬理* 1994; 25: 229-30.	RCT-cross over	N	373
Z01.8	柴朴湯, 柴胡加竜骨牡蛎湯のヒト中枢神経に対する作用の評価	柴朴湯 柴胡加竜骨牡蛎湯	福島正人. ヒト中枢神経系に対する漢方薬の作用特性について-脳波および漢方由来成分の体内動態を指標とした柴朴湯, 柴胡加竜骨牡蛎湯に関する検討-. *精神神経学雑誌* 1997; 99: 355-69.	RCT	N	374

ICD-10	Research Question	漢方処方名	論文	研究 디자인	検索 출처	페이지
Z01.8	健常人での漢方薬のOfloxacin (OFLX) のbioavailabilityに対する影響	小柴胡湯 六君子湯 柴苓湯	Hasegawa T, Yamaki K, Nadai M, et al. Lack of effect of Chinese medicines on bioavailability of ofloxacin in healthy volunteers. *International Journal of Clinical Pharmacology and Therapeutics* 1994; 31: 57-61.	RCT-cross over	C	375
Z01.8	小柴胡湯、柴朴湯、柴苓湯のプレドニゾロン代謝への影響を評価	小柴胡湯 柴朴湯 柴苓湯	Homma M, Oka K, Ikeshima K, et al. Different effects of traditional Chinese medicines containing similar herbal constituents on prednisolone pharmacokinetics. *Journal of Pharmacy and Pharmacology* 1995; 47: 687-92.	RCT-cross over	C	376
		柴苓湯 小柴胡湯	新妻知行, 福田俊明, 山本忍, ほか. プレドニゾロン代謝に及ぼす柴朴湯および他の柴胡剤の効果. *漢方と免疫·アレルギー* 1993; 7: 43-52.		N	
Z01.8	Levofloxacin (クラビット) と補中益気湯、六君子湯、十全大補湯それぞれの併用時における薬物動態を調べ、相互作用について知見を得る	補中益気湯 六君子湯 十全大補湯	Hasegawa T, Yamaki K, Muraoka I, et al. Effects of traditional Chinese medicines on pharmacokinetics of levofloxacin. *Antimicrobial Agents and Chemotherapy* 1995; 39: 2135-37.	RCT-cross over	C	377
Z01.8	白虎加人参湯と抗生物質 (テトラサイクリンもしくはシプロフロキサシン) を併用した時の体内動態に及ぼす影響と腎排泄能を評価	白虎加人参湯	Ohnishi M, Hitoshi K, Katoh M, et al. Effect of a Kampo preparation, byakkokaninjinto, on pharmacokinetics of ciprofloxacin and tetracycline. *Biological & Pharmaceutical Bulletin* 2009; 32: 1080-4.	RCT-cross over	C	378
Z01.8	防風通聖散の抗酸化作用を、健康成人を対象にLDL酸化のラグタイムで評価	防風通聖散	Ogawa H, Xu F, Uebaba K, et al. Antioxidative Potentiality of a Kampo Formulation Measured by an Ex Vivo Study. *The Journal of Alternative and Complementary Medicine* 2009; 15: 267-74.	RCT	N	379
Z01.8	更年期障害における不安、鬱症状の加味逍遙散とパロキサチンによる改善効果比較	加味逍遙散	Yasui T, Yamada M, Uemura H, et al. Changes in circulating cytokine levels in midlife women with psychological symptoms with selective serotonin reuptake inhibitor and Japanese traditional medicine. *Maturitas* 2009; 62: 146-52.	RCT	N	380
Z01.8	葛根湯服用後のエフェドリンとプソイドエフェドリンの薬物動態および服用量による体内動態の変化	葛根湯	Inotsume N, Fukushima S, Hayakawa T, et al. Pharmacokinetics of Ephedrine and Pseudoephedrine after oral administration of Kakkonto to healthy male volunteers. *臨床薬理* 2009; 40: 79-83.	RCT-cross over	N	381
Z03.8	芍薬甘草湯の大腸内視鏡の苦痛に対する有効性の評価	芍薬甘草湯	新井信, 佐藤弘, 代田文彦. 芍薬甘草湯を用いた大腸内視鏡検査時の苦痛除去の検討. *日本東洋医学雑誌* 1994; 44: 385-90.	RCT	N	382
Z03.8	芍薬甘草湯の注腸前処置の苦痛·愁訴に対する有効性の評価	芍薬甘草湯	今里真, 甲斐俊吉, 小泉浩一, ほか. 注腸前処置における芍薬甘草湯の使用効果. *Therapeutic Research* 1997; 18: 5505-10.	RCT	N	383
Z03.8	大黄甘草湯による大腸内視鏡検査前処置法の臨床的評価	大黄甘草湯	横田広夫, 金沢寛, 近藤高志, ほか. 大腸内視鏡検査前処置法の新しい試み 漢方方剤 大黄甘草湯の検討. *Therapeutic Research* 1989; 10: 1637-43.	RCT	N	384
Z03.8	大腸内視鏡前処置としてのポリエチレングリコール液 (PEG) の併用薬としての芍薬甘草湯の有効性の評価	芍薬甘草湯	斉田芳久, 高瀬真, 奥村千登里, ほか. 大腸内視鏡前処置における芍薬甘草湯併用の有効性について－prospective randomized trial－. *日本大腸検査学会雑誌* 2003; 20: 34-7.	RCT-envelope	I	385
Z03.8	芍薬甘草湯直接散布の大腸攣縮に対する有効性の評価	芍薬甘草湯	相正人. 大腸内視鏡検査における腸管管腔内直接散布による芍薬甘草湯の鎮痙剤としての有用性～芍薬甘草湯とペパーミントオイルとの比較検討～. *Medical tribune インターネット速報 (DDW)* 2005: 10-1.	RCT	N	386
Z03.8	芍薬甘草湯の上部内視鏡検査時の前処置薬としての有効性の評価	芍薬甘草湯	杉原伸夫. 上部消化管内視鏡検査の前処置としての芍薬甘草湯の有効性. *漢方診療* 1999; 18: 17-9.	quasi-RCT	N	387
Z03.8	大腸内視鏡検査前処置法としての大建中湯とpolyethylene glycol (PG液) 併用の有効性の評価	大建中湯	Saida Y, Sumiyama Y, Nagao J, et al. Dai-kenchu-to, a herbal medicine, improves precolonoscopy bowel preparation with polyethylene glycol electrolyte lavage: results of a prospective randomized controlled trial. *Digestive Endoscopy* 2005; 17: 50-3.	RCT-envelope	C&I	388
Z03.8	大腸内視鏡施行時の腸管運動抑制に対する芍薬甘草湯直接散布の有効性と安全性の評価	芍薬甘草湯	Ai M, Yamaguchi T, Odaka T, et al. Objective assessment of the antispasmodic effect of shakuyaku-kanzo-to (TJ-68) , a Chinese herbal medicine, on the colonic wall by direct spraying during colonoscopy. *World Journal of Gastroenterology* 2006; 12: 760-4.	RCT	C	389
Z03.8	浸水法による大腸内視鏡前処置としての芍薬甘草湯混和液の有効性の評価	芍薬甘草湯	水上健, 丸山勝也, 山内浩, ほか. 芍薬甘草湯を大腸鏡前投与薬として用いる試み－浸水法を用いて－. *漢方と最新治療* 2006; 15: 69-76.	quasi-RCT	I	390

ICD-10	Research Question	漢方処方名	論文	研究 디자인	検索 출처	페이지
Z03.8	大腸内視鏡前処置としてのポリエチレングリコール液 (PG液) と大建中湯およびモサプリド併用の腸管洗浄効果に対する有効性の評価	大建中湯	斉田芳久, 長尾二郎, 中村寧, ほか. ポリエチレングリコール液を用いた大腸内視鏡前処置における大建中湯およびモサプリドの併用についてのprospective randomized trial. *日本大腸検査学会雑誌* 2005; 22: 145-8.	RCT	I	391
Z03.8	大建中湯の注腸X線造影前処置における効果を評価	大建中湯	荒井順也, 中島俊一, 藤沼澄夫, ほか. 大建中湯, クエン酸モサプリドを用いた注腸X線造影前処置効果の検討. *日本大腸検査学会雑誌* 2002; 19: 170-3.	RCT	I	392
Z22.8	外傷患者における補中益気湯のMRSAの保菌抑制効果、緑膿菌保菌抑制効果、感染症発生予防効果、好中球数、CRP値を評価	補中益気湯	植田俊夫, 山下和範, 中森靖, ほか. 補中益気湯 (TJ-41) の MRSA保菌抑制効果の検討: 第一報. *Progress in Medicine* 1999; 19: 1000-3.	RCT	N	393
Z31.1	体外受精—胚移植治療周期における卵巣刺激の卵胞発育、黄体機能への影響、妊娠率、流産率への当帰芍薬散投与による臨床効果の客観的評価	当帰芍薬散	藤井俊策, 福士義将, 山口英二, ほか. 体外受精治療周期における当帰芍薬散併用の検討. *産婦人科漢方研究のあゆみ* 1997; 14: 121-5.	RCT	N	394

II. 메타분석

- 산전, 산후 질환(1초록, 1논문)

ICD-10	Research Question	漢方処方名	論文	研究 디자인	検索 출처	페이지
O90.8	メタアナリシスを実施し、産褥管理におけるキュウ帰調血飲 (KCL) の有効性を、マレイン酸メチルエルゴメトリン (MME) と比較し評価すること	キュウ帰調血飲	Koinuma M, Narikawa H, Kamei M, et al. Meta-analysis on the usefulness in postpartum control by Kyukichoketsuin with Methylergometrine Maleate as control. *日本東洋医学雑誌*. 2006; 57: 45-55.	meta-analysis	I	396

10. 제외논문 목록 excluded references list, 132논문

- 검색출처의 C는 Cochrane Library, I는 의학중앙잡지, N는 일본한방협회 데이터베이스를 말한다.
- 제외시킨 이유에 관해서는 다음과 같이 분류하였다.
  1) 임상논문이지만 RCT, 메타분석이 아니다.
  2) 일본에서 한방제제로서 제조판매승인을 받지 않는 것(한방 탕제, 중국 제제 등)을 사용하였다.
  3) 1985년 이전의 한방 제제(오늘날과는 품질이 다르다)를 사용하였다.
  4) 기존의 RCT논문의 인용
  5) 기재 내용이 명확하지 않아서 구조화 초록을 작성할 수 없다.
  6) 기타(이유는 목록에 기재하였다)

• 감염증(바이러스성 간염을 포함)(3논문)

ICD-10	Research Question	漢方処方名	論文	除外理由	検索出처
B08.1	伝染性軟属腫に対するヨクイニンエキスの臨床効果	ヨクイニンエキス散	ヨクイニンエキス散研究班. 伝染性軟属腫に対する「ヨクイニンエキス散」の臨床効果 -placeboを対照とした多施設二重盲検法による比較試験-. *皮膚* 1987; 29: 762-73.	2)	N
B18.2	C型慢性肝炎に対する小柴胡湯の臨床的評価	小柴胡湯	宜保行雄. C型慢性肝炎に対する小柴胡湯の臨床的検討 -長期投与による非投与群との比較検討-. *漢方医学* 1994; 18: 396-9.	1)	N
B34.9	老人の免疫能に対する八味地黄丸の効果	八味地黄丸	山本孝之, 丁宗鉄. 老人の免疫能と漢方薬の影響 (III) -補体 alternative pathwayの活性への作用-. *和漢医薬学会誌* 1986; 3: 270-1.	3)	N

• 암(암 수술 후, 항암제의 불특정 부작용)(14논문)

ICD-10	Research Question	漢方処方名	論文	除外理由	検索出처
C18.9	結腸直腸癌における補助療法としての、オキサリプチンとカンプトテシン併用化学療法の評価	カンプトテシン	Yao Y, Zhao H, Sun Y, et al. Combined Chemotherapy of Hydroxycampothecin with Oxaliplatin as an Adjuvant Treatment for Human Colorectal Cancer. *The Tohoku Journal of Experimental Medicine* 2008; 215: 267-78.	2)	I
C22.0	肝硬変から肝癌発症に対する小柴胡湯の予防効果	小柴胡湯	山本佑夫, 岡博子, 貫野徹, ほか. 肝細胞癌の発癌に及ぼす小柴胡湯の予防効果. *癌と化学療法* 1989; 16: 1519-24.	1)	C
C22.0		小柴胡湯	岡博子. 小柴胡湯による肝発癌抑制. *臨床消化器内科* 1998; 13: 1525-30.		I
C22.0		小柴胡湯	岡博子, 小林絢三, 山本祐夫. 小柴胡湯による肝癌予防の試み. *Progress in Medicine* 1992; 12: 1196-200.		I
C22.0		小柴胡湯	岡博子, 山本祐夫. 小柴胡湯による肝発癌予防効果の臨床的検討. *Biotherapy* 1991; 5: 1867-73.		I

ICD-10	Research Question	漢方処方名	論文	除外理由	検索出처
C22.0		小柴胡湯	Oka H, Yamamoto S, Kuroki T, et al. Prospective study on chemoprevention of hepatocellular carcinoma with Sho-saiko-to (TJ-9). *Cancer* 1995; 76: 743-9.		C
C22.0		小柴胡湯	Oka H, Yamamoto S, Kanno T, et al. Controlled prospective evaluation of Sho-Saiko-To in prevention of hepatocellular carcinoma in patients with chirrosis of the liver. *和漢医薬学会誌* 1989; 6: 40-4.		I
C22.0	肝硬変·肝癌に対する小柴胡湯の効果	小柴胡湯	山内浩, 中山成一, 佐藤進一, ほか. 肝硬変·肝癌. *Current Therapy* 1986; 4: 599-607.	3)	N
C34.9	肺癌化学療法副作用に対する十全大補湯の効果	十全大補湯	沖本二郎, 吉田耕一郎, 玉田貞夫, ほか. 抗癌剤の骨髄抑制に対するツムラ十全大補湯の効果. *診断と治療* 1993; 81: 2040-3.	1)	N
C55	婦人科癌化学療法副作用に対する十全大補湯の効果	十全大補湯	松井英雄, 高見澤裕吉. 婦人科悪性腫瘍の化学療法における副作用に対する十全大補湯の効果について. *産婦人科漢方研究のあゆみ* 1993; 10: 104-9.	1)	N
C80	食道癌、肺癌術後の消化器系愁訴に対する漢方薬の効果	漢方薬群(六君子湯, 人参養栄湯, 麦門冬湯, 柴苓湯)	四釜俊夫, 阿保七三郎. 食道癌·肺癌術後患者における漢方の有用性 -特に消化器系愁訴に対して-. *老化と疾患* 1996; 9: 103-6.	1)	N
C80	食道癌術後における六君子湯の効果	六君子湯	李思元, 鍋谷欣市, 山田輝司, ほか. 術後における六君子湯の使用経験. *第3回臨床和漢薬研究会講演記録集* 1986: 4-6.	3)	N
C80.0	がん化学療法に伴う疲労感に対する補中益気湯の有用性	補中益気湯	元雄良治, 中谷直喜, 島崎猛夫, ほか. がん化学療法に伴う疲労感に対する補中益気湯の有用性. *がん治療のあゆみ* 2009; 28: 39-43.	5)	N
D25.9	閉経期前後女性の子宮筋腫に対する漢方薬治療とゴナドトロピン放出ホルモンの効果	芍薬甘草湯 桂枝茯苓丸	Sakamoto S, Mitamura T, Iwasawa M, et al. Conservative management for perimenopausal women with uterine leiomyomas using Chinese herbal medicines and synthetic analogs of gonadotropin-releasing hormone. *In Vivo* 1998; 12: 333-8.	1)	C

- **대사 · 내분비질환(10논문)**

ICD-10	Research Question	漢方処方名	論文	除外理由	検索出처
E10.4	糖尿病性神経障害に起因するしびれ改善効果	牛車腎気丸	佐藤祐造. 糖尿病合併症と漢方 1. 糖尿病性神経障害に対する漢方薬の臨床効果. *日本東洋医学雑誌* 2003; 54: 500-3.	4)	I
E11.0	2型糖尿病患者でのインスリン抵抗性における有効性	牛車腎気丸	Uno T, Ohsawa I, Tokudome M, et al. Effect of Goshajinkigan on insulin resistance in patients with type 2 diabetes. *Diabetes Research and Clinical Practice* 2005; 69: 129-35.	1)	C
E11.9	非インスリン糖尿病患者に対する六味地黄丸類方の抗HSP抗体低下作用	六味丸 牛車腎気丸	富井明望, 小林崇雄, 関口由紀, ほか. 六味地黄丸類方の非インスリン糖尿病患者の抗HSP抗体低下作用. *和漢医薬学会誌* 1998; 15: 274-5.	1)	N
E13.6	糖尿病の合併症に対する牛車腎気丸の効果	牛車腎気丸	佐藤祐造. 糖尿病の合併症に対する対策と治療. *福岡医師漢方研究会会報* 1988; 9: 1-36.	4)	I
E14.4	糖尿病性神経障害に対する牛車腎気丸の効果	牛車腎気丸	Tawata M, Kurihara A, Nitta K, et al. The effects of goshajinkigan, a herbal medicine, on subjective symptoms and vibratory threshold in patients with diabetic neuropathy. *Diabetes research and clinical practice* 1994; 26: 121-8.	1)	C

ICD-10	Research Question	漢方処方名	論文	除外理由	検索出처
E28.3	黄体機能不全に対する効果	当帰芍薬散	Usuki S, Nakauchi T, Higa S, et al. The improvement of luteal insufficiency in fecund women by Tokishakuyakusan treatment. *The American Journal of Chinese Medicine* 2002; 30: 327-38.	1)	C
E28.9	無月経女性のFSH、LH、エストラジオールレベルに対する影響	温経湯	Ushiroyama T, Hosotani T, Yamashita Y, et al. Effects of Unkei-to on FSH, LH and estradiol in anovulatory young women with hyper- or hypo-functioning conditions. *The American Journal of Chinese Medicine* 2003; 31: 763-71.	1)	C
E34.8	人参養栄湯のウェルナー症候群皮膚線維芽細胞に及ぼす影響	人参養栄湯	Uchiyama Y, Nakajima S, Ohno T, et al. The effect of Ninjinyoeito on Werner's syndrome skin fibroblasts. *The American journal of Chinese medicine.* 1992; 20: 295-305.	6) 基礎研究	C
E66.9	体脂肪改善効果	-	後藤孝洋, 松下大樹, 高須賀佳人, ほか. お茶「極選上海康茶」体脂肪改善効果の検証. *医学と薬学* 2004; 52: 349-58.	2)	I
E78.5	インスリン非依存性糖尿病(NIDDM)に合併した高脂血症に対する大柴胡湯·プロブコールの併用効果	大柴胡湯	村上透, 奥淳治, 木村吉雄, ほか. インスリン非依存性糖尿病に合併した高脂血症に対する大柴胡湯·プロブコールの併用投与のリポ蛋白脂質代謝に与える影響. *動脈硬化* 1991; 19: 839-46.	1)	N

- 정신 · 행동장애(19논문)

ICD-10	Research Question	漢方処方名	論文	除外理由	検索出처
F01.9	血管性認知症に対する効果	釣藤散	Itoh T, Shimada Y, Terasawa K. Efficacy of Choto-san on vascular dementia and the protective effect of the hooks and stems of Uncaria sinensis on glutamate-induced neuronal death. *Mechanisms of Ageing and Development* 1999; 111: 155-73.	4)	C
F03	老年痴呆に対する抑肝散加陳皮半夏の効果	抑肝散陳皮半夏	早野泰造, 馬島将行, 角前修二, ほか. 各種痴呆に対するツムラ抑肝散加陳皮半夏エキス剤の効果 (II) . *漢方医学* 1987; 11: 16-25.	1) ,3)	I
F03		抑肝散陳皮半夏	早野泰造. 老年痴呆に対する抑肝散加陳皮半夏の効果. *現代医療学* 1989; 5: 109-13.		I
F03	老人性痴呆に及ぼす漢方製剤の効果	八味地黄丸 小柴胡湯 抑肝散	丁宗鉄, 山本孝之. 高齢者精神活動および全身状態に及ぼす八味地黄丸の効果. *現代医療学* 1989; 5: 122-8.	3)	N
F05.1	レビー小体型痴呆におけるコリンエステラーゼ阻害剤抵抗性幻視および神経精神症状に対する効果	抑肝散	Iwasaki K, Maruyama M, Tomita N, et al. Effects of the traditional Chinese herbal medicine Yi-gan san for cholinesterase inhibitor-resistant visual hallucinations and neuropsychiatric symptoms in patients with dementia with lewy bodies. *The Journal of clinical psychiatry* 2005; 66: 1612-3.	1)	C
F10.0	黄連解毒湯の二日酔防止効果	黄連解毒湯	七堂利幸, 有地滋. 漢方薬·黄連解毒湯の二日酔防止効果 二重盲検法を使った無作為化試験によるpilot study. *医学のあゆみ* 1988; 145: 789-95.	3)	I
F17.2	薬局と保健センターの連携による禁煙教育の有効性評価	ニコレット	小栗重統, 坂田清美. 薬局と保健センターの連携による禁煙教育の有効性に関する研究. *日本未病システム学会雑誌* 2009; 14: 199-201.	2)	I

ICD-10	Research Question	漢方処方名	論文	除外理由	検索출처
F41.1	卵巣癌患者の抗癌剤治療時の副作用に対する効果	加味帰脾湯	池田篤, 東尾聡子, 後山尚久, ほか. 婦人科癌患者に対する化学療法と緩和医療における加味帰脾湯の使用経験. *産婦人科漢方研究のあゆみ* 2003; 20: 152-5.	랜덤화이지만, 한방약 투여 유무의 랜덤이 아님	I
F45.3	咽喉頭異常感症に対する漢方薬の治療効果	柴胡加竜骨牡蛎湯	山際幹和. 神経症的咽喉頭異常感症患者の漢方治療 *耳鼻咽喉科臨床* 1998; 98 suppl: 52-5.	1) ,3)	N
F45.3	抑うつ的咽喉頭異常感症に対する柴朴湯の効果	柴朴湯	山際幹和. 抑うつ的咽喉頭異常感症患者に対する柴朴湯の効果. *漢方医学* 1998; 22: 19-22.	1) ,3)	N
F45.3	抑うつ的咽喉頭異常感症に対する柴朴湯の治療効果	柴朴湯	古川浩三, 石井豊太. 咽喉頭異常感症に対する柴朴湯の治療効果 Placeboとの比較. *耳鼻咽喉科展望* 1988; 31: 1111-21.	3)	I
F45.3	咽喉頭異常感症に対する茯苓飲合半夏厚朴湯の治療効果	茯苓飲合半夏厚朴湯	小林一女, 相馬恵, 高野信也, ほか. 咽喉頭異常感症に対する茯苓飲合半夏厚朴湯の治療効果. *耳鼻咽喉科展望* 1986; 29 suppl: 309-13.	3)	N
F45.3	咽喉頭異常感に対する効果	柴胡加竜骨牡蠣湯 柴苓湯	山際幹和. 神経症的傾向を有する患者の咽喉頭異常感に対する漢方製剤エキス顆粒の効果. *漢方と最新治療* 1998; 7: 153-6.	1) , 3)	N
F45.3	咽喉頭異常感に対する効果	柴胡加竜骨牡蠣湯 柴苓湯	山際幹和. 心的症状を有する患者の咽喉頭異常感に対する柴朴湯の効果. *漢方と最新治療* 1999; 7: 353-8.	1)	N
F45.3	咽喉頭異常感に対する効果	柴胡加竜骨牡蠣湯 柴苓湯	山際幹和. 咽喉頭異常感を消失させるうえで漢方製剤が果たす役割. *日本東洋心身医学研究* 2001; 16: 36-8.	1) , 3)	N
F45.9	不定愁訴症候群に対する漢方療法の検討	桂枝茯苓丸＋黄連解毒湯 加味逍遙散 当帰芍薬散+人参湯	寺澤捷年, 熊谷朗, 有地滋, ほか. 漢方療法に関する研究 不定愁訴症候群の臨床比較試験に関する研究概要. *治療学* 1986; 16 suppl: 54-5.	3)	N
F45.9	循環機能不全に伴う不定愁訴に対する六神丸の改善効果	六神丸	加藤弘巳, 矢野三郎, 花崎信夫, ほか. 循環機能不全に伴う不定愁訴の改善を目的とした六神丸の臨床効果 新旧両処方六神丸の多施設二重盲検比較試験. *Therapeutic Research* 1988; 9: 785-800.	2)	I
F48.9	神経症傾向のある不定愁訴 ストレス病	黄連解毒湯	山田和男. 現代社会のストレスと漢方の役割 3. 精神科における漢方療法. *日本東洋医学雑誌* 1999; 49: 774-80.	5)	N
F60.3	境界型人格障害の治療における抑肝散の有効性	抑肝散	Miyaoka T, Furuya M, YasudaH, et al. Yi-gan san for the treatment of borderline personality disorder: an open-label study. *Progress in Neuro Psychopharmacology & Biological Psychiatry* 2008; 32: 150-4.	1)	C

신경계 질환(알츠하이머병을 포함)(7논문)

ICD-10	Research Question	漢方処方名	論文	除外理由	検索출처
G24.0	抗精神病薬誘発性遅発性ジスキネジアの治療における抑肝散の有効性	抑肝散	Miyaoka T, Furuya M, YasudaH, et al. Yi-gan san for the treatment of neuroleptic-induced tardive dyskinesia: an open-label study. *Progress in Neuro Psychopharmacology & Biological Psychiatry* 2008; 32: 761-4.	1)	C

ICD-10	Research Question	漢方処方名	論文	除外理由	検索出처
G30.9	アルツハイマー型認知症の認知機能に対する効果	加味温胆湯	Maruyama M, Tomita N, Iwasaki K, et al. Benefits of combining donepezil plus traditional Japanese herbal medicine on cognition and brain perfusion in Alzheimer's disease: a 12-week observer-blind, donepezil monotherapy controlled trial. *Journal of the American Geriatrics Society* 2006; 54: 869-71.	2)	C
G40.2	部分てんかんに対する小柴胡湯合桂枝加芍薬湯の臨床的有用性	小柴胡湯合桂枝加芍薬湯	中根允文, 山内俊雄, 大沼悌一, ほか. 部分てんかん症例に対するTJ-960の臨床的有用性 プラセボを対照とした二重盲検法による後期第II相臨床試験. *臨床評価* 1999; 26: 419-52.	2)	I
G40.9	脳梗塞後遺症に対する柴胡加竜骨牡蛎湯の臨床応用	柴胡加竜骨牡蛎湯	佐藤醇. 柴胡加竜骨牡蛎湯の臨床応用 (動脈硬化, 神経衰弱, 神経性心悸亢進症, てんかん, 慢性腎臓症). *厚木病院医誌* 1991 11; 52-3.	1)	N
G40.9	てんかんに対する小柴胡湯合桂枝加芍薬湯の効果	小柴胡湯合桂枝加芍薬湯	Nagakubo S, Niwa S, Kumagai N, et al. Effects of TJ-960 on Sternberg's paradigm results in epileptic patients. *The Japanese journal of psychiatry and neurology* 1993; 47: 609-20.	2)	C
G90.9	人参、牛黄、甘草配合薬の自律神経活性に及ぼす効果	人参、牛黄、甘草末配合カプセル	Zheng A, Moritani T. Effect of the Combination of Ginseng, Oriental Bezoar and Glycyrrhiza on Autonomic Nervous Activity as Evaluated by Power Spectral Analysis of HRV and Cardiac Depolarization-Repolarization Process. *Journal of Nutritional Science and Vitaminology* 2008; 54: 148-53.	2)	I
G90.9	人参, 牛黄, 甘草配合薬の自律神経活性と免疫系に及ぼす効果	人参、牛黄、甘草末配合カプセル	Zheng A, Moritani T. Effect of the Combination of Ginseng, Oriental Bezoar and Glycyrrhiza on Autonomic Nervous Activity and Immune System under Mental Arithmetic Stress. *Journal of Nutritional Science and Vitaminology* 2008; 54: 244-9.	2)	I

- 이질환(1논문)

ICD-10	Research Question	漢方処方名	論文	除外理由	検索出처
H65.9	小児の滲出性中耳炎に対する効果	柴苓湯	Ikeda K, Takasaka T. Treatment of secretory otitis media with kampo medicine. *Archives of Otorhinolaryngology* 1988; 245: 234-6.	1)	C

- 순환기계 질환(5논문)

ICD-10	Research Question	漢方処方名	論文	除外理由	検索出처
I25.9	冠動脈心疾患患者の血液レオロジーに効果	-	Wu X, Harada T, Ishizaki F, et al. Study on the effect of xinnaotongluo liquid on hemorheology in patients with coronary heart disease. *International Medical Journal* 2005; 12: 129-31.	2)	I

ICD-10	Research Question	漢方処方名	論文	除外理由	検索 출처
I67.9	桂枝茯苓丸とトラピジルの脳血管障害患者における微少循環血流の改善作用	桂枝茯苓丸	Itoh T, Terasawa K, Kohta K, et al. Effect of Keishi-bukuryo-gan and trapidil on the microcirculation in patients with cerebro-spinal vascular disease. *和漢医薬学会誌* 1992; 9: 40-6.	2)	I
I67.9		桂枝茯苓丸	Itoh T, Terasawa K, Kohta K, et al. Effect of Keishi-bukuryo-gan and trapidil on the microcirculation in patiens with cerebro- spinal vascular disease. *富山県立中央病院医学雑誌* 1993; 16: 74-80.		N
I69.8	脳血管障害後遺症に対する黄連解毒湯の効果	黄連解毒湯	荒木五郎. 脳血管障害後遺症に対するツムラ黄連解毒湯の効果. *Geriatric Medicine* 1991; 29: 1587-99.	1)	N
I73.0	レイノー症状に対するツムラ人参養栄湯の有用性	人参養栄湯	田辺恵美子. レイノー症状に対するツムラ人参養栄湯の有用性. *皮膚科における漢方治療の現況* 1990; (1) : 113-24.	1)	N

- 호흡기계 질환(인플루엔자, 비염을 포함) (7논문)

ICD-10	Research Question	漢方処方名	論文	除外理由	検索 출처
J00	感冒、かぜ症候群、急性気管支炎に対する効果	麻黄附子細辛湯	山本竜隆, 往西誠, 吉田勝美. 麻黄附子細辛湯のmeta-analysisによる有効性検討. *Health science* 2001; 17: 94-9.	1)	I
J00	風邪症候群患者に対する咳漱改善効果	麻黄附子細辛湯	西澤芳男, 永野冨美代, 山田まゆみ, ほか. 風邪症候群患者に対する麻黄附子細辛湯と西洋感冒薬の咳漱改善効果無作為比較試験. *漢方と免疫・アレルギー* 2005; 18: 56-67.	5)	N
J12.8	SARS回復期患者のQOLに対する効果	-	辺永君, 斎文生, 宋慶橋, ほか. SARS回復期患者のQOLに対する中西医結合治療の影響. *東方医学* 2003; 19: 51-5.	2)	I
J18.2	誤嚥性肺炎	清肺湯	Mantani N, Kasahara Y, Kamata T, et al. Effect of Seihai-to, a Kampo medicine, in relapsing aspiration pneumonia-an open label pilot study. *Phytomedicine* 2002; 9: 195-201.	2)	C
J30.1	春季花粉症に対する麻黄剤の治療成績	苓甘姜味辛夏仁湯、越婢加朮湯、大青竜湯、桂麻各半湯、五虎湯、麻黄附子細辛湯	森壽生, 嶋崎譲, 倉田文秋, ほか. 春季花粉症の麻黄剤を主とした6年間の治療成績. *Progress in Medicine* 2003; 23: 1925-9.	4)	I
J44.8	びまん性汎細気管支炎(DPB)に対する補中益気湯の治療効果	補中益気湯	杉山幸比古. DPBの漢方治療. *漢方と最新治療* 1997; 6: 263-7.	1)	N
J45.9	気管支喘息患者の咳閾値に対するフマル酸エメダスチンの効果との比較評価	麦門冬湯	Watanabe N, Gang C,Fukuda T. Comparison of traditional Chinese-Japanese herbal medicine bakumondo-to with emedastine difumarate on asthmatic patients with increase cough sensitivity. *Journal of the World Allergy Organization* 2003; suppl 1: 52 P-2-28.	1)	C

- 소화관, 간담췌 질환(14논문)

ICD-10	Research Question	漢方処方名	論文	除外理由	検索出처
K11.7	向精神薬による唾液分泌抑制作用に対する回復効果	人参養栄湯 白虎加人参湯	Hara R, Yamagishi H, Okubo M, et al. The Effects of Kampo Medicine against Drug-Induced Xerostomia. *Journal of Dental Research* 2000; 79: 1239 No.36.	6) 基礎試験	C
K29.5	黄連湯による慢性胃炎の治療効果	黄連湯	中島修, 曽根美好. ツムラ黄連湯による慢性胃炎の治療. *Progress in Medicine* 1994; 14: 1713-9.	5)	N
K59.0	便秘薬「百毒下し」の効果	百毒下し	杉本寛治, 太田博之. 百毒下しとコーラック、ウィズワンとの服薬満足度の比較　和漢便秘薬「百毒下し」の効果特性. *医学と薬学* 2006; 56: 367-76.	2)	I
K59.0	大麦若葉粉末の便通への影響及び安全性の評価	大麦若葉粉末	松井登, 山本邦男, 山本整, ほか. 大麦若葉粉末の便秘傾向者の便通に及ぼす影響及び安全性の検討. *日本臨床栄養学会雑誌* 2008;29:406-13.	2)	I
K71.9	ダナゾール誘発肝障害に対する防御効果	小柴胡湯	Yaginuma T, Okamura T, Takeuchi T, et al. Preventive effect of traditional herbal medicine, shosaiko-to, on danazol-induced hepatic damage. *International Journal of Gynaecology & Obstetrics* 1989; 29: 337-41.	1)	C
K72.9	肝切除後患者での血漿アンモニアに対する有効性と安全性	大建中湯	Kaiho T, Tanaka T, Tsuchiya S, et al. Effect of the herbal medcine Dai-kenchu-to for serum ammonia in hepatectomized patients. *Hepato-Gastroenteterology* 2004; 52: 161-5.	1)	C
K73.0	慢性肝炎治療への小柴胡湯の評価	小柴胡湯	水田実, 村田欣也, 森本哲雄, ほか. 慢性肝炎治療への小柴胡湯の評価 -二重盲検法による検討-. *肝胆膵* 1986; 12: 155-68.	3)	I
K73.9	慢性活動性肝炎の小柴胡湯による治療効果	小柴胡湯	賈克明, 陳乃玲, 彭暁君, ほか.慢性活動性肝炎の小柴胡湯による治療研究. *Progress in Medicine* 1992; 12: 1180-3.	2)	N
K73.9	慢性肝炎患者IFN副作用	麻黄湯 大青竜湯	Kainuma M, Hayashi J, Sakai S, et al. The efficacy of herbal medicine (Kampo) in reducing the adverse effects of IFN-β in chronic hepatitis C. *The American Journal of Chinese Medicine* 2002; 30: 355-67.	1) , 2)	C
K74.6	肝硬変に対する柴苓湯の有用性	柴苓湯	大久保仁, 塩田淳郎, 天木秀一, ほか. 肝硬変における漢方治療: 特に比較試験による「柴苓湯」の有用性の検討. *漢方と最新治療* 1994; 3: 121-7.	1)	N
K76.9	肝疾患における免疫異常と和漢薬治療	小柴胡湯	溝口靖紘, 阪上吉秀, 児玉千枝, ほか. 肝疾患における免疫異常と和漢薬治療. *和漢医薬学会誌* 1987; 4: 227-30.	6) 基礎研究	I
K83.1	術後胆道閉塞患者に対する効果	茵チン蒿湯	Kobayashi H, Horikoshi K, Yamataka A, et al. Beneficial effect of a traditional herbal medicine (inchin-ko-to) in postoperative biliary atresia patients. *Pediatric Surgery International* 2001; 17: 386-9.	1)	C
K91.3	結腸、直腸手術後の便通に対する効果	桂枝茯苓丸＋大建中湯	Suehiro T, Matsumata T, Shikada Y, et al. The effect of the herbal medicines Dai-kenchu-to and Keishi-bukuryo-gan on bowel movement after colorectal surgery. *Hepato-Gastroenterology* 2005; 52: 97-100.	1)	C

- 피부 질환(5논문)

ICD-10	Research Question	漢方処方名	論文	除外理由	検索出처
L30.9	アトピー性皮膚炎、慢性湿疹に対する効果	小柴胡湯	諸橋正昭, 豊田雅彦. 漢方療法のEBMによる評価. *皮膚の科学* 2003; 2: 44-8.	4)	I
L65.9	大宝HR-2製剤の男性型脱毛症に対する臨床評価	大宝HR-2	大宝HR-2研究班. 大宝HR-2製剤の男性型脱毛症に対する臨床評価試験. *臨床医薬* 1988; 4: 1955-67.	2)	I
L65.9	脱毛症における漢方療法の評価	半夏厚朴湯	大熊守也. 脱毛症の漢方療法 半夏厚朴湯内服、紫外線ならびに凍結療法による治療ー続報ー. *和漢医薬学雑誌* 1998; 15: 422-3.	1)	C
L70.0	尋常性ざ瘡に対する効果	十味敗毒湯 消上防風湯（清上防風湯の間違い？）	林伸和, 川島眞. 尋常性ざ瘡に対する30%グリコール酸(pH1.5)を用いたケミカルピーリングの有用性の検討. *臨床皮膚科* 2003; 57: 1213-6.	일부 병용요법으로 한방약 사용·평가는 없음	I
L70.9	ざ瘡に対するケミカルピーリングの臨床効果および有効性	清上防風湯 十味敗毒湯	岸岡亜紀子, 山本有紀, 宮崎孝夫, ほか. ざ瘡に対するケミカルピーリングの臨床効果および有効性検討. *Aesthetic Dermatology* 2004; 14: 195-202.	일부 병용요법으로 한방약 사용·평가는 없음	I

- 근골격 · 결합조직 질환(2논문)

ICD-10	Research Question	漢方処方名	論文	除外理由	検索出처
M35.0	シェーグレン症候群に対する麦門冬湯の効果	麦門冬湯	土肥豊, 鈴木輝彦, 大野修嗣. Sjogren症候群に対する麦門冬湯の効果. *現代東洋医学* 1991; 12 suppl 1: 229-31.	1)	N
M35.2	ベーチェット病に対する温清飲の効果	温清飲	金子史男. ベーチェット病に対する温清飲. *Progress in Medicine* 1986; 6: 384-6.	3)	N

- 비뇨기, 생식기 질환(갱년기장애를 포함) (9논문)

ICD-10	Research Question	漢方処方名	論文	除外理由	検索出처
N02.8	小児IgA腎症に対する小柴胡湯の臨床効果	小柴胡湯	高橋泰生, 上村勝. 小児IgA腎症に対するツムラ小柴胡湯の臨床効果. *漢方医学* 1986; 10: 27-30.	3)	N
N20.9	ESWL後の排石に対する猪苓湯の効果	猪苓湯	高田昌彦, 矢野久雄, 神原信明, ほか. ESWL後の排石に対する猪苓湯の効果. *泌尿器科紀要* 1997; 43: 311-4.	1)	C
N20.9	ヒト尿中蓚酸カルシウム結晶形成に及ぼす作用の評価	猪苓湯 五苓散	吉村一宏, 三宅修, 奥山明彦, ほか. 猪苓湯および五苓散のヒト尿中蓚酸カルシウム結晶形成に及ぼす作用の検討. *泌尿器科紀要* 1998; 44: 13-6.	1)	C
N41.1	慢性前立腺炎における八味地黄丸とST合剤との併用効果	八味地黄丸	金子茂男, 秋山隆弘, 栗田孝. 慢性前立腺炎における八味地黄丸とST 合剤との併用療法. *泌尿器科紀要* 1988; 34: 1091-5.	3)	N
N46	特発性男性不妊症患者に対する人参養栄湯の効果	人参養栄湯	大枝忠史, 市川孝治, 小澤秀夫, ほか. 特発性男性不妊症患者に対する人参養栄湯の使用経験. *新薬と臨床* 1994; 43: 2197-203.	1)	I

ICD-10	Research Question	漢方処方名	論文	除外理由	検索 출처
N50.8	泌尿器疾患に対する柴苓湯の臨床効果	柴苓湯	志田圭三, 今村一男, 片山喬, ほか. 各種泌尿器疾患に対する柴苓湯の臨床効果－線維化疾患を中心にして－泌尿器科疾患に対するツムラ柴苓湯研究会. *泌尿器科紀要* 1994; 40: 1049-57.	1)	C
N74	感染性膣分泌物に対する効果	-	Nazar H, Usmanghani K, Hannan A. Clinical evaluation of unani medicine for infective vaginal discharge. *Journal of Traditional Medicines* 2005; 22: 301-7.	2)	I
N95.1	うつを伴う更年期患者のに対する効果	加味逍遙散	Ushiroyama T, Ikeda A, Sakuma K, et al. Changes in serum tumor necrosis factor (TNF-alpha) with kami-shoyo-san administration in depressed climacteric patients. American Journal of Chinese Medicine 2004; 32: 621-9.	1)	C
N97.9	卵巣機能不全不妊症に対する加味逍遙散の効果	加味逍遙散	假野隆司, 伊藤親昭, 笠松源, ほか. 不妊症治療ならびに安胎薬として漢方方剤を投与した分娩200例の予後の臨床的研究. *日本不妊学会雑誌* 1991; 36: 612-20.	1)	N

- 산전, 산후 질환(2논문)

ICD-10	Research Question	漢方処方名	論文	除外理由	検索 출처
O12.0	妊娠浮腫に対する柴苓湯の臨床的有用性	柴苓湯	井浦俊彦, 桑原惣隆, 高林晴夫, ほか. 妊娠浮腫に対する柴苓湯の臨床的有用性. *臨床婦人科産科* 1994; 48: 355-8.	1)	N
O92.3	産褥期うつ乳に対する葛根湯の臨床効果	葛根湯	合阪幸三, 國保健太郎, 多和田哲雄, ほか. 産褥期うつ乳に対する葛根湯 (EK-1) の臨床効果の検討. *産婦人科の世界* 1990; 42: 289-93.	1)	N

- 증상 및 증후(15논문)

ICD-10	Research Question	漢方処方名	論文	除外理由	検索 출처
R10.4	当帰四逆加呉茱萸生姜湯の下腹部術後腹痛に対する効果	当帰四逆加呉茱萸生姜湯	西澤芳男, 天方義邦. 当帰四逆加呉茱萸生姜湯の下腹部術後腹痛に対する効果の検討 IV.深部温度上昇効果との関係. *東洋医学とペインクリニック* 1988; 18: 138-44.	1)	N
R13	嚥下反射に対する効果	半夏厚朴湯	Iwasaki K, Wang Q, Nakagawa T, et al. The traditional Chinese medicine banxia houpo tang improves swallowing reflex. *Phytomedicine* 1999; 6: 103-6.	1)	C
R20.8	糖尿病性神経障害に対する牛車腎気丸の効果	牛車腎気丸	坂本信夫, 佐藤祐造, 後藤由夫, ほか. 糖尿病性神経障害の東洋医学的治療 -牛車腎気丸とメコバラミンの比較検討-. *糖尿病* 1987; 30: 729-36.	3)	I
R20.8	糖尿病性末梢神経障害に対する牛車腎気丸の効果	牛車腎気丸	鳥羽研二, 折茂肇. 糖尿病性末梢神経障害. *診断と治療* 1986; 74: 2330-4.	3)	N
R25.2	肝硬変に伴うこむら返りに対する八味地黄丸の有用性	八味地黄丸、五苓散、芍薬甘草湯	高森成之, 安藤貴志. 肝硬変に伴うこむら返りに対する八味地黄丸の有用性に関する検討. *日本東洋医学雑誌* 1994; 45: 151-7.	1)	N

ICD-10	Research Question	漢方処方名	論文	除外理由	検索 출처
R42.0	慢性期のめまいに対する柴胡加竜骨牡蛎湯と苓桂朮甘湯の有効性および安全性	柴胡加竜骨牡蛎湯 苓桂朮甘湯	小松崎篤, 坂田英治, 亀井民雄, ほか. 慢性期のめまい例に対する柴胡加竜骨牡蛎湯と苓桂朮甘湯の有効性および安全性の臨床試験. *薬理と治療* 1986; 14: 4479-90.	3)	I
R42.0	眩暈治療における沢瀉湯の有効性	沢瀉湯	Yoneta Y, Hashiguchi K, Takiguchi Y, et al. Clinical efficacy of takushato a Kampo (Japanese herbal) medicine, in the treatment of refractory dizziness and vertigo: Comparison between standard and triple dose. *Journal of Traditional Medicines* 2009; 26: 68-73.	2)	I
R50.9	術後非特異的熱発に対する小柴胡湯の効果	小柴胡湯	落合和徳, 小林重光, 清水良明, ほか. 術後の非特異的熱発に対する小柴胡湯の効果. *日本産科婦人科学会東京地方部会会誌* 1986; 35: 279-82.	3)	N
R51.0	慢性頭痛に対する桂枝人参湯と釣藤散の有用性	桂枝人参湯 釣藤散	松本博之, 柏木基, 松谷学ほか. 慢性頭痛に対する桂枝人参湯と釣藤散の有用性に関する研究. *臨床と研究* 1995; 72: 1299-303.	1)	N
R52.9	腹部術後疼痛に対する当帰四逆加呉茱萸生姜湯の効果	当帰四逆加呉茱萸生姜湯	西澤芳男, 天方義邦. 腹部術後疼痛に対する当帰四逆加呉茱萸生姜湯の効果 I. 当帰四逆加呉茱萸生姜湯とplaceboとのopen trial. *東洋医学とペインクリニック 1988; 18: 102-8.*	1)	I
R52.9	腹部術後疼痛に対する当帰四逆加呉茱萸生姜湯の効果	当帰四逆加呉茱萸生姜湯	西澤芳男, 天方義邦. 当帰四逆加呉茱萸生姜湯の術後腹痛に対する効果の検討 III. CMI分類による検討. *東洋医学とペインクリニック 1988; 18: 50-7.*	1)	I
R52.9	非小細胞肺癌におけるカルボプラチン/パクリタキセル併用療法後の筋肉痛および関節痛に対する芍薬甘草湯の予防的有効性	芍薬甘草湯	Yoshida T, Sawa T, Ishiguro T, et al. The effrcacy of prophylactic Shakuyaku-Kanzo-to for myalgia and arthralgia following Carboplatin and Paclitaxel combination chemotherapy for non-small cell lung cancer. *Support Care Cancer* 2009; 17: 315-20.	1)	N
R53	慢性疲労に対する効果	各種煎剤	Sekiya N, Shimada Y, Shintani T, et al. Reduction of perception of chronic fatigue in an observational study of patients receiving 12 weeks of Kampo therapy. *The Journal of Alternative and Complementary Medicine* 2005; 11: 895-901.	1), 2)	C
R68.8	multiple lacunar infarctionのオ血スコア、赤血球変形能に対する効果	桂枝茯苓丸	Hikiami H, Goto H, Sekiya N, et al. Comparative efficacy of Keishi-bukuryo-gan and pentoxifylline on RBC deformability in patients with "oketsu" syndrome. *Phytomedicine* 2003; 10: 459-66.	1), 2)	C
R68.8	冷え症・肩こり等の不定愁訴に対するNT21細粒(桂枝茯苓丸+ビタミンE)の効果	NT21細粒 (桂枝茯苓丸+ビタミンE)	佐藤信紘, 竹井謙之, 池嶋健一, ほか. 冷え症・肩こり等の不定愁訴に対するNT21細粒(桂枝茯苓丸+ビタミンE)の効果について. *東方医学* 2004 19; 23-43.	2)	I

- 마취, 수술 후 동통(1논문)

ICD-10	Research Question	漢方処方名	論文	除外理由	検索 출처
T65.8	油症に対する漢方療法の効果	補中益気湯 荊芥連翹湯 牛車腎気丸 麦門冬湯	徳永章二. 油症に対する漢方療法. *厚生労働省科学研究費補助金 食品の安心・安全確保推進研究事業 熱媒体の人体影響とその治療法に関する研究 平成19 年度総括・分担研究報告書 2008:* 65-72.	1)	N

- 기타(18논문)

ICD-10	Research Question	漢方処方名	論文	除外理由	検索出처
Z01.8	桂枝人参湯の健常者の血漿gut-regulatory peptide濃度に対する効果	桂枝人参湯	Sato Y, Katagiri F, Inoue S, et al. Effect of a Single Treatment with Keishininjinto on Plasma Levels of Gut-regulatory Peptides in Healthy Subjects. *Journal of Health Science* 2007; 53: 220-5.	1)	I
Z01.8	小半夏加茯苓湯の健常者の血漿消化管ホルモンに対する効果	小半夏加茯苓湯	Katagiri F, Itoh H, Takeyama M. Effect of Sho-hange-ka-bukuryo-to on gastrointestinal peptide concentrations in the plasma of healthy human subjects. *Biological & Pharmaceutical Bulletin* 2004; 27: 1674-8.	1)	C
Z01.8	小半夏加茯苓湯と二陳湯における持続ストレス健常者の血漿 ACTH, cortisolの比較	小半夏加茯苓湯 二陳湯	Katagiri F, Inoue S, Sato Y, et al. Comparison of the effects of Sho-hange-ka-bukuryo-to and Nichin-to on human plasma adrenocorticotropic hormone and cortisol levels with continual stress exposure. *Biological & Pharmaceutical Bulletin* 2004; 27: 1679-82.	1)	C
Z01.8	大建中湯の健常者の血漿neuropeptide濃度に対する効果	大建中湯	Sato Y, Inoue S, Katagiri F, et al. Effects of Pirenzepine on Dai-kenchu-to-Induced Elevation of the Plasma Neuropeptide Levels in Humans. *Biological & Pharmaceutical Bulletin* 2006; 29:166-71.	1)	I
Z01.8	人参湯の健常者の血漿CGRP, Substance Pに対する効果	人参湯	Sato Y, Katagiri F, Inoue S, et al. Effects of Ninjin-to on levels of calcitonin gene-related peptide and substance P in human plasma. Biological & Pharmaceutical Bulletin 2004; 27: 2032-4.	1)	C
Z01.8	寝たきり老人に対する補中益気湯及び甘草末の免疫学的評価	補中益気湯 甘草末 補中益気湯＋甘草末	大出弘孝, 奥田千秋. 高齢者 (寝たきり老人) に対する補中益気湯及び甘草末の免疫学的検討. *和漢医薬学会誌* 1988; 5: 555.	5)	N
Z01.8	ヒト血漿中serotonin及びvasoactive intestinal peptide(VIP)の変動	大建中湯	Nagano T, Itoh H, Takeyama M. Effect of Dai-kenchu-to on levels of 5-hydroxytryptamine(serotonin) and vasoactive intestinal peptides in human plasma. *Biological & Pharmaceutical Bulletin* 2000; 23: 352-3.	1)	C&I
Z01.8	ヒト血漿中の脳—消化管ペプチド値（モチリン、血管作動性腸ペプチド（VIP）、ガストリン、ソマトスタチン）に対する作用	人参湯	Naito T, Itoh H, Nagano T, et al. Effects of Ninjin-to on levels of brain-gut peptides (motilin, vasoactive intestinal peptide, gastrin, and somatostatin) in human plasma. *Biological & Pharmaceutical Bulletin* 2001; 24: 194-6.	1)	C&I
Z01.8	大腸内視鏡前処置におけるQOLの向上	大建中湯 芍薬甘草湯	斉田芳久. 大腸内視鏡前処置における大建中湯併用の有効性－6種類のprospective study－. *Progress in Medicine* 2005; 25: 3058-9.	5)	N
Z01.8	八味地黄丸の副腎皮質ホルモンに対する効果	八味地黄丸	Itoh T, Tanaka N, Shibahara N, et al. Effect of Hachimi- jio- gan on adrenal corticosteroids. *和漢医薬学雑誌* 1998; 15: 155-60.	2)	I
Z01.8	温秘湯投与における健常者のEpicatechin 3-O-Gallate、グリチルリチン酸、レインの薬物動態	温脾湯	Takizawa Y, Mizuhara Y, Morita T, et al. Pharmacokinetics of (-) Epicatechin 3-O-Gallate, Glycyrrhetic Acid and Rhein in Healthy Male Volunteers after a Single Dose Administration of TJ-8117 (Unpito), a Japanese Traditional Medicine for Renal Failure. *臨床薬理* 2006; 37: 33-40.	2)	I
Z01.8	小豆湯の健常若年女性における血清トリグリセリド濃度の低下効果	小豆ジュース	Maruyama C, Araki R, Kawamura M, et al. Azuki bean juice lowers serum triglyceride concentrations in healthy young women. *Journal of Clinical Biochemistry and Nutrition* 2008; 43: 19-25.	2)	I
Z01.8	附子末投与後の血清中アコニチン濃度	修治ブシ末 ブシ末	Nakae N, Fujita Y, Igarashi T, et al. Serum aconitine concentrations after taking powdered processed Aconiti tuber. *Biomedical research* 2008; 29: 225-31.	2) 生薬製剤	C

ICD-10	Research Question	漢方処方名	論文	除外理由	検索 출처
Z01.8	漢方エキス中のグリチルリチンの物性とエキス投与後のグリチルレチン酸の血中濃度推移	小青竜湯 小柴胡湯	宮村充彦, 小野正英, 京谷庄二郎, ほか. 甘草配合漢方エキス中のグリチルリチンの物性とエキス投与後のグリチルレチン酸の血中濃度推移. *薬学雑誌* 1996; 116: 209-16.	1)	C
Z01.9	ヒト血漿中の脳—消化管ペプチド値(モチリン、ガストリン、ソマトスタチン)に対する作用	半夏瀉心湯	Naito T, Itoh H, Yasunaga F, et al. Hange-shashin-to raises levels of somatostatin, motilin, and gastrin in the plasma of healthy subjects. *Biological & Pharmaceutical Bulletin* 2002; 25: 327-31.	1)	I
Z02.9	芍薬甘草湯による鍼麻酔増強効果	芍薬甘草湯	北出利勝, 神野英明, 兵頭正義, ほか. 芍薬甘草湯による鍼麻酔増強効果についての実験的検討. *基礎と臨床* 1986; 20: 3309-14.	3)	I
Z22.8	脳神経外科領域におけるMRSA保菌者に対する補剤の効果	十全大補湯 補中益気湯	刈部博, 隈部俊宏, 石橋安彦, ほか. 脳神経外科領域におけるMRSA保菌者に対する補剤の効果. *脳神経外科* 1997; 25: 893-7.	1)	C
없음	薬剤経済分析	多種の処方	Koinuma M, Kamei M, Matsumoto K, et al. Feasibility study for the pharmacoeconomic analysis of Kampo Medicines. *日本東洋医学雑誌* 2005; 56: 813-22.	6) 臨床論文이 아님	I

EVIDENCE-BASED MEDICINE

PART 2

구조화 초록

구조화 초록 RCT 345편

※ 논문서지사항 뒤에 검색 출처 데이터베이스의 ID번호(CENTRAL ID, Pubmed ID, 醫中誌 web ID)를 언급하였다.
※ 논문이 web상에서 공개된 경우에는 사이트명을 표기하였다.

(1) 무료

J-STAGE:
독립행정법인 과학기술진흥기구 과학기술정보발신 · 유통종합시스템
http://www.jstage.jst.go.jp/browse/-char/ja

CiNii:
국립정보학연구소 논문정보 내게이터
http://ci.nii.ac.jp/

(2) 유료

MOL:
메디컬 온라인
http://www.meteo-intergate.com/

열람을 하기 위해서는 메디컬온라인과의 계약이 필요합니다.

MOL-Lib:
메디컬 온라인 라이브러리
http://www.meteo-intergate.com/library/
메디컬 온라인 라이브러리와 계약시설에 있는 분들은 여기를 이용하십시오. 이곳에서 논문을 열람할 수 있습니다.

감염증 | 바이러스성 간염 포함 |

서지사항

宮崎瑞明, 富田寬. 소아설사증에 대한 啓脾湯의 검토. *한방의 임상* 1996;43:217-23

1. 목적

소아설사증에 대한 啓脾湯의 유효성 평가

2. 연구디자인

준무작위대조시험quasi-RCT

3. 실시기관

진료소 2시설

4. 대상자 특성

설사 증상을 호소하는 소아에게 먼저 整腸劑(탄닌산알부민, 내성유산균제제, 염산로페라미드loperamide)를 4일간 투여하였다. 필요에 따라 포스포마이신fosfomycin(50mg/kg/일)과 해열제를 병용 투여하여도 개선되지 않은 소아 34명을 대상으로 하였다(남자 아이 25명, 여자 아이 9명, 연령 생후 4개월~12세 6개월, 체중 7~32kg).

5. 중재/치료

Arm 1: 쯔무라 啓脾湯 엑기스 과립 1.5~2.0g/10kg/일 18명

Arm 2: 대조군(양약치료군) 16명

6. 주요 평가항목

설사개선율, 식욕개선율, 평균설사 소실기간

7. 주요 결과

평균설사소 실기간은 啓脾湯 투여군이 6.6±2.0일로 양약치료군의 8.2±1.7일에 비하여 통계학적으로 유의하게 단축되었다($p<0.05$). 설사개선율과 식욕개선율은 양군 사이에서 유의한 차이가 없었다.

8. 결론

보통 서양약치료를 4일간 실시하여도 효과가 없는 소아설사증에 啓脾湯은 설사 소실 일수를 단축시키는 유효한 방제 중의 하나이다.

9. 한방고찰

시험 後, retrospective로 啓脾湯 투여군 유효 예와 무효 예를 검토하였다. 그 결과, 효과가 없었던 2명은 발열 등 감기증상이 남아 있었지만, 태음병허증이라고는 할 수 없었다.

10. 논문 속의 안전성 평가

언급 없음

11. 평가자 의견

소아설사증은 바이러스와 세균 등으로 인한 감염성인 경우와 식물성과민증이나 효소이상 등으로 인한 비감염성인 경우로 대별할 수 있다. 대부분은 바이러스감염이 원인으로 서양의학에는 특효약이 없어 한방치료의 적응이라고 볼 수 있다. 본 연구에서는 병세가 심해질 위험성이 있는 세균감염증을 처음부터 제외시키고 나머지 증례를 대상으로 하였다는 점에서 평가가 이루어져야 한다. 대상으로 한 증례에서는 설사의 원인을 특정할 수 없는 점, 연령과 체중의 폭이 큰 점, 안전성에 대한 평가가 이루어지지 않은 점 등을 문제점으로 들 수 있다. 하지만 앞으로 의료경제학적 평가가 이루어진다면 훨씬 흥미로운 연구결과가 될 것이다.

12. 평가자 이름과 평가 날짜 新井信 2008.10.17, 2010.6.1

감염증 | 바이러스성 간염 포함 |

서지사항 • • •

渡邊東, 長谷川鎭雄. 폐결핵의 보조요법으로서 한방약 병용 효과. *日本醫事新報*. 1992;(3553):76-7

1. 목적

폐결핵 화학요법을 시행 중인 환자를 대상으로 補中益氣湯과 小柴胡湯의 식욕증진, 생체방어기능 향상 효과를 검토

2. 연구디자인

무작위대조군연구RCT

3. 실시기관

병원 1시설

4. 대상자 특성

1987년 1월~1991년 12월까지 5년간의 입원환자

결핵균 배균양성으로 리팜피신rifampicin, 아이소나이아지드isoniazid, 스트렙토마이신streptomycin을 중심으로 화학요법을 실시한 환자 101명

5. 중재/치료

Arm 1: 화학요법 단독 40명

Arm 2: 화학요법+쯔무라 補中益氣湯 엑기스 과립 31명

Arm 3: 화학요법+쯔무라 補中益氣湯 엑기스 과립+쯔무라 小柴胡湯 엑기스 과립 30명

6. 주요 평가항목

체중, 객담 속의 배양결핵균수喀痰塗抹의 Gaffky scale, 적혈구침강속도ESR, 말초혈액 림프구수

7. 주요 결과

입원 후, 체중 증가는 3군 모두 시험 개시 2개월 후에 나타났다. 체중 증가량은 3개월째에 Arm 3이 Arm 1에 비해 유의하게 증가하고 5개월째에 Arm 2, Arm 3이 Arm 1에 비해 유의하게 증가하였다. 5개월째에 Arm 1은 3.2kg, Arm 2은 4.7kg, Arm 3은 5.3kg 증가하였다. 말초혈액 림프구수는 3군 모두 치료 과정에서 증가하였지만 유의한 차이는 없었다. 입원 당시, 말초혈액 림프구수가 감소된 증례에서는 Arm 2, Arm 3은 Arm 1에 비해 체중이 현저하게 증가하였다. 그리고 60세 이상 고령자(합계 45명)의 한방병용시 체중 증가는 젊은이를 포함한 한방병용군의 체중 증가보다 뚜렷하게 나타났다.

8. 결론

한약 병용군의 적혈구침강속도ESR, 객담 속의 배양결핵균수에 대한 효과는 분명하지 않지만, 체중과 말초혈액 림프구수가 유의하게 증가하였다. 따라서 항결핵요법의 보조요법으로서 유용하다고 볼 수 있다.

9. 한방고찰 없음

10. 논문 속의 안전성 평가

Arm 1에서 간장애가 있던 2명은 치료를 중단하고, Arm 2, Arm 3에서 가벼운 정도의 간장애가 나타났지만, 치료는 중단되지 않았다. 사용한 한방약에 간장애 억제작용의 가능성이 있다는 점을 시사하였다.

11. 평가자 의견

이 비교시험이 실시될 당시에는 배양결핵균환자들은 입원치료를 주로 받았다. 최근에는 결핵환자수도 감소하고 조기발견으로 경증의 결핵환자가 대부분이다. 그렇지만 아직 장기입원이 필요한 중증환자도 있다. 환자의 생활배경, 중증도가 뚜렷하면 오늘날에도 유용한 논문이라고 볼 수 있다. 그리고 2차세계대전 이전에는 결핵 치료약으로 小柴胡湯 등이 쓰였다고 들었다. 「渡邊東, 高橋伸禎, 内田義之, 외. 폐결핵의 보조요법으로서의 補中益氣湯. *JAMA(일본어판)* 1992;13(6) suppl:20-1.」은 같은 시기에 보고된 것으로 본 논문의 Arm 1과 Arm 2에 대한 補中益氣湯의 효과를 강조한 논문이다.

12. 평가자 이름과 평가 날짜 藤澤 道夫 2009.3.31, 2010.6.1

감염증 | 바이러스성 간염 포함 |

서지사항

中西文雄. 폐결핵증 단기 강화 요법에 대한 補中益氣湯의 사용경험. *日經메디컬*1994;23(12):24-5

1. 목적

화학치료를 받고 있는 결핵환자에 대한 補中益氣湯의 간기능장애 경감과 脾胃氣虛의 개선 효과

2. 연구디자인

무작위대조군연구RCT

3. 실시기관

병원 1시설

4. 대상자 특성

결핵으로 입원하고 있는 환자로 간질환의 과거력이 없고 입원 시에 간기능 이상이 없었던 환자 80명

5. 중재/치료

항결핵제로서 RFP + INH + SMEB 또는 RFP + INH

Arm 1: 화학요법단독 40명

Arm 2: 화학요법 + 쯔무라 補中益氣湯 엑기스 과립 7.5g 3회 복용/일 40명

6. 주요 평가항목

간기능 이상, 체중

7. 주요 결과

간기능 이상에 있어서는 Arm 1에서는 GOT 23%, GPT 28%, Total 30%, Arm 2에서는 GOT 10%,GPT 10%, Total 13%로 간기능 장애를 현저하게 저하시킬 수 있었다. 체중증가율도 Arm 1에서는 2개월 후부터, Arm 2에서는 1개월 후부터 각각 상승하였다.

8. 결론

RFP, INH를 중심으로 한 화학요법에서는 간기능 이상의 빈도가 높은 곳으로 나타나지만, 補中益氣湯병용으로 그 부작용을 경감시킬 수 있었다. 그리고 補中益氣湯으로 脾胃氣虛소화흡수장애의 개선목표인 체중도 증가하였다. 그러나 CRP개선, 배균억제 효과는 없었다.

9. 한방고찰

없음

10. 논문 속의 안전성 평가

Arm 1에서 GOT, GPT가 200이 넘어 약물투여 중지가 필요한 증례가 2명 있었다.

11. 평가자 의견

본 보고는 「四十坊典晴, 中西文雄. 폐결핵증, 단기 강화 요법 중에 補中益氣湯의 사용경험 – 특히 부작용인 간기능장애의 경감효과에 관해서–*한방의학* 1993;17:241–3」의 보고에 참가자 16명을 추가한 것이다. 이제까지는 항결핵약으로 인한 간기능이상은 어쩔 수 없다고 여겨왔다. 하지만 이 논문은 간기능이상발현을 경감시킨 흥미있는 보고로 재평가되어야 할 것이다.

12. 평가자 이름과 평가 날짜 藤澤 道夫 2009.3.31, 2010.6.1

감염증 | 바이러스성 간염 포함 |

서지사항 • • •
關知子, 松本富夫, 出口弘直 외. 補中益氣湯의 MRSA정착 · 감염예방효과의 검토. *한방의학* 1999;23:296-7. 醫中誌 Web ID: 2000068588

1. 목적
補中益氣湯의 MRSA 정착과 감염 예방 효과의 유무를 평가

2. 연구디자인
무작위대조군연구(봉투법)RCT-envelope

3. 실시기관
獨協의과대학 越谷병원 응급의학과

4. 대상자 특성
상기 시설에 입원한 환자 95명

5. 중재/치료
Arm 1: 補中益氣湯 7.5g 3分服/日을 경구 내지는 Levin 튜브로 3일째부터 매일 투여
Arm 2: 비투여

6. 주요 평가항목
모든 증례 입원 2일째, 1주일 후, 이후 매주 1회, 鼻腔 · 咽頭 · 尿배양검사에서 MRSA를 확인하였다. 기관내삽관이나 기관절개의 경우, 객담배출의 경우는 객담배양을 하고, 환부감염자에게는 환부배양을 실시하였다. 모든 배양검사에서 한 번이라도 MRSA가 검출되면 양성이라고 판단하였다.

7. 주요 결과
투여군에서는 48명 중에 30명, 비투여군에서는 47명 중에 33명이 탈락하였다. 탈락 내용은 병동 이동이나 사망인 경우가 투여군에서 25명, 비투여군에서 32명이었다. 그리고 補中益氣湯을 투여할 수 없었던 경우가 3명, 배양검사를 할 수 없었던 경우가 3명이었다. 결국, 투여군에서는 48명 중에 18명, 비투여군에서는 47명 중에 14명을 대상으로 검토 비교하였다. 질환은 외상이 가장 많고 다음으로 뇌혈관장애이었다. MRSA양성은 투여군에서 18명 중에 8명, 비투여군에서 14명 중에 9명에게 나타났지만, 양군 사이에 유의한 차이는 없었다. 그러나 외상 증례에서 보면 투여군에서는 11명 중에 5명(45.5%), 비투여군에서는 7명 중에 5명(71.4%)으로 투여군에서 MRSA양성이 낮게 나타났다. 인공호흡관리를 한 증례에서도 역시 MRSA양성은 補中益氣湯을 투여한 군에서 낮은 경향을 나타내었다.

8. 결론
補中益氣湯의 투여로 MRSA감염의 예방가능성을 시사하였다.

9. 한방고찰
없음

10. 논문 속의 안전성 평가
언급 없음

11. 평가자 의견
응급의료 현장에서 이와 같은 RCT를 실시하였다는 점은 극찬할 만하다. 응급의료 현장이라는 사실을 고려한다면 탈락자가 66%로 많았던 것도 어쩔 수 없는 일이다. 그리고 그 내역에 관해서도 상세하게 기술하고 있어 독자 입장에서는 대단히 참고가 될 만한 내용이다. 의료종사자나 면회자의 예방가운 착용, 손 닦는 것에 대해서도 기술하고 있어 편견과 교란인자를 고려했음을 알 수 있다. 증례수가 적은 것이 조금 유감스럽지만, 맹검화, 플라세보placebo를 둔다면 훨씬 더 신뢰성이 높은 보고가 될 것이다. 앞으로의 연구발전을 기대한다.

12. 평가자 이름과 평가 날짜 鶴岡浩樹 2007.6.15, 2008.4.1, 2010.6.1

감염증 | 바이러스성 간염 포함 |

서지사항 • • •

鈴木淳一, 荒田愼壽, 杉山貢. Immuno-compromised host에 대한 補中益氣湯의 면역 · 영양 개선 효과 - MRSA대책을 목표로 -. *Progress in Medicine* 2002;22:1362-3. 醫中誌 Web ID: 2002261757 MOL, MOL-Lib

1. 목적

Immuno-compromised host의 환자에 대한 補中益氣湯의 면역 · 영양 상태의 개선 작용의 유무를 평가

2. 연구디자인

무작위대조군연구RCT

3. 실시기관

橫浜시립대학부속 시민종합의료센터 구명응급센터

4. 대상자 특성

橫浜시설에 입원한 Immuno-compromised host 환자 26명 중에 補中益氣湯 또는 플라세보placebo를 3주 이상 투여할 수 있었던 13명을 대상으로 비교검토하였다.

5. 중재/치료

Arm 1: 補中益氣湯 7.5g 3分服/日을 경구 내지는 장내투여. 7명(남성 7명, 여성 0명, 평균 연령 53.3세±5.6세)

Arm 2: 플라세보로서 유당을 같은 양 투여. 6명(남성 4명, 여성 2명, 평균연령 53.0세±7.7세)

6. 주요 평가항목

혈청알부민치, 말초혈액 림프구수(투여 전, 투여 후 1주, 2주, 3주, 4주)

면역영양지수(prognostic nutrition index : PNI = 알부민치 × 10 + 말초혈액 림프구수 × 0.005)의 변화

7. 주요 결과

혈청알부민치, 말초혈액 림프구수는 양군 사이에 유의한 차이는 없었다. PNI는 플라세보군에서는 투여 후 1주만에 상승하였지만, 2주째는 저하하고 그 후 다시 상승하였다. 이에 비해 투여군에서는 플라세보군보다 유의하게 상승하였다($p<0.05$).

8. 결론

補中益氣湯 투여로 PNI치가 유의하게 상승하였다.

9. 한방고찰

없음

10. 논문 속의 안전성 평가

언급 없음

11. 평가자 의견

응급의료 현장에서 RCT를 시도한 것은 상당히 높이 평가할 만하다. PNI치는 代替성과평가가 된다. 따라서 앞으로의 시험에서는 결과 부분의 마지막에 부기된 것처럼 감염증발증 유무와 영양량 등에 초점을 맞추면 훨씬 유의한 보고가 될 것이다. 증례수가 적은 것은 부정할 수 없지만, 앞으로의 연구가 기대된다. 결과 부분에 MRSA에 감염되지 않은 증례에서 유당군 9명 중에 4명이 MRSA에 감염되었지만, 補中益氣湯 투여군에서는 8명 중에 1명만이 감염되었다는 기술이 있다.

12. 평가자 이름과 평가 날짜 鶴岡浩樹 2007.6.15, 2008.4.1, 2009.5.1, 2010.6.1

감염증 | 바이러스성 간염 포함 |

서지사항 • • •
Higuchi K, Arakawa T, Ando K, et al. Eradication of Helicobacter pylori with a Chinese Herbal medicine without emergence of resistant colonies. *American Journal of Gastroenterology* 1999;94:1419-20. CENTRAL ID: CN-00162864, Pubmed ID: 10235237

1. 목적
헬리코박터 파이로리Helicobacter pylori균 감염증의 프로톤펌프억제제PPI:Proton Pump Inhibitor, 항생물질, 吳茱萸湯의 3제 병용요법의 유효성 및 안전성 평가

2. 연구디자인
무작위대조군연구RCT

3. 실시기관
실시시설에 관한 언급 없음(저자는 大阪시립대학 의학부 제 3내과)

4. 대상자 특성
헬리코박터 파이로리Helicobacter pylori균 감염자 63명

5. 중재/치료
Arm 1: omeprazole 40mg, amoxicillin 1,500mg, 吳茱萸湯 7.5g 32명
Arm 2: omeprazole 40mg, amoxicillin 1,500mg 31명
약제 투여 기간 2주.

6. 주요 평가항목
위조직표본의 조직학적 검색, 신속 urease 시험
치료 4주 후에 평가

7. 주요 결과
헬리코박터 파이로리Helicobacter pylori균 제균율은 2제 병용군에서 약 60%, 3제 병용군에서 약 80%이었다. 제균 실패 증례에서도 吳茱萸湯 및 amoxicillin 내성균은 나타나지 않았다.

8. 결론
헬리코박터 파이로리균에 대한 吳茱萸湯을 포함한 새로운 3제 병용요법은 부작용과 내성균 출현율을 상승시키지 않으면서 제균율을 높일 수 있었다. 헬리코박터 파이로리제균에 유용한 수단이다.

9. 한방고찰
없음

10. 논문 속의 안전성 평가
부작용은 3제 병용군에서 설사 4명, 2제 병용군에서 설사 4명, 복통 1명으로 양 군에서 거의 같이 나타났다. 그리고 어느 경우에도 증상이 아주 심하지는 않았다.

11. 평가자 의견
吳茱萸湯의 한방적 사용방법과는 다른 방법으로 시도하였다. 본 논문은 Letters to the Editor로 내용이 충분히 언급되어 있지 않으므로 원저로 투고하길 바란다.

12. 평가자 이름과 평가 날짜 新井信 2007.6.15, 2008.4.1, 2010.6.1

감염증 | 바이러스성 간염 포함 |

서지사항 • • •

谷口彰治, 幸野健, 寺井岳三. 대상포진 후 신경통에 대한 補中益氣湯의 예방효과. *Progress in Medicine* 2002;22:863-5. 醫中誌 Web ID: 2002176936 MOL, MOL-Lib.

1. 목적

대상포진 후 신경통PHN에 대한 補中益氣湯의 예방 효과의 유무를 평가

2. 연구디자인

무작위대조군연구RCT

3. 실시기관

병원 1시설(피부과)

4. 대상자 특성

급성기의 대상포진환자 57명

5. 중재/치료

Arm 1: 카네보 補中益氣湯 엑기스 세립 7.5㎎을 1일 3회로 나누어 12주 경구투여(42명: 남성 12명, 여성 30명, 평균연령 69.2세)

Arm 2: 투약없음(15명: 남성 5명, 여성 10명, 평균연령 66.9세)

6. 주요 평가항목

관찰개시 시, 투여 12주 후, 24주 후의 통증 상태를 visual analogue scaleVAS로 평가하였다. 평가 데이터를 중앙치(25%점, 75%점)로 표시하였다.

7. 주요 결과

관찰개시 시의 VAS는 補中益氣湯에서 7.1(6.5, 7.4), 대조군에서 6.9(5.5, 7.9)이었다. 12주 후에는 각각 4.1(3.0, 5.4), 3.5(1.7, 5.1), 24주 후에는 1.4(0.5, 2.3), 2.9(1.7, 4.2)이었다. 관찰 전과 24주 후에 비교한 VAS비율rVAS에서 補中益氣湯이 0.20(0.09, 0.30), 대조군이 0.42(0.33, 0.53)로 유의한 차이를 보였다.

8. 결론

대상포진의 급성기에 補中益氣湯을 12주 복용함으로써 24주 후의 PHN을 유의하게 억제시켰다. 補中益氣湯은 PHN에 대해 예방효과가 있다는 점을 시사하였다.

9. 한방고찰

없음

10. 논문 속의 안전성 평가

補中益氣湯 투여군 42명 중 1명에게 위불쾌감이 나타났지만 일과성으로 계속 투여할 수 있었다.

11. 평가자 의견

PHN으로 오랫동안 고통받은 환자들이 많은데 이런 의미에서 본 시험은 귀중한 보고라고 할 수 있다. 「谷口彰治, 寺井岳三, 幸野健 외. 대상포진 후 신경통에 대한 補中益氣湯의 효과. *피부임상* 1999;41:601-3」에서도 같은 시험결과 보고가 있어 이것도 같이 코멘트를 하겠다. 양군의 연령, 이환부위, 발증 일수, 기초질환, 병용약에 차이는 없다고 언급되어 있지만, 증례수에서 차이가 있다. PHN의 발병율과도 관련이 있지만, 결과에 어떤 영향을 미치는가 등에 대한 검토가 필요하다. 임상적으로는 유의한 결과로 앞으로 더욱 발전된 연구성과가 기대된다.

12. 평가자 이름과 평가 날짜 鶴岡浩樹 2007.6.15, 2008.4.1, 2010.6.1

감염증 | 바이러스성 간염 포함 |

서지사항

佐田通夫, 天ヶ瀬洋正, 古賀俊逸 외. B형 만성 활동성 간염에 대한 IFN-β인터페론 · 小柴胡湯 병용요법의 치료효과. *임상과 연구* 1994;71:814-20. 醫中誌 Web ID: 1994141311

1. 목적

만성B형 활동성 간염에 대한 IFN-β요법과 小柴胡湯 병용요법의 치료효과를 평가

2. 연구디자인

무작위대조시험(봉투법)RCT-envelope

3. 실시기관

대학병원 9시설, 종합병원 15시설

4. 대상자 특성

간생검조직소견(1년 이내)이 만성 활동성 간염양상을 띠고, HbsAg, HbeAg가 모두 양성인 환자 62명

5. 중재/치료

Arm 1: IFN-β 요법(총투여량 102×10^6 IU) 8주 + 小柴胡湯(6.0g/일 또는 7.5g/일)(제약회사 불명) 8주 + 6개월, 28명
Arm 2: IFN-β 단독(총투여량 102×10^6 IU) 8주, 34명

6. 주요 평가항목

혈중 HBs항원, e항원 · 항체, HBV-DNA-polymerase(DNA-P) 및 혈액 · 생화학검사, 요검사로 평가하였다. 이들에 대해서 치료 개시 4주 전, IFN-β 개시 당일, 개시 후 1, 2, 4 및 IFN-β의 투여종료 시, 투여 종료 후 1, 2, 3, 4, 5, 6, 9 및 12개월째에 조사하였다.

7. 주요 결과

탈락에는 Arm 1은 3명, Arm 2는 8명이었다. IFN-β 요법 전후에서 DNA-P가 현저하게 저하되고, 음성화비율 및 DNA-P의 지속적인 변화에도 불구하고 양군 사이에서 유의한 차이는 없었다. e항원의 음성화비율과 seroconversion비율에 우열의 차이는 없었다. 혈청 ALT, AST 수치의 추이에 유의한 차이는 없었다. IFN-β투여 종료 후 12개월째, e항원의 음성화가 확인된 12명의 AST 수치는 병용군에서 저하 경향이 나타났다. 양군 사이에 혈액과 생화학검사에서 우열의 차이는 없었다.

8. 결론

IFN · 小柴胡湯 병용요법의 B형 만성 간염에 대한 유효성은 IFN단독 사용에 대하여 유의한 차이는 없다.

9. 한방고찰

특기할 만한 사항은 없음

10. 논문 속의 안전성 평가

부작용으로 치료를 중지한 경우는 양군 모두 없었다. 단독군에서 1명이 토혈을 하였지만 항궤양제로 회복되었다. 이번 치료로 인한 인과관계는 확실하지 않고 다만 NSAIDs로 인한 가능성이 있다.

11. 평가자 의견

여러 시설에서 RCT를 실시한 것은 매우 높이 평가할 만하다. 바이러스학적인 검색과 함께 자각증상, 장기적인 성과에 대한 언급도 필요하다.

12. 평가자 이름과 평가 날짜 小暮敏明 2008.8.8, 2010.6.1

감염증 | 바이러스성 간염 포함 |

서지사항

佐藤俊一, 石川和克, 千葉俊明. B형 만성 간염에 대한 小柴胡湯의 임상효과. *소화기과* 1991;15:39-49

1. 목적

B형 만성 간염에 대한 小柴胡湯의 유효성 평가

2. 연구디자인

무작위대조시험(봉투법)RCT-envelope

3. 실시기관

대학병원 6시설, 종합병원 15시설

4. 대상자 특성

원칙적으로 1년 이내에 간생검을 시행하고 HBe항원이 양성이며 아울러 시험 개시 전 GPT수치가 이상을 나타내어 치료가 필요한 환자 44명을 대상으로 하였다. 단 IFN, Ara-A 등의 항바이러스제 등 면역부활작용이 있는 약제가 투여된 12주 이내의 환자는 제외시켰다.

5. 중재/치료

Arm 1: 小柴胡湯군(쯔무라 小柴胡湯 엑기스 과립 7.5g/일, 복용: 24주), 28명

Arm 2: 대조군(일반적인 간보호약 투여: 프로헤파럼proheparum 등: 24주), 16명

6. 주요 평가항목

HBe항원 · 항체, GPT를 시간에 따라 관찰하였다. Seroconversion, seronegative, 항원가 감소, 항원가 불변, 항원가 증가, 항원가 상당히 악화의 6단계로 평가하였다.

7. 주요 결과

HBe항원가의 저하 상태는 24주 후에 양군 사이에 유의한 차이는 없었다. HBe항체가에 대해서는 TJ-9군이 대조군에 비하여 4주 후($p<0.05$), 24주 후($p<0.01$)에 유의하게 수치가 높았다. GPT치는 양군 사이에서 24주 후, 48주 후에 유의한 차이는 보이지 않았다. HBe항원 · 항체계에서는 24주 후에 항원가 불변 및 HBe항원항원가 악화를 포함한 전체 및 HBe항원가 감소 등에서 양군을 비교하면 TJ-9군이 좀 더 HBe항원가를 저하시키는 경향($P<0.1$)을 보였다. 48주 후에는 양군 사이에 유의한 차이는 없었다.

8. 결론

小柴胡湯은 간보호제와 비교하여 HBe항원가를 감소시키는 경향이 있다. 그리고 HBe항체가는 유의하게 수치가 높고 상승하는 경향을 보였다.

9. 한방고찰

없음

10. 논문 속의 안전성 평가

평가 없음

11. 평가자 의견

여러 시설에서 RCT를 시행한 것은 높이 평가할 만하다. 그러나 임상적 의의에 대해서 SCseroconversion, SNseronegative 비율에 유의한 차이가 없고, 그 취급에 있어서 각각의 증례에 주의가 필요하다고 본다.

12. 평가자 이름과 평가 날짜 小暮敏明 2008.8.8, 2010.6.1

감염증 | 바이러스성 간염 포함 |

서지사항 • • •

白木和夫, 谷本要, 富樫武弘 외. HBe항원양성 소아 만성B형간염에 대한 小柴胡湯의 유효성에 대한 검토. *소아과 임상* 1991;44:2146-51.

1. 목적

小柴胡湯의 HBe항원양성 소아 만성B형간염에 대한 유효성과 안전성 평가

2. 연구디자인

무작위대조군연구RCT

3. 실시기관

대학병원 9시설

4. 대상자 특성

HBe항원양성 만성B형간염인 소아 43명

5. 중재/치료

Arm 1: 투여군: 쯔무라 小柴胡湯 엑기스 과립을 연령에 따라 아침, 저녁 식사 전 투여, 23명

Arm 2: 비투여군, 20명

경과 관찰 기간은 6~24개월, 小柴胡湯 평균 투여 기간은 18.6±5.5개월

6. 주요 평가항목

간기능검사, HBe항원 · 항체계에 대한 영향(SCseroconversion, Snseronegative)

7. 주요 결과

ALT, AST는 투여군에서 투여 전의 수치에 비해서 점차적으로 저하하는 경향을 보였지만, 비투여군에서는 나타나지 않았다. SC 혹은 SN은 투여군에서 6개월 후 30.4%, 12개월 후 34.8%, 최종 관찰 시 43.5%이었고, 비투여군에서는 6개월 후 5.0%, 12개월 후 10.0%, 최종 관찰 시 25.0%이었다. SC는 투여군에서 6개월 후 17.4%, 12개월 후 17.4%, 12개월 후 17.4%, 최종 관찰 시 30.4%이었고, 비투여군에서는 6개월 후 0%, 12개월 후 10.0%, 최종 관찰 시 20.0%이었다.

8. 결론

小柴胡湯은 소아B형 만성 간염에 대하여 간기능개선 · HBe항원에서 HBe항체로의 SC를 촉진시킨다는 점에서 유효하다.

9. 한방고찰

없음

10. 논문 속의 안전성 평가

小柴胡湯투여 23명 중 1명에게 심와부의 불쾌감이 나타났다.

11. 평가자 의견

여러 시설에서 RCT를 시행하고 小柴胡湯의 소아B형 만성 간염에 대한 유효성과 안정성을 검토한 것은 높이 평가할 만하다. SC증례에서 小柴胡湯군은 모든 환자에서 간기능이상이 정상으로 된 것은 흥미롭다(보조논문:白木和夫 외. 소아 B형 만성간염에 대한 쯔무라 小柴胡湯의 효과에 관한 임상적 검토. *제7회 일본 소아 동양의학 연구회 강연 기록* 1991;7:18-22.). 양군 사이에서의 통계학적 해석이 이루어지면 임상근거는 훨씬 높아질 것으로 생각한다.

12. 평가자 이름과 평가 날짜 小暮敏明 2008.8.8

감염증 | 바이러스성 간염 포함 |

서지사항

畠山重秋, 植木淳一, 石塚基成 외. C형 만성 간질환에 대한 우르소디옥시콜린산ursodeoxycholic acid 및 小柴胡湯 투여의 비교시험. *약리와 치료* 1994;22:3295-305. 醫中誌 Web ID: 1995069962

1. 목적

C형 만성 간질환에 대한 小柴胡湯의 유효성과 안전성 평가

2. 연구디자인

무작위대조군연구RCT

3. 실시기관

종합병원 1시설

4. 대상자 특성

C형 만성간염CH환자 27명과 C형 대사성 간경변aLCcLC환자 28명으로 합계 55명

5. 중재/치료

Arm 1: 우르소디옥시콜린산ursodeoxycholic acid(UDCA) 600㎎/일 3分服/日, 6개월간 투여, 26명

Arm 2: 쯔무라 小柴胡湯 엑기스 과립 7.5g 식전 3分服, 6개월간 투여, 29명

6. 주요 평가항목

간기능검사, 혈청담즙산분획으로 평가

7. 주요 결과

UDCA군에서는 3명, 小柴胡湯군에서는 2명이 탈락하였다. GOT, GPT의 6개월 후 변화율에서는 CH, aLCcLC 모두 UDCA가 小柴胡湯에 비하여 유의하게 저하하였다. γ-GTP, γ-globulin에서도 UDCA가 小柴胡湯에 비하여 유의하게 저하하였다. 알부민albumin에서는 UDCA가 小柴胡湯에 비하여 유의하게 상승하였다. 혈청담즙분획은 UDCA군에서는 글리신glycine포합형 UDCA분획이 유의하게 상승하고, 글리신glycine포합형 CA 및 CDCA분획은 유의하게 저하되었다. 小柴胡湯군에서는 변화가 없었다.

8. 결론

C형 만성 간질환에 小柴胡湯의 유효성은 확실하지 않다. UDCA는 小柴胡湯에 비하여 유효성이 높은 약제이다.

9. 한방고찰

특별히 없음. 증을 고려하지 않는다면 UDCA투여가 더 낫다고 저자들은 지적하고 있다.

10. 논문 속의 안전성 평가

UDCA군에서 1명이 피부소양증이 나타나 중지하였다. 小柴胡湯군에서는 2명에게 GPT가 수치가 지나치게 높게 나타나 중지하였다.

11. 평가자 의견

UDCA를 대조군으로 하여 RCT를 시행한 것은 높이 평가할 만하다. 바이러스학적인 검색을 가미하고, 좀 더 장기적으로 관찰을 하면 임상적 의의는 더욱 높아질 것이다.

12. 평가자 이름과 평가 날짜 小暮敏明 2008.8.8, 2010.6.1

감염증 | 바이러스성 간염 포함 |

서지사항 • • •

中島修, 曾根美好. C형 만성 간염에 대한 인터페론Interferon · 小柴胡湯 병용요법(제1보) - 인터페론Interferon의 부작용 경감작용 -. *임상과 연구* 1993;70:2994-3002. 醫中誌 Web ID: 1994049432

1. 목적

C형 만성 간염에 대한 인터페론Interferon · 小柴胡湯 병용요법에서 인터페론의 부작용 경감 작용을 평가.

2. 연구디자인

무작위대조군연구(봉투법)RCT-envelope

3. 실시기관

국립大藏병원 1시설

4. 대상자 특성

C형 만성 간염 환자 48명

5. 중재/치료

Arm 1: 인터페론 α600만 단위 2주 연속, 그 후 주 3회 + 카네보 小柴胡湯 엑기스 세립 6g, 24명

Arm 2: 인터페론 단독, 24명

투여기간: 12개월 이상

6. 주요 평가항목

발열 등의 자각증상, 혈구수 등의 검사항목

7. 주요 결과

발열 중증도, 발현빈도 모두 Arm 1에서 유의하게 낮았다. 치료 개시 1개월 후에 백혈구감소는 Arm 1에서 유의하게 억제되었다. 다른 부작용 발현에는 유의한 차이가 없었다.

8. 결론

小柴胡湯은 인터페론의 부작용 경감 작용을 내포하고 있을 가능성이 있다.

9. 한방고찰

없음

10. 논문 속의 안전성 평가

언급 없음

11. 평가자 의견

본 논문은 C형 만성 간염에 대한 인터페론 · 小柴胡湯 병용요법의 임상시험에 관한 제1보로서 부작용 발현에 관한 부분만을 정리한 것이다. 「상한」에도 사용되는 小柴胡湯 임상효과의 일면이 「상한」과 유사한 인터페론 부작용을 억제할 가능성이 있다고 지적한 점은 매우 흥미롭다.

12. 평가자 이름과 평가 날짜 及川哲郎 2008.9.19, 2010.1.6

감염증 | 바이러스성 간염 포함 |

서지사항

中島修, 曾根美好. 인터페론Interferon요법 후의 C형 만성 간염에 대한 小柴胡湯의 유용성 검토 - 제2보 -. *임상과 연구* 1998;75:1883-8. 醫中誌 Web ID: 1999004032 MOL, MOL-Lib

1. **목적**

   인터페론Interferon(IFN) 투여 후의 C형 만성 간염에 대한 유효성과 안전성 평가

2. **연구디자인**

   무작위대조군연구RCT

3. **실시기관**

   종합병원 1시설

4. **대상자 특성**

   IFN요법을 종료한 C형 만성 활동성 간염 환자 101명

5. **중재/치료**

   Arm 1: A군: IFN요법(6개월) · 간보호제 투여(6개월) 후 카네보 小柴胡湯 엑기스 세립 6g/일(24개월), 49명

   Arm 2: B군: IFN요법 · 간보호제 투여 후, 간보호제를 계속해서 투여(24개월), 52명

6. **주요 평가항목**

   간기능검사, HCV-RNA 수치의 추이, 혈소판 · 백혈구 수의 추이

7. **주요 결과**

   ALT는 24개월 후 A/B군 사이에 유이한 차이가 없었다. AST는 A군이 B군에 비하여 24개월 후에 유의하게 저하되었다(P〈0.05). HCV-RNA 수치는 24개월 후에 A군이 B군에 비하여 유의하게 낮았다(P〈0.05).

8. **결론**

   小柴胡湯은 C형 만성간염의 IFN치료 후의 유지요법으로서 유효하다.

9. **한방고찰**

   없음

10. **논문 속의 안전성 평가**

    혈소판수는 A군과 B군에 유의한 차이(P〈0.05)가 나타났는데, B군에서 시작 때와 비교하여 저하되었다. 백혈구수도 A군과 B군 사이에 유의한 차이가 나타났는데, B군에서 저하되었다. 단, 시작 때와 비교하면 유의한 차이는 보이지 않았다. IFN 후의 췌장기능이상은 A군이 B군에 비하여 개선되는 경향이었다.(보조논문: 曾根美好, 中島修. 인터페론 요법 후의 C형 만성 간염에 대한 小柴胡湯의 유용성 검토. *임상과 연구* 1995:72:3193-7. 醫中誌 Web ID: 1996190408 MOL, MOL-Lib).

11. **평가자 의견**

    이 연구는 RCT를 이용하여 장기적으로 관찰한 점에서 임상적 의의가 크다. 또한 군들 사이에 비교가 충분히 이루어져 높은 근거를 가진다고 생각한다.

12. **평가자 이름과 평가 날짜** 小暮敏明 2008.8.8

감염증 | 바이러스성 간염 포함 |

서지사항 • • •
中島修, 曾根美好, 黑川香 외. C형 만성 간염의 보완 의료. *화학요법연구소기요* 2003;34:40-51. 醫中誌 Web ID: 2004188041

1. 목적
인터페론Interferon 무효의 C형 만성 간염에 대한 小柴胡湯의 유효성 확인

2. 연구디자인
무작위대조군연구(봉투법)RCT-envelope

3. 실시기관
대학병원 1시설과 여러 종합병원

4. 대상자 특성
IFN요법을 종료한 C형 만성 활동성 간염 환자 100명

5. 중재/치료
Arm 1: Squalene투여군 1,500㎎/일, 33명
Arm 2: Cepharanthin 투여군 체중 1㎏당 각각 1㎎, 40명
Arm 3: 小柴胡湯투여군 6.0g/일, 39명
각 군은 모두 1일 투여량을 3회로 나누어 식전에 복용. 투여 기간은 5년

6. 주요 평가항목
AST, ALT, PIIIP, IV형 콜라겐, HCV-RNA정량

7. 주요 결과
AST, ALT는 투여 후 6개월, 30개월 후에 일시적으로 상승하였지만, 전반적으로는 유의하게 저하되었다. IV형 콜라겐, PIIIP도 각군에서 유의하게 저하되었다. HCV-RNA정량도 같은 결과로 3군 사이에 유의한 차이는 없었다. 小柴胡湯군에서 50개월 후에 유의하게 저하되었지만, 간보호제군에서는 변화가 없었다. Ch-E는 小柴胡湯군에서는 변화가 없고 간보호제군에서 유의하게 저하되었다. IV형 콜라겐, HCV-RNA는 小柴胡湯군에서 유의하게 저하되고, 간보호제군에서 유의하게 상승하였다. PIIIP도 IV형 콜라겐과 같았다.

8. 결론
小柴胡湯은 C형 만성 간염의 치료약으로 유효하다. 그 효과는 Squalene, Cepharanthin과 동일하다.

9. 한방고찰
음증이며 허증인 환자는 군을 분류하기 전에 제외시켰다. 그 결과 음증이면서 허증인 환자 1명을 제외시키고 99명을 대상으로 실제 시험을 실시하였다.

10. 논문 속의 안전성 평가
언급 없음

11. 평가자 의견
小柴胡湯이 C형 만성 간염의 치료약으로서 유효하다는 것을 확인한 논문이다.

12. 평가자 이름과 평가 날짜 小暮敏明 2007.6.15, 2008.4.1

감염증 | 바이러스성 간염 포함 |

서지사항

中島修, 曾根美好, 大西英胤 외. 小柴胡湯으로 C형 만성 간염에서 간경변으로의 진전 억제 효과. *임상과 연구* 1999;76:176-84. 醫中誌 Web ID: 1999207089 MOL, MOL-Lib

1. **목적**

   C형 만성 간염에 대한 小柴胡湯의 유효성 확인

2. **연구디자인**

   무작위대조군연구RCT

3. **실시기관**

   여러 종합병원

4. **대상자 특성**

   IFN요법을 종료한 C형 만성 활동성 간염 환자 99명

5. **중재/치료**

   Arm 1: 카네보 小柴胡湯 엑기스 과립 6g/일을 3회로 나누어 복용

   Arm 2: 일반적인 간보호제 중의 한 종류를 복용

   Arm 1, Arm 2 모두 50개월간 추적

6. **주요 평가항목**

   AST, ALT, Ch-E, PIIIP, IV형 콜라겐, HCV-RNA

7. **주요 결과**

   AST, ALT는 小柴胡湯군에서 50개월 후에 유의하게 저하되었지만, 간보호제군에서는 변화가 없었다. Ch-E는 小柴胡湯군에서는 변화가 없고, 간보호제군에서 유의하게 저하되었다. IV형 콜라겐, HCV-RNA는 小柴胡湯군에서 유의하게 저하되고, 간보호제군에서 유의하게 상승하였다. PIIIP도 IV형콜라겐과 같았다.

8. **결론**

   小柴胡湯은 C형 만성 간염 치료약으로서 유효하다. 간경변으로의 진전을 억제시키는 효과가 있다고 추측된다.

9. **한방고찰**

   음증이면서 허증인 환자는 군을 분류하기 전에 제외시켰다.

10. **논문 속의 안전성 평가**

    언급 없음

11. **평가자 의견**

    小柴胡湯이 C형 만성 간염 치료약으로서 유효하다는 것을 확인한 논문이다.

12. **평가자 이름과 평가 날짜** 小暮敏明 2007.6.15, 2008.4.1

감염증 | 바이러스성 간염 포함 |

서지사항 • • •

田中直美, 松崎靖司, 大菅俊明 외. 만성 C형 간염에 대한 TJ-9 小柴胡湯과 IFN 병용 비교시험(중간보고). *Progress in Medicine* 1993;13:2868-72.

1. 목적

만성C형 간염에 대한 小柴胡湯과 IFN의 병용효과 평가

2. 연구디자인

무작위대조군연구(봉투법)RCT-envelope

3. 실시기관

筑波대학병원 등 병원 3시설

4. 대상자 특성

65세 미만의 만성 C형 간염 환자 36명

5. 중재/치료

Arm 1: 인터페론Interferon α (또는 β) 600만 단위 2주 연속 투여 후, 주 3회(23주 투여) + 쯔무라 小柴胡湯 엑기스 과립 7.5g 3分服/日, 1년 6개월 투여, 15명

Arm 2: 인터페론 단독 23주 투여, 21명

6. 주요 평가항목

ALT

7. 주요 결과

양군 사이에서 ALT변동에 유의한 차이는 없었다.

8. 결론

중간보고 시점에서 小柴胡湯과 IFN병용으로 만성 C형 간염의 치료효과를 높일 수는 없었다.

9. 한방고찰

없음

10. 논문 속의 안전성 평가

언급 없음

11. 평가자 의견

본 논문은 C형 만성 간염에 대한 인터페론 · 小柴胡湯 병용요법의 임상시험에 관한 중간보고로 100명 이상의 등록 증례 중에 치료를 완료한 36명에 대하여 정리한 것이다. 이 중간보고 시점에서는 병용의 우수성은 확실하게 나타나지 않았지만, 이것은 어디까지나 중간보고이므로 최종보고가 기다려진다.

12. 평가자 이름과 평가 날짜 及川哲郎 2008.9.19, 2010.1.6, 2010.6.1

감염증 | 바이러스성 간염 포함 |

서지사항 • • •

井齋偉矢. C형 만성 간염의 인터페론Interferon요법에서 부작용에 대한 한방제제의 효과. *진단과 치료* 1996;84:1505-9. MOL, MOL-Lib

1. 목적

C형 만성 간염의 인터페론interferon 요법에서 부작용에 대한 한방제제의 유효성을 평가

2. 연구디자인

무작위대조군연구RCT

3. 실시기관

병원 1시설

4. 대상자 특성

C형 만성 간염 환자 12명

5. 중재/치료

Arm 1: 인터페론α 3일째까지 600만 단위 연속투여, 그 후 14일째까지 1,000만 단위 연속투여, 이후 12주는 1,000만 단위 주 3회 투여 + 한방제제(쯔무라 桂枝湯엑기스 과립 5g, 쯔무라 麻黃湯 엑기스 과립 5g, 쯔무라 홍삼분말 4g)을 인터페론 투여 개시일부터 4주 연속투여, 6명

Arm 2: 인터페론 단독, 6명

6. 주요 평가항목

체온, 자각증상, 혈액생화학, 디클로페낙Nadiclofenac sodium 좌약사용량

7. 주요 결과

4주째까지의 디클로페낙Na 좌약사용량은 Arm 1이 유의하게 적었다. 식욕부진과 관절통호소는 Arm 1에서 유의하게 적었다.

8. 결론

한방제제의 병용은 C형 만성 간염의 인터페론 요법에서 나타나는 부작용에 대하여 유효하다는 가능성을 시사하였다.

9. 한방고찰

桂麻各半湯의 방의에 면역부활작용을 목적으로 홍삼분말을 가미하였다.

10. 논문 속의 안전성 평가

Arm 1 중에 1명은 위장증상 때문에 한방제제복용을 개시한 9일째에 투여를 중지하였으며, 이후의 평가에서 제외시켰다. 제외 증례 1명 이외에 또 다른 1명이 한방제제복용 개시 후 9일째에 오심 · 구토를 호소하였다. 하지만, 복용을 중단하지 않고 계속 투여를 하였는데 5일 후에는 증상이 소실되어 계속 투여할 수 있었다.

11. 평가자 의견

본 논문은 C형 만성 간염의 인터페론 요법에서 부작용에 대한 한방제제의 효과 평가를 시도하였다. 저자 단독의 처방이지만 發表劑가 인터페론의 인플루엔자유사부작용억제에 일정한 효과가 있다는 것이 시사된다. 단지 유감스럽게도 증례수가 너무 적기 때문에 앞으로 증례수를 늘려 검토가 이루어지길 기대한다.

12. 평가자 이름과 평가 날짜 及川哲郎 2008.9.19, 2010.6.1

감염증 | 바이러스성 간염 포함 |

서지사항 •••

福江英尙, 萩原剛, 吉田信一 외. HIV 감염증에 대한 小柴胡湯대량 투여 효과. *HIV 감염자 발증예방 · 치료에 관한 연구반 1995년도 연구보고서* 1996;203-10.

1. 목적

HIV 감염증에 대한 小柴胡湯의 유효성 및 안전성 평가

2. 연구디자인

이중맹검 무작위대조군연구DB-RCT

3. 실시기관

실시시설에 관한 언급 없음(저자는 東京의과대학 임상병리, 국립예방위생연구소, 橫浜 시립대학 공중위생 및 국립공중위생원 역학부이론 역학실)

4. 대상자 특성

CD4양성 세포수가 200~500/㎕의 에이즈관련 증후군 및 무증후성 보균자 19명

5. 중재/치료

Arm 1: 쯔무라 小柴胡湯 엑기스 과립 22.5g 1일 3회 복용 12주

Arm 2: 위약placebo

6. 주요 평가항목

면역학적검사CD4실수치, CD4/CD8, 림프구 유약화반응, 바이러스학적검사P24 항원, Branched DNA assay, 임상증상

7. 주요 결과

해석 증례는 Arm 1에서 7명, Arm 2에서 8명으로 합계 15명이었다. 약제 투여 후의 CD4양성세포실수치 및 CD4/CD8모두 Arm 1과 Arm 2 사이에서 통계학적으로 유의한 차이는 나타나지 않았다. 림프구 유약화반응도 양군 사이에서 유의한 차이는 없었다. 바이러스학적 검사는 바이러스가 검출되지 않은 증례가 많아서 해석이 불가능하였다.

8. 결론

小柴胡湯은 HIV감염증에 대해 효과가 없다는 사실을 시사하였다.

9. 한방고찰

고찰에서 언급하였다.

10. 논문 속의 안전성 평가

小柴胡湯투여군에서 1명에게 간기능장애가 나타나 투약을 중지하였다. 경미한 소화기증상이 나타난 경우는 小柴胡湯군 및 위약placebo군에서 각각 2명 있었다.

11. 평가자 의견

본 임상시험으로 小柴胡湯은 HIV감염증에 대하여 효과가 없다는 사실이 시사되었다. 그리고 저자도 지적하고 있지만 증례수가 적고 바이러스 검출을 못했기 때문에 항바이러스효과를 평가할 수 없었다는 점 등을 개선하여 재검토가 이루어지기를 바란다.

12. 평가자 이름과 평가 날짜 岡部哲郎 2008.9.17, 2010.6.1

암 | 암 수술 후, 항암제의 불특정한 부작용 |

서지사항 • • •

今野弘之, 丸尾祐司, 馬場正三 외. 위암 수술 후 보조화학요법으로서 十全大補湯병용으로 인한 면역능개선효과. *Biotherapy* 1997;11:193-9. MOL, MOL-Lib

1. 목적 위암 수술 후 보조화학요법(uracil + tegafu UFT 300㎎/일) 중인 환자에 대한 十全大補湯의 면역능개선 효과 평가
2. 연구디자인 무작위대조군연구(봉투법)RCT-envelope
3. 실시기관 대학 1시설(浜松의과대학 제2외과). 기타 병원 2시설
4. 대상자 특성 肉眼的치유절제(Stage I－Ⅲ)의 위암 수술 후 환자 23명
5. 중재/치료

   Arm 1: UFT 300㎎/일 + 쯔무라 十全大補湯 엑기스 과립 7.5g/일, 수술 후 2주부터 14주까지 7.5g 3分服/日 투여, 11명

   Arm 2: UFT 300㎎/일 단독예, 12명
6. 주요 평가항목

   血液像(헤모글로빈, 백혈구수, 림프구수, suppressor T세포%, 세포장애성 T세포%): 1개월, 3개월, 6개월, 12개월 후

   자각증상(PS, 식욕부진, 전신권태감): 월 1회
7. 주요 결과

   헤모글로빈, 백혈구수, 림프구수: 유의차 없음

   Suppressor T세포 %: 1개월 후에서만 Arm 1에 유의하게 낮은 수치가 나타남($p<0.05$)

   세포장애성 T세포 %: 1개월후에서만 Arm 1이 수치가 높은 경향을 보임($p=0.076$)

   자각증상의 개선정도(저자들은 식욕부진의 경우 치료군에서 개선되었다고 하지만, 증례수가 적었기 때문에 통계처리를 하지 않았다): 유의한 차이는 없다고 본다.
8. 결론

   위암 수술 후 보조화학요법UFT 투여 중인 환자에게 十全大補湯병용군에서는 비병용군에 비해서 suppressor T세포 비율이 3개월간에 걸쳐 저하되고, 세포장애성 T세포가 1개월 후에 증가하였다. 그리고 식욕부진과 전신권태감 등의 자각증상이 개선되었다. 따라서 위암 수술 후의 UFT를 사용한 보조화학요법 환자에게 十全大補湯은 유용하다.
9. 한방고찰

   없음
10. 논문 속의 안전성 평가

    유해사상: 백혈구수, 과립구수의 감소가 Arm 1에서 1명, Arm 2에서 1명에게 나타났다.
11. 평가자 의견

    저자들은 十全大補湯의 항암제UFT와의 병용은 면역능개선과 항암제의 부작용경감에 유용하다고 결론을 내리고 있다. 그러나 통계학적으로 유의한 차이를 얻을 수 있었던 것은 suppressor T세포 %가 1개월 후에 十全大補湯병용군이 비병용군보다도 유의하게 낮은 수치를 보였다는 것뿐이다. 이 이외의 시기에는 양군 사이에서 suppressor T세포 %에 유의한 차이는 없었다. 또한 세포장애성 T세포 %에서는 모든 관찰기간을 통하여 유의한 차이는 없었기 때문에 이러한 결론에는 무리가 있다. 확실하게 전과정에서 보여준 경향은 백혈구수와 림프구%가 병용군에서 비병용군보다도 많았다는 사실이고, 림프구의 실수는 병용군에서 유의하게 많을 가능성이 있다. 그리고 식욕부진에 대한 개선이 (증례수가 적었기 때문에 유의한 차이를 검정하는 것은 곤란하다) 병용군에서 우월하다고 본다면 병용군은 비병용군보다도 영양상태개선이 컸을 가능성이 있다. 체중변화는 평가하지 않았지만, 체중증가율에도 유의한 차이가 나타났을 가능성은 있다. 결과로서 얻어진 데이터처리와 해석에 개선할 점이 있다고 판단된다.
12. 평가자 이름과 평가 날짜 星野惠津夫 2009.2.15, 2010.1.6, 2010.6.1

암 | 암 수술 후, 항암제의 불특정한 부작용 |

서지사항 • • •

杉町圭藏. 위암 수술 후 보조화학요법으로 人蔘養榮湯의 유용성에 관한 연구. *임상과 연구* 1995;72:454-8. 醫中誌 Web ID: 1995168756 MOL, MOL-Lib

1. 목적

위암 수술 후 보조화학요법불소화 피리미딘계 항암제 중인 환자에 대한 人蔘養榮湯의 부작용 경감작용 및 전신상태 개선효과의 평가

2. 연구디자인

무작위대조시험(봉투법)RCT-envelope

3. 실시기관

대학 3시설(九州대학 제2외과, 福岡대학 제2외과, 산업의과대학 제2외과). 기타 병원 19시설

4. 대상자 특성

肉眼的치유절제(Stage Ⅰ-Ⅳ)의 위암 수술 후 환자 46명

5. 중재/치료

Arm 1: 불소화 피리미딘계 항암제 + 카네보 人蔘養榮湯 엑기스 세립 7.5g/일, 수술 후 2주부터 14주까지 7.5g 3分服 투여, 27명

Arm 2: 불소화 피리미딘계 항암제 단독예, 19명

6. 주요 평가항목

투여개시 14주 후의 혈액상(백혈구, 적혈구, 혈소판), 체중, PS, 자각증상(식욕, 오심구토, 설사)

7. 주요 결과

체중변화, PS: 유의차 없음

적혈구수, 혈소판수: 통계처리는 하지 않았지만, Arm 1이 감소 정도가 적다.

백혈구수: 감소 정도에 유의차 없음

자각증상 개선 정도: 유의차 없음

8. 결론

위암 수술 후 보조화학요법불소화 피리미딘계 항암제중인 환자에 대하여 人蔘養榮湯의 병용은 적혈구수와 혈소판수의 감소억제효과는 있다. 하지만 백혈구수의 감소억제효과와 전신상태 개선 효과는 나타나지 않았다.

9. 한방고찰

없음

10. 논문 속의 안전성 평가

유해사상: Arm 1에 부작용은 없었다. Arm 2에 있어서 유해사상에 대한 언급은 없다.

11. 평가자 의견

저자들은 人蔘養榮湯의 항암제불소화 피리미딘계와의 병용은 유용한 요법이라고 결론을 내리고 있다. 하지만 개선도 평가는 주치의의 판정에 따른 것으로 맹검화하지 않았기 때문에 개입군이 우수하다고 판정했을 가능성이 있다. 환자 분류의 선택기준entry criteria으로서 조기위암과 진행위암, 분화형위암과 미분화위암, 위부분절제수술 후, 亞全摘수술 후, 위 완전절제 수술 후, Stage Ⅰ-Ⅳ 등 진행도와 수술 침습이 제각각이다. 그리고 불소화 피리미딘계 항암제도 아주 다양하여 모두 일정하지 않다는 점도 문제이다. 배경이 같은 증례를 모아 군별로 비교해야 한다. 그렇게 하지 못한 결과 자각증상 개선 정도에 유의한 차이를 증명할 수 없었을 가능성도 있다. 한방약보제으로서 일률적으로 人蔘養榮湯을 투여할 것이 아니라, 補中益氣湯 十全大補湯 人蔘養榮湯 등 여러 방제 중에서 최적의 것을 선택하여 프로토콜protocol로 검토했더라면 유의한 차이가 나왔을 가능성도 있다.

12. 평가자 이름과 평가 날짜 星野惠津夫 2009.2.15, 2010.6.1

암 | 암 수술 후, 항암제의 불특정한 부작용 |

서지사항 • • •

山田卓也. 위암에 5-FU경구제와 十全大補湯[TJ-48]의 병용효과에 관한 무작위비교시험. *Progress in Medicine* 2004;24:2746-7.

1. 목적

위암절제증례에 대해 수술 후 보조화학요법으로서 5-FU경구제와 十全大補湯의 병용효과를 평가

2. 연구디자인

무작위대조시험(봉투법)RCT-envelope

3. 실시기관

岐阜대학 부속병원의 관련병원 15시설

4. 대상자 특성

위암 수술 후인 환자 94명을 대상으로 하였다. 참가자는 다음의 8가지 조건을 갖추고 있다. ①다른 암을 제외한 위암 환자 중에 육안적 근치도가 A 내지는 B, ②심각한 합병증 없음, ③수술 전에 치료를 받지 않음, ④중복암 및 다발암이 없음 ⑤화학요법 개시 전의 데이터가 (WBC 3,000/㎣ 이상, Plt 7만/㎣ 이상, 총단백 6.0g/dL 이상, AST · ALT 60IU/L 이하, 뇨단백(–), ⑥임신 가능성 없음, ⑦performance states가 Grade 0 내지 1, ⑧환자 본인 또는 가족 동의가 있음

5. 중재/치료

Arm 1: 비병용군. 수술 후 2주부터 5-FU정 200㎎/일을 개시하여 2년간 계속 투여. 51명

Arm 2: 병용군. 5-FU정 200㎎/일에 十全大補湯 7.5g/일을 병용하여 2년간 계속 투여. 43명

6. 주요 평가항목

5년 생존율. 임상병기별 생존율

7. 주요 결과

5년 생존율은 비병용군 74.3%, 병용군 73.5%로서 양군 사이에 유의한 차이는 보이지 않았다. 임상병기별로 평가하면 StageⅠ 및 Stage Ⅱ 환자의 2년 및 5년 생존율은 비병용군(n=42)이 92%와 90%, 병용군(n=35)이 91%와 83%로 유의한 차이가 없었다. Stage Ⅲ 및 Stage Ⅳ 환자에서는 비병용군(n=9)이 22%와 0%, 병용군(n=8)이 87%와 25%이었고, 생존기간 중앙치는 각각 14.2개월, 35.1개월로 十全大補湯군에서 생존기간이 유의하게 연장되었다.

8. 결론

위암 수술 후의 5-FU경구제 투여시, Stage Ⅲ 및 Stage Ⅳ의 증례에 대해서 十全大補湯의 병용이 유효하다.

9. 한방고찰

없음

10. 논문 속의 안전성 평가

언급 없음

11. 평가자 의견

十全大補湯의 병용으로 위암 수술 후 환자의 생존기간이 연장되었다는 결과는 임상적으로 매우 영향력 있는 내용이다. 본 시험에서 항암제의 부작용방지에 관한 평가도 확인하고 싶다. 소논문이기 때문에 맹검화 유무 등 연구디자인에 관한 정보가 부족하여 이 이상 평가하기 힘들다. 본 시험의 원저가 기대된다.

12. 평가자 이름과 평가 날짜 鶴岡浩樹 2007.6.15, 2008.4.1, 2010.6.1

암 | 암 수술 후, 항암제의 불특정한 부작용 |

서지사항 • • •

戸田智博, 松崎圭祐, 川野豊一 외. 대장암에 대한 tegafur 徐放性제제SF-SP와 十全大補湯JTX의 수술 전 및 수술 후 병용요법의 검토 - 특히 조직 내 농도와 Thymidine PhosphorylaseTP 활성에 관하여-. *암의 임상* 1998;44:317-23. MOL, MOL-Lib

1. 목적 대장암환자에 대한 수술 전 tegafur 徐放제제 투여 후의 조직속의 5-Fu 농도 분포를 특정함으로써 十全大補湯 투여로 인한 부작용간장애 억제효과의 기전을 밝히는 것

2. 연구디자인 무작위대조시험(봉투법)RCT-envelope

3. 실시기관 병원 1시설

4. 대상자 특성 수술 전 · 수술 후에 항암제 tegafur 徐放劑(800㎎/일)를 투여한 대장암환자 44명

5. 중재/치료

Arm 1: 수술 전 7~20일, tegafur 徐放劑와 十全大補湯(제약회사 불명) 7.5g/일을 병용투여, 24명
Arm 2: 수술 전 7~20일, tegafur 徐放劑 단독투여례, 20명
수술 후에도 보조화학 요법으로서 두 군 모두 가능한 계속 투여

6. 주요 평가항목

말초혈액 속의 tegafur 농도와 5-Fu농도, 수술표본조직종양조직과 정상조직 내의 tegafur 농도와 5-Fu농도와 Thymidine PhosphorylaseTP활성, 조직종양조직과 정상조직 내에서 TP활성에 있어서의 tegafur에서 5-Fu에의 변환율, 종양조직내와 정상조직내에서 TP활성에 대한 tegafur에서 5-Fu에의 변환율의 비, 투여 개시와 종료에서의 CBC · 간기능검사 · 총단백

7. 주요 결과

非암조직내의 5-FU농도: Arm 1〈 Arm 2(p〈0.05). 말초혈액 중의 tegafur 농도와 5-FU농도, 종양조직내의 tegafur 농도와 5-FU농도, 정상조직내의 tegafur 농도: 모두 유의차 없음. tegafur 徐放劑로 인한 부작용: 주된 부작용은 소화기계(식욕부진, 오심, 구토, 설사)이었지만, Arm 1(6/18)보다도 Arm 2(9/23)가 발현까지의 기간이 길었다. 혈액검사의 이상: 투여 개시와 종료에서 GPT는 Arm 1에서는 유의한 차이가 없었지만, Arm 2에서 유의한 차이가 있었다(p〈0.01). 十全大補湯에서 간기능장애발현을 억제할 가능성이 시사되었다. Thymidine PhosphorylaseTP활성: Arm 1(p〈0.01), Arm 2(p〈0.05)의 어느쪽도 종양조직내가 정상조직내보다도 컸다. TP활성에 대한 tegafur에서 5-FU에의 변환율: Arm 1에서는 종양조직내가 정상조직내보다도 컸다. 종양조직내와 정상조직내에서의 변환율의 비교: Arm 1이 Arm 2보다도 컸다(p〈0.05).

8. 결론

tegafur 徐放劑 투여 중인 환자에게 十全大補湯제제를 병용하면 종양조직내에서 5-FU농도가 상승한다. 한편 정상조직내에서는 저하하고 tegafur의 종양선택성이 향상된다. 이 기전의 일부는 十全大補湯제제가 조직내 TP활성 및 CYPcytochrome P-450에 영향을 미쳤기 때문이라고 생각된다.

9. 한방고찰

없음

10. 논문 속의 안전성 평가

언급 없음

11. 평가자 의견

한방약이 약물대사효소작용을 수식하여 항암제의 종양선택성을 높인다는 생각은 매력적이다. 한방약의 어떤 성분이 그 부분에 관여하고 있는가가 밝혀진다면 새로운 항암제개발로 이어질 가능성이 있다. 그러나 치료 종료시의 GPT의 높은 수치를 이유로 十全大補湯제제가 tegafur 徐放劑로 인한 간기능장애를 억제한다는 결론은 SEMstandard error of the mean이 큰 점으로 보아 옳지 않다. 소수 환자에게 간기능장애가 발생하였기 때문에 투여를 중지하였다고 보는 것이 자연스럽다.

12. 평가자 이름과 평가 날짜 星野惠津夫 2009.4.26, 2010.1.6

암 | 암 수술 후, 항암제의 불특정한 부작용 |

서지사항 • • •

佐々木一晃, 高島健, 北川一彥외 : 대장암수술 후 한방약으로 인한 면역기능부활화와 간전이억제효과에 관하여. *Progress in Medicine* 1992;12:1652-5.

1. 목적 대장암 수술을 한 환자에게 小柴胡湯투여로 인한 면역기능부활화와 간전이억제효과의 평가

2. 연구디자인 무작위대조시험RCT

3. 실시기관 대학병원 1시설(札幌의과대학 제 1외과)

4. 대상자 특성 대장암 수술 후, 화학요법을 시행중인 환자 20명

5. 중재/치료

Arm 1: 수술 후 3~4주 후부터 쯔무라 小柴胡湯 엑기스 과립 7.5g/일을 투여 10명

Arm 2: 수술 후 3~4주 후부터 크레스틴Krestin(PSKpolysaccharide Kureha) 3g/일을 투여 10명

6. 주요 평가항목

투여 전 및 투여 후 2, 4, 12주 후에 면역학적 지표로서 말초혈중의 백혈구수, 림프구수, CD3, CD4, CD8, CD57, CD16의 양성세포(%), PHA림프구 유약화반응을 측정하였다. 또한 양군에서 환자의 예후(관찰기간 3년 6개월~4년 4개월)를 조사하였다.

7. 주요 결과

CD4/CD8 비: Arm 1과 Arm 2에서 유의차 없음

CD57: 2주째에 Arm 1이 Arm 2보다 증가율이 유의하게 컸다. 4주째에는 Arm 1과 Arm 2의 양군 모두 투여 전 수치보다도 유의하게 증가하였다.

CD16: 4주째와 12주째에서 Arm 1과 Arm 2 모두 투여 전에 비하여 유의하게 증가하였다.

PHA림프구 유약화반응: Arm 1에서는 2주째, 4주째, 12주째에서 투여 전 수치에 비하여 유의하게 증가하였다. Arm 2에서는 12주째에 투여 수치에 비하여 유의하게 증가하였다.

예후: Arm 1에서는 복벽재발 1명(재수술로 생존), 다른 질병으로 사망 1명, Arm 2에서는 간전이(사망) 1명, 국소재발 1명(재수술로 생존)이 있었다.

8. 결론

柴胡劑는 PHA림프구 유약화반응 및 CD57, CD16으로 평가되는 NK세포활성을 증가시켜 면역능 부활효과가 시사된다.

9. 한방고찰

없음

10. 논문 속의 안전성 평가

언급 없음

11. 평가자 의견

대장암 수술 후 3~4주부터 화학요법을 실시하고 있는 증례를 대상으로 면역학적 평가를 하여 위와 같은 결과를 보고하였다. 수술 후에는 수술 침습이 가해지고, 저영양상태이기도 하여 일반적으로 면역력은 저하된다. 세포성 면역은 수술 후 2~4주 사이에 저하하고, 6주에 수술 전 수치까지 회복된다고 한다. 따라서 수술 후 3~4주 후를 前値라고 하고 그때부터 2~12주 후에 PHA림프구 유약화반응과 NK활성이 증가했다고 하여 이것이 小柴胡湯 혹은 PSK효과라고 결론을 내릴 수 없다. 이들의 「BRM」을 투여하지 않은 Arm을 설정하여야만 결론을 이끌어낼 수 있다. 그리고 대상환자의 진행도Stage도 Ⅰ~Ⅳ까지 다양하여 예후를 언급하는 것은 적합하지 않다. Stage를 Ⅲ~Ⅳ로 제한하고 일정한 화학요법을 실시하고 있는 환자를 대상으로 수술 후 충분한 회복을 확인한 다음에 한방약 투여군과 비투여군을 비교할 필요가 있다.

12. 평가자 이름과 평가 날짜 星野惠津夫 2009.4.26

암 | 암 수술 후, 항암제의 불특정한 부작용 |

서지사항

荒木靖三, 田中保, 緒方裕 외. 대장암 수술 후에 미치는 한방방제의 면역학적 검토. *신약과 임상* 1992;41:1670-6.

1. 목적 대장암 수술을 한 환자에게 人蔘養榮湯을 투여함으로써 면역기능부활과 영양상태개선효과 평가

2. 연구디자인 무작위대조시험(봉투법)RCT-envelope

3. 실시기관 대학병원 1시설(久留米대학 제1외과)

4. 대상자 특성 대장암 수술 후에 화학요법을 시행중인 환자 23명

5. 중재/치료

Arm 1: 수술 후 경구식 개시부터 쯔무라 人蔘養榮湯 엑기스 과립 9.0g/일을 투여, 12명

Arm 2: 비투여례, 11명

6. 주요 평가항목

수술 전 및 수술 후 2주째, 3개월째, 6개월째에 면역학적 지표로서 말초혈중의 백혈구수, 림프구수, T세포(%), PHA림프구 유약화능, 림프구표면마커CD4, CD8, CD25, NK세포활성(%), IL-2반응시험을 측정하였다. 그리고 양군에서 환자의 예후(관찰기간 3년 6개월~4년 4개월)를 조사하였다. 아울러 영양지표PNI도 산출하였다.

7. 주요 결과

림프구수 변화율: 수술 후 2주째, 3개월째에 Arm 1〉Arm 2(p〈0.05)이었다.

T세포(%) 변화율: 수술 후 2주째에는 Arm 1〈Arm 2(p,0.05)이었다. 하지만 수술 후 3개월째, 6개월째는 Arm 1〉Arm 2(p〈0.05)이었다.

PHA림프구 유약화능 변화율: 6개월째에 Arm 1〉Arm 2(p〈0.05)이었다.

NK세포활성(%) 변화율: Arm 1과 Arm 2에서 유의차 없었다.

CD4 및 CD8 양성세포(%) 변화율: Arm 1이 Arm 2보다 큰 경향(유의한 차이가 없음)

IL-2반응시험비: 수술 후 2주째, 3개월째에 Arm 1이Arm 2보다 큰 경향(유의한 차이가 없음)

IL-2수용체 양성세포비: 수술 후 2주째, 6개월째에 Arm 1이 Arm 2보다 적은 경향(유의한 차이가 없음). Arm 1에서는 수술 전의 수치에 비하여 6개월째에 유의하게 저하되었다(p〈0.05).

영양지표PNI: Arm 1과 Arm 2에서 유의한 차이가 없었다.

8. 결론

대장암 수술을 한 환자에게 人蔘養榮湯을 투여함으로써 림프구수, PHA유약화능의 회복을 유의하게 촉진시키고 BRM으로서의 가능성을 시사하였다.

9. 한방고찰

없음

10. 논문 속의 안전성 평가

언급 없음

11. 평가자 의견

본 연구에서는 면역학적 지표로서 人蔘養榮湯을 투여한 후 림프구수, 림프구속의 T세포 비율 및 PHA유약화능이 수술 후 3개월째와 6개월째에 대조군에 비하여 증가한 사실이 나타났다. 그러나 NK세포활성은 대조군과 유의한 차이는 없고(저자들은 NK세포활성이 증가되었다고 하였지만, 대조군에서도 마찬가지로 증가하여 한방약으로 인해 NK세포활성이 증가되었다고는 할 수 없다), IL-2 반응시험비율과 IL-2 수용체양성세포비(이들의 면역학적 의의는 불분명)에 유의한 차이는 없고, 영양상태PNI에도 차이는 없었다. 한방약 작용기전의 일부로서 어떤 세포성 면역기능이 부활되었을 가능성은 있다.

12. 평가자 이름과 평가 날짜 星野惠津夫 2009.4.26, 2010.6.1

암 | 암 수술 후, 항암제의 불특정한 부작용 |

서지사항 • • •

佐々木一晃, 江副英理, 荒谷純 외. 소화기암과 한방 - 특히 면역능에서 본 유용성-. *한방과 최신치료* 2006;15:9-14
佐々木一晃, 高坂一, 古畑智久 외. 암화학요법과 한방진료. 외과치료 2007;97:504-10. MOL, MOL-Lib

1. 목적
대장암 수술 후에 재발예방에 있어서 十全大補湯의 임상효과를 평가

2. 연구디자인
무작위대조시험RCT

3. 실시기관
札幌의과대학 제1외과를 중심으로 한 다시설, 단 시설명에 대한 명확한 언급 없음

4. 대상자 특성
2001년 7월부터 2005년 3월 사이에 치유절제를 시행하고 화학요법을 병용한 Stage Ⅱ, Ⅲ 대장암 증례 168명, 평균 연령 65세

5. 중재/치료
Arm 1: 5-FU계 경구약 + 十全大補湯(제약회사 불명) 7.5g/일, 86명
Arm 2: 5-FU계 경구약, 82명

6. 주요 평가항목
재발율, 재발까지의 기간, 생존기간

7. 주요 결과
평균 수술 후 경과 관찰 기간은 38.6개월이었다. Stage Ⅱ에서 재발율은 Arm 1에서 6.9%, Arm 2에서 14.0%로 Arm 1에서 약간 양호한 수치이었지만, 유의한 차이는 보이지 않았다. 재발까지의 평균 기간은 Arm 1에서 18.2개월, Arm 2에서 16.9개월이었다. Stage Ⅱ에서 3년 무재발 생존율은 Arm 1에서 92.2%, Arm 2에서 85.9%, Stage Ⅲ에서는 67.5%, Arm 2에서 62.9%로 Arm 1에서 약간 양호한 수치이었지만, 유의한 차이는 없었다.

8. 결론
十全大補湯이 전이억제작용에 대한 가능성을 시사하고 있지만, (중간보고이므로) 계속해서 경과관찰을 할 예정이다.

9. 한방고찰
없음

10. 논문 속의 안전성 평가
언급 없음

11. 평가자 의견
이 2편의 논문은 대장암 수술 후에 재발예방을 목적으로 十全大補湯의 임상효과를 다시설에서 평가한 임상연구의 중간보고이다. 각 군 모두 100명 조금 안되는 증례수를 확보하고 있다. 현시점에서 대조군과의 명확한 차이는 나타나지 않았지만, 十全大補湯에서 약간 성적이 양호한 경향이 보였다. 앞으로 최종 보고에 대한 기대가 모아진다. 그리고 이 코멘트는 나중에 발표된 후자의 논문 내용을 중심으로 작성하였다.

12. 평가자 이름과 평가 날짜 及川哲郎 2008.12.31, 2010.6.1

암 | 암 수술 후, 항암제의 불특정한 부작용 |

서지사항 • • •

西村元一. 대장암 수술 증례에서 영양, 면역상태에 대한 보중익기탕의 임상효과 검토 *Progress in Medicine* 2009;29:84-5 MOL, MOL-Lib

1. **목적**

   대장암 개복수술 예정 환자에게 보중익기탕을 수술 전 1주 동안 투여하여 수술 전후의 영양상태와 면역력에 대한 유효성 평가

2. **연구디자인**

   무작위대조시험(봉투법)RCT-envelope

3. **세팅**

   金澤적십자병원 1시설

4. **대상자 특성**

   대장암 개복수술 예정 환자 20명

5. **중재/치료**

   Arm 1: 쯔무라 보중익기탕 엑기스 과립 7.5g/일, 3分服/日, 수술 7일 전부터 수술 전날까지 투여(10명)

   Arm 2: 비투여(10명)

6. **주요 평가항목**

   신장, 체중BMI, 백혈구수, CRP, 총단백, Albumin, Prealbumin, 면역 parameterIL-6, CD4, CD8을 수술 전 투여 전 · 후, 수술 후 1, 3, 7일째에 평가

7. **주요 결과**

   Arm 1에서 1명 탈락, Arm 1 에서 9명과 Arm 2에서 10명을 해석하였다.

   두 군 사이에서 연령, 성별, 병변부위, 수술시간, 출혈량, 수혈시행자 비율에 차이는 없었다. 체중(BMI), 백혈구수, CRP, 총단백, Albumin에서 유의한 차이는 없었다.

   Prealbumin은 수술 전날부터 수술 후 7일째까지 Arm 1이 Arm 2보다도 평균치가 높은 경향을 보이고, 수술 후 3일째에만 Arm 1이 Arm 2보다도 유의하게 높은 수치였다.

   IL-6은 수술 다음 날에 Arm 1이 Arm 2 보다도 낮은 경향을 보였다.

8. **결론**

   수술 전 보중익기탕 투여는, 대장암 수술 후 조기회복에 유용하다고 생각된다.

9. **한방 고찰** 없음

10. **논문 중 안정성 평가**

    유해사항: Arm 1에서 1명이 "체질적으로 한방약이 받지 않는다"는 이유로 탈락하였다.

11. **평가자 의견**

    대장암 수술 1주일 전부터 보중익기탕을 투여하여 수술 후 영양상태와 면역상태를 개선시키고, 합병증을 경감시키는 것은 입원기간을 단축시키는 등, 의료비 억제에서도 흥미로운 문제설정이다. 보중익기탕은 '氣虛'를 중심으로 환자의 원기를 회복시키는 補劑로서 식욕부진, 전신권태감, 수면장애 개선 등이 기대된다.

    Prealbumin은 반감기가 짧은 단백질로서, 최근 며칠간의 단백 섭취량을 반영한다. 보중익기탕 기전은 수술 전 환자의 불안감을 완화시키며, 식욕저하를 억제시킨 점이라고 생각된다. 이번 검토에서는 실시하지 않았지만 식욕, 수면, 배변 등에 관해서도 모니터링을 해야 할 것이다. 앞으로 보중익기탕의 유용성을 확인하는 데에 다른 보제십전대보탕과 인삼양영탕과 항불안약을 대조군으로 한 RCT 시행이 이루어지길 기대한다.

12. **평가자 이름과 평가 날짜** 星野惠津夫 2010.6.1

암 | 암 수술 후, 항암제의 불특정한 부작용 |

서지사항
吉川幸造. 대건중탕의 항염증효과 검토, 절식 Rat 모델과 대장암 수술 후 RCT study *제5회 일본소화관학회총회학술집회* 2009:9-10

1. **목적**
   대장암 개복수술 환자를 대상으로 대건중탕의 가스 배출까지 일수 단축과 항염증효과 평가
2. **연구디자인**
   무작위대조시험RCT
3. **세팅**
   德島대학병원 1시설
4. **대상자 특성**
   대장암 수술 환자 30명
5. **중재/치료**
   Arm 1: 대장암 수술 환자 15명(직장암 8명, 결장암 7명), 쯔무라 대건중탕 엑기스 과립 투여(투여량, 투여기간 불명)
   Arm 2: 대장암 수술 환자 15명(직장암 6명, 결장암 9명), 대건중탕 비투여
6. **주요 평가항목**
   수술 후 가스 배출까지의 일수, 백혈구수, 림프구수, CRP, β-D glucan, Candida 항원을 수술 전, 수술 후 1, 3, 5, 7일째에 평가
7. **주요 결과**
   두 군 사이에서 연령, 성별, stage, 수술시간, 출혈량 등에 관한 유의한 차이는 언급되어 있지 않다. 림프구수도 언급되어 있지 않다.
   백혈구수, β-D glucan, Candida 항원은 두 군 사이에서 유의한 차이는 없었다.
   CRP는, 수술 3일째에 Arm 1이 Arm 2 보다 유의하게 낮은 수치였다(5.1±2.3 vs 7.7±4.7; $p<0.05$).
   수술 후 가스 배출까지 걸린 일수는 수술 3일째에 Arm 1이 Arm 2 보다 유의하게 낮은 수치였다(1.7±0.4 vs 2.9±0.8; $p<0.05$).
8. **결론**
   대건중탕은 대장암 수술 후, 가스 배출 촉진과 염증 억제에 유용하다.
9. **한방 고찰**
   없음
10. **논문 중 안정성 평가**
    언급 없음
11. **평가자 의견**
    대장암 수술 후, 장연동재개까지 기간 단축과 수술 후 염증CRP억제는 입원기간을 단축시키는 등 의료비 억제에서도 흥미로운 문제이다.
    보고자는 대건중탕 투여에 따른 수술 후 조기 항염증작용 기전에 대한 설명으로, Rat의 절식 모델을 사용하여 대건중탕이 염증성 사이토카이 생산을 억제시키고, 장점막웅모장애를 방지하여 Bacterial translocation을 예방함에 의한다고 가정하였다.
    복부 수술 후, 모든 증례에 무차별적으로 투여되는 대건중탕에 관한 타당성 여부는 수술 후 환자의 전신상태(식욕, 수면, 배변, 발열감 등)에 미치는 대건중탕의 영향도 포함하여 앞으로 충분한 해석이 필요하다.
12. **평가자 이름과 평가 날짜** 星野惠津夫 2010.6.1

암 | 암 수술 후, 항암제의 불특정한 부작용 |

서지사항

高木和俊, 永田仁, 堀江徹 외. 직장결장암 절제 후의 장장애에 대하여 大建中湯을 사용한 예방적 한방치료 효과. 전향적prospective 무작위시험. *한방연구* 2007;(429):270-1. 醫中誌 Web ID: 2008028028

1. 목적

대장암 수술 후에 나타나는 장장애에 대하여 大建中湯을 이용한 예방효과 평가

2. 연구디자인

무작위대조시험RCT

3. 실시기관

獨協의과대학 제 2외과

4. 대상자 특성

대장암 수술을 한 환자 175명(맹장결장암 119명, 직장암 56명)

5. 중재/치료

Arm 1: 大建中湯(27g/일 투여)(86명)(제약회사 불명)

Arm 2: 비투여증례(87명)

6. 주요 평가항목

일레우스ileus 발증예수, 복통 발증예수, 복부팽만감 발증예수, 배변이상 발증예수

7. 주요 결과

일레우스 발증예수: Arm 1(1.16%)과 Arm 2(5.75%)에서 유의한 차이는 없었다.

복통 발증예수: Arm 1(1.16%)이 Arm 2(9.20%)보다 유의하게 적었다(p=0.042).

복부팽만감 발증예수: Arm 1(2.33%)과 Arm 2(6.90%)에서 유의한 차이는 없었다.

배변이상 발증예수: Arm 1(3.49%)이 Arm 2(13.79%)보다 유의하게 적었다(p=0.033).

8. 결론

大建中湯 엑기스 세립의 투여로 대장암 수술 후에 일레우스ileus의 발증은 감소시키지 못하였지만, 수술 후의 복통과 배변이상에 관한 발증은 감소시켰다.

9. 한방고찰

없음

10. 논문 속의 안전성 평가

언급 없음

11. 평가자 의견

본 논문의 연구방법은 매우 불완전한데 그것은 프로토콜 자체가 문제이다. 大建中湯 엑기스 세립을 언제부터 언제까지 복용하였는지, 입원을 한 것인지, 외래인지, 관찰기간은 며칠간인지, 복통 · 복부팽만 · 배변이상의 각각의 정의에 대해서도 언급이 없다. 이들의 조건을 설정하여 시험을 실시하면 의미있는 결과를 얻을 가능성이 있다. 이들의 조건을 설정하고 결과를 다시 정리, 수정하여 논문을 작성하기를 바란다.

12. 평가자 이름과 평가 날짜 星野惠津夫 2009.3.17, 2010.6.1

암 | 암 수술 후, 항암제의 불특정한 부작용 |

서지사항

長友英博, 重平正文. 쯔무라 十全大補湯에 의한 항암제cisplatin의 부작용 경감 효과에 관하여. *한방의학* 1992;16:116-9.

1. **목적** 간세포암에 대하여 spongel + 리피오돌Lipiodol + 포스파티딜콜린phosphatidylcholine + 시스플라틴cisplatin으로 간동맥색전술TAE 시행 후의 십전대보탕에 의한 부작용 경감 효과에 대한 평가
2. **연구디자인** 무작위대조시험RCT
3. **실시기관** 병원 1시설
4. **대상자 특성**
   간세포암에 대하여 spongel + 리피오돌 + 시스플라틴 100㎎ + 포스파티딜콜린 300㎎으로 간동맥색전술치료를 실시한 환자 20명을 대상으로 하였다. TAE를 실시한 날에 制吐 목적으로 primperan 1㎎/kg, Solu-Cortef 200㎎을 투여하였다.
5. **중재/치료**
   블록 무작위배정법block randomization으로 군 할당
   Arm 1: 쯔무라 十全大補湯 엑기스 과립 7.5g/일, 10명(TAE시행 3일 전부터 5일 후까지 투여)
   Arm 2: 十全大補湯 비투여례, 10명
6. **주요 평가항목**
   소화기증상: TAE시행 후 24시간까지의 오심 · 구토의 횟수, 식사 섭취량 회복까지의 기간
   腎장애: BUN과 크레아티닌(TAE의 7일 전과 TAE의 7일 후를 비교)
   영양상태: 알부민, 총콜레스테롤, 콜린에스테라아제cholinesterase(TAE의 7일 전과 TAE 7일 후를 비교), 체중이 TAE시행 전으로 회복되기까지의 기간
7. **주요 결과**
   Arm 1은 Arm 2에 비하여 오심 · 구토의 횟수가 유의하게 감소하였다.
   腎기능, 영양상태의 지표는 그 변화율에 Arm 1과 Arm 2에서 유의한 차이는 없었다.
8. **결론**
   간세포암에 대하여 spongel + 리피오돌 + 포스파티딜콜린 + 시스플라틴으로 간동맥색전술TAE을 시행한 후의 오심 · 구토는 十全大補湯 투여로 유의하게 억제되었다.
9. **한방고찰**
   없음
10. **논문 속의 안전성 평가**
   언급 없음
11. **평가자 의견**
   간세포암에 대하여 TAE를 시행하기 전후에 十全大補湯을 투여하였더니 TAE시행 후 24시간의 오심 · 구토 증상이 좋아졌다는 결론이다. 그러나 TAE의 3일 전부터 TAE의 5일 후까지 十全大補湯을 투여할 필요가 있는가에 대해서는 근거가 없고, 비교시험을 하기 전에 검토가 이루어졌어야 하였다. 지금까지 한방의학적으로 十全大補湯에 오심 · 구토를 억제하는 효과가 있다는 보고는 없다. 그리고 수술 적응이 없는 진행간세포 암환자는 「비교적 허증」이라는 가정에서 구토를 유발하는 치료제의 制吐 목적으로 본 한방약을 임상시험으로 한다는 근거는 빈약하다. 小半夏加茯苓湯 茯苓飮 眞武湯 乾姜人蔘半夏丸 등, 지금까지 制吐작용이 있다고 알려진 한방약을 우선 대상으로 하여야 마땅하다고 본다.
12. **평가자 이름과 평가 날짜** 星野惠津夫 2009.2.15

암 | 암 수술 후, 항암제의 불특정한 부작용 |

서지사항 • • •
鮎川楠夫, 佐藤丈顯, 永瀨章二 외. 小柴胡湯의 간암 예방효과. *임상과 연구* 1994;71:1874-6. 醫中誌 Web ID: 1995019997

1. 목적
간경변환자의 간암발증을 小柴胡湯으로 억제할 수 있는가를 평가

2. 연구디자인
준무작위대조시험quasi-RCT

3. 실시기관
병원 1시설(九州대학 제3내과), 기타 8병원

4. 대상자 특성
복경경, 간생검, 임상검사로 진단한 간경변환자 95명

5. 중재/치료
태어난 달의 홀수 · 짝수로 랜덤화
Arm 1: 쯔무라 小柴胡湯 엑기스 과립 7.5g/일을 투여, 52명
Arm 2: 쯔무라 小柴胡湯 엑기스 과립 비투여군, 43명

6. 주요 평가항목
3년간 간암발증의 유무, AFP수치, 혈액생화학검사

7. 주요 결과
3년간 간암발증율은 양군 사이에서 유의한 차이는 없었다. AFP는 Arm 1이 낮은 경향을 보였지만, 유의한 차이는 없었다. GOT는 12주와 15주에서만 Arm 1이 유의하게 낮은 수치이었다.

8. 결론
Arm 1에서 간암발증율과 AFP가 낮은 경향을 보였다(유의한 차이는 없었다).

9. 한방고찰
없음

10. 논문 속의 안전성 평가
Arm 1에서 유해사상은 없었다. Arm 2에 대한 유해사상의 언급이 없다.

11. 평가자 의견
岡들의 논문(岡博子, 山本祐夫, 소시호탕에 의한 간암예방의 시도, *소화기과* 1991;15:71-8)의 추가시험이지만, 경과 관찰기간이 3년으로 짧고 쯔무라 小柴胡湯 엑기스 과립의 투여량도 5.0~7.5g으로 적어 유의한 차이를 증명할 수 없었을 가능성도 높다. 또한 그 후 小柴胡湯을 간경변에 투여하는 것이 원칙적으로 금지되어 있었기 때문에 본시험의 유용성은 매우 낮아졌다.

12. 평가자 이름과 평가 날짜 星野惠津夫 2009.2.22, 2010.6.1

암 | 암 수술 후, 항암제의 불특정한 부작용 |

서지사항 • • •

吉川幸造. 대건중탕의 항염증효과 검토, 절식 Rat 모델과 대장암 수술 후 RCT study *제5회 일본소화관학회총회학술집회* 2009:9-10

1. **목적**
   간암 수술 환자에 대한 대건중탕의 항염증효과 평가
2. **연구디자인**
   무작위대조시험RCT
3. **세팅**
   德島대학병원 1시설
4. **대상자 특성**
   간절제수술 환자 20명
5. **중재/치료**
   Arm 1: 간절제수술 환자 11명, 쯔무라 대건중탕 엑기스 과립 투여(투여량, 투여기간은 불명)
   Arm 2: 간절제수술 환자 9명, 대건중탕 비투여
6. **주요 평가항목**
   수술 후 가스 배출까지의 일수, 백혈구수, 림프구수, CRP, β-D glucan, Candida 항원을 수술 전, 수술 후 1, 3, 5, 7일째에 평가
7. **주요 결과**
   두 군 사이에 연령, 성별, stage, 수술기간, 출혈량 등에 관한 유의한 차이는 언급이 없다. 수술 후 가스 배출까지의 일수, 백혈구수, 림프구수, Candida항원에 관한 결과는 언급되어 있지 않다.
   CRP는 수술 3일째에 Arm 1이 Arm 2 보다 유의하게 낮은 수치였다($p<0.05$).
   β-D glucan은 수술 3일째에 Arm 1은 Arm 2보다도 유의하게 낮은 수치였다($p<0.05$).
8. **결론**
   대건중탕은 간암 수술 후, 조기에 염증을 억제시키므로 유용한 한방제라고 생각한다.
9. **한방 고찰**
   없음
10. **논문 중 안정성 평가**
    언급 없음
11. **평가자 의견**
    간암 수술 후 염증 억제는 입원기간을 단축시키는 등 의료비 억제에서도 중요한 문제이다. β-D glucan은 진균 세포벽에 함유된 성분으로서 진균증감염을 조사하기 위해 측정한다. 이번 실험의 Arm 2(대조군)에서 간암 수술 후 β-D glucan이 일과성으로 증가하는 현상에 대한 기전은 불분명하다. 수술 후 불과 며칠간의 절식을 통해 일과성으로 Bacterial translocation이 일어난다고는 보기 어렵다. 보고자는 Rat의 절식 모델을 사용하여, 대건중탕 투여에 따른 수술 후 조기 항염증작용 기전에 대한 설명으로서 대건중탕이 염증성 사이토카인 생산을 억제시키고, 장점막융모장애를 방지하여, Bacterial translocation을 예방함에 의한다고 가정하였다. 복부 수술 후, 무차별적으로 모든 증례에 투여되는 대건중탕의 타당성 여부는 수술 후 환자의 전신상태(식욕, 수면, 배변, 발열감 등)에 미치는 대건중탕의 영향도 포함하여, 이후 충분한 해석이 필요하다.
12. **평가자 이름과 평가 날짜** 星野惠津夫 2010.6.1

암 | 암 수술 후, 항암제의 불특정한 부작용 |

서지사항 • • •

山縣俊之, 味村啓司, 湯川進,. 폐암 화학요법시의 골수억제에 대한 十全大補湯의 효과. *Therapeutic Research* 1998;19:705-8. MOL, MOL-Lib

1. 목적

원발성 폐암편평상피암, 선암, 소세포암에 대해 화학요법 Carboplatin + Etoposide 중인 환자의 十全大補湯에 인한 전신권태감의 골수억제예방효과에 대한 평가

2. 연구디자인

무작위대조시험(봉투법)RCT-envelope

3. 실시기관

대학병원 1시설(和歌山 縣立의과대학 제3내과)

4. 대상자 특성

StageⅢ-Ⅳ의 원발성 폐암환자 36명(소세포암 25명, 편평상피암 6명, 선암 5명)을 대상으로 하였다.

[Carboplatin day 1 + Etoposide 40㎎/㎡ day 1-5]를 투여하였다.

5. 중재/치료

Arm 1: 상기 항암제 + 十全大補湯(제약회사 불명) 7.5g/일(항암제 투여개시 7일 전부터 21일 후까지 투여), 20명

Arm 2: 항암제 단독군, 16명

6. 주요 평가항목

투여 중에 혈소판수, 백혈구수, 적혈구수, 헤모글로빈수치의 변화 및 치료 전후의 각항목에 대한 수치 차이

7. 주요 결과

혈소판수, 백혈구수의 치료 개시전 수치는 Arm 1이 유의하게 낮았기 때문에 최저치에는 유의한 차이는 없었다. 그렇지만 치료 전후에서는 혈소판수 및 백혈구수의 감소가 개입군에서 유의하게 적었다(혈소판수 $P<0.01$, 백혈구수 $P<0.05$). 적혈구수의 감소는 Arm 1에서 유의하게 적었지만($P<0.05$), 헤모글로빈수치의 감소는 양군 사이에서 유의한 차이는 없었다.

8. 결론

원발성 폐암 화학요법 Carboplatin + Etoposide 중인 환자에 대하여 골수억제정도의 경감을 위하여 十全大補湯엑기스는 유용하다고 판단된다.

9. 한방고찰

없음

10. 논문 속의 안전성 평가

유해사상: Arm 1에 부작용은 나타나지 않았다. Arm 2에서 유해사상의 언급은 없다.

11. 평가자 의견

저자들은 十全大補湯을 항암제 Carboplatin + Etoposide의 병용은 항암제로 인한 골수억제의 경감효과가 인정되고, 강력한 화학요법의 시행이나 QOL개선에 유용하다고 생각한다는 결론을 내고 있다. 그러나 Arm 1과 Arm 2에서 치료 전 혈소판수, 백혈구수에 유의한 차이가 있는 것은 문제이다. 그리고 「감소 정도」를 비교하여 결론 내리는 것도 문제점이라고 지적할 수 있다.

12. 평가자 이름과 평가 날짜 星野惠津夫 2009.2.22, 2010.1.6

암 | 암 수술 후, 항암제의 불특정한 부작용 |

서지사항 • • •

乾宏行, 山縣俊之, 南方良章 외. 補中益氣湯으로 폐암 화학요법의 부작용 경감 효과. *한방과 최신치료* 1993;2:56-60.

1. 목적

진행성 원발성 폐암의 화학요법cisplatin 5일간을 포함 중인 환자에 대하여 補中益氣湯의 전신권태감 예방 및 완화 효과에 대한 평가

2. 연구디자인

무작위대조시험(봉투법)RCT-envelope

3. 실시기관

병원 1시설

4. 대상자 특성

육안적 치유절제(StageⅢ-Ⅳ)의 폐암 수술을 한 환자 9명

내역은 소세포폐암 4명 cisplatin + Etoposide, 비소세포폐암 5명 cisplatin + mitomycin + vindesine

5. 중재/치료

Arm 1: 1코스째는 補中益氣湯(제약회사 불명) 7.5g/일을 병용. 2코스째는 항암제 단독 사용.

Arm 2: 1코스째는 항암제 단독 사용, 2코스째는 補中益氣湯(제약회사 불명) 7.5g/일을 병용.항암제 단독과 補中益氣湯(제약회사 불명) 7.5g/일 병용을 비교.

6. 주요 평가항목

補中益氣湯 병용투여시와 비병용투여시의 자각증상(식욕, 기분, 수면, 전신권태감, 일상생활, Face scale)을 5단계로 평가하여 「QOL일기」에 3주 언급하도록 하여 비교하였다. 또한 補中益氣湯투여 전후의 CD4/8, NK활성을 비교하였다.

7. 주요 결과

전신권태감, 기분, 식욕은 補中益氣湯투여시에 개선경향이 나타났지만, 유의한 차이는 없었다. CD4/8, NK에 유의한 차이는 없었다.

8. 결론

폐암 화학요법중인 환자에게 補中益氣湯을 병용하는 것은 기분, 전신 권태감의 경감, 개선에 유효하다.

9. 한방고찰

환자편성의 선택기준entry criteria에 證의 개념: 「한방 스코어 앙케이트로 계산하여 허증 7예, 중간증 2예」 이었지만, 이것을 응용하지는 않았다.

제외기준exclusion criteria에 證의 개념: 없음

시험 후의 retrospective에 證의 개념: 「한방 스코어 앙케이트로 계산하여 허증 7예, 중간증 2예」 이었지만, 이에 따른 결과의 차이를 평가하지는 않았다.

10. 논문 속의 안전성 평가

언급 없음

11. 평가자 의견

저자들은 補中益氣湯은 항암제(cisplatin + α)의 부작용 경감, 개선에 유용하다고 생각한다는 결론을 내렸지만, 통계학적으로 유의한 차이는 없어 이러한 결론에는 무리가 있다. 결과에서 증상마다 막대그래프로 나타내고 있지만, 그 의미가 분명하지 않다. 「부호검정에서 비교검토를 하였다」고 했지만, 통계처리에 문제가 있다고 생각된다.

12. 평가자 이름과 평가 날짜 星野惠津夫 2009.4.24, 2010.6.1

암 | 암 수술 후, 항암제의 불특정한 부작용 |

서지사항 • • •

加藤士郞, 木代泉, 町田優 외. 폐암에 補中益氣湯과 Clarithromycin의 병용효과. *한방과 면역·알레르기* 1999;13:83-8

1. 목적

폐암 환자의 예후개선에 Clarithromycin CAM과 補中益氣湯의 병용요법 유효성 평가

2. 연구디자인

무작위대조시험 RCT

3. 실시기관

獨協의과대학 부속병원(내과)

4. 대상자 특성

화학요법 혹은 방사선요법을 실시하고 적어도 원발병소에 상대적 유효성(PR) 이상의 효과가 있었던 폐암환자 35명을 대상으로 하였다(남자 21명, 여자 14명; 평균연령 63.2±6.7; performance status(P.S.) 0-2의 전신상태 양호환자;치료 전 임상병기가 Ⅰa기 5명, Ⅰb기 21명, Ⅱ기 9명; 편평상피암 14명, 선암 21명).

5. 중재/치료

Arm 1: CAM 400㎎/일 + 補中益氣湯 엑기스 과립 7.5g/일의 병용군 17명. 남자 10명, 여자 7명; 원발병소의 평균축소율 62.8±11.2%

Arm 2: CAM 400㎎/일의 단독군 18명. 남자 11명, 여자 7명; 원발병소의 평균축소율 66.7±8.6%

6. 주요 평가항목

종양마커, NK세포활성(투여 전, 투여 2개월, 12개월), 1년 후의 생존율

7. 주요 결과

CAM 단독군과 CAM + 補中益氣湯 병용군의 종양마커 추이는 양군 모두 대조군에 비하여 유의한 상승이 나타났다. 단독군과 병용군에서 투여 후 1년까지 생존한 증례의 NK세포활성은 양군 모두 면역활성이 상승하였다. 특히 병용군에서는 대조군과 비교하여 NK세포활성은 유의하게 상승하였다.

8. 결론

CAM에 補中益氣湯을 병용하는 요법은 화학요법과 방사선요법의 유효성을 유지하는 데 유효하다고 본다.

9. 한방고찰

없음

10. 논문 속의 안전성 평가

언급 없음

11. 평가자 의견

폐암의 예후라는 어려운 병태를 대상으로 한 RCT의 실천은 높이 평가할 만하지만, 사용한 대조군이 CAM단독군을 의미하는지, 그것과는 관계없이 별도로 설정된 군인지, 그렇지 않으면 동일군에서 전후를 비교한 것인지가 분명하지 않는 점이 유감스럽다. 앞으로 더욱 발전된 연구가 기대된다.

12. 평가자 이름과 평가 날짜 鶴岡浩樹 2007.6.15, 2008.4.1, 2010.6.1

암 | 암 수술 후, 항암제의 불특정한 부작용 |

서지사항

森清志, 齋藤芳國, 富永慶晤. 폐암 화학요법의 전신 권태감에 대한 補中益氣湯의 유용성. *Biotherapy* 1992;6:624-7. 醫中誌 Web ID: 1993020654

1. **목적**
   원발성 폐암편평상피암, 선암, 소세포암으로 화학요법중인 환자에 대하여 補中益氣湯을 이용한 전신권태감의 예방 및 증상완화효과의 평가
2. **연구디자인**
   무작위대조시험RCT
3. **실시기관**
   병원 1시설
4. **대상자 특성**
   StageⅢ-Ⅳ의 폐암환자 41명[(cisplatin 25mg/m² 5일간) + vindesine 3mg/m², day 1, 8 또는 Etoposide 100mg/m², day 1, 3, 5)]을 3~4주마다 투여
5. **중재/치료**
   난수표로 군분류
   Arm 1: 상기 항암제 + 쯔무라 補中益氣湯 엑기스 과립 7.5g/일(항암제 투여개시 7일 이상 전부터 투여), 21명
   Arm 2: 대조군(補中益氣湯비투여군), 20명
6. **주요 평가항목**
   Arm 1에서 투여개시 1~4코스 후, Arm 2에서 2~4코스 후의 자각증상(전신권태감, 기분, 식욕, 오심, 구토)를 건강일지에 언급하도록 하여 비교하였다.
7. **주요 결과**
   전신권태감, 기분, 식욕은 Arm 1이 유의하게 개선되었다($p<0.01$). 오심 · 구토의 정도는 Arm 1과 Arm 2 사이에서 유의한 차이가 없었다.
8. **결론**
   원발성 폐암 화학요법cisplatin을 포함중인 환자에게 전신권태감 예방, 기분, 식욕 개선에 補中益氣湯은 유용하다고 볼 수 있다.
9. **한방고찰**
   없음
10. **논문 속의 안전성 평가**
   유해사상: Arm 1에 부작용은 나타나지 않았다. Arm 2에 관한 유해사상의 언급은 없다.
11. **평가자 의견**
   저자들은 補中益氣湯을 항암제(cisplatin + α)와 병용함으로써 전신권태감 예방, 기분, 식욕개선에 유용하다고 생각한다는 평가를 내리고 있다. 증상은 각각의 정도에서 단계별로 나누었고, Blind화 않았지만, 어느 정도 객관성이 있다고 판단된다. 그러나 개선도를 평가한 시점이 Arm 1(補中益氣湯 투여군)에서는 투여 개시 후 1~4코스 후, 한편 Arm 2(대조군)에서는 2~4코스 후로 일정하지 않다. 치료 코스를 일정하게 하고 경시적으로 비교할 필요가 있다.
12. **평가자 이름과 평가 날짜** 星野惠津夫 2009.5.6

암 | 암 수술 후, 항암제의 불특정한 부작용 |

서지사항 • • •
長尾和治, 西村令喜, 松田正和 외. Tegafur와 보익제 병용요법의 검토. *동방의학* 1998;14:63-71.

1. **목적**
유방암수술 후(치유절제 후, 초기치료 후)에 화학요법sunfural S 800㎎/일을 시행한 환자에 대해 補中益氣湯 혹은 人蔘養榮湯의 부작용 경감 및 QOL개선효과의 평가
2. **연구디자인**
무작위대조시험(봉투법)RCT-envelope
3. **실시기관**
병원 1시설
4. **대상자 특성**
유방암 수술 후에 항암제(Sunfural S 800㎎/일) 투여환자 26명(그 중 21명을 평가)
5. **중재/치료**
Arm 1: Sunfural S 800㎎/일 + 카네보 補中益氣湯 엑기스 세립 7.5g/일, 13명
Sunfural S 800㎎/일 + 카네보 人蔘養榮湯 엑기스 세립 7.5g/일, 1명
5개월 이상, 1일 3分服
Arm 2: Sunfural S 800㎎/일 + 단독예, 12명
6. **주요 평가항목**
투여 전, 2개월, 4개월, 6개월 후의 부작용, 백혈구수, 림프구수, 적혈구수, CEA평가. 면역학적 지표로서 CD3, CD4, CD8, CD16, NK세포, 림프구유약화시험. 복약기간.
7. **주요 결과**
한방약으로 UFT의 부작용 경감효과: 유의차 없음
백혈구수, 림프구수, 적혈구수: Arm 1과 Arm 2에서 유의차 없음(통계처리를 하지 않음)
CEA: Arm 1에서는 증가예가 0/5, Arm 2에서는 증가예가 4/7(모든 증례에서 측정하지 않음, 통계처리를 하지 않음)
Sunfural S의 부작용이 있었던 증례에서는 Arm 1이 복약기간은 길었다.
8. **결론**
유방암 수술 후에 화학요법(Sunfural S 800㎎/일) 중인 환자에게 sunfural S 800㎎/일의 부작용이 있었던 증례에서는 補中益氣湯 복용군에서 면역부활작용을 인정하고(림프구유약화시험의 변화율), 대조군보다도 장기간복용이 가능하였다.
9. **한방고찰** 없음
10. **논문 속의 안전성 평가**
유해사상: Arm 1과 Arm 2에서 유의차 없음(통계처리를 하지 않음)
11. **평가자 의견**
저자들은 항암제sunfural S에 補中益氣湯을 병용하면 림프구 유약화시험의 변화율을 지표로 면역부활작용이 높아지고 항암제를 장기투여가 가능하였다고 결론내고 있다. 그러나 림프구 유약화시험이 면역부활작용을 나타낸다는 근거는 없다. 림프구의 표면 마커Helper T/Suppressor T/NK 세포활성 등, 종양면역에 관한 마커의 변화율에 유의한 차이는 없어, 위의 결론에는 의문점이 있다. CEA의 증가, 감소도 모든 증례에서 평가를 한 것이 아니다. 또 그 기준도 1㎍/㎖ 이상의 변동이라고 하지만 그 근거도 빈약하다. 본 시험은 Arm 1에서 補中益氣湯 13명, 人蔘養榮湯 1명으로 투여한방약도 복수이고, 통계처리도 거의 하지 않아 전체적으로 의미있는 결론을 이끌어내기 힘든 임상시험이었다고 할 수 있다.
12. **평가자 이름과 평가 날짜** 星野惠津夫 2009.4.23, 2010.1.6, 2010.6.1

암 | 암 수술 후, 항암제의 불특정한 부작용 |

서지사항

Adachi I. Supporting therapy with Shi Quan Da Bu Tang in advanced breast cancer patients. *Biomedical Research* 1990;11 suppl:25-31.
安達勇, 渡邊亨, 程錦雁 외. 진행유방암에서 보조요법으로 十全大補湯의 유용성 검토. *암과 화학요법* 1989;16:1538-43. CENTRAL ID: CN-00060398, Pubmed ID: 2730051, 醫中誌 Web ID: 1990185338
安達勇. 진행유방암에서 보조요법으로 한방방제의 역할. *Biotherapy* 1989;3:782-8. 醫中誌 Web ID: 1991039494

1. 목적

진행유방암 환자에 대한 十全大補湯 보조요법의 효과

2. 연구디자인

무작위대조시험(봉투법)RCT-envelope

3. 실시기관

실시시설에 관한 언급 없음(저자는 국립암센터)

4. 대상자 특성

조건: ①전이가 있는 진행성 유방암환자, ②70세 이하, ③6개월 이상 생존 기대 환자, ④소화기계 수술의 과거력이 없음, ⑤경구섭취가 가능, ⑥유방암 이외의 암은 없음, ⑦유방암에 항암제를 투여하고 다른 한방약을 사용하지 않음

대조군 61명, 十全大補湯군 58명

5. 중재/치료

Arm 1: 화학요법 + 호르몬요법 + 十全大補湯(제약회사 불명) 5~7.5g

Arm 2: 화학요법 + 호르몬요법

6. 주요 평가항목

카플란 마이어Kaplan-Meier method의 생존곡선으로 유의한 차이를 검정하였다.

7. 주요 결과

대조군과 十全大補湯군 사이에서는 생존곡선, 생화학소견에 유의한 차이가 없었다. 그렇지만 한방적 진단(진단기준은 언급 없음)에서 十全大補湯의 적용군을 추출하면 생존곡선에서 유의한 차이가 나타났다($P<0.05$).

8. 결론

유방암환자에게 十全大補湯의 보조요법은 적절하게 사용하면 유용하다.

9. 한방고찰

없음

10. 논문 속의 안전성 평가

개시 후 2주만에 환자 2명에게 부종과 피부 가려움증이 나타나고, 그 중 1명은 복약을 중단하였다.

11. 평가자 의견

본 논문은 유방암환자의 보조요법으로 十全大補湯의 유효성을 평가한 것이다. 한방적 진단을 근거로 十全大補湯을 보조요법으로서 중요한 역할을 한다는 결론은 상당히 시사적이다. 이런 면은 중요하므로 저자들이 十全大補湯적용환자로 진단한 근거를 언급해 줄 것을 요망한다.

12. 평가자 이름과 평가 날짜 中田英之 2009.1.1, 2010.6.1

암 | 암 수술 후, 항암제의 불특정한 부작용 |

서지사항 • • •

水野正彦, 吉川裕之, 武谷雄仁 외. 부인과 암 치료 후의 전신상태개선 · 체력회복에 대한 人蔘養榮湯의 임상평가-비투여군과의 임상비교시험 -. *산과와 부인과* 1993;60:1533-45. 醫中誌 Web ID: 1994139265 MOL, MOL-Lib

1. **목적**
   人蔘養榮湯이 부인과 암수술 후의 자각증상개선, 일상생활수준향상에 미치는 영향을 평가
2. **연구디자인**
   무작위대조시험RCT
3. **실시기관**
   東京대학 의학부 부속병원, 국립병원 의료센터 외, 21시설
4. **대상자 특성**
   부인과 암(자궁경부암, 자궁체부암, 난소암 등) 중에 처음 치료 혹은 재발 치료가 모두 끝나고 1개월 이상 경과한 환자로 식욕부진, 피로권태감, 체력저하, 손발냉증, 손발저림, 식은땀, 기립시 현기증 등의 증상(조사항목에 자각증상 1)이 1가지 이상 나타나는 외래환자로 연령이 15~75세까지, Eastern Cooperative Oncologg GroupECOG Performance StatusP.S.가 2이하, 암이 재발하지 않은 환자.
5. **중재/치료**
   Arm 1: 카네보현재 크라시에(Kracie) 人蔘養榮湯 엑기스 세립 1회 2.5g, 1일 3회 7.5g 복용, 12주, 46명
   Arm 2: 비투여, 12주, 44명
6. **주요 평가항목**
   자각증상을 항목별로 개선도를 검정하고 유효성을 판정
7. **주요 결과**
   전반개선도는 투여군이 유의하게 뛰어난 유효성을 보였다. 층별해석결과는 수술만 한 군에서는 유의한 차이가 없었지만, 화학요법, 방사선요법을 실시한 군에서는 유의하게 뛰어난 유효성을 보였다.
8. **결론**
   人蔘養榮湯은 부인과 암 치료 후의 피로권태감 등 자각증상개선, 일상생활저하에 우수한 유용성을 기대할 수 있다.
9. **한방고찰**
   없음
10. **논문 속의 안전성 평가**
    언급 없음
11. **평가자 의견**
    본 논문은 人蔘養榮湯이 부인과 암 수술 후의 자각증상개선, 일상생활수준향상에 미치는 영향에 대하여 평가한 것이다. 부인과 암 치료 후의 피로권태감 등의 자각증상개선, 일상생활저하는 환자에게 절실한 문제이기 때문에, 이와 같은 형태로 연구보고가 이루어지는 것은 매우 중요하다. 앞으로 예후에 관한 검토도 이루어지면 흥미깊다.
12. **평가자 이름과 평가 날짜** 中田英之 2009.1.1, 2010.6.1

암 | 암 수술 후, 항암제의 불특정한 부작용 |

서지사항 • • •

長谷川和男, 福西秀信, 清重欽二 외. 제암제의 부작용경감에 대한 한방제제(人蔘養榮湯, 十全大補湯)의 병용임상효과. *화한의약학회지* 1994;11:181-7.

1. 목적

CAPcyclophosphamide, adriamycin, cisplatin 요법으로 골수억제, 신기능장애, 소화기증상을 人蔘養榮湯과 十全大補湯의 병용요법으로 어느 정도 경감시킬 수 있는가를 확인

2. 연구디자인

무작위대조시험RCT

3. 실시기관

兵庫縣立성인병센터 산부인과, 國立神戸병원 산부인과, 神戸市立西시민병원 산부인과, 기타 5시설

4. 대상자 특성

CAP요법을 실시한 난소암, 자궁경부암, 자궁체부암 환자 32명

5. 중재/치료

Arm 1: 카네보현재 크라시에人蔘養榮湯 엑기스 세립과 十全大補湯 엑기스 세립을 각각 1회 2.5g, 1일 3회 7.5g을 제암제투여 1주 전부터 4주 후까지의 5주 투여

Arm 2: 비투여

6. 주요 평가항목

혈액검사일반혈액검사(CBC), 요소질소, 혈청크레아티닌으로 골수억제와 腎毒性 평가를 비교 검토하였다. 자각증상은 전신권태, 식욕부진, 구토에 관하여 검사표로서 4단계평가를 하여 치료 전후로 비교검토 하였다.

7. 주요 결과

한방투여군에서 유의하게 백혈구수 감소는 변함이 없지만, 회복이 촉진되는 경향이 있었다. 적혈구수, 혈소판수 감소를 경감시키는 경향이 보였다. 腎毒性에 관해서는 BUN의 조기회복, 크레아티닌 변동율 감소도 인정되었다. 소화기증상 등의 자각증상은 개선되지 않았다.

8. 결론

제암제투여에서 골수억제와 腎毒性 경감에 人蔘養榮湯과 十全大補湯의 병용요법은 유효하다.

9. 한방고찰

없음

10. 논문 속의 안전성 평가

특기할 만한 부작용 없음

11. 평가자 의견

본 논문은 人蔘養榮湯과 十全大補湯의 병용이 골수억제 및 腎毒性 경감에 효과적이라는 평가이다. 이 점은 제암제치료를 완수하는 데 있어서 중요한 요소이며 더욱더 발전된 검토결과가 기대된다. 人蔘養榮湯이 자각증상을 경감시킨다는 다른 논문도 있는데, 본 보고에서 효과가 나타나지 않은 것은 7.5g을 전부 복용하지 못한 환자가 1/3 있었다는 점을 고려해 본다. 人蔘養榮湯과 十全大補湯의 합방으로 地黃 및 當歸의 양이 증가한 것이 영향을 미쳤을 가능성이 있다. 이런 점도 포함하여 앞으로 평가가 이루어진다면 흥미깊다.

12. 평가자 이름과 평가 날짜 中田英之 2009.1.1, 2010.6.1

암 | 암 수술 후, 항암제의 불특정한 부작용 |

서지사항

山本寶, 藤田宏行, 岡田弘二 외. 여성성기 암 환자의 암화학요법 또는 방사선요법 시행중에 자 · 타각증상, 골수기능에 미치는 人蔘養榮湯의 임상평가에 관하여. *Oncology & Chemotherapy* 1994;10:126-34.

1. 목적

부인과 암 수술 후의 화학요법이나 방사선치료법중에 자타각증상 · 골수억제에 대한 人蔘養榮湯의 효과를 평가

2. 연구디자인

무작위대조시험(봉투법)RCT-envelope

3. 실시기관

京都府立의과대학 산부인과 및 그 관련시설 8곳

4. 대상자 특성

암화학요법 또는 방사선요법을 받고 있는 환자 40명을 대상으로 하였다(심한 합병증, 시험개시時 P · S 4고형암화학요법 직접효과 판정기준의 증례, 주치의가 부적당하다고 판단한 증례는 제외).

5. 중재/치료

Arm 1: 화학요법 + 카네보현재 크라시에人蔘養榮湯 엑기스 세립 1회 2.5g, 1일 3회 7.5g (11명)

Arm 2: 화학요법 + Cepharanthin 1회 2정, 1일 3회 복용 (12명)

Arm 3: 방사선요법 + 카네보현재 크라시에 人蔘養榮湯 엑기스 세립 1회 2.5g, 1일 3회 7.5g (10명)

Arm 4: 방사선요법 + Cepharanthin 1회 2정, 1일 3회 복용 (7명)

투여기간 : 2주 이상(가능한 경우는 4주 이상)

6. 주요 평가항목

Performance status의 4항목을 5단계 평가로 실시하고, 오심 · 구토는 4단계 평가로 실시하였다. 혈액검사(일반혈액검사CBC), 생화학검사), 요검사단백, 당, urobilinogen에 대하여 평가하였다.

7. 주요 결과

한방투여군에서 유의하게 골수억제증상이 개선되었다. 항암제 투여시의 자 · 타각증상은 개선되지 않았지만, 방사선치료를 시행했을 때의 식욕부진과 피로권태감은 개선효과가 나타났다.

8. 결론

항암제투여 혹은 방사선요법으로 인한 골수억제 경감에 人蔘養榮湯은 유효하다.

9. 한방고찰

없음

10. 논문 속의 안전성 평가

人蔘養榮湯과의 인과관계는 확실하지 않지만, 1명에게 급성간염이 확인되었다.

11. 평가자 의견

본 논문은 항암제로 인한 골수억제에 대하여 人蔘養榮湯으로 경감효과를 확인한 연구이다. 항암제로 인해 식욕부진이 심한 경우는 人蔘養榮湯으로 개선되지 않았지만, 골수억제에는 다른 논문에서도 지적하였듯이 인정되고 있다. 세번째 사이클 이후의 화학요법에도 어떻게 반응하는가에 대한 앞으로의 보고가 기대된다.

12. 평가자 이름과 평가 날짜 中田英之 2009.1.1, 2010.6.1

암 | 암 수술 후, 항암제의 불특정한 부작용 |

서지사항 • • •

小田隆晴. 나의 제일 선택처방, 부인과 암 화학요법시에 人蔘養榮湯의 임상응용, 골수억제 예방효과. *WE* 2004;9:5-6. 醫中誌 Web ID: 2006050757

小田隆晴, 大貫毅, 木原香織 외. 부인과 암 화학요법으로 인한 골수억제에 人蔘養榮湯의 사용경험. *山形縣立병원 의학잡지* 2004;38:6-9. 醫中誌 Web ID: 2004222295

1. 목적 부인과 암의 화학요법으로 나타난 골수억제에 人蔘養榮湯투여로 인한 개선효과 평가

2. 연구디자인 준무작위대조시험quasi-RCT

3. 실시기관 병원 1시설

4. 대상자 특성

부인과 암 수술을 한 환자 8명(난소암 6명, 자궁암 1명, 난관암 1명)

화학요법CAP: cyclophophamide, Farmorubicin(epirubicin), cisplatin의 첫번째 코스에 호중구감소증에 G-CSF를 투여받은 환자

5. 중재/치료

Arm 1: 화학요법 두번째 코스 개시 1~2주 전부터 카네보 人蔘養榮湯 엑기스 세립(7.5g/일)을 계속 투여한 예(4명)

Arm 2: 카네보 人蔘養榮湯 엑기스 세립의 비투여 예(4명)

6. 주요 평가항목

두번째 코스와 세번째 코스에서 백혈구수 · 호중구수의 최저치, 호중구수〈1,000/mcg로 될 때까지의 기간, G-CSF의 투여총량, 호중구수가 1,000 미만 기간, 헤모글로빈과 혈소판수의 최저치

7. 주요 결과

백혈구수 · 호중구수의 최소치, 호중구수〈1,000/mcg가 될 때까지의 기간: Arm 1과 Arm 2에서 유의차 없음.

호중구수가 1,000 미만 기간: 두번째 코스에서 Arm 1이 Arm 2보다 짧은 경향을 보였고, 세번째 코스에서 Arm 1이 Arm 2보다 유의하게 짧았다.

G-CSF의 투여총량: 두번째 코스에서 Arm 1이 Arm 2보다 적은 경향을 보였고, 세번째 코스에서 Arm 1이 Arm 2보다 유의하게 적었다.

헤모글로빈의 최저치: 첫번째 코스에 비하여 두번째 코스는 Arm 1에서는 유의하게 낮은 수치이었지만, Arm 2에서는 유의하게 낮아지지 않았다.

혈소판수의 최저치: Arm 1과 Arm 2에서 유의한 차이가 없었다.

8. 결론

카네보 人蔘養榮湯 엑기스 세립은 다능성幹세포의 증가, 분화 및 G-CSF의 활성을 유도하고, 호중구감소 억제작용이 있다는 점을 강력하게 시사한다.

9. 한방고찰 없음

10. 논문 속의 안전성 평가

언급 없음

11. 평가자 의견

증례수가 각 Arm에 4명씩으로는 적기 때문에 통계적으로 유의한 차이를 언급하는 것은 곤란하다는 생각이 든다. 그리고 G-CSF의 투여기준이 제시되지 않았는데「G-CSF의 투여총량」과「호중구수가 1,000 미만기간」은 G-CSF의 투여로 영향을 받기 때문에 객관성이 없는 데이터이다. Arm 1에서 유의하게 헤모글로빈수치가 저하된 것은 카네보 人蔘養榮湯 엑기스 세립이 호중구 억제에는 유효하지만, 赤芽球系의 억제에는 효과가 없다는 것을 시사하는지도 모르겠다. 증례수를 늘리고 G-CSF투여군에서의 유해사상도 같이 평가할 필요가 있다.

12. 평가자 이름과 평가 날짜 星野惠津夫 2009.3.15, 2010.6.1

암 | 암 수술 후, 항암제의 불특정한 부작용 |

서지사항

福井巖, 後藤修一, 木原和德 외. 침윤성방광암에 대한 수술 후의 보조화학요법, 다시설공동연구에서 치료성적 검토. *일본비뇨기과 학회잡지* 1992;83:1633-9.

1. **목적**

방광암 수술 후에 실시한 화학요법의 생명예후에 대한 유효성 평가(이 안에서 군을 3군으로 층화하여 十全大補湯병용의 유효성 평가도 시도하였다.)

2. **연구디자인**

무작위대조시험RCT

3. **실시기관**

東京의과치과대학병원, 기타 10시설

4. **대상자 특성**

방광암으로 방광완전적출수술 후의 환자 48명

5. **중재/치료**

Arm 1: 화학요법 + 쯔무라 十全大補湯 엑기스 과립 7.5g 투여, 16명

Arm 2: 화학요법 + PicibanilOK432투여, 15명

Arm 3: 화학요법단독, 17명

화학요법은 cis-platinum을 포함하는 다제병용화학요법(FAP 요법, COM-FAP 교환요법, IFP 요법) 가운데 하나를 선택하고, 적어도 세코스, 가능하면 6~8코스 투여

6. **주요 평가항목**

생명예후

7. **주요 결과**

각군 사이에 유의한 차이는 나타나지 않았다.

8. **결론**

十全大補湯병용은 방광암환자의 생명예후에 영향을 미치지 않았다

9. **한방고찰**

없음

10. **논문 속의 안전성 평가**

언급 없음

11. **평가자 의견**

본 논문은 침윤성 방광암 수술을 한 후 보조화학요법의 유효성을 다시설에서 평가한 것으로 十全大補湯병용의 유무는 주된 해석대상이 아니고 증례수도 17명으로 적다. 증례수를 늘린 평가가 이루어지기를 기대한다.

12. **평가자 이름과 평가 날짜** 及川哲郎 2008.9.19, 2010.1.6, 2010.6.1

암 | 암 수술 후, 항암제의 불특정한 부작용 |

서지사항

大川順生, 戎野庄一, 渡邊俊幸 외. 비뇨기과 영역에서 쯔무라 柴苓湯으로 항암제 부작용완화에 미치는 임상적 효과의 검토. *Biotherapy* 1990;4:1445-60. 醫中誌 Web ID: 1991149339

1. 목적
   비뇨기과 영역에서 항암제 부작용에 대한 柴苓湯의 유효성과 안전성 검토
2. 연구디자인
   무작위대조시험(봉투법)RCT-envelope
3. 실시기관
   和歌山縣立의과대학 비뇨기과, 奈良縣立의과대학 비뇨기과, 大阪대학의학부 비뇨기과, 타대학병원 비뇨기과 12시설, 병원비뇨기과 16시설
4. 대상자 특성
   항암제 투여중 및 투여 예정에 있는 비뇨기과영역의 암환자 217명
5. 중재/치료
   Arm 1: 항암제 유지요법에서 쯔무라 柴苓湯 엑기스 과립 9g 3分服/日× 12주이상, 42명
   Arm 2: 항암제 유지요법에서 비투여군 44명
   Arm 3: 항암제 간헐요법에서 柴苓湯 엑기스 과립 9g 3分服/日× 2쿠르이상 38명
   Arm 4: 항암제 간헐요법에서 비투여군 33명
6. 주요 평가항목
   자각증상(전신상태, 식욕부진, 전신권태감, 오심, 구토, 설사, 위부불쾌감, 구내염) 스코어, 일반 검혈, 혈액생화학
7. 주요 결과
   217명 중 60명은 해석에서 제외되었다.
   柴苓湯 투여군(Arm 1, Arm 3)과 비투여군(Arm 2, Arm 4)의 자각증상에 대한 비교에서 유의한 차이는 나타나지 않았다. Arm 1은 Arm 2에 비하여 4주 후의 혈청크레아티닌 수치가 저하되었다. Arm 3은 Arm 4에 비하여 3쿠르 후에 혈청크레아티닌 수치가 유의하게 저하되었다.
8. 결론
   柴苓湯은 혈청크레아티닌 수치를 저하시키는 것 이외에는 항암제의 부작용경감에 유효성이 인정되지 않았다.
9. 한방고찰
   없음
10. 논문 속의 안전성 평가
    부작용은 7명(6%)에게 나타났다. Arm 1에서 5명으로, 이 중에서 4명은 복용을 중지하고, Arm 3에서 2명으로 이 중 1명이 복용을 중지하였다. 부작용 증상은 구토, 설사, 식욕부진, 胃통증 등이었다.
11. 평가자 의견
    한방제제가 항암제의 부작용을 경감시킨다는 사실은 임상에서 자주 경험하였지만, 본격적인 비교임상시험은 거의 없다. 본 임상연구는 비뇨기과영역에서 항암제의 부작용을 柴苓湯이 경감시킬 수 있는가에 대해 평가한 귀중한 다시설 랜덤화 비교임상시험이다. 봉투법으로 군을 할당할 점에서 랜덤화 유지가 약해지는 경우가 많지만, 결과적으로 柴苓湯은 항암제 투여로 부작용을 감소시키지 못하였다. 단, Arm 1, Arm 3 모두 혈청크레아티닌 수치의 상승을 경감시킨 점은 柴苓湯의 신기능개선작용을 시사하고 있어 앞으로의 검토가 기대된다.
12. 평가자 이름과 평가 날짜 岡部哲郎 2008.8.15, 2010.6.1

암 | 암 수술 후, 항암제의 불특정한 부작용 |

서지사항 • • •
小坂昭夫, 神谷隆, 住山正男 외. 항암제 부작용 경감효과에 대한 쯔무라 十全大補湯[TJ-48]의 유용성과 QOL에 미치는 영향. *Progress in Medicine* 1994;14:2259-64

1. 목적 화학요법(UFT tegafur-uracil 4캡슐/일)을 시행한 위암, 대장암, 유방암의 수술 후(치유절제/비치유절제)의 환자에 대한 十全大補湯의 부작용경감 및 QOL개선효과를 평가

2. 연구디자인 무작위대조시험(봉투법)[RCT-envelope]

3. 실시기관 병원 12시설

4. 대상자 특성

위암, 대장암, 유방암 수술 후에 화학요법을 3개월이상 시행한 환자 284명

5. 중재/치료

Arm 1: UFT 4캡슐/일 + 쯔무라 十全大補湯 엑기스 과립 7.5g/일, 124명

Arm 2: UFT 4캡슐/일 단독(十全大補湯 투여 환자), 127명

Arm 3: 절제만, 33명

6. 주요 평가항목

항암제 부작용 발현 유무를 조사. 환자의 QOL을 문진표에 따라 수술 전, 2주, 1개월, 3개월, 6개월 후에 평가

7. 주요 결과

十全大補湯으로 인한 UFT 부작용: 대장암 Arm 1〈Arm 2, 위암 Arm 1= Arm 2, 유방암 Arm 1〉Arm 2(통계처리를 하지 않음. 결과에 일정한 경향이 없음)

QOL 개선효과: 유방암 2주 후에 질병 유래의 증상만, 또는 유방암 6개월 후에 치료유래의 증상과 사회생활에서만 QOL이 유의하게 개선되었다. 그러나 그 이외의 모든 암에서 어느 시점에서도 모든 증상, 기분, 사회생활에서 QOL의 유의한 개선점은 보이지 않았다.

8. 결론

위암, 대장암, 유방암의 수술 후에 화학요법(UFT 4캡슐/일)중인 환자에 대하여 十全大補湯은 UFT의 부작용경감 및 QOL 개선효과가 있었다.

9. 한방고찰

없음

10. 논문 속의 안전성 평가

유해사상: Arm 1에서 대장암환자에게서 구토 1명, 복약 곤란이 3명 있었다.

11. 평가자 의견

저자들은 十全大補湯과 항암제[UFT]를 병용함으로써 十全大補湯은 UFT의 부작용경감 및 QOL개선효과가 있었다고 결론내리고 있다. 그렇지만 통계학적으로 거의 유의한 차이는 없어, 이 결론은 잘못된 것이다. 결론은 결과를 바르게 해석해야 하는 것이다. 十全大補湯이 유용하다는 가설이 증명되지 않았기 때문에 저자들은 고찰 중에 왜 UFT투여중인 수술 후 암환자에게 十全大補湯이 효과가 없었는가를 논의할 필요가 있다. 수술 후에 화학요법을 받은 암환자가 보제의 적응이 아닐 가능성, 十全大補湯 이외의 보제의 증이었을 가능성, 암 종류에 따라 효과가 뛰어난 보제가 다를 가능성 등을 생각할 수 있을 것이다. 더욱이 그 전에 이번에 대상으로 한 암 수술 환자가 UFT의 부작용에 힘들어 하고, QOL이 저하되고, 서양의학적치료로 효과가 없고, 한방약으로 치료가 필요한 상태인지 어떤지를 확인하는 것부터 출발할 필요가 있다.

[小坂昭夫, 北條正久, 大作昌義 외. QOL로 살펴본 항암제 부작용 경감에 대한 쯔무라 十全大補湯[TJ-48]의 의의. *Progress in Medicine* 1993;13:1072-9.]는 제1저자의 소속시설에서만 이루어진 보고이었지만, 그 후 다시설공동치험으로서 증례수를 늘려 평가한 결과를 보고하였다. 결론은 거의 같다.

12. 평가자 이름과 평가 날짜 星野惠津夫 2009.4.28, 2010.6.1

암 | 암 수술 후, 항암제의 불특정한 부작용 |

서지사항

橋本省三, 田中幸房. 암에 대한 방사선 치료시의 부작용. *산부인과 세계* 1990;42 suppl:176-84.

1. **목적**

암환자의 방사선 치료시 부작용증상의 경감에 대한 十全大補湯의 유효성과 안전성

2. **연구디자인**

무작위대조시험(봉투법)RCT-envelope

3. **실시기관**

다시설 9시설(대학 6, 市中병원 3시설)

4. **대상자 특성**

흉부 내지 복부에 방사선照射를 시행한 83명(넓이 약 100㎠, 照射線量 50~60Gy)

5. **중재/치료**

Arm 1: 쯔무라 十全大補湯 엑기스 과립 7.5g 3分服/日× 투여군 43명

Arm 2: 비투여군 40명

6. **주요 평가항목**

자각증상: 식욕부진, 전신권태감, 오심 · 구토, 설사

백혈구수, 적혈구수, 혈소판수, 혈액생화학검사

7. **주요 결과**

방사선 조사개시 전에는 양군 사이에 유의한 차이는 없었지만, 투여군에서 식욕부진은 4~6주에 개선경향, 5주에 유의한 차이를 나타내었다. 전신권태감은 4주에, 오심 · 구토는 5주에, 설사는 3~5주에 유의한 차이가 나타났다. 백혈구수, 적혈구수, 혈소판수, 혈액생화학검사에 차이를 보이지 않았다.

8. **결론**

암환자의 방사선치료에서 나타나는 부작용증상에 十全大補湯을 사용하였을 때 식욕부진, 전신권태감, 오심 · 구토, 설사 증상이 개선 또는 경감하였다.

9. **한방고찰**

관련논문에서 증을 무시한 검토라고 언급되어 있다.

10. **논문 속의 안전성 평가**

관련논문에 十全大補湯에 기인한 부작용은 거의 없었다고 언급되어 있다.

11. **평가자 의견**

이 논문은 다시설 RCT를 실시하기 전에 단독시설에서의 오픈시험과 대상시험을 실시하고, 암환자의 방사선치료에 따르는 소화기부작용증상에 대하여 十全大補湯의 효과를 검토한 것을 기초로 하여 다시설 RCT를 실시한 것이다. 장기간에 걸쳐 정성을 들인 시험이라는 점은 평가할 만하다.

문제점으로 양군 사이에 차이는 없지만 환자배경에서 남녀 비율이 1:3으로 여성에 편중되어 있다는 점을 들 수 있다. 이 점은 증상개선 · 경감은 여성과 관련된 암에 관한 치료인지, 암 전반에 대한 치료에서의 부작용 억제효과인지는 평가할 필요가 있다. 그리고 앞으로 더욱더 좋은 효과를 내기 위해서는 증을 고려한 검토도 요망된다.

관련논문:田中幸房, 橋本省三. 방사선치료시의 부작용으로서 각종 증상호소에 대하여 쯔무라 十全大補湯의 효과. *JAMA 일본어판* 1988;(6) suppl:70-1.

초록의 내용이 거의 같다. 주 논문에서 연구디자인에 대한 언급이 명확하지 않은데 봉투법으로 대상군을 분류하였다는 언급이 있다. 그리고 대상군이 주로 유방암과 자궁암이라는 언급이 있다.

12. **평가자 이름과 평가 날짜** 並木隆雄 2008.12.29, 2010.1.6, 2010.6

암 | 암 수술 후, 항암제의 불특정한 부작용 |

서지사항

山田輝司. 식도암 · 위암 · 대장암 수술 후에 十全大補湯투여의 임상적 검토 - 수술 침습과 수술 후 화학요법의 세포성면역에 대한 영향에 대하여-. *화한의약학회지* 1992;9:157-64.

1. 목적

식도암 · 위암 · 대장암 수술 후에 十全大補湯투여가 세포성면역능 등에 미치는 영향을 평가

2. 연구디자인

무작위대조시험(봉투법)RCT-envelope

3. 실시기관

杏林대학병원 1시설

4. 대상자 특성

식도암 · 위암 · 대장암 수술을 한 환자 174명

5. 중재/치료

Arm 1: 수술 후 2주부터 쯔무라 十全大補湯 엑기스 과립 7.5g 투여, 75명

Arm 2: 비투여, 99명

위의 환자 가운데 수술 후 1개월 이내에 항암제가 투여된 증례를 항암제병용례로서 별도 평가

Arm 3: 수술 후 2주부터 쯔무라 십전대보탕엑기스 과립 7.5g 투여 + 항암제 투여, 49명

Arm 4: 비투여 + 항암제 투여, 55명

투여기간은 6개월

6. 주요 평가항목

헤모글로빈, 백혈구, 림프구, 혈청알부민치, CD3, CD4, CD8, PHA림프구 유약화반응, NK세포활성

7. 주요 결과

헤모글로빈과 적혈구수는 Arm 3 위암전적출예에서 유의하게 증가하였다. 백혈구수는 Arm 1 위암전적출예에서 유의하게 감소가 억제되었다. PHA림프구 유약화반응, NK세포활성에 대해서는 식도암과 위암전적출례의 Arm 3에서 면역기능 부활이 나타났다.

8. 결론

식도암 · 위암 · 대장암 수술 후에 十全大補湯을 투여한 것은 BRM으로서 의의가 있다는 점을 시사하였다.

9. 한방고찰

없음

10. 논문 속의 안전성 평가

언급 없음

11. 평가자 의견

본 논문은 식도암 · 위암 · 대장암 수술 후의 증례에 대하여 十全大補湯투여 유무로 세포성면역능 변화에 관한 차이를 평가하였다. 일부 검사데이터에서 면역기능의 부활이 시사되어 十全大補湯은 BRM으로서 응용 가능성이 있다. 이번에는 각종 암환자와 수술방법, 병태가 다른 환자가 혼재되어 있기 때문에 앞으로는 좀더 범위를 좁혀 다수의 증례(생명예후도 포함)를 대상으로 한 검토가 요망된다.

12. 평가자 이름과 평가 날짜 及川哲郎 2008.9.19, 2010.1.6, 2010.6.1

암 | 암 수술 후, 항암제의 불특정한 부작용 |

서지사항 • • •

大原毅, 恩田昌彦, 二川俊二 외. 補中益氣湯, 人蔘養榮湯의 테가푸르tegafur와의 병용요법에 관한 유용성 검토. *약리와 치료* 1993;21:4423-34, CENTRAL ID: CN-00546092, 醫中誌 Web ID: 1994154383 MOL, MOL-Lib

1. **목적** 화학요법(테가푸르tegafur제제)을 받고 있는 환자에 대한 補中益氣湯 혹은 人蔘養榮湯의 임상효과에 대한 평가
2. **연구디자인** 무작위대조시험(봉투법)RCT-envelope
3. **실시기관** 대학병원 14시설(東京대학 제 3외과, 일본의과대학 제 1외과, 順天堂대학 제 2외과, 기타), 다른 병원 11시설
4. **대상자 특성**
   항암제(테가푸르제제 400㎎/일, 혹은 600㎎/일)를 투여받고 있는 암환자 178명. 암 종류는 위암(91명), 대장암(63명), 유방암(18명), 기타(6명). 유효성 판정에서 해석대상으로 된 것은 그 중 1개월 이상 복용할 수 있었던 162명이었다.
5. **중재/치료**
   Arm 1: 카네보 補中益氣湯 엑기스 세립 7.5g/일, 6개월, 57명
   Arm 2: 카네보 人蔘養榮湯 엑기스 세립 7.5g/일, 6개월, 56명
   Arm 3: 테가푸르제제 단독예, 6개월, 49명
6. **주요 평가항목**
   투여 전, 2개월, 4개월, 6개월 후의 자각증상(식욕, 오심 · 구토 등), 타각소견(PS, 체중, 혈압 등), 혈액검사(일반혈액검사 CBC), 생화학, CEA, IAP)
7. **주요 결과**
   자각증상 개선효과(투여 전후를 비교): Arm 1에서 식욕이 유의하게 개선되었다. Arm 2에서 오심 · 구토, 배변이상, 식욕, 피로권태감이 유의하게 개선되었다. Arm 3에서 개선된 증상은 없었다. 전체적 평가에서는 Arm 1에서의 개선은 21/57=36.8%, Arm 2에서의 개선은 19/56=33.9%, Arm 3에서의 개선은7/49=14.3%이고, 개선율의 유의차 검정에서는 Arm 1〉 Arm 3, Arm 2〉Arm 3이었다.
   타각소견 개선효과:전체적 평가에서는 Arm 1에서의 개선은 21/57=36.8%, Arm 2에서의 개선은 22/56=39.3%, Arm 3에서의 개선은 10/49=20.4%이고 개선율의 유의차 검정에서는 Arm 1〉Arm 3, Arm 2〉Arm 3이었다.
   혈액검사: 세개의 Arm사이에서는 유의한 차이가 없었다.
   암 종류별 평가에서는 자각증상, 타각소견 모두 Arm 1〉Arm 3, Arm 2〉Arm 3이 된 것은 위암만이고, 대장암에서는 세개 Arm 사이에서 유의한 차이는 없었다.
8. **결론**
   테가푸르제제의 화학요법중인 환자에게 補中益氣湯, 人蔘養榮湯의 병용은 모두 분명히 유용하였다.
9. **한방고찰**
   없음
10. **논문 속의 안전성 평가** 유해사상: Arm 1(2/57)과 Arm 2(7/56)에서 양군 사이에 유의한 차이가 없음
11. **평가자 의견**
    항암제치료에 한방약을 병용하는 목적은 치료중인 환자의 QOL 유지와 유해사상의 억제, 그리고 항암제의 작용증강 등이다. 본 치험에서는 항암제치료 개시부터 한방약을 병용하고 있고, 이 때의 endpoint로서는 ①「개선도」가 아니라 치료중인 환자의 PS를 포함한 QOL점수의 추이, 혹은 ②동일 환자에서 항암제의 단독 치료코스와 어떤 한방약을 병용한 치료코스에서 QOL점수나 유해사상의 차이를 평가하여야 한다. 본 시험은 다양한 증상이나 소견을 총괄적으로 평가하여 비교하고 있지만, 무작위화 되지 않는 경우도 있어 담당의의 주관에 따라 결과가 좌우되기 쉽다. 그리고 안전성 평가에서는 항암제 자체가 유해사상을 유발하고 아울러 병용하는 한방약으로 유해사상도 유발시킬 수 있다는 점에서 이들을 구별하는 방법을 모색할 필요가 있다.
12. **평가자 이름과 평가 날짜** 星野惠津夫 2009.4.23, 2010.6.1

암 | 암 수술 후, 항암제의 불특정한 부작용 |

서지사항 • • •
齋藤信也, 岩垣博巳, 小林直哉 외. 위암 · 대장암 수술 침습에 대한 한방보제 TJ-41의 효과에 관해서. *일본임상외과학회잡지* 2006;67:568-74.
醫中誌 Web ID: 2006114494 J-STAGE

1. **목적** 위암과 대장암 환자에게 補中益氣湯을 수술 전에 투여하여 수술 침습의 경감효과에 대한 평가
2. **연구디자인** 무작위대조시험(봉투법)RCT-envelope
3. **실시기관** 岡山대학 소화기종양외과, 기타 병원 6시설
4. **대상자 특성**
   위암, 대장암 수술은 한 환자 48명(위암 10명, 대장암 38명)
5. **중재/치료**
   Arm 1: 수술 전 1주, 쯔무라 補中益氣湯 엑기스 과립, 7.5g/일 투여(22명)
   Arm 2: 비투여례(26명)
6. **주요 평가항목**
   수술 직전과 수술 후 1일째에 cortisol, sTNF-R, sIL-2R을 측정
   수술 전, 수술 후 1, 7일째에 백혈구, 백혈구분획,
   수술 전, 수술 후 1, 3, 7일째에 CRP를 측정하였다.
   수술 후의 熱型과 맥박수, 수술 후 퇴원까지의 기간, 수술 후 치료를 목적으로 항생물질을 투여한 환자수
7. **주요 결과**
   백혈구, 백혈구분획, CRP: Arm 1과 Arm 2에서 유의한 차이는 없었다.
   Cortisol: 수술 전후에서 Arm 1이 Arm 2보다 증가율이 유의하게 작았다.
   sTNF-R, sIL-2R: 수술 전후에서 Arm 1과 Arm 2에서 증가율에 유의한 차이는 보이지 않았다.
   수술 후의 熱型: 제 6일째 이후에는 Arm 1이 Arm 2보다 유의하게 낮았다.
   수술 후의 맥박수: 제 6, 7일째는 Arm 1이 Arm 2보다 유의하게 적었다.
   수술 후 치료를 위하여 항생물질을 투여한 환자수: Arm 1(3/22)이 Arm 2(11/22)보다 유의하게 적었다.
8. **결론**
   쯔무라 補中益氣湯 엑기스 과립을 수술 전에 투여함으로써 수술 침습에 대한 반응을 경감시키고, 수술 후의 신속한 회복에 유용한 가능성이 있다.
9. **한방고찰**
   없음
10. **논문 속의 안전성 평가**
    유해사상:Arm 1에서 부작용은 없었다.
11. **평가자 의견**
    저자들은 補中益氣湯을 수술 전에 투여함으로써 수술 후 회복기 환자 QOL을 향상시키고, 발열 · 심박수를 억제하며, 치료를 위하여 항생물질을 투여하는 경우를 감소시키는 효과가 있어 의료비의 삭감으로 이어질 가능성이 있다고 주장하고 있다. 그리고 이 기전으로서 한방약으로 혈중에 증가한 코르티솔cortisol이 관련한다는 점을 시사한다. 이것은 오메가3계 지방산, 아르기닌arginine, 핵산 등을 이용하는 「면역영양법」의 사고와 공통하는 것으로 수술 전에 실시하는 영양 보조로 수술 후의 합병증 발생을 억제시키려고 하는 시도이다. 수술 전 암환자는 여러가지 불안을 안고 있는 기허 상태에 있다. 또한 수술 가능한 상태이면 비교적 혈허 정도는 가벼워 보제 중에서도 補中益氣湯 정도가 적당하다고 생각한다. 앞으로 補中益氣湯과 면역영양법의 병용을 검토하고 그 기전을 더욱 명확하게 밝혀나가기를 바란다.
12. **평가자 이름과 평가 날짜** 星野惠津夫 2009.3.15, 2010.6.1

암 | 암 수술 후, 항암제의 불특정한 부작용 |

서지사항 • • •

山本嘉一郎, 平野富裕美, 生駒直子 외. 자궁근종 · 자궁섬유근증에 대한 桂枝茯苓丸의 효과. *산부인과 한방연구의 진보* 2003;20:135-7. 醫中誌 Web ID: 2004068783

1. **목적** 자궁근종, 자궁섬유근증에 대한 桂枝茯苓丸의 종양축소효과 객관적 평가
2. **연구디자인** 무작위대조시험RCT
3. **실시기관** 近畿대학 사카이병원 1시설(산부인과)
4. **대상자 특성**
   상기시설에서 진료를 받고 자궁근종 혹은 자궁섬유근종이라고 진단을 받은 24명. GnRH 아날로그군의 평균 연령 및 종양 직경: 46.3세 및 34.1㎜, GnRH아날로그 + 桂枝茯苓丸군의 평균 연령 및 종양 직경: 45.9세 및 35.7㎜
5. **중재/치료**
   Arm 1: GnRH아날로그를 1회 1통(1.88㎎), 1개월에 1회, 4개월 연속 피하주사에 가미하여 쯔무라 桂枝茯苓丸 엑기스 과립을 1회 1포(2.5g), 1일 3회(식전), 12개월간 복용
   Arm 2: GnRH아날로그를 1회 1통(1.88㎎), 1개월에 1회, 4개월 연속 피하주사
6. **주요 평가항목**
   종양 축소 효과: 종양 직경의 축소율이 50% 이상을 저효, 50~0%을 유효, 0% 이하를 무효로 하는 3단계 평가. 치료 전, 4개월 후, 8개월 후, 12개월 후에 효과 평가
7. **주요 결과**
   치료 4개월에 GnRH 단독군 10명의 저효율 10%(1/10)에 비하여 GnRH + 桂枝茯苓丸군 14명의 저효율은 42.9%(6/14)로 축소 효과가 높게 나타나는 경향을 보였지만, 8, 12개월 후의 종양크기 축소율에 차이는 없었다. 자궁근종 평가만 보더라도 치료 4개월에 GnRH 단독군의 저효율(0%)에 비하여 GnRH + 桂枝茯苓丸군의 저효율(50%)은 유의하게 높았다(P=0.012). 치료약을 류프로렐린leuprorelin으로 한정시킨 해석에 있어서도 GnRH 단독군의 저효율(0%)에 비하여 GnRH + 桂枝茯苓丸군의 저효율(62.5%)은 치료 4개월에서 유의하게 높았다(P=0.016). 치료 8개월 및 12개월에서는 차이가 없었지만, 단기간 치료에서 GnRH + 桂枝茯苓丸의 병용은 임상적인 효과를 나타내었다.
8. **결론**
   자궁근종 및 자궁섬유근종에 대한 GnRH요법은 임상적으로 널리 사용하고 있지만 GnRH + 桂枝茯苓丸요법은 4개월 시점에서의 단기 성적에서는 종양크기의 축소화에 유효하다.
9. **한방고찰**
   없음
10. **논문 속의 안전성 평가**
    언급 없음
11. **평가자 의견**
    본 논문에서 검토된 내용은 지금까지 몇 가지의 증례 보고나 임상 연구에서 밝혀진 것을 다시 한번 그 성적을 지지하고 있다. 증례수가 적고 콘센서스를 확립하는 데에는 성적이 충분하지 않지만, 연구 방법은 신뢰할 수 있다. 따라서 이번 성적은 앞으로 연구 방향성을 검토하는 측면에서 참고가 될 것이다. 본 연구 방법을 설정하는데 종양축소율을 3단계로 효과 판정을 하였지만, 상당히 대략적인 판정이다. 좀 더 많은 증례를 집적하면 평균적 축소율과 투여기간으로 인한 축소율 차이 등의 평가가 가능하다고 생각된다. 이러한 결과가 실제 임상에 반영되기를 기대한다.
12. **평가자 이름과 평가 날짜** 後山尙久 2008.4.1, 2010.6.1

빈혈 등 혈액질환

서지사항

Akase T, Onodera S, et al. A comparative study of the usefulness of Toki-shakuyaku-san and an oral iron preparation in the treatment of hypochromic anemia in cases of uterine myoma. *약학잡지* 2003;123:817-24. CENTRAL ID:CN-00457950, Pubmed ID:14513774, 醫中誌 Web ID:2004068366 J-STAGE

1. **목적** 저색소성 빈혈이 있는 자궁근종여성에 대한 當歸芍藥散의 유효성과 안전성의 객관적 평가
2. **연구디자인** 무작위대조시험RCT
3. **실시기관** 北里대학병원 1시설 산부인과 외래
4. **참가자**

1999년 8월부터 2000년 1월말까지 상기 시설에서 진료를 받은 자궁근종환자 중, 저색소성 빈혈을 나타낸 25명. 평균 연령은 當歸芍藥散군 45.4±1.99세, 경구철분제군 42.9±1.68세. 환자의 혈중헤모글로빈농도의 범위는 8~12g/dl이었다.

5. **중재/치료**

Arm 1: 쯔무라 當歸芍藥散 엑기스 과립을 1회 1포(2.5g), 1일 3회(식전), 3개월 복용, 10명

Arm 2: 경구철분제 구연산citric acid 제1철나트륨을 1회 1정(50 ㎎), 1일 1~2회(식후), 3개월 복용, 15명

6. **주요 평가항목**

임상검사: 혈액상(적혈구, 헤모글로빈, 헤마토크리트 농도 외, 혈청생화학혈청철, 페리친feritin농도 외, 혈액응고기능PT, APTT을 투여 전, 투여 4주, 8주 후에 평가. 임상증상별 개선도: 창백, 기립시 어지럼증, 현기증 등을 5단계 판정표에 따라 투여 전, 투여 4주, 8주 후에 평가. 부작용: 약제복용 8주 중에 속쓰림, 구토증 · 구토, 설사 등의 부작용 발생율에 따라 평가.

7. **주요 결과**

혈액상의 개선에는 양군에 차이는 없었다. 임상증상 중에 냉증, 창백, 스푼 모양의 손톱, 현기증은 유의하게 개선되었다(P<0.05). 특히 냉증은 경구철분제군에 비하여 當歸芍藥散군에서 유의하게 개선율이 높았다(복용 8주의 스코어: 당귀작약산군 0.3±0.2, 경구철분제 2.0±0.6, P<0.05). 경구철분제군의 80%에 약간의 부작용이 나타났지만(가장 많았던 부작용은 속쓰림과 구토증으로 각각 46.7%의 발현율), 當歸芍藥散군에서는 부작용이 없었다.

8. **결론**

자궁근종이 있는 여성의 경도~중등 정도의 빈혈에 當歸芍藥散을 3개월 투여함으로써 경구철분제에 비하여 임상증상을 개선하는 효과가 있고 안전하다.

9. **한방고찰**

없음

10. **논문 속의 안전성 평가**

當歸芍藥散투여군 10명에게서는 부작용이 나타나지 않았다. 경구철분제투여군에서는 15명중 12명(80%)에게 부작용이 나타났다.

11. **평가자 의견**

본 연구의 시험 대상은 모두 자궁근종이 있는 빈혈환자로, 혈중헤모글로빈농도가 8~12g/dl이라는 점에서 임상의의 치료계획은 비관혈적 수단을 취하게 된다. 일반적으로는 경구철분제를 선택하지만, 본 연구의 성과에 따르면 임상증상개선은 當歸芍藥散이 효과가 높다는 사실을 알게 되었다. 그리고 부작용의 발현율에 큰 차이가 있고, 유효성과 안전성을 종합하면 當歸芍藥散의 임상적 의의는 크다. 단 當歸芍藥散 투여군에서는 혈액상 개선이 없다. 경구철분제에서는 혈액상 개선이 명확하다는 결과를 얻었기 때문에 임상의의 입장에서는 양자를 병용하는 방법을 하여야 할 것이다. 한방약과 철분제와의 병용효과와 빈혈의 정도별로 효과를 검토하는 등, 앞으로 새로운 연구 프로토콜이 기대된다.

12. **평가자 이름과 평가 날짜** 後山尙久 2008.4.1, 2010.6.1

빈혈 등 혈액질환

서지사항 • • •

柳堀厚, 宮城美香子, 堀正行 외. 철겹핍성빈혈에 대한 人蔘養榮湯의 효과. *임상과 연구* 1995;72:2605-8. 醫中誌 Web ID:1996162428 MOL, MOL-Lib

1. 목적

월경과다로 발생한 철결핍성빈혈에 대하여 人蔘養榮湯의 유효성을 평가

2. 연구디자인

무작위대조시험(봉투법)RCT-envelope

3. 실시기관

東邦대학 부속 佐倉병원 산부인과

4. 참가자

자궁근종, 자궁섬유근증, 자궁내막폴립 등이 원인으로 과다월경 · 부정출혈이 있고, 철겹핍성빈혈이라고 진단받은 환자 중에서 헤모글로빈이 9.0mg/dl이하인 증례 39명(人蔘養榮湯 병용군 21명, 철분제단독군 18명)

5. 중재/치료

Arm 1: 카네보현 크라시에(Kracie) 人蔘養榮湯 엑기스 세립 5g/일 + 구연산citric acid 제1철ferromia 100 mg/day

Arm 2: 구연산 제1철 100mg/day

6. 주요 평가항목

혈액검사일반혈액검사(CBC), 혈청철, 페리친(feritin)측정과 자각증상(전신권태감 · 숨이 참 · 동계)의 변화에 관하여 투여 전과 투여 후를 비교검토

7. 주요 결과

투여 전후의 변화율에서는 人蔘養榮湯군에서 유의하게 헤모글로빈수치가 상승하였다(P〈0.01). 빈혈에 수반되는 동계 · 숨이 차는 증상은 양군 모두 개선되어 유의한 차이는 없고, 식욕부진 · 식은땀 · 손발 냉증 등 본래 人蔘養榮湯군에 기대되는 자각증상의 개선효과에 관해서도 유의한 차이는 나타나지 않았다.

8. 결론

월경과다가 원인인 철결핍성빈혈의 증례에 대하여 人蔘養榮湯과 철분제의 병용요법은 유효하다.

9. 한방고찰

구성생약의 人蔘, 白朮, 遠志가 골수에 미치는 작용을 시사하였다.

10. 논문 속의 안전성 평가

언급 없음

11. 평가자 의견

본 논문에서는 월경과도로 인한 빈혈에 대하여 人蔘養榮湯의 조혈효과를 평가하였다. 항암제로 인해 발생한 골수억제에 人蔘養榮湯의 효과에 대한 치료보고가 많다는 사실을 고려하면 일정의 효과를 기대할 수 있을 것이다. 빈혈증상 이외의 식은땀 · 냉증 등의 본래 人蔘養榮湯의 약효가 기대되는 증상에 대하여 개선효과가 없었던 점은 저자들이 논문속에서 지적하였듯이 한방적인 人蔘養榮湯의 적용기준을 검토할 여지가 있다고 본다. 앞으로의 연구 보고가 기대된다.

12. 평가자 이름과 평가 날짜　中田英之 2009.1.1, 2010.1.6, 2010.6.1

빈혈 등 혈액질환

서지사항
青江尙志, 高田恭子, 河原伸明 외. 수술 전 자기혈저장시에 에리스로포이에틴erythropoietin 및 人蔘養榮湯의 효과에 관해서. *自己血輸血* 1997;10:145-51.

1. **목적** 자기혈저장 후 빈혈에 대한 人蔘養榮湯의 병용효과
2. **연구디자인** 무작위대조시험RCT
3. **실시기관** 姬路적십자병원 산부인과
4. **참가자**
   1994년 1월부터 1996년 12월까지, 수술 전 저장혈 800㎖ 이상 저혈할 수 있었던 증례(비교대조군의 철분제만으로 구성된 군에서는 1992년 6월부터 1993년 12월까지 저장혈 환자로 랜덤화 대상에서 제외시켰다). 철분제단독군 10명, 철분제 + 에리스로포이에틴erythropoietin제제군 37명, 철분제 + 에리스로포이에틴제제 + 人蔘養榮湯군 26명
5. **중재/치료**
   Arm 1: 철분제단독군(1회 80㎎ 경정맥투여를 주 3회)
   Arm 2: 철분제(1회 80㎎ 경정맥투여를 주 3회) + 에포진epogin(1회 6,000단위, 주 3회)
   Arm 3: 철분제(1회 80㎎ 경정맥투여를 주 3회) + 에포진(1회 6,000단위, 주 3회) + 쯔무라 人蔘養榮湯 엑기스 과립(9g/일)
6. **주요 평가항목**
   혈액검사(적혈구수, 헤모글로빈수치, 헤마토크리트hematocrit, 망상적혈구수, 백혈구수, 혈청철)측정결과를 저장혈 전과 수술 전에 비교검토.
7. **주요 결과**
   철분제단독군에 대하여 에리스로포이에틴과 人蔘養榮湯병용군은 수술 전 채혈시에 적혈구수, 헤모글로빈수치, 헤마토크리트 수치가 유의하게 상승하였다. 한편 에리스로포이에틴 병용군에서는 유의한 차이는 보이지 않았다.
8. **결론**
   수술 전 자기혈저장혈에서 철분제와 에리스로포이에틴제제에 가미하여 人蔘養榮湯을 병용하는 것은 유효하다.
9. **한방고찰**
   없음
10. **논문 속의 안전성 평가**
    언급 없음
11. **평가자 의견**
    본 논문에서는 자기혈저장이 원인인 빈혈에 대한 人蔘養榮湯의 조혈효과를 평가하였다. 철분제단독투여군과의 사이에서 人蔘養榮湯 + 에리스로포이에틴제제군은 유의한 차이가 검출되었다. 그러나 에리스로포이에틴제제군과의 사이에는 유의한 차이는 보이지 않은 사실을 고려하면 단순히 人蔘養榮湯을 병용하는 것이 유효하다고 결론을 내려서는 안 된다고 생각한다. 그렇지만 자기혈저장을 실시하는 증례가 늘고 있다는 사실을 감안하면 이와 같은 시도는 평가되어야 한다. 수술 후의 상태에 대해서도 평가가 이루어지면 人蔘養榮湯의 다른 측면도 평가될 가능성이 있다고 본다. 앞으로의 연구성과가 기대된다.
12. **평가자 이름과 평가 날짜** 中田英之 2009.1.1, 2010.6.1

빈혈 등 혈액질환

서지사항 •••

青江尚志, 住田由美, 河原伸明 외. 암환자의 수술 전 자기혈저장에서 에리스로포이에틴erythropoietin제제와 한방약의 효과에 관해서. *自己血輸血* 1999;12:100-4. MOL, MOL-Lib

1. 목적 암환자의 수술 전 자기혈저장에서 에리스로포이에틴erythropoietin, EPO제제와 十全大補湯, 人蔘養榮湯의 효과에 관한 유효성의 객관적 평가

2. 연구디자인 무작위대조시험RCT. 헤모글로빈농도 14g/dl 이상의 예에는 철분제의 정맥 내 투여, 14g/dl 미만의 증례를 철분제의 정맥 내 투여 + 한방 + EPO와 철분제의 정맥 내 투여+EPO에 랜덤화를 실시

3. 실시기관 姬路적십자병원 1시설 산부인과

4. 참가자

1992년 1월부터 1997년 11월 말까지 상기 시설에서 진찰을 받고 부인과 악성종양으로 수술을 하기 전에 800㎖ 이상의 자기혈을 저장한 환자 90명

5. 중재/치료

Arm 1: 철분제의 정맥 내 투여(주 240㎎)를 제 1회 저장혈부터 수술 전날까지 계속 실시

Arm 2: 철분제의 정맥 내 투여(주 240㎎)에 더하여 EPO 6,000단위를 주 3회 수액 정맥 내 투여를 제1회 저장혈부터 수술 전날까지 계속 실시

Arm 3: 철분제의 정맥내 투여(주 240㎎)에 더하여 EPO 6,000단위를 주 3회 수액 정맥 내 투여를 제1회 저장혈부터 수술 전날까지 계속 실시. 이에 더하여 쯔무라 十全大補湯 엑기스 과립 혹은 人蔘養榮湯 엑기스 과립을 1회 1포(2.5g), 1일 3회(식전), 제1회 저장혈부터 수술 전날까지 복용

6. 주요 평가항목

혈액프로파일: 저장혈 전(약제 투여 전), 수술 전(약제 종료 직후)의 적혈구수, 헤모글로빈, 헤마토크리트, 망상적혈구수 등의 평가

혈청생화학프로파일: 저장혈 전(약제 투여 전), 수술 전(약제 종료 직후)의 총단백, 알부민, 철농도의 평가

헤모글로빈증가량: 저장혈 전 헤모글로빈수치 × 저장혈양/순환혈액량 – (저장혈 전 헤모글로빈수치 – 수술 전 헤모글로빈수치)로 평가

7. 주요 결과

저장혈부터 수술까지 망상적혈구의 증가폭은 한방군(36명) 및 EPO군에서 철분제군(15명)에 비하여 컸다. 헤모글로빈증가량은 철분제군(0.92±0.70g/dl)보다도 EPO군(1.73±1.30g/dl), 그리고 EPO군에 비하여 한방군(2.33±1.11g/dl)에서는 유의하게 (P<0.05) 컸다.

8. 결론

수술 전 자기혈저장혈시에 철분제와 EPO에 한방약 복용을 병용하는 것은 임상적으로 훨씬 높은 효과를 얻을 수 있다.

09. 한방고찰 없음

10. 논문 속의 안전성 평가 언급 없음

11. 평가자 의견

十全大補湯 혹은 人蔘養榮湯을 수술 전의 저장혈관리 프로토콜로 설정함으로써 혈중헤모글로빈농도의 증가량도 증가한다는 것은 수술 전의 자기혈저장혈에서 철분제와 EPO로 대응하는 것보다도 훨씬 나은 혈액프로파일로 수술에 임할 수 있다는 것을 의미한다. 본 연구 성과의 임상적 의의는 크다고 생각된다. 안전성에 관해서는 보제가 암세포증식에 대하여 촉진적으로 작용할 가능성도 포함하여 좀 더 많은 증례를 수집하여 검토가 이루어지길 바란다.

12. 평가자 이름과 평가 날짜 後山尙久 2008.4.1

빈혈 등 혈액질환

서지사항 • • •

靑江尙志. 수술 전 자기혈저장에 있어서 十全大補湯의 효과. *Pharma Medica* 2007;25:11-4. 醫中誌 Web ID:2008070612 MOL, MOL-Lib

1. **목적** 암환자의 수술 전 자기혈저장에 있어서 十全大補湯의 유효성에 대한 객관적 평가
2. **연구디자인** 무작위대조시험RCT
3. **실시기관** 불명(발췌자의 추측: 姬路적십자병원, 福山市시민병원, 추고쿠중앙병원 3시설 산부인과)
4. **참가자** 과거 5년 2개월 동안에 상기 시설에서 진찰을 받고 부인과 악성종양으로 수술 전에 800㎖ 이상의 자기혈을 저장한 환자 120명. 수술 전에 화학요법을 받은 환자와 교원병 환자는 제외시켰다.
5. **중재/치료**

Arm 1: 저장혈 전 Hb수치 14g/dl 미만의 증례를 대상. 철분제의 정맥 내 투여(주 240㎎)를 하였다. 그리고 여기에 더하여 EPO 6,000단위를 주 3회 수액 정맥 내 투여를 제 1회 저혈 때부터 수술 전날까지 계속 시행하였다. 52명.

Arm 2: 저장혈 전 Hb수치 14g/dl 미만의 증례에 대하여 철분제의 정맥 내투여(주 240㎎)를 하였다. 그리고 여기에 더하여 EPO 6,000단위로 주 3회 수액 정맥 내 투여를 제 1회 저혈 때부터 수술 전날까지 계속 시행하고, 十全大補湯 엑기스 과립을 1회 1포(2.5g), 1일 3회(식전), 제 1회 저혈 때부터 수술 전날까지 복용하였다. 51명

Arm 3: 저혈 전 Hb수치 14g/dl 이상의 증례에 대하여 철분제의 정맥 내 투여(주 240㎎)를 시행하였다. 17명

6. **주요 평가항목**

혈액프로파일: 저혈 전(약제 투여 전), 수술 전(약제 종료 직후)의 적혈구수, 헤모글로빈, 헤마토크리트, 망상적혈구수 등을 평가

혈청생화학프로파일: 저혈 전(약제 투여 전), 수술 전(약제 종료 직후)의 총단백, 알부민, 철농도 평가

헤모글로빈증가량: 저혈 전 헤모글로빈수 × 저장혈량/순환혈액량 − (저혈 전 헤모글로빈수치 − 수술 전 헤모글로빈수치)로 평가

7. **주요 결과**

저장혈로 인한 적혈구수 및 헤마토크리트hematocrit 수치의 감소폭이 EPO군에서는 철 단독군에 비하여 유의하게 적었다. 그리고 十全大補湯에서는 EPO군에 비하여 유의하게 적었다(P〈0.05). 헤모글로빈증가량도 마찬가지로 유의차(P〈0.05)가 나타났다.

8. **결론**

수술 전 자기저장혈에 있어서 철분제에 EPO와 十全大補湯을 병용함으로써 임상적으로 더욱 높은 효과를 얻을 수 있었다.

9. **한방고찰** 없음
10. **논문 속의 안전성 평가** 언급 없음
11. **평가자 의견**

十全大補湯을 지금까지 수술 전 저장혈관리 프로토콜protocol에 도입함으로써 저장혈로 인한 적혈구수나 헤마토크리트 수치저하를 원활하게 억제시킨다. 또한 혈중헤모글로빈농도의 증가량도 늘어난다는 사실이 판명되었다. 이것은 수술 전의 자기혈저장혈에 대하여 철분제와 EPO로 대응하기보다도 十全大補湯을 병용함으로써 훨씬 좋은 혈액프로파일로 수술을 하게 된다는 것을 의미하므로 본 연구 성과의 임상적 의의는 크다고 생각된다. 안전성에 관해서는 보제가 암세포증식 억제에 촉진적으로 작용할 가능성도 포함하여 더 많은 증례를 수집하여 검토가 이루어지길 바란다. 제 1 저자의 유사논문: 靑江尙志, 松尾環, 戎谷昌泰 외. 암환자의 수술 전 자기혈저장에 있어서 十全大補湯의 효과에 관하여. *산부인과 한방연구의 진보* 2000;17:67-71. 靑江尙志, 太田雅博, 河原伸明 외. 수술 전 자기혈저장에 있어서 十全大補湯의 효과에 관해서. *임상검사* 2003;47:395-9. 醫中誌 Web ID:2003251978

12. **평가자 이름과 평가 날짜** 後山尙久 2008.4.1, 2008.12.19

빈혈 등 혈액질환

서지사항

Motoo Y, Mouri H, Ohtsubo K, et al. Herbal medicine Ninjinyoeito ameliorates ribavirin-induced anemia in chronic hepatitis C: A randomized controlled trial. *World Journal of Gastroenterology* 2005;11:4013-7. CENTRAL ID: CN-00522971, Pubmed ID: 15996025

1. 목적

리바비린ribavirin 유도성 빈혈에 대한 人蔘養榮湯의 유효성과 안전성 평가

2. 연구디자인

무작위대조시험RCT

3. 실시기관

대학병원 1시설

4. 참가자

인터페론interferon α2b와 리바비린Ribavirin으로 치료를 받은 만성C형간염 환자 23명. 그 중 5명은 탈락.

5. 중재/치료

Arm 1: Control group. 인터페론 α2bIFNα2b과 리바비린 투여군 13명

Arm 2: NY group. IFNα2b와 리바비린 투여에 쯔무라 人蔘養榮湯 엑기스 과립 9g을 경구 투여 10명

IFNα2b는 24주 투여. 처음의 2주는 10MU 근육주사 6일/주, 이후 22주는 10MU 근육주사 3일/주. 리바비린 24주, 800㎎ 경구 투여(체중 60kg 이상), 600㎎(체중 60kg 미만)

6. 주요 평가항목

말초혈 maxΔRBC, maxΔHb, min Hb, WBC, Plt, Th1, Th2, Th1/Th2, Glutathione peroxidase

7. 주요 결과

말초혈 maxΔHb, min Hb에서 유의하게 NY group이 뛰어났다(각각 P=0.026, P=0.079). maxΔRBC, WBC, Plt, Th1, Th2, Th1/Th2, Glutathione peroxidase에서는 양군 사이에 차이가 없었다. 그리고 항바이러스 효과에도 차이는 없었다.

8. 결론

人蔘養榮湯은 리바비린으로 인한 빈혈에 유효하며 안전하다.

9. 한방고찰

없음

10. 논문 속의 안전성 평가

人蔘養榮湯에 특이한 부작용은 발견되지 않았다.

11. 평가자 의견

人蔘養榮湯이 리바비린 유도성 빈혈에 유효하다는 사실을 보여준 논문이다. 저자들은 작용기전으로서 미분화 적혈구계 세포의 활성화와 항산화작용을 추측하고 있다.

12. 평가자 이름과 평가 날짜 小暮敏明 2007.6.15, 2008.4.1

빈혈 등 혈액질환

서지사항 • • •

Nakamoto H, Mimura T, Honda N. Orally administrated Juzen-taiho-to/TJ-48 ameliorates erythropoietin(rHuEPO)-resistance anemia in patients on hemodialysis. Hemodialysis International 2008; 12: S9-14 CENTRAL ID:CN-00667345, Pubmed ID:18837771

1. 목적

투석환자의 Erythropoietin 저항성 빈혈에 대한 십전대보탕의 유효성과 안정성 평가

2. 연구디자인

무작위대조시험(RCT)

3. 세팅

대학병원 1시설, 종합병원 1시설

4. 대상자 특성

Erythropoietin 저항성 빈혈이 있는 투석환자 42명

5. 중재/치료

Arm 1: 쯔무라 십전대보탕 엑기스 과립 투여(7.5g×3/일) 12주 투여, 22명

Arm 2: 쯔무라 십전대보탕 엑기스 과립 비투여, 20명

두 그룹의 식사와 투석 프로그램은 같음

6. 주요 평가항목

헤모글로빈 수치

7. 주요 결과

비투여군에서는 Hb8.3±0.7g/dl에서 8.5±0.5g/dl로 유의한 변화는 없었다. 반면, 십전대보탕 투여군에서는 Hb8.4±1.1g/dl에서 9.5±1.3g/dl로 유의하게(p=0.0272) 증가하였다.

8. 결론

쯔무라 십전대보탕 엑기스 과립은 투석환자의 Erythropoietin 저항성 빈혈에 유효하다.

9. 한방 고찰

없음

10. 논문 중 안정성 평가

십전대보탕 투여군에서 유해사항(합병증, 혈액생화화적 검사 이상)은 확인되지 않았다.

11. 평가자 의견

Erythropoietin 저항성 빈혈을 대상으로 하여 다수의 증례에서 RCT를 시행한 임상적 의의가 큰 논문이다. 논문에서 이중맹검으로 임상시험을 하였다고 하는데, 플라세보 대조가 아니라는 측면에서 생각하면 어떻게 시험을 수행할 수 있었는지 의문스럽다. 또한, 두 군 사이에 경과에 관한 통계학적 검정을 언급하지 않은 점도 아쉽다.

저자들은 혈청 CRP 수치가 십전대보탕군에서 저하된 점, 투여군에서는 혈청 CRP와 Hb가 역의 상관관계에 있다는 점에 주목하여(한편, 비투여군에서는 혈청 CRP 저하, 역의 상관관계는 나타나지 않음) 십전대보탕의 작용기전 일부에 항염증 효과가 존재한다고 추측하였다. 기초연구로 발전시켜 나가면 흥미로울 것이다.

12. 평가자 이름과 평가 날짜 小暮敏明 2010.6.1

빈혈 등 혈액질환

서지사항 • • •

關正威. 五苓散을 통한 담낭 절제 수술 후 혈소판 감소 방지작용과 혈관내피 세포 부활작용에 관하여. *화한의약학회지* 1990;7:510-1.

1. 목적

五苓散과 小柴胡湯의 담낭 적출 수술 후의 혈소판 감소에 대한 유효성 평가

2. 연구디자인

무작위대조시험RCT

3. 실시기관

대학병원 1시설

4. 참가자

담낭결석증 · 담낭폴립으로 담낭 절제 수술을 한 환자 47명(모두 여성)

5. 중재/치료

Arm 1: 쯔무라 五苓散 엑기스 과립 7.5g/일을 수술 전날까지 투여(평균 투여 기간 8.4±6.0), 14명

Arm 2: 쯔무라 小柴胡湯 엑기스 과립 7.5g/일을 수술 전날까지 투여(평균 투여 기간 6.5±3.4), 12명

Arm 3: 병동내에서 안정만 취함(평균기간 8.5±3.7), 21명

6. 주요 평가항목

일반혈액검사CBC, 뇨중 PGE1 및 6-keto-PGF1α 배설량

7. 주요 결과

혈소판수는 수술 후 1일째에 五苓散, 小柴胡湯 투여군이 대조군에 비하여 유의하게 수치가 높았다. 뇨중 PGE1배설량은 五苓散군에서 수술 후 1, 5, 6 ,7일째에 유의하게 수치가 높았다. 小柴胡湯군은 수술 후 1일째에만 수치가 높았다. PGF1α 배설량은 五苓散군에서 수술 후 1, 5~7, 8~14일째에 대조군과 비교하여 수치가 높았다. 小柴胡湯군에서는 수술 후 1일째만 수치가 높았다.

8. 결론

담낭 적출 수술 후, 소비성의 혈소판감소에 대하여 五苓散은 유효하다.

9. 한방고찰

없음

10. 논문 속의 안전성 평가

언급 없음

11. 평가자 의견

담낭 적출 수술 전에 五苓散을 투여함으로써 수술 후에 혈소판 감소가 억제된다는 점을 보여준 논문이다.

12. 평가자 이름과 평가 날짜 小暮敏明 2008.8.8, 2010.6.1

빈혈 등 혈액질환

서지사항 • • •

森崇英, 田內圀彦, 橫山重喜 외. 화학요법에 수반되는 혈소판 감소증에 대한 小柴胡湯의 효과. *산부인과치료* 1992;65:102-5.

1. 목적

항암제를 투여한 부인과 암환자에게 수술 전의 小柴胡湯 투여로 혈소판 감소 개선 효과에 대한 평가

2. 연구디자인

무작위대조시험RCT

3. 실시기관

대학 1시설(京都대학 산부인과), 기타 12병원

4. 참가자

항암제를 투여한 부인과 암환자 89명(난소암 68명, 자궁체부암 16명, 자궁경부암 5명, 융모암 1명, 자궁육종 1명)

5. 중재/치료

Arm 1: 백혈구수가 3,000 이하로 된 시점부터 쯔무라 小柴胡湯 엑기스 과립 7.5g/일을 14일간 투여, 49명

Arm 2: 백혈구수가 3,000 이하로 된 시점부터 한방약 비투여, 40명

6. 주요 평가항목

항암제 투여 개시 전, 백혈구수가 3,000 이하로 된 시점, 그리고 14일 후: 말초혈백혈구수, 혈소판수, IgG, IgA, IgM, OKT4, OKT8, NK세포활성, 백혈구수가 3,000 이상으로 회복할 때까지의 일수

7. 주요 결과

백혈구수가 3,000이상으로 회복할 때까지의 기간: Arm 1과 Arm 2에서 유의차 없음

14일 동안의 혈소판수 증가율: Arm 1>Arm 2($p<0.05$)

IgG, IgA, IgM, OKT4, OKT8, NK세포활성: Arm 1과 Arm 2에서 유의차 없음

8. 결론

항암제 투여로 백혈구수 감소가 나타난 환자에게 小柴胡湯을 투여함으로써 혈소판수 회복이 보였다.

9. 한방고찰

없음

10. 논문 속의 안전성 평가

언급 없음

11. 평가자 의견

항암제로 혈소판수가 감소된 환자에게 小柴胡湯을 투여함으로써 회복에 도움이 된다는 보고이다. 그러나 혈소판수는 기준치내에서 변동하고 있고, 그 변동은 골수억제로 인한 것이라고는 할 수 없다. 정의상 「항암제로 인한 혈소판감소증」은 아니다. 백혈구수 3,000 이하의 시점에서 小柴胡湯 투여를 개시하였지만 저영양에서 림프구수는 감소하므로 골수억제 지표로서 과립구수를 사용하여야 한다. 백혈구수에 관해서는 3,000 이상으로 회복할 때까지의 기간을 endpoint로 한 점, 한편 혈소판수는 백혈구수가 3,000 이하로 된 시점과 2주 후의 실측정 수치의 차이를 endpoint로 하고 있어 整合性이 없다. 小柴胡湯의 투여기간을 2주 동안 설정한 이유도 설명되어 있지 않다. 어느 일정 시점부터 한방약을 투여하고 그 후 경시적으로 백혈구수와 혈소판수를 측정하여 그 결과를 해석하는 것이 바람직한 평가방법이다.

12. 평가자 이름과 평가 날짜 　星野惠津夫 2009.4.26, 2010.6.1

빈혈 등 혈액질환

서지사항 • • •
井上滋夫, 桑原仁美, 加藤淑子 외. 항암제로 유발된 혈소판 감소와 백혈구 감소에 대한 加味歸脾湯의 효과. *Biotherapy* 1998;12:1071-6. MOL, MOL-Lib

1. **목적** 항암제를 치료를 받은 환자에게 加味歸脾湯을 투여함으로써 혈소판감소, 백혈구감소 개선효과를 평가
2. **연구디자인** 무작위대조시험(cross over)RCT-cross over
3. **실시기관** 병원 2시설
4. **참가자**
   시스플라틴cisplatin을 주체로 하는 항암제를 투여한 부인과 암환자 6명(난소암 4명, 자궁체부암 1명, 자궁경부암 1명)
5. **중재/치료**
   환자 1명당 4코스까지의 항암제치료에서 각각의 코스에 쯔무라 加味歸脾湯 엑기스 과립(7.5g/일)의 투여 여부를 기준으로 무작위로 분류하였다(그리고 모든 증례에 制吐 목적으로 그라니세트론granisetron을 투여하였으며, 1명을 제외한 5명에게 모든 치료코스에서 예방적으로 G-CSFgranulocyte colony-stimulating factor를 투여하였다).
   Arm 1: 쯔무라 加味歸脾湯 엑기스 과립 7.5g/일을 치료기간중 투여(6명, 11코스)
   Arm 2: 加味歸脾湯 비투여(6명, 12코스)
6. **주요 평가항목**
   각 코스에서 말초혈액 중의 혈소판수, 백혈구수, 헤모글로빈의 최저치, 혈소판감소에 관한 WHO의 부작용 중증도 등급, 혈소판감소의 저하면적(혈소판수 추이 그래프에서 13만/μ 이하가 된 면적 합계), G-CSF의 투여량
7. **주요 결과**
   혈소판수: 혈소판수의 최저치를 환자별로 보면 6명중 5명에서 Arm 1 〉 Arm 2이었고, 전체에서는 혈소판수 최저치는 Arm 1 〉 Arm 2(p=0.0127)이었다.
   혈소판감소의 저하면적: Arm 1〈Arm 2(p=0.0126)이었다.
   백혈구수 최저치: Arm 1〉Arm 2(p=0.0025)이었다.
   G-CSF의 투여량: Arm 1〈Arm 2(유의한 차이를 검정하지 않음)이었다.
   헤모글로빈의 최저치:유의차 없었다.
8. **결론**
   加味歸脾湯에는 항암제투여로 인한 혈소판수와 백혈구수감소에 대한 예방효과를 기대할 수 있다.
9. **한방고찰**
   없음
10. **논문 속의 안전성 평가**
   언급 없음
11. **평가자 의견**
   항암제로 인하여 혈소판수나 백혈구수과립구수 감소 그리고 빈혈이 있을 때 한방약으로 억제 혹은 회복을 촉진시킨다는 보고는 매력적이지만, 선정 대상 기준에는 충분히 유의할 필요가 있다. 이번 연구에서는 각 치료 코스의 개시 시점에서 혈소판수를 고려하지 않았다. 치료 개시 시점의 혈소판수는 6명 중 1명을 제외하고 모두 加味歸脾湯을 병용한 코스에서 혈소판수가 많았는데, 이는 각 Arm의 배경이 전혀 다르다. 치료를 시작할 때의 혈소판수(아마 백혈구수도 같을 것이다)가 많으면 항암제 투여중에 감소 정도가 적은 것은 당연하다. 무작위로 한방약 병용이 필요한가 아닌가를 분류한 것이겠지만, 결과 집계를 하는 시점에서 양쪽 Arm 배경의 차이를 고찰하지 않았기 때문에 의학논문으로서의 설득력은 빈약하다고 생각한다.
12. **평가자 이름과 평가 날짜** 星野惠津夫 2009.4.26, 2010.1.6

빈혈 등 혈액질환

서지사항 • • •

鈴木眞一, 阿部力哉, 野水整 외. 암화학요법 환자에 있어서 十全大補湯TJ-48이 백혈구감소증에 미치는 효과의 검토. *Progress in Medicine* 1995;15:1968-71. 醫中誌 Web ID:1996098925

1. 목적

암화학요법 환자의 백혈구감소증에 대한 十全大補湯의 유효성 평가

2. 연구디자인

무작위대조시험(봉투법)RCT-envelope

3. 실시기관

대학병원과 市中병원(4시설)

4. 참가자

癌으로 화학요법을 시행한 90명

5. 중재/치료

Arm 1: 쯔무라 十全大補湯 엑기스 과립 7.5g/일, 12개월 투여, 위암 17명, 대장암 20명, 유방암 10명

Arm 2: 비투여 위암 16명, 대장암 19명, 유방암 8명

6. 주요 평가항목

백혈구수를 수술 전, 1, 2, 3, 4주 이후 1개월마다 12개월 측정. 4,000/㎣ 미만을 백혈구수 감소라고 정의하였다. 경과관찰 기간중의 백혈구수의 감소 빈도, 변동도 평가하였다.

7. 주요 결과

백혈구수는 양군 사이에 유의한 차이가 없었다. 백혈구 감소 증례수는 Arm 1은 30명, Arm 2는 38명으로 유의하게 Arm 1이 적었다. 백혈구 감소 개시 시기(〈4,000㎣)는 Arm 1에서 유의하게 연장되고, 감소 개시 시기부터 최저치까지의 기간은 Arm 1에서 유의하게 길었다. 최저치부터 회복까지의 기간은 차이가 없었다. 암 종류별 평가에서는 위암과 대장암에서는 백혈구 감소에 대한 효과가 있었지만, 유방암에서는 양군 사이에서 차이가 없었다.

8. 결론

十全大補湯은 위암과 대장암의 화학요법으로 인한 백혈구 감소증에 대하여 백혈구 감소개시 시기를 연장하고 감소 개시 시기부터 최저치까지의 기간도 연장시켰다.

9. 한방고찰

없음

10. 논문 속의 안전성 평가

언급 없음

11. 평가자 의견

암화학요법으로 발생하는 부작용 중에서 정도가 심각한 백혈구 감소에 대하여 十全大補湯은 위암과 대장암에서 예방적 투여의 유용성을 보여준 논문이다. 그 영향인자를 자세히 평가한 결과, 백혈구 감소 개시 시기를 연장하고 감소 개시 시기부터 최저치까지의 기간도 연장시켰다. 그렇지만 회복까지의 시간은 변함이 없으므로 결과적으로 백혈구가 감소하는 증례를 줄였다는 것을 밝혔다. 백혈구 감소를 일으킨 증례에는 G-CSF가 사용되어 비교적 중증이지만 치료가능하였다. 예방적인 투여에서는 十全大補湯의 복용은 현시점에서 가치가 있다고 생각된다. 이번 평가에서는 유방암에 대한 효과는 없었지만, 이 평가는 부차적인 검토이므로 유방암에서는 재검토가 필요하다. 그리고 한방적인 증(證)을 가미한 검토도 기대된다.

12. 평가자 이름과 평가 날짜 並木隆雄 2008.12.29, 2010.1.6, 2010.6.1

빈혈 등 혈액질환

서지사항 • • •

大川智彦, 橋本省三 坂本澄彦 외. 악성종양 환자의 방사선조사에 따르는 백혈구감소 및 자각증상에 대한 人蔘養榮湯의 유효성 검토 - 비투여군과의 전화를 이용한 다기관 비교시험-. *암의 임상* 1995;41:41-51. 醫中誌 Web ID:1995174288 MOL, MOL-Lib

1. 목적 흉복부종양으로 방사선치료를 받은 환자에게 人蔘養榮湯을 투여하여 자각증상, 백혈구감소의 개선효과를 평가

2. 연구디자인 무작위대조시험RCT

3. 실시기관

대학병원 13시설(東京여자의대 방사선과, 慶應義塾대학 방사선과, 東北대학 방사선과, 기타 10대학), 기타 병원 9시설

4. 참가자

방사선치료를 받은 흉복부암환자 116명(폐암 42명, 식도암 19명, 유방암 9명, 직장암 7명, 자궁경부암 33명, 기타 암 16명)

5. 중재/치료

Arm 1: 카네보 人蔘養榮湯 엑기스 세립 7.5g/일을 방사선치료 기간 중 투여, 63명

Arm 2: 방사선치료만 실시(人蔘養榮湯 비투여), 63명

6. 주요 평가항목

자각증상(식욕부진, 전신권태감, 설사, 냉증, 오심, 구토)을 4단계로 주 1회 평가

일반혈액검사CBC(백혈구수, 백혈구분획, 혈소판수, 적혈구수, 망상적혈구수, 헤모글로빈, 헤마토크리트hematocrit, 체중, 혈압을 주 1회 측정

생화학(GOT, GPT, 알부민, 총단백, Ch-E, BUN, Cr, Na, K, Cl)을 격주로 측정

이상을 바탕으로 주치의가 저효, 유효, 약간 유효, 무효의 4단계로 평가

7. 주요 결과

백혈구수의 평균은 0-4주의 5포인트로 Arm 1 과 Arm 2에서 유의차 없음. 치료 종료시(4~8주 후)의 백혈구수〉3,000의 비율은 Arm 1:51/56〉Arm 2:42/60(p=0.005)

자각증상 개선도(약간 유효 이상)는 Arm 1:44/56〉Arm 2:6/60(p=0.0001)

임상검사 개선도(약간 유효 이상)는 Arm 1:43/56〉Arm 2:23/60(p=0.0003)

8. 결론 人蔘養榮湯은 방사선치료로 인한 자각증상 출현과 백혈구수 감소 방지에 유용하다고 판단되었다.

9. 한방고찰

시험 후의 retrospective에 증의 개념:증의 판정은 자각증상(식욕부진, 전신권태감, 손발의 냉증. 식은땀)만으로 실시하였지만, 유효성과 상관관계는 없었다.

10. 논문 속의 안전성 평가

유해사상: Arm 1에서 藥疹, 복부 불쾌감, 복통 + 설사, 설사 증상이 4명에게 나타났다.

11. 평가자 의견

방사선치료로 백혈구수가 감소하는 것을 한방약으로 예방할 수 있는지 없는지는 흥미로운 주제이다. 본 치료에서는 백혈구수의 평균은 Arm에서 거의 같은 수치였음에도 불구하고, 치료 종료시(4~8주 후)의 백혈구수〉3,000의 비율이 Arm 1이 Arm 2보다 유의하게 큰 이유를 고찰할 필요가 있다. 검사 결과에 제시된 것은 백혈구수만이고, 과립구수, 혈소판수, 헤모글로빈수치, 생화학검사 결과에 대해서는 언급이 없다. 자각증상 중에 어느 항목이 개선되었는가 하는 설명도 없다. 결과는 담당의가 실시한 4단계 판단으로 집계하였다. 본 치험이 오픈시험이라는 점에서 신뢰성에 의문이 있다. 결과의 고찰에서는 담당의의 판단에 의한 「전반 개선도」가 황금률이 되었다. 층별 평가에서는 「전반 개선도」와 환자 배경 및 검사 데이터를 대비하였을 뿐이다. 이와 같은 오픈시험에서는 각각의 자각증상의 유무와 정도, 검사 데이터를 경시적으로 기록하여 양군 사이에서 비교가 이루어져야만 객관성을 보증할 수 있다.

12. 평가자 이름과 평가 날짜 星野惠津夫 2009.4.26, 2010.6.1

빈혈 등 혈액질환

서지사항

羽田野隆. 小柴胡湯의 수술 전 투여로 수술 후 림프구감소 경감과 T세포의 보호. *埼玉의과대학잡지* 1990;17:357-63.

1. 목적 여성 수술 환자에게 小柴胡湯을 수술 전에 투여함으로써 림프구감소 예방효과를 평가

2. 연구디자인 무작위대조시험RCT

3. 실시기관 대학 1시설(埼玉의대 종합의료센터 제2내과)

4. 참가자 여성 수술 환자 122명(유방암 37명, 담낭결석증 65명, 위암 20명)

5. 중재/치료

Arm 1: 수술 전 쯔무라 小柴胡湯 엑기스 과립 7.5g/일을 평균, 유방암 7.3일간, 담낭결석증 5.4일간, 위암 9.0일간 투여, 27명(유방암 9명, 담낭결석증 14명, 위암 4명)

Arm 2: 한방약 비투여, 95명

6. 주요 평가항목

(1) 림프구수, 림프구 subset(OKT3, OKT4, OKT8, OKIA, Leu 7)
수술 전의 小柴胡湯 투여 개시전과 투여 종료시, 수술 후 매일 14일간 매일 측정

(2) 수술이 미친 영향에 대한 평가(출혈량, 수술 시간, 마취 시간, 수술 후 재원기간, 합병증)

7. 주요 결과

(1) 림프구수: 평균치만을 꺾은선 그래프에 표시를 하였지만, 표준 편차오차는 표시하지 않았다. Arm 1과 Arm 2 사이의 유의차 검정도 실시하지 않았다.

(2) 수술 전의 小柴胡湯 투여 전후에서 림프구수, 림프구 subset의 비교: 담낭결석증환자에서는 Arm 1과 Arm 2 사이에서 유의한 차이가 없었다.

(3) 수술 후 1일째의 림프구 subset담낭결석증환자: Arm 2에서 OKT3과 OKT4가 유의하게 저하되었지만, Arm 1에서는 유의하게 저하되지 않았다. Arm 1과 Arm 2 사이의 유의차 검정은 실시하지 않았다.

(4) 수술 후의 영향: 출혈량, 수술 시간, 마취 시간, 수술 후 재원기간, 합병증 등 모든 면에서 유의한 차이가 없었다.

8. 결론

小柴胡湯을 수술 전에 복용함으로써 수술 후의 림프구감소가 경감되었다. 이 효과는 성숙세포, 특히 helper-inducer T세포에 대한 小柴胡湯의 생체막에 대한 보호작용이라고 추론하였다.

9. 한방고찰

없음

10. 논문 속의 안전성 평가

언급 없음

11. 평가자 의견

저자들은 연구 방법에서 수술 전부터 수술 후 14일간에 걸쳐서 말초혈중의 림프구수와 림프구 subset를 경시적으로 측정하였다고 하였다. 그러나 실제로 제시된 결과는 림프구수는 수술 후 8일째~13일째는 제시하지 않았고, 각종 측정일의 림프구수의 평균치만 제시하였다. 표준편차오차도 표시되어 있지 않다. 대상으로 한 모든 환자에 대한 검사가 이루어지지 않은 것 같다. 그리고 유방암이나 위암 환자의 림프구 subset에 관한 언급도 없다. 통계 처리는 각 질환의 림프구수에 관하여 Arm 1과 Arm 2의 유의차 검정은 실시하지 않았기 때문에 「小柴胡湯을 수술 전에 복용하면 수술 후의 림프구수 감소가 경감되었다」고는 할 수 없다. 그리고 수술 후의 환자들에게 14일간 매일 채혈하는 동물실험적인 방법으로 림프구수와 림프구 subset를 경시적으로 측정하는 치험을 실시해서는 안 된다.

12. 평가자 이름과 평가 날짜 星野惠津夫 2009.4.26, 2010.6.1

빈혈 등 혈액질환

서지사항 • • •

藤原道久, 河本義之. 부인과 악성종양의 화학요법에 의한 골수억제에 대하여 十全大補湯의 효과. *산부인과 한방연구의 진보* 1998;15:86-9.

1. 목적

부인과 암환자에 대한 화학요법시에 의한 골수억제에 대한 十全大補湯의 병용효과를 평가

2. 연구디자인

무작위대조시험(cross over)RCT-cross over

3. 실시기관

川崎의과대학부속 川崎병원 산부인과

4. 참가자

川崎의과대학부속 川崎병원 산부인과에서 부인과 악성종양수술을 받고 수술 후 화학요법을 실시한 환자 10명

5. 중재/치료

Arm 1: 十全大補湯 7.5g을 21일간 투여(증례번호가 홀수인 경우는 홀수 쿠르에 투여, 짝수인 경우는 짝수 쿠르에 투여)

Arm 2: 비투여

양군 모두 화학요법은 CBDCA 500mg/m²을 복강내 투여, 그리고 CPA 450mg/m² 을 경정맥 투여하였다.

6. 주요 평가항목

백혈구수, 호중구수, 적혈구수, 헤모글로빈수치, 혈소판수, G-CSFgranulocyte colony-stimulating factor 사용 수로 비교

7. 주요 결과

백혈구, 호중구, 적혈구에서 감소수는 十全大補湯투여에서 유의하게 적었고(각각 $p<0.01$, $p<0.05$, $p<0.01$), G-CSF사용 횟수도 적었다($p<0.05$). 헤모글로빈수치는 십전대보탕 투여군에서 유의하게 높았다($p<0.05$). 혈소판수에 관해서는 유의한 차이가 보이지 않았다.

8. 결론

十全大補湯은 암화학요법시에서 자타각적 부작용에 대한 경감효과는 크다.

9. 한방고찰

없음

10. 논문 속의 안전성 평가

언급 없음

11. 평가자 의견

본 논문에서는 화학요법시에 나타나는 골수억제에 대한 十全大補湯의 예방효과를 논하였다. G-CSF의 사용 횟수를 거의 반으로 줄일 수 있다고 한 점은 매우 의의가 있다고 생각한다.

12. 평가자 이름과 평가 날짜 中田英之 2009.1.1, 2010.1.6, 2010.6.1

빈혈 등 혈액질환

서지사항

稲垣護, 中澤次夫 道又秀夫 외. 폐 사르코이도시스sarcoidosis에 대한 쯔무라 桂枝加朮附湯의 사용경험. *화한의약학회지* 1990;7:316-7.

1. 목적

사르코이도시스sarcoidosis 환자에 대한 쯔무라 桂枝加朮附湯의 안지오텐신angiotensin 전환효소, 라이소자임lysozyme에 대한 영향

2. 연구디자인

무작위대조시험RCT

3. 실시기관

대학병원 1시설

4. 참가자

眼증상을 수반한 경기관지경폐생검에서 사르코이도시스로 확정진단을 받은 환자 9명

Corticosteroid 사용은 5명

5. 중재/치료

桂枝加朮附湯을 1년 이상 투여하였다.

Arm 1: 비투여군 5명

Arm 2: 쯔무라桂枝加朮附湯 엑기스 과립 7.5g 3회 分服/일 4명

6. 주요 평가항목

ACE안지오텐신(angiotensin) 전환효소, 라이소자임

7. 주요 결과

Arm 1, Arm 2 모두 경과 관찰 후 ACE, 라이소자임은 저하하였다. ACE는 Arm 2가 투여 후보다 저하되었다. 또한 스테로이드 非사용에서는 ACE, 라이소자임 저하가 Arm 2에서 현저하게 나타났다.

8. 결론

쯔무라 桂枝加朮附湯으로 인하여 사르코이도시스 환자의 ACE, 라이소자임을 스테로이드 투여 유무에 상관없이 저하시킨다.

9. 한방고찰

없음

10. 논문 속의 안전성 평가

부작용은 없음

11. 평가자 의견

증례수가 적어서 통계학적 검토가 명확하지 않다. 앞으로 다수의 증례수집이 요망된다. 「稲垣護, 만성난치성질환의 증상 호소개선에 나타나는 한방 효과. *한방진료* 1993;12:1-3」의 보고와 같은 내용이다. 桂枝加朮附湯을 선택한 이유는 사르코이도시스 환자는 쉽게 피로를 느끼고, 손발이 차고, 관절이 아프다는 등의 증상을 호소하는 경우가 많다는 점에서이다.

12. 평가자 이름과 평가 날짜 藤澤 道夫 209.3.31, 2010.6.1

대사 · 내분비질환

서지사항

我妻惠, 本宮雅吉, 豊田隆謙. 淸心蓮子飮에 의한 당뇨병치료 임상시험 성적. *일본동양의학잡지* 1994;45:339-44.

1. 목적

淸心蓮子飮의 내당능개선에 대한 유효성과 안전성

2. 연구디자인

무작위 대조군연구

3. 실시기관

대학병원과 市中병원(4시설)

4. 대상자 특성

인슐린 비의존형 당뇨병환자 18명

5. 중재/치료

Arm 1: 쯔무라 淸心蓮子飮 엑기스과립군 1회 2.5g, 1일 3회, 2주 복용한 환자(남성 8 : 여성 4)

Arm 2: 비투여군 6명(모두 남성)

당뇨병치료는 원칙적으로 임상시험 시작 당시 복용하던 약제만 병용하였다.

6. 주요 평가항목

혈액검사: HbA1, HbA1c, 혈당 하루 내 변동 주 1회, 공복시 혈당(1일 간격), 일반혈액검사 중증도를 HbA1으로 3단계, 유효성을 혈당치로 5단계 각각 판정하였다.

자각증상: 구갈, 빈뇨, 상 · 하지통, 상 · 하지 저림, 눈이 침침함, 현기증 · 기립시 어지럼증, 두중頭重, 전신권태감

7. 주요 결과

耐糖能은 Arm 1에서 개선 4명, 경도개선 4명, 불변 4명인데 반하여, Arm 2는 모든 증례에서 불변으로 유의한 차이를 보였다.

8. 결론

淸心蓮子飮은 耐糖能개선에 대하여 유효성이 있고 안전성도 높다.

9. 한방고찰

없음

10. 논문 속의 안전성 평가

淸心蓮子飮군의 모든 증례에서 주치의 · 위원회판정에서 부작용은 없었다. 단 淸心蓮子飮군에서 1명이 투여 전부터 나타났던 현기증 · 기립시의 어지럼증과 두중감이 심해졌지만, 淸心蓮子飮과의 직접적인 관련은 명확하지 않다. 그리고 총 콜레스테롤과 중성지방, BUN과 크레아티닌creatinine이 경도상승한 증례가 각각 있었지만, 淸心蓮子飮과의 관련은 분명하지 않았다.

11. 평가자 의견

이 보고는 淸心蓮子飮이 내당능개선에 대하여 유효성이 있고 안전성도 높다는 유의한 보고이다. 그러나 문제점은 투여기간이 짧은 것과 비투여군이 모두 남성이었다는 점을 포함하여 당뇨병 앓은 기간, 개시時의 치료 등, 환자 배당이 편중된 점을 들 수 있다. 그리고 평가에 대한 신뢰성도 검토가 필요하다. 최근에는 대사증후군metabolic syndrome을 비롯한 대사이상 치료가 주목받고 있어 耐糖能개선 가능성이 있는 淸心蓮子飮의 유효성에 대한 검토는 앞으로 기대된다.

12. 평가자 이름과 평가 날짜 並木隆雄 2008.12.29, 2010.1.6

대사 · 내분비질환

서지사항 • • •

Ushiroyama T, Ikeda A, Sakai M, et al. Effects of Unkei-to, an herbal medicine, on endocrine function and ovulation in women with high basal level of luteinizing hormone secretion. *The Journal of Reproductive Medicine* 2001;46:451-6. CENTRAL ID:CN-00355871, Pubmed ID:11396371

1. 목적

溫經湯의 高黃體형성호르몬LH 증상 개선 효과를 객관적으로 평가하는 것

2. 연구디자인

무작위 대조군연구봉투법

3. 실시기관

언급 없음(당해 시설-大阪의과대학병원 1시설이라고 추측)

4. 대상자 특성

배란장애가 있는 환자 100명. 연령은 21세부터 32세까지로 배란장애가 있고 황체형성호르몬이 10mIU/㎖ 이상인 환자. 100명 중 38명이 다낭난소증후군polycystic ovarian syndrome 진단을 받았다.

5. 중재/치료

Arm 1: 쯔무라 溫經湯 엑기스 과립TJ-106을 1회 1포(2.5g) 1일 3회, 식전 30분 전에 복용, 투여 기간 8주(52명)

Arm 2: 경과관찰군(플라세보 과립은 사용하지 않음). 관찰기간 8주(48명)

6. 주요 평가항목

혈장황체형성호르몬의 수치 비교

초음파검사로 난포경 비교

7. 주요 결과

溫經湯 투여군 52명중 34명에서 황체형성호르몬 수치가 감소하였고, 28명이 생리사이클이 개선되었다. 그리고 11명에게 배란이 확인되었다. 그리고 황체형성호르몬이 감소된 것은 다낭난소증후군이 없는 증례에서 현저하게 나타났다.

8. 결론

溫經湯은 배란장애가 있는 환자의 高LH를 정상화하고 배란장애를 개선한다. Non-PCOS환자는 E2의 호르몬 상승도 나타났다. 대조군에 변화는 없었다. 이런 점에서 溫經湯은 배란장애개선에 유효하다.

9. 한방고찰

없음

10. 논문 속의 안전성 평가

언급 없음

11. 평가자 의견

溫經湯을 이용한 배란장애의 개선효과를 호르몬수준에서 해명하였다는 점은 의의가 크다. 그러나 溫經湯이 어떤 메카니즘에서 개선을 촉진시켰는가 하는 것까지는 설명이 없다. 溫經湯에 반응하지 않은 환자가 있었는데 그 이유에 대한 설명도 포함하여 앞으로의 보고가 기대된다. 생리사이클의 정상화, 배란촉진이라는 관점에서 溫經湯에 일정효과가 있다고 판단하여도 좋을 것 같다.

12. 평가자 이름과 평가 날짜 中田英之 2008.4.1, 2010.6.1

대사 · 내분비질환

서지사항

Ushiroyama T, Hosotani T, Mori K, et al. Effects of switching to wen-jing-tang(unkei-to)from preceding herbal preparations selected by eight-principle pattern identification on endocrinological status and ovulatory induction in women with polycystic ovary syndrome. *American Journal of Chinese Medicine* 2006;34:177-87. CENTRAL ID:CN-00563518, Pubmed ID:16552830

1. 목적

다낭난소증후군polycystic ovarian syndrome 환자에 대한 溫經湯의 효과에 관해서 전통적 진단기준인 「八綱辨證」의 측면에서 검토

2. 연구디자인

무작위 대조군연구봉투법

3. 실시기관

大阪대학 산부인과

4. 대상자 특성

1993년부터 2004년까지 외래 진료를 받고 다낭난소증후군 진단을 받은 64명의 환자

5. 중재/치료

64명의 환자에 대하여 음양허실표리한열의 진단기준을 이용하여 「桂枝茯苓丸」, 「當歸芍藥散」의 2군으로 나누어서 8주 예비투여를 실시한다. 그 후, 배란을 본 10명을 제외한 54명에 대하여 봉투법으로 계속치료군(27명)과 溫經湯군(27명)의 2군으로 나누어 8주 더 투여하여 효과를 비교한다.

Arm 1: 계속투여군(쯔무라 桂枝茯苓丸 엑기스 과립 7.5g 혹은 쯔무라 當歸芍藥散 엑기스과립 7.5g) 27명

Arm 2: 쯔무라 溫經湯 엑기스과립 7.5g/일 27명

6. 주요 평가항목

혈중 FSH, LH, E2농도 및 배란 확인으로 평가한다.

7. 주요 결과

溫經湯으로 변경한 군에서 혈중의 LH가 감소하고 유의하게 배란이 촉진되었다.

8. 결론

溫經湯은 종래의 「증」에 상관없이 배란 촉진 효과가 있다.

9. 한방고찰

八綱辨證은 처방선택의 중요한 기준이지만, 이 전통적인 진단원칙에 따르지 않고 처방하여도 溫經湯은 배란촉진 효과가 있다. 전통적인 소견에 근거한 판단도 중요하지만, 병리적소견이나 혈액검사소견 등도 앞으로 한방처방의 진단에 중요한 의미가 있다고 생각한다.

10. 논문 속의 안전성 평가

문제점은 나타나지 않았다.

11. 평가자 의견

본 논문은 전통적인 「증」에 근거한 치료보다도 다낭난소증후군라는 진단에 따른 溫經湯 처방에서 치료 성적이 훨씬 좋았다는 것을 보여준 것이다. 한방진단에서 좀 더 객관적인 기준이 요망되는 오늘날에 이와 같은 시도는 매우 중요하다. 단 다낭난소증후군 치료에 사용하는 한방처방은 桂枝茯苓丸과 當歸芍藥散만이 아니므로 좀더 적정화를 도모한 상태에서 溫經湯단독치료가 유효한지에 관한 결론도 흥미롭다. 앞으로의 보고가 기대된다.

12. 평가자 이름과 평가 날짜 中田英之 2009.1.10, 2010.6.1

대사 · 내분비질환

서지사항

Ushiroyama T, Ikeda A, Higashio S, et al. Unkei-to for correcting luteal phase defects. *The Journal of Reproductive Medicine* 2003;48:729-34. CENTRAL ID:CN-00458287, Pubmed ID:1452640

1. 목적

황체기능부전에 대한 溫經湯의 유효성 평가

2. 연구디자인

무작위 대조군연구봉투법

3. 실시기관

실시시설에 관한 언급 없음(저자들은 大阪의과대학 산부인과 소속)

4. 대상자 특성

황체기가 10일 미만 혹은 황체기의 혈중 프로게스테론progesterone 수치가 10ng/㎖ 미만으로 과거 12개월간 호르몬요법을 받지 않은 환자 197명(溫經湯군 103명, 대조군 94명)

5. 중재/치료

Arm 1: 쯔무라 溫經湯TJ-106 1회 2.5g 1일 3회 복용(103명)

Arm 2: 비투약의 대조군(94명)(이 중 88명만 분석)

(특기사항) Arm 1 溫經湯 복용군의 103명중 71명과 Arm 2 대조군의 94명은 배란 후 2~8일 사이에 5,000IU의 hCG를 3회 주사

6. 주요 평가항목

排卵徑의 비교

자궁내막 두께 비교

황체기능 개선도(황체기 연장 혹은 프로게스테론 수치 상승)

7. 주요 결과

생리주기 14~18일 사이에 溫經湯군에서 배란경, 자궁내막 두께 모두 溫經湯복용군에서 유의하게 개선(溫經湯군 83/103, 대조군 13/88)되었다. 황체기능도 유의하게 개선되었다.

8. 결론

溫經湯은 황체기능부전을 개선한다.

9. 한방고찰

없음

10. 논문 속의 안전성 평가

언급 없음

11. 평가자 의견

본 논문은 「Ushiroyama T, Ikeda A, Sakai A, et al. Effects of Unkei-to, an herbal medicine, on endocrine function and ovulation in women with high basal level of luteinizing hormone secretion. *The Journal of Reproductive Medicine* 2001;46:451-6.」의 다음 보고이다. 배란장애에 대한 溫經湯효과에 관해서는 앞의 보고에서 설명하고 있는 대로이지만, 본 보고는 내막의 두께와 프로게스테론 수치 상승 등 황체기의 안정화작용에 대해서 좀더 자세하게 기술하고 있다. 溫經湯의 작용기전에 관해서는 여전히 명확하지 않지만, 溫經湯의 효과를 조금 더 상세하게 보고한 논문이라고 할 수 있다.

12. 평가자 이름과 평가 날짜 中田英之 2008.4.1

대사 · 내분비질환

서지사항

並木隆雄. 한방약의 동맥경화에 대한 기초 및 임상 검토. *上原기념 생명과학재단 연구 보고집* 2007;21:60-3. 醫中誌 Web ID:2008156867

1. 목적

비만환자에 대한 防風通聖散 엑기스과립의 항비만작용 평가와 동맥경화 진전인자인 HS-CRP high-sensivity-CRP의 추이를 평가

2. 연구디자인 무작위 대조군연구 봉투법

3. 실시기관 일반병원 내과 외래

4. 대상자 특성

BMI가 25이상인 비만고혈압증환자(확장기혈압 90mmHg 이상 and/or 수축기혈압 140mmHg 이상의 환자로 복용전 또는 혈압약을 복용 중인 자를 포함). 선택기준은 20세 이상 80세까지로 문서로 동의를 얻은 환자. 제외 기준은 ①심한 합병증(심질환, 신질환, 악성종양 등), ②본 시험에 영향을 미친다고 판단되는 약제를 투여 중인 환자, ③임신중, 수유중 및 임신 가능성이 있는 여성, ④기타, 의사가 부적당하다고 판단한 환자

5. 중재/치료 Arm 1: Boufuu군. 지금까지 치료에 防風通聖散 엑기스 과립(제약회사 불명) 7.5mg/day 식전 내지는 식간에 경구투여, 투여 관찰 기간은 12주. 25명(남성 16명, 여성 9명), 평균연령은 63.3±12.3세.

Arm 2: 대조군. 지금까지 치료를 계속 유지. 30명(남성 19명, 여성 11명), 평균 연령은 64.2±10.3세

6. 주요 평가항목

①체중, BMI, 혈압, 맥박, ②공복시 혈당치, Hba1c, 인슐린수치, ③총콜레스테롤, HDL, LDL, 중성지방, ④내장지방 CT검사로 실시, ⑤HS-CRP 외, 간기능, 신기능, 전해질 등의 혈액생화학검사. ①~③은 0, 4, 12, 24주에 실시, ④는 0, 24주 후에 실시, ⑤는 0, 4, 8, 12, 24주에 실시.

7. 주요 결과

체중은 대조군에서 71.79±10.16kg(0주)에서 70.30±10.36kg(24주)로 1.49kg(−2.8%)이 감소한 것에 반해서 防風通聖散군에서는 77.82±17.53kg(0주)에서 76.63±17.66kg(24주)로 1.16kg(−1.5%)이 감소하였다. 그러나 양군 사이에 유의한 차이는 없었다. BMI도 27.80±2.56(0주)에서 27.22±2.79(24주)로 2.1% 감소한 반면, 防風通聖散군에서는 30.62±5.81(0주)에서 30.14±5.78(24주)로 1.6% 감소하였다.

HS-CRP의 추이는 대조군에서 0주에서 1199.00±1040.46㎍/dl이었지만, 서서히 상승하여 24주에는 2113.54±4524.0㎍/dl과 914.54㎍/dl로 상승하였다. 한편 防風通聖散군에서는 0주에 2918.17±4239.03㎍/dl, 4주 후에 일과성으로 5229.26±11066.85㎍/dl로 상승하였지만, 24주에서는 2694.92±3606.66 ㎍/dl로 223.25㎍/dl 감소하였다.

8. 결론

체중과 BMI에서는 대조군보다도 防風通聖散군이 뒤떨어졌지만, HS-CRP에서는 24주에 防風通聖散군이 대조군보다도 감소경향이 나타났다.

9. 한방고찰

같은 연구의 기초 의학적 평가로서 桂枝茯苓丸의 동맥경화억제작용에 관한 연구에 대해서도 같은 논문에서 보고되었다.

10. 논문 속의 안전성 평가 언급 없음

11. 평가자 의견

동맥경화판정에 HS-CRP를 주요 성과 평가 항목으로 설정한 RCT이다. 한방약의 연구영역에 새로운 방법을 도입하였다는 의미에서 매우 흥미롭다. 체중, BMI는 기대에 미치지 못한 결과로 끝났지만, 보다 더 발전된 연구 결과를 기대한다.

12. 평가자 이름과 평가 날짜 鶴岡浩樹 2009.1.26, 2010.6.1

대사 · 내분비질환

서지사항 • • •

高島敏伸, 大森啓造, 樋口直明 외. 프로부콜probucol과 大柴胡湯의 병용요법 - 大柴胡湯의 HDL대사에 미치는 영향 - *동맥경화* 1993;21:47-52.

1. 목적

고지혈증에 대한 대시호탕과 프로부콜의 병용투여시 유효성과 안전성 평가

2. 연구디자인

무작위 대조군연구봉투법

3. 실시기관

10시설(대학 1시설, 병원 7시설, 의원 2시설)

4. 대상자 특성 치료받지 않은 고지혈증 환자 96명(28~81세)(WHO분류 Ⅱa형 33명, Ⅱb형 26명, Ⅳ형 37명)
단 총콜레스테롤 220㎎/dl 이상이면서 중성지방 500 ㎎/dl 이상은 대상에서 제외하였다.

5. 중재/치료 Arm 1: 프로부콜probucol 500㎎/일
Arm 2: 쯔무라 大柴胡湯 엑기스 과립 7.5g/일
Arm 3: 프로부콜 500㎎/일과 쯔무라 大柴胡湯 과립 7.5g/일, 16주

6. 주요 평가항목

혈액검사(이른 아침 공복시 T-CHO, TG, HDL-C, 아포단백 A-1, AⅡ, B)개시 전, 4주째, 8주째, 16주째.

7. 주요 결과

Arm 1과 Arm 3에서는 T-CHO와 HDL-C에서 유의하게 저하하였다. Arm 2는 T-CHO, TG는 저하경향을 보였지만, HDL-C는 변화가 없었다. 아포단백A-1은 Arm 1은 감소하고, Arm 2에서 증가하고, Arm 3에서는 저하경향을 보이고, A-Ⅱ, B는 어느 군에서도 변화가 없었다. 병형별 검토에서는 ①Ⅱa형의 고지혈증환자에 대하여 Arm 1과 3은 T-CHO가 유의하게 저하되었다. Arm 2와 3에서는 HDL-C는 저하되지 않았다. ②중성지방이 높은 Ⅱb형과 Ⅳ형의 고지혈환자에 대하여 Arm 1과 3에서는 유의하게 저하되고 Arm 2에서 T-CHO는 저하경향(16주째에서 -8.5%)이 나타났지만, TG는 Arm 3에서만 유의하게 저하되었다.

8. 결론

고지혈증환자에 대하여 大柴胡湯과 프로부콜의 병용은 HDL-C의 저하를 줄이고 TG를 감소시키는 효과가 있다.

9. 한방고찰 없음

10. 논문 속의 안전성 평가 언급 없음

11. 평가자 의견

T-CHO의 수치가 높은 병태에서는 프로부콜 단독사용으로 T-CHO 감소와 더불어 좋은 역할을 하는 HDL-C도 저하시키는 문제를 大柴胡湯을 병용함으로써 억제할 수 있다는 점을 시사하고 있다. 그리고 TG 수치가 높은 고지혈증에서는 병용요법에서만 유의하게 감소시켰다. 따라서 어떤 고지혈증의 유형에서도 大柴胡湯의 병용요법이 유용하다는 사실을 보여준 논문이다. 현재는 프로부콜 이외에 HDL-C의 상승작용이 있는 스타틴statin이 많이 개발되어 있기 때문에 HDL-C의 저하예방의 의의는 작아졌지만, HDL-C를 상승시키고 스타틴에서는 적은 TG 저하효과는 오늘날에도 유용하다. 이 점에서 스타틴과 大柴胡湯병용의 의의는 아직도 있다고 보고 앞으로 더욱더 검토할 가치가 있는 요법이라고 생각한다.

[관련논문] 山本匡介. 각종 한방제제의 간장 TG저하작용 및 항산화능에 관한 검토. *제4회 京大한방치료 세미나 Proceedings* 1995:48-56.

사람간배양세포를 사용한 기초실험으로 大柴胡湯의 지질저하작용을 평가한 논문이다.

12. 평가자 이름과 평가 날짜 並木隆雄 2008.12.29, 2010.1.6, 2010.6.1

대사 · 내분비질환

서지사항 • • •

佐々木淳, 松永彰, 半田耕一 외. 고지혈증에 대한 大柴胡湯의 효과 - 클리노피브레이트clinofibrate와의 비교-. *임상과 연구* 1991;68:3861-71. 醫中誌 Web ID:1992128245,

1. 목적

고지혈증에 대한 大柴胡湯의 유효성과 안전성 평가

2. 연구디자인

무작위 대조군연구봉투법

3. 실시기관

대학병원 및 市中병원

4. 대상자 특성

공복시 혈청총콜레스테롤 220mg/dl 이상 혹은 중성지방TG: triglyceride 150mg/dl 이상의 환자 60명

5. 중재/치료

Arm 1: 쯔무라 大柴胡湯 엑기스 과립 7.5g 3分服 16주

Arm 2: 클리노피브레이트clinofibrate 600mg 3分服 16주

Arm 3: 쯔무라 大柴胡湯 엑기스 과립 7.5g 3分服과 클리노피브레이트 600mg 3分服 병용 16주

6. 주요 평가항목

혈청지질(총콜레스테롤, LDL콜레스테롤, HDL콜레스테롤, 혈청중성지방TG: triglyceride 외, 아포단백

7. 주요 결과

혈청중성지방($p<0.05$), 아포단백A-1($p<0.05$), 아포E($p<0.05$), 과산화지질($p<0.01$)이 유의하게 저하되었다. 한편 클리노피브레이트 및 양자의 병용군에서는 유의한 변동은 없었다.

8. 결론

大柴胡湯 단독으로 고지혈증에 대한 치료가 유효하다.

9. 한방고찰

없음

10. 논문 속의 안전성 평가

중대한 부작용은 없었지만 大柴胡湯군 5명에게서 설사와 연변, 1명에게 빈맥과 월경과다, 1명에게 γ-GTP가 상승하였다. 병용군에서는 1명에게 설사 · 복통 등의 경미한 부작용이 나타났다.

11. 평가자 의견

시험 대상의 60명 중 20명이 탈락하고 40명을 대상으로 분석하였기 때문에 추적률이 낮은 것이 문제이다.

12. 평가자 이름과 평가 날짜 並木隆雄 2008.12.29, 2010.1.6

대사 · 내분비질환

서지사항 • • •

村松信彦, 岡安大仁. 고지혈증에 대한 大柴胡湯, 베자피브레이트bezafibrate 병용요법에 있어서 임상적 유용성 검토. *齒學* 1993;81:94-9.

1. 목적

고지혈증에 대한 大柴胡湯과 베자피브레이트bezafibrate 병용요법의 유효성과 안전성을 검토

2. 연구디자인

무작위 대조군연구RCT

3. 실시기관

대학병원 1시설

4. 대상자 특성

고지혈증환자 10명(평균 55.4세)(WHO분류 Ⅱa형 3명, Ⅱb형 7명, 실증 4명, 중간증 6명

5. 중재/치료

Arm 1: 쯔무라 大柴胡湯 7.5g/일과 베자피브레이트 400㎎/일 병용 5명, 12주

Arm 2: 베자피브레이트 400㎎/일 5명, 12주

6. 주요 평가항목

총콜레스테롤TC과 중성지방TG을 4주 간격으로 측정하여 저하율을 조사

7. 주요 결과

TC의 저하율은 같고, TG는 Arm 1이 Arm 2보다 저하율이 큰 경향이었다.

8. 결론

大柴胡湯은 베자피브레이트의 혈중 중성지방 저하작용을 증강시키는 효과가 있다.

9. 한방고찰

환자 배경에서 점수화를 사용한 허실증의 평가를 도입하였다. 즉 Arm 1은 실증 3명, 중간증 2명, Arm 2는 실증 1명, 중간증 4명으로 언급되어 있지만, 이에 대한 고찰은 없다.

10. 논문 속의 안전성 평가

부작용은 없었다.

11. 평가자 의견

본 연구는 베자피브레이트 단독사용과 大柴胡湯과 베자피브레이트의 병용효과를 비교한 연구이다. 병용군은 중성지방에 대하여 효과가 있을 가능성이 있다. 그러나 문제는 증례수가 적고 통계적 검토도 이루어지지 않는 점이다. 지금도 베자피브레이트와 다른 작용기전으로 중성지방에 대하여 유용한 약제는 많지 않다. 따라서 앞으로는 大柴胡湯과 같은 베자피브레이트와 작용기전이 다르다고 생각되는 약제와의 병용요법을 검토하는 것은 의미가 있다고 생각된다. 다수의 증례를 이용한 검토가 요망된다.

12. 평가자 이름과 평가 날짜 並木融雄 2008.12.29, 2010.6.1

대사 · 내분비질환

서지사항

山野繁, 澤井冬樹, 橋本俊雄 외. 혈청지질 및 뇌순환에 대한 大柴胡湯의 효과 - 엘라스타제elastase와의 비교-. *한방과 최신치료* 1995;4:309-13.

1. 목적
   혈청지질치와 뇌순환에 대한 大柴胡湯의 유효성
2. 연구디자인
   무작위 대조군연구봉투법
3. 실시기관
   대학병원 1시설
4. 대상자 특성
   3개월간의 식사요법 중에서 혈청콜레스테롤수치가 220mg/dl 이상 혹은 혈청중성지방TG: triglyceride 수치가 150mg/dl 이상인 외래 통원중인 고지혈증환자 65명
5. 중재/치료
   Arm 1: 카네보 大柴胡湯 엑기스 세립 6g 3分服, 12개월, 27명
   Arm 2: 엘라스타제elastase 투여군 1일 5,400EL · u, 12개월, 38명
   Arm 3: 정상대조군(연령, 성별을 일치) 27명
6. 주요 평가항목
   투여 전, 6개월, 12개월에 혈청지질지표측정: 총콜레스테롤TC, HDL콜레스테롤HDL, 중성지방TG: triglyceride
   총경동맥혈류동태 측정
7. 주요 결과
   각 군에서의 비교에서 Arm 1에서는 투여 전에 비하여 6, 12개월 후 TC와 TG 모두 유의하게 저하하였다. HDL은 12개월 후에 유의하게 상승하였다. Arm 2는 TC와 HDL은 변화가 없었다. TG는 유의하게 저하되었다. 군간 비교에서는 엘라스타제 보다 TC의 개선도는 유의하게 컸다(228.5±48.7 vs 245.2±64.5 ng/dl). HDL과 TG는 차이가 없었다. Arm 1, 2 모두 총경동맥혈류동태, 혈압, 심박수는 변화가 없었다.
8. 결론
   고지혈증환자에게 大柴胡湯과 엘라스타제는 뇌혈류에 변화를 일으키지 않고 혈청콜레스테롤을 개선하였다. 大柴胡湯의 효과는 엘라스타제에 비하여 컸다.
9. 한방고찰
   없음
10. 논문 속의 안전성 평가
    언급 없음
11. 평가자 의견
    정상대조군은 연령 · 성별을 일치시킨 군으로 외부대조군이다. 따라서 Arm 1과 2의 무작위비교시험이다.
12. 평가자 이름과 평가 날짜 　並木隆雄 2008.12.29, 2010.6.1

대사 · 내분비질환

서지사항

關正威, 藤岡正志, 羽田野隆 외. 五苓散의 通陽化氣 · 이수작용의 해석 - 특히 혈관내피세포부활작용과 요중 6-keto-PGF1α 6-keto-Prostaglandin F1α 배설량 증가작용의 관여에 관해서- *일본동양의학잡지* 1992;42:313-22.

1. **목적** 담석증 내지 담낭폴립 수술 후 저나트륨혈증에 대한 五苓散의 유효성과 안전성
2. **연구디자인** 무작위 대조군연구봉투법
3. **실시기관** 埼玉의과대학병원 1시설
4. **대상자 특성**
   담석증 내지 담낭폴립 수술을 한 여성 58명, 염증소견이 있는 경우는 제외하였다.
5. **중재/치료**
   Arm 1: 쯔무라 五苓散 엑기스 과립 7.5g 3分服 공복시, 수술 전 평균 7.9일 복용
   Arm 2: 쯔무라 小柴胡湯 엑기스 과립 7.5g 3分服 공복시, 수술 전 평균 6.3일 복용
   Arm 3: 대상군: 병동내 안정
6. **주요 평가항목**
   이른 아침 공복시 혈중나트륨Na, 칼륨K, 클로라이드chloride, Cl, 백혈구수, 적혈구수, 혈소판수, 24시간 축뇨중 PGE1ProstaglandinE1, 24시간 요중6-keto-PGF1α6-keto-Prostaglandin F1α 배설량을 복용 전부터 수술 후 14일까지 평가. 관련 논문에서는 요소질소BUN도 검토.
7. **주요 결과**
   Arm 1만 수술 후 0, 1일째에 군간 비교에서 Na는 유의하게 높았다. K와 Cl에는 이런 경향은 없었다. 백혈구는 군간 차이는 없었지만 적혈구수는 수술 후 8-14일에 Arm 3에 비하여 Arm 1에서 저하하고, 혈소판수는 Arm 1, 2가 Arm 3에 비하여 수술 후 1일째에 수치가 높았다. PGE1은 군간 차이는 없고 6-keto-PGF1α는 五苓散만 수술 후 14일까지 상승상태가 유의하게 지속되었다.
8. **결론**
   담낭수술 예정인 환자에게 五苓散을 수술 전에 복용하도록 하면 수술 후의 소변양과 요중의 PGF1α가 유의하게 증가하고, 수술 후의 低Na혈증이 경감되어 기간이 단축된다.
9. **한방고찰**
   군들 사이에서 변증으로 인한 열증, 한증의 비율을 비교하여 유의한 차이는 없다고 언급되어 있다.
10. **논문 속의 안전성 평가** 관련 논문에 五苓散으로 인한 부작용은 없다고 언급되어 있다.
11. **평가자 의견**
    담낭수술이 예정된 환자에게 五苓散을 수술 전에 복용하도록 하면 부종에 유용하다는 중간보고 논문을 더욱더 기전 측면에서 평가한 논문이다. 수술 전에 五苓散을 복용함으로써 이뇨효과가 수술 후에도 지속된다는 점은 주목할 만하다.
    저자들은 이 작용은 PG12의 생산촉진(6-keto-PG12대사산물의 요중 PGF1α이 증가하므로)이 신장혈관확장으로 인한 이뇨작용증가와 6-keto-PGF1α의 항ADH작용으로 인한 경우라고 추측하였다. 만약 그렇다면 담낭수술 외에도 일반적인 수술대기시에 미리 복용함으로써 소변양의 유의한 증가나 수술 후 低Na혈증이 경감되어 입원기간 단축에 공헌할 가능성도 있다. 앞으로 각종 수술시에 검토를 거쳐 五苓散이 더욱 널리 사용되기를 바란다.
    (관련논문) 高木俊二. 五苓散의 수술 전 복용으로 담석증 내지 담낭폴립의 수술 후 低나트륨혈증의 경감. *埼玉의과대학잡지* 1990;17:145-50. 본 논문의 중간보고.
12. **평가자 이름과 평가 날짜** 並木隆雄 2008.12.29, 2010.1.6, 2010.6.1

대사 · 내분비질환

서지사항 • • •

蒲原聖可, 川上隆雄, 上馬傷和夫. 통합의료를 통한 Metabolic syndrome의 예방 · 진단 · 치료에 대한 개별화 의료 개발에 관한 연구 *의과학응용연구재단연구보고* 2009;26:399-403

1. 목적

방풍통성산의 비만개선 여부에 관한 평가

2. 연구디자인

이중맹검 무작위대조시험DB-RCT

3. 세팅

富山현 의료시설

4. 대상자 특성

55~66세 주민 2,000명에게 의뢰서를 발송하여 동의를 얻은 비만환자에게 문진, 혈액검사, 심전도를 실시하였다. 이를 통해 심질환과 위독한 간 · 신장질환이 없고 설사를 하지 않는 대상자 120명을 추출하였다.

5. 중재/치료

Arm 1: 실약군 70명, 카네보 방풍통성산 세립 엑기스제제, 2개월 7.5g 2分服, 식간 또는 식후 1시간 이상 경과 후 투여

Arm 2: 위약군 50명, 5% 방풍통성산 세립 엑기스 함유 플라세보약을 같은 방법으로 투여

6. 주요 평가항목

시험 개시 전, 2, 4, 8주 후 WHOQOL26, 동양의학적 문진, 혈청생화학적 지표, IRI, HOMA-R

7. 주요 결과

실약군 67명, 위약군 45명이 시험을 완료하여 총 112명에 대해 해석하였다. 남/여 비율은 실약군이 19/48, 위약군이 11/34이었다. 아드레날린 β3 수용체유전자다형SNP 보인자는 실약군 18명(Arg hetero 18)/67명, 위약군 18명(Arg hetero 15, Arg homo 3)/45명으로 두 군을 합하여 36명/112명(32.1%)이었다. 실약군과 위약군의 프로필 비교에서는 유의한 차이는 없었고, 평균 복약 Compliance도 실약군에서 95±7%, 위약군에서 96±4%로 양호하고 두 군에서 차이가 없었다. 체중은 생리적으로 1일 1.5kg 정도 변동이 있다고 알려져 있기 때문에 이번 시험에서는 1.5kg 이상 감소한 예를 체중저하라고 하였다. 실약군과 위약군의 체중감소증례 비율을 보면 실약군이 22%로 위약군의 7%보다 유의하게 높았다($P<0.05$).

8. 결론

방풍통성산을 통해 55~65세 비만환자의 체중개선효과가 시사되었다.

9. 한방 고찰

방풍통성산이 유효한가 무효한가를 판단하는 요인으로 β3 수용체유전자다형 유무만이 아니라 證도 포함한 다른 인자가 추정되었다.

10. 논문 중 안정성평가

언급 없음

11. 평가자 의견

비만환자에 대한 방풍통성산의 유효성을 검증한 귀중한 DB-RCT이다. 보고서의 일부로서 Short report로 소개되었기 때문에 연구 데이터 등 상세한 사항은 불분명하다. 그러나 공동저자 '上馬場和夫, 許鳳浩. 교감신경 β3 수용체유전자다형과 방풍통성산 효과 관련 일본동양의학잡지 2009;54:S225'를 참고하여 본 초록을 작성하였다. 원저가 기대된다.

12. 평가자 이름과 평가 날짜 鶴岡浩樹 2010.6.1

정신 · 행동장애

서지사항 • • •

Shimada Y, Terasawa K, Yamamoto T, et al. A well-controlled study of Choto-san and placebo in the treatment of vascular dementia. *화한의약학잡지* 1994;11:246-55. 醫中誌 Web ID:1996055624

1. 목적 뇌혈관성 치매에 대한 釣藤散의 효과를 객관적으로 평가

2. 연구디자인 무작위대조시험(봉투법)RCT-envelope

3. 실시기관 富山의과 약과대학, 鹿兒島대학, 3시설의 일반병원에 의한 다시설공동연구

4. 대상자 특성 DSM-Ⅲ-R에 따른 치매의 진단기준에 합치하며 Carlo Loeb 수정허혈점수 5점이상으로 뇌혈관성치매라고 진단받은 환자. 그리고 전신상태가 안정되고 본인 혹은 가족 동의를 얻은 60명(남성 9명, 여성 51명, 평균연령 78.9세, 입원환자와 외래환자에서 추출)

5. 중재/치료 Arm 1: 쯔무라 釣藤散 엑기스 과립을 1회 2.5g, 1일 3회, 매 식사 후에 투여하고 12주 계속. 32명(남성 6명, 여성 26명)

Arm 2: 플라세보placebo는 락토스Lactose, 덱스트린dextrin, 말토스maltose, 셀룰로스cellulose 등의 성분으로 되어 있다. 미리 색조나 맛 등을 시험하여 釣藤散과 식별할 수 없는 제제를 쯔무라회사가 작성. 개입군과 같은 양, 같은 회수를 투여. 28명(남성 3명, 여성 25명)

6. 주요 평가항목

4주마다 자각증상, 신경증후, 정신증후, 일상생활 동작장애의 중증도 및 개선도, 長谷川식 간이지능평가스케일HDS-R. 12주 후에 전반적인 안전도, 유용도를 평가.

7. 주요 결과

60명 중 완전복용례는 57명(釣藤散 31명, 플라세보 26명)이었다. 전반개선도(4주p<0.01, 8주p<0.05, 12주p<0.01), 유용도(12주p<0.01), 자각증상(4주p<0.05, 8주p<0.01, 12주p<0.01), 정신증후(4주p<0.05, 8주p<0.01, 12주p<0.01), 일상생활동작(4주 p<0.05, 12주p<0.05)에서 釣藤散군이 플라세보군보다 유의하게 개선되었다. 신경증후는 4, 8, 12주의 모든 시점에서도 양군 사이에 유의한 차이가 없었다. 자각증상에서는 「현기증」, 「어깨결림」, 「동계」, 정신증후에서는 「텔레비전이나 책에 흥미」, 「표정 빈약」, 「지남력장애」에서 釣藤散군이 플라세보군보다도 유의하게 개선되었다. HDS-R은 釣藤散군에서 개시時에 15.34±3.76, 4주 후 16.65±4.43(p<0.05), 8주 후 17.94±4.79(p<0.01), 12주 후 19.39±5.71(p<0.01)로 유의하게 개선되었지만, 양군 사이에서 유의한 차이는 없었다.

8. 결론 이러한 결과는 釣藤散이 뇌혈관성치매의 치료로서 유효하다는 것을 시사하고 있다.

9. 한방적 고찰 釣藤散은 옛부터 중년 이후의 비교적 체력이 약하고 두통 · 현기증 등이 나타나는 환자에게 사용해 왔다. 이것은 현대의학에서 말하는 뇌동맥경화증, 뇌혈관장애에 해당한다고 보고, 본 시험으로 뇌혈관성치매에 대한 釣藤散의 임상효과를 객관적으로 평가하였다.

10. 논문 속의 안전성 평가 釣藤散투여군에서 1명(3.1%)에게 투여중지하였는데, 이 증례는 간장애의 과거력이 있고 투여기간중에 GOT, GPT가 상승하였으며 중지 후에는 개선되었다. 같은 釣藤散 투여군에서 1명(3.1%)에게 치료에 영향을 미치지 않을 정도의 가벼운 칼륨 저하증상이 나타났다. 전반안전도는 양군 사이에 유의한 차이는 없었다.

11. 평가자 의견

RCT의 연구디자인이 잘 이루어져 임상근거의 질이 높은 결과를 얻을 수 있었다. 관련문헌으로서 (嶋田豊, 寺澤捷年, 山本孝之 외. 뇌혈관성치매에 대한 釣藤散의 임상효과 플라세보를 대조로 한 봉투법을 이용한 비교시험. *화한의약학잡지* 1994;11:370-1. 醫中誌 Web ID:1996075788)이 있다. 맹검화, 플라세보, 안전성에 대하여 상세하게 언급되어 있고, 탈락군을 고려한 해석ITT도 있어 배울 점이 많다. 후속연구로서 좀 더 대규모 설정으로 재평가(Terasawa K, Shimada Y, Kita T, et al. Choto-san in the treatment of vascular demenitia:A double blind, placebo-controlled study. *Phytomedicine* 1997;4:15-22.)를 하고 있어, 이 RCT도 참조하길 바란다.

12. 평가자 이름과 평가 날짜 鶴岡浩樹 2008.9.22

정신 · 행동장애

서지사항

Suzuki T, Futami S, Igari Y, et al. A Chinese herbal medicine, Choto-san, improves cognititive function and activities of daily living of patients with dementia: A double-blind, randomized, placebo-controlled study. *Journal of American Geriatrics Society* 2005;53:2238-40. CENTRAL ID:CN-00554102, Pubmed ID:16398922

1. 목적

釣藤散의 인지증환자 인지기능과 일상생활 동작개선에 관한 유효성

2. 연구디자인

무작위대조시험RCT

3. 실시기관

실시시설에 관한 언급 없음(저자는 일본의과대학 부속병원 노년과 1시설, 병원 1시설의 소속)

4. 대상자 특성

정도가 경도에서 중간정도의 인지증환자 30명이다. 그 중 알츠하이머형 인지증MMSE 스코어 14~25 환자 13명, 알츠하이머병 환자MMSE 스코어 10~21와 뇌혈관장애환자MMSE스코어에 관한 언급 없음 17명. 해석대상은 30명이다.

5. 중재/치료

Arm 1: 쯔무라 釣藤散 엑기스 과립 7.5g/일을 1일 3회 식전 복용으로 8주. 10명

Arm 2: 쯔무라 牛車腎氣丸 엑기스 과립 7.5g/일을 1일 3회 식전 복용으로 8주. 10명

Arm 3: 플라세보placebo 7.5g/일을 1일 3회 식전 복용으로 8주. 10명

6. 주요 평가항목

인지기능을 Mini-Mental State ExaminationMMSE, 일상생활동작을 Barthel IndexBI, 보호자의 부담량을 Zarit Caregiver Burden ScaleZ 스코어로 평가하였다.

7. 주요 결과

MMSE와 BI에서 Arm 1에서 MMSE는 15.5±4.0에서 17.5±4.9로, BI는 67.5±34.6에서 71.5±35.8로 개시時에 비하여 유의하게 개선되었지만, Arm 2와 Arm 3에서는 개시時에 비하여 유의한 개선점은 보이지 않았다. Z스코어는 3군 사이에서 유의한 차이는 나타나지 않았다.

8. 결론

釣藤散은 인지증환자의 인지기능과 일상생활동작의 개선작용이 있다.

9. 한방고찰

없음

10. 논문 속의 안전성 평가

언급 없음

11. 평가자 의견

본 논문은 고령자 인지증환자의 인지기능과 일상생활동작에 대한 釣藤散과 牛車腎氣丸의 효과를 이중맹검무작위대조시험으로 검토한 임상근거의 질이 높은 연구이다. 각 군간 차이의 유무에 관한 언급은 없지만, 증례수가 적음에도 불구하고 釣藤散군에서 인지기능과 일상생활동작에서 개시時에 비하여 유의하게 개선되었다. 그러나 각군의 배경인자가 연령과 성별밖에 없고 원질환명이나 뇌혈관장애환자의 MMSE스코어 등은 명확하지 않다. 환자배경이나 각 스코어의 상세한 언급이 필요하다. 그리고 釣藤散군의 MMSE는 개시때 비하여 개선되었지만 8주 경과 후에 플라세보군과 같은 정도이었다(아마 Arm 1과 Arm 3의 개시때 MMSE 스코어에 유의한 차이가 있었기 때문이라고 생각된다). 앞으로 더욱 증례수를 늘려 장기간에 걸친 釣藤散의 인지기능과 일상생활동작에 미치는 효과에 관한 검토가 기대된다.

12. 평가자 이름과 평가 날짜 後藤博三 2007.6.15, 2008.4.1, 2010.6.1

정신 · 행동장애

서지사항
Iwasaki K, Satoh-Nakagawa T, Maruyama M, et al. A randomized, observer-blind, controlled trial of the traditional Chinese medicine Yi-gan san for improvement of behavioral and psychological symptoms and activities of daily living in dementia patients. *Journal of Clinical Psychiatry* 2005;66:248-52. CENTRAL ID:CN-00502716, Pubmed ID:15705012

1. 목적
인지증환자의 행동장애와 일상생활동작에 대한 抑肝散의 유효성 및 안전성평가

2. 연구디자인
무작위대조시험RCT

3. 실시기관
병원(장기요양형 병상군) 3시설

4. 대상자 특성
알츠하이머병, 뇌혈관장애, Lewy소체병으로 인한 인지증환자로 Mini-Mental State ExaminationMMSE 스코어 24미만, neuropsychiatric inventoryNPI: 신경정신과검사 스코어 6보다 수치가 높은 60명이 참가하여 실제 해석 대상은 52명이었다.

5. 중재/치료
Arm 1: 쯔무라 抑肝散 엑기스과립 7.5g/일을 1일 3회로 식전에 4주 복용. 27명
Arm 2: 비투여군 25명

6. 주요 평가항목
MMSE, Barthel Index, NPI

7. 주요 결과
MMSE는 양군에서 변화가 없었다. Arm 1에서 개시時에 비하여 Barthel Index는 56.4±34.2에서 62.9±35.2, NPI 스코어는 37.9±16.1에서 19.5±15.6으로 유의하게 개선되었다. NPI의 서브 스케일subscale에서는 불안, 흥분 등으로 Arm 1은 개시時에 비하여 유의하게 개선되었다. Arm 2에서는 tiapride hydrochloridedopamine D1 selective neuroleptic을 11명에게 추가로 투여할 필요가 있었지만, Arm 1에서는 그럴 필요가 없었다.

8. 결론
抑肝散은 인지증환자의 행동장애와 일상생활동작의 개선에 유효하다.

9. 한방고찰
없음

10. 논문 속의 안전성 평가
Tiapride hydrochloride의 추가투여증례 중, 6명(54.5%)에게 현기증과 신체동요가 나타났다. 抑肝散투여군 중에 관찰기간 종료 후 계속 투여한 2명에게서 효과과잉oversedated이 나타나 복용량을 감량하여 개선하였다.

11. 평가자 의견
본 논문은 고령자 인지증환자의 인지기능과 일상생활동작에 대한 抑肝散의 효과를 무작위대조시험으로 검토한 임상근거의 질이 높은 연구이다. MMSE, Barthel Index, NPI를 평가하는 간호사가 抑肝散을 투여할 가능성도 있어 맹검화라는 점에서는 각각의 평가에 영향을 미칠 가능성이 있다. 앞으로 抑肝散을 인지증환자를 대상으로 하여 더 장기적인 효과에 대한 검토가 기대된다.

12. 평가자 이름과 평가 날짜 後藤博三 2007.6.15, 2008.4.1, 2010.6.1

정신 · 행동장애

서지사항 • • •

Mizukami K, Asada T, Kinoshita T, et al. A randomized cross-over study of a traditional Japanese medicine (kampo), yokukansan, in the treatment of the behavioral and psychological symptoms of dementia. *The International Journal of Neurophsychopharmacology* 2009; 12: 191-9. CENTRAL ID:CN-00704589, Pubmed ID:19079814

1. 목적

억간산의 치매 행동과 심리증상에 대한 유효성과 안정성

2. 연구디자인

무작위대조시험(cross over)RCT-cross over

3. 세팅

의료기관 20시설(저자는 筑波대학대학원 인간종합과학연구과 병태제어의학전공 정신병태 의학분야)

4. 대상자 특성

55~85세의 혼합형 치매를 포함한 알츠하이머병 및 레보소체형 치매라고 진단받은 106명. 이 중 외래환자 59명(남성 20명, 여성 39명, 평균연령 78.7±5.4세), 입원환자 47명(남성 19명, 여성 28명, 평균연령 78.5±6.7세)

5. 중재/치료

Arm 1: 처음 4주 동안 쯔무라 억간산 2.5g 1일 3회 복용, wash-out 기간 없이 계속해서 4주 동안 비투여 경과관찰, 54명

Arm 2: 처음 4주 동안 비투여 경과관찰, 다음 4주 동안 쯔무라 억간산 2.5g 1일 3회 복용, 52명

6. 주요 평가항목

치매행동과 심리증상BPSD는 신경정신과 검사표인 NPINeuropsychiatric Inventory로 평가하고, 인지기능은 MMSE Mini-Mental State Examination으로 평가하였다. 일상생활 동작은 외래환자는 수단적 일상생활 동작을 평가하는 IADLInstrumental Activities of Daily Living으로 실시하고, 입원환자는 Barthel Index로 평가하였다. 평가는 개시 시, 4주 후, 8주 후에 실시하였다.

7. 주요 결과

Arm 1, Arm 2 모두 NPI 총계는 억간산 개시 시에 비하여 4주 후에 유의하게 개선되었다. 그러나 억간산 비복용 시에는 Arm 1, Arm 2 모두 변화가 없었다. 또한 NPI 각 항목에서는, Arm 1에서 망상, 환각, 흥분/공격성, 초조감/역자극성이 억간산 투여 후에 개선되었고, Arm 2에서 흥분/공격성, 우울, 불안, 초조감/역자극성이 억간산 투여 후에 개선되었다.

8. 결론 억간산 복용은 치매에 수반되는 행동과 심리증상 개선에 유효하다.

9. 한방 고찰 없음

10. 논문 중 안정성평가

6명에게 부작용이 확인되었다. 3명은 구토, 설사, 구토증, 심화부통증 등 소화기증상이 나타나 억간산 복용을 중지하였다. 그 후 증상은 빠르게 소실되었다. 2명은 저칼륨혈증이 확인되었고, 2명 중 1명은 과진정이 나타났다. 2명 모두 억간산 복용을 중지하였고, 그 후 혈청 칼륨치는 정상치로 회복되었다. 나머지 1명은 하퇴부종이 있었으나 추체외로증상과 환각같은 위독한 부작용은 보이지 않았다.

11. 평가자 의견

다시설을 대상으로 한 임상시험에서 억간산이 BPSD 개선에 유효하다는 사실을 밝힌 매우 유의한 임상연구이다. 비투여 시에 비해 두 군 모두 개선되었지만, Cross over 시험으로서 해석을 엄밀하게 하고, 대조약을 사용하여 개선 정도가 밝혀지면 더욱 우수한 연구가 되었을 것으로 생각된다. 앞으로 플라세보를 이용하여 좀 더 대규모 다시설 공동연구나 장기간 투여로 임상연구를 실시함으로써 억간산 효과가 보다 명확하게 밝혀지길 기대한다.

12. 평가자 이름과 평가 날짜 後藤博三 2010.6.1

정신 · 행동장애

서지사항 • • •

石田任之, 大竹哲也, 栗原久 외. 柴朴湯을 이용한 디아제팜diazepam의 항불안 · 항우울증강작용의 임상검토. *통증클리닉* 1999;20:395-9.

1. 목적

柴朴湯으로 디아제팜diazepam의 항불안 · 항우울증강작용에 관한 유효성

2. 연구디자인

무작위대조시험RCT

3. 실시기관

진료소(통증클리닉) 1시설

4. 대상자 특성

만성적으로 불안상태 혹은 우울상태를 보이는 15명. 해석 대상은 15명.

5. 중재/치료

Arm 1: (제약회사 불명) 柴朴湯 엑기스제 7.5g/일(복용 횟수는 언급 없음)을 2주 투여하고, 그 후 디아제팜을 6㎎/일을 2주 복용. 7명.

Arm 2: 디아제팜을 6㎎/일을 2주 복용. 8명

6. 주요 평가항목

Hamilton Rating ScaleHS, 디아제팜 · Demethyldiazepam혈중농도, Motor nerve Conduction VelocityMCV

7. 주요 결과

HS평균치는 Arm 1에서 柴朴湯 투여 전 11.0, 柴朴湯투여 종료시 7.4, 디아제팜 투여 종료시 4.1로 경과하였다. Arm 2에서는 디아제팜 투여 전 8.9, 투여 종료시 5.5로 경과하였다. 양군 모두 디아제팜 투여 전후에서 유의하게 개선되었다. 디아제팜·Demethyldiazepam 혈중농도와 MCV는 양군 사이에 차이가 없었다.

8. 결론

柴朴湯을 미리 투여함으로써 디아제팜을 처음부터 투여한 경우와 비교하여 같은 정도 이상의 항불안 · 항우울작용이 나타났다.

9. 한방고찰

없음

10. 논문 속의 안전성 평가

언급 없음

11. 평가자 의견

본 논문은 불안신경증환자의 항불안 · 항우울작용에 대한 柴朴湯의 단독효과와 디아제팜을 추가투여하였을 때의 효과를 무작위대조시험으로 검토한 임상근거의 질이 높은 연구이다. 결과에는 언급되어 있지 않지만, 고찰에는 임상면에서 柴朴湯의 투여로 임상증상의 개선경향이 나타났다고 되어 있다. 그리고 증례수가 적음에도 불구하고 柴朴湯 전투여군에서 디아제팜의 효과가 증강되는 경향이 나타난 점을 고려하여, 좀더 많은 증례를 통한 평가가 이루어지길 기대한다. 그리고 고찰에서 柴朴湯투여군에서 임상증상의 개선효과가 있었다고 지적하며 이 점을 결론으로 하고 있는데, 임상증상의 평가방법 등도 추가하면 논문의 질이 더욱 높아지리라고 생각된다.

12. 평가자 이름과 평가 날짜 後藤博三 2007.6.15, 2008.4.1, 2010.6.1

정신 · 행동장애

서지사항 • • •

山際幹和, 坂倉康夫, 原田輝彦 외. 인후두이상감을 호소하는 빈도와 치료효과. *이비인후과임상* 1990;83:1687-92.

1. 목적

柴朴湯의 인후두이상감에 대한 유효성

2. 연구디자인

무작위대조시험RCT

3. 실시기관

三重대학 의학부 부속병원과 관련 병원의 이비인후과(관련 병원에 관하여 상세한 기술은 불명)

4. 대상자 특성

인후두이상감을 주소로 진찰을 받고 인후두이상감증으로 치료를 받아 부작용이 나타나지 않고 약제의 효과판정이 가능하였던 494명

5. 중재/치료

Arm 1: 플라세보정(Alprazolam정 0.4㎎와 식별 불가능한 당의정) 3정/일을 2주 투여. 73명

Arm 2: 염화리소짐Lysozyme Chloride 과립 270~300㎎/일을 2주 투여. 91명

Arm 3: Chiopurofen酸錠 6정/일을 2주 투여. 99명

Arm4: Alprazolam정 0.4㎎을 3정/일을 2주 투여. 72명

Arm5: 염산dosulepin 캡슐 1~2 Cap/일을 2주 투여. 59명

Arm6: 柴朴湯 엑기스 과립(제약회사 불명) 7.5g/일을 2주 투여. 100명

6. 주요 평가항목

Arm 1부터 Arm 6까지 「언제나 이상감이 있다」고 하는 대상자와 「가끔 이상감이 있다」고 하는 대상자의 인후두이상감의 소실률을 투여 개시, 1, 2, 3(투여 종료 후 1주째)주째에서 비교.

7. 주요 결과

Arm 1, 2, 5에서는 「가끔 이상감이 있다」는 대상자의 증상 소실률은 「언제나 이상감이 있다」는 대상자의 증상 소실률보다 우수하고 치료가 쉽다. Arm 3, 6에서는 「가끔 이상감이 있다」는 대상자의 증상 소실률과 「언제나 이상감이 있다」는 대상자의 증상 소실률에 차이가 없었다. Arm 4에서는 투여중에는 「언제나 이상감이 있다」는 대상자보다도 「가끔 이상감이 있다」는 대상자가 소실률은 높았지만, 3주째에는 「가끔 이상감이 있다」는 대상자에게 재발이 나타났다.

8. 결론

인후두이상감증에서 「언제나 이상감이 있다」는 환자는 「가끔 이상감이 있다」는 환자보다 난치라고 할 수 없다.

9. 한방고찰 없음

10. 논문 속의 안전성 평가 언급 없음

11. 평가자 의견

대조약의 플라세보placebo에 대한 유효성을 검토하는 것이 아니고 각각의 치료약군에서 「언제나 이상감이 있다」는 환자와 「가끔 이상감이 있다」는 환자의 치료율을 검토한 재미있는 임상시험이다. 참가자수는 각군마다 차이가 많이 나고, 논문 속에 「무작위적으로」 분류한다고 하는 분류방법이 명확하지 않다. 그리고 해석대상을 부작용이 없고 약제의 효과판정이 가능한 참가자만을 해석 대상으로 하였다. 처음 치료약의 배당 방법이나 탈락자의 언급, 플라세보에 대한 피험약의 유효성에 대한 평가가 이루어졌다면 더욱 우수한 임상시험이 되었을 것이라고 생각한다.

12. 평가자 이름과 평가 날짜 後藤博三 2008.8.17, 2010.6.1

정신 · 행동장애

서지사항 • • •

山際幹和, 藤田健一郎. 속쓰림 · 탄산증상이 있는 인후두이상감증환자에 대한 lansoprazole의 효과. *이비耳鼻와 임상* 2007;53:109-15. 醫中誌 Web ID:2007166411

1. 목적

탄산증상이 있는 인후두이상감증환자에 대한 Iansoprazole의 효과 평가(六君子湯을 대조약으로 하여)

2. 연구디자인

준무작위연구quasi-RCT

3. 실시기관

松阪중앙종합병원 등 2시설

4. 대상자 특성

2003년 5월부터 2005년 11월 사이에 진찰을 받은 탄산증상이 있는 인후두이상감증환자 86명

5. 중재/치료

Arm 1: 쯔무라 六君子湯 엑기스 과립 7.5g/일 2주 투여 38명
(홀수날에 치료를 개시한 환자를 배당)

Arm 2: lansoprazole 15㎎/일 2주 투여 48명
(짝수날에 치료를 개시한 환자를 배당)

6. 주요 평가항목

인후두이상감과 역류증상

7. 주요 결과

인후두이상감의 2주 후에 저효율, 협의의 유효율, 약간 유효율, 무효율은 Arm 1이 각각 29, 34, 11, 26%이고, Arm 2는 33, 27, 19, 21%이었다. 속쓰림 · 탄산의 2주 후에 저효율, 협의의 유효율, 약간 유효율, 무효율은 Arm 1이 각각 57, 30, 3, 10%이고, Arm 2는 89, 9, 0, 2%이었다.

8. 결론

六君子湯에 관해서는 결론이 없다(저자들은 六君子湯투여증례의 치료성적에 관한 상세한 내용은 다른 논문에서 보고할 예정이라고 한다).

9. 한방고찰

없음

10. 논문 속의 안전성 평가

언급 없음

11. 평가자 의견

본 논문은 탄산증상이 있는 인후두이상감증환자에 대한 Iansoprazole의 효과를 六君子湯을 대조약으로 하여 평가한 보고이다. 그러나 치료 개시일을 차이로 2개의 치료약을 분류하고 있으면서도 실제 논문에서는 무슨 이유에서인지 양자에 대한 비교검토를 실시하지 않았기 때문에 어중간한 논문이 되어 버렸다는 느낌을 지울 수 없다. 저자들은 六君子湯투여 증례의 치료성적에 대하여서는 다른 논문에서 보고할 예정이라고 하므로 다음 논문을 기대하여 본다.

12. 평가자 이름과 평가 날짜 及川哲郎 2008.12.31, 2010.6.1

정신 · 행동장애

서지사항

金子仁, 中西幸三, 村上光 외. 八味地黃丸 · 홍삼 병용요법으로 부정수소 개선효과의 검토 - 다시설간 이중맹검법으로 인한 평가. *Therapeutic Research* 1989;10:4951-65. 醫中誌 Web ID:1991057823 MOL, MOL-Lib

1. 목적

만성기초질환이 있는 고령환자에 대한 八味地黃丸, 홍삼 단독 혹은 양자의 병용투여로 증상개선효과의 임상적 검토

2. 연구디자인 이중맹검무작위대조시험DB-RCT

3. 실시기관 松山홍삼 연구회에 소속된 金子순환기내과를 중심으로 한 11시설

4. 대상자 특성 상기시설에 입원 및 외래환자 54명. 기초질환은 고혈압, 뇌혈관장애, 동맥경화증, 당뇨병, 고지혈증, 기타.

5. 중재/치료

Arm 1: 고타로 제약회사 八味地黃丸 엑기스 과립을 1회 1포(3.0g), 1일 3회(식후). 17명(남성 8명, 여성 9명)

Arm 2: 정관정 홍삼末 1회 1포(1.0g), 1일 3회(식후). 19명(남성 4명, 여성1 5명)

Arm 3: 양자 병용(八味丸料 6.0g에 홍삼末 3.0g을 혼합하여 1일량 9g을 1회 3g(식후). 18명(남성 4명, 여성 14명)

2주의 관찰 기간 후 12주 투여.

6. 주요 평가항목

임상 증상별의 개선도: 7단계 판정표에 따라 투여 전, 투여 4, 8, 12주 후에 평가

임상 증상 개선도와 허실증의 관련성: 독자적인 「증」판정표를 사용한 證평점에 따라 치료를 통한 개선도와 허실도를 비교 평가

임상 검사: 혈액상(적혈구, 헤모글로빈, 헤마토크리트hematocrit 적혈구용적률 농도 외, 혈청생화학GOT, GPT, LDH, BUN 외을 투여 전, 투여 4, 8, 12주 후에 평가

7. 주요 결과

홍삼군과 병용군에서 유의한 증상 개선 혹은 개선 경향이 나타나고, 3군 중에서는 병용군이 치료 효과 발현이 가장 빠르고 개선도 지수가 높았다. 증상항목별 평가에서는 피로감, 불면, 손발 냉증, 저림, 기립시 어지럼증은 병용군에서만 유의한 효과가 나타났다. 허실증과의 관련에서는 병용군에서 실증 경향으로 갈수록 자각증상의 개선도 지수가 유의하게 높아졌다 ($r=0.61$, $P<0.05$). 임상 검사 수치에 변동은 없고 부작용도 나타나지 않았다.

8. 결론

각종 만성질환이 있는 고령자의 부정수소 개선에는 八味地黃丸, 홍삼은 유효하고, 병용군에서 가장 효과가 있었다. 또한 실증에 가까운 「증」일수록 병용효과가 높았다. 그리고 자각적인 면에서도 임상 검사 수치 면에서도 부작용은 나타나지 않았다. 이런 점에서 八味地黃丸과 홍삼의 병용치료는 만성질환 고령자의 각종 부정수소를 개선하고 QOL을 높이는 면에서 유용하다고 판단하였다.

9. 한방고찰

본래 허증에 사용하는 八味地黃丸과 홍삼이 실증 증례에 훨씬 더 큰 효과가 있었다는 것은 경험적이며 전승적으로 인식되어 왔던 사실이 일정 법칙에 의하여 제어되지 않는 면이 있다고 추측된다.

10. 논문 속의 안전성 평가 八味地黃丸, 홍삼 단독 투여군, 병용 투여군에서 부작용은 전혀 나타나지 않았다.

11. 평가자 의견

본 연구 대상이었던 54명의 기초만성질환은 각각 달랐지만, 모두 생활의 질을 떨어뜨리는 것이다. 이들의 부정수소에 대하여 八味地黃丸 · 홍삼병용요법이 증상개선에 공헌한다는 사실을 시사한 매우 흥미로운 논문이다. 본 논문은 상세한 건강조사표에 따른 7단계 증상평가나 한방이론을 반영한 동양의학 「증」판정표를 사용하여 데이터수집이 이루어지고 적절한 해석을 함으로써 결론에 대한 신뢰성도 높다. 고령자에게 補腎劑의 사용방법에 관하여 더욱 가치 있는 임상연구를 기대한다.

12. 평가자 이름과 평가 날짜 後山尚久 2008.8.6, 2010.6.1

정신 · 행동장애

서지사항

Sato Y, Horita H, Adachi N, et al. Effect of oral administration of prostaglandin E1 on erectile dysfunction. *British Journal of Urology* 1997;80:772-5.

1. 목적

   발기장애에 대한 경구 프로스타그란딘prostaglandin E 제제 리마프로스트limaprost와 牛車腎氣丸의 유효성과 안전성의 비교 검토

2. 연구디자인

   준무작위연구quasi-RCT

3. 실시기관

   실시 시설에 관한 언급 없음(저자는 札幌의과대학 비뇨기과 및 參壽會병원)

4. 대상자 특성

   경도 발기장애환자 50명

5. 중재/치료

   Arm 1: 리마프로스트limaprost 30㎍ 3分服/日 8주 25명

   Arm 2: 牛車腎氣丸(제약회사 불명) 7.5g 3分服/日 8주 25명

6. 주요 평가항목

   질내 삽입 시도가 연속적으로 2회 성공, 야간 발기시의 음경 둘레길이, 자가판정으로 음경의 단단함(0~5점) 및 발기 지속(0~5점)

7. 주요 결과

   연속적으로 2회 이상 질내 삽입 성공 증례는 Arm 1에서 해석 증례 24명 중에 11명, Arm 2에서는 해석증례 24명 중에 4명으로 Arm 1은 Arm 2에 비하여 유의한 효과가 나타났다($p<0.05$). 그렇지만 질내 삽입 성공 증례의 모든 증례가 완전한 발기에는 이르지 못하였다. 음경 둘레길이는 Arm 1에서 관찰대상 23명이 평균 6.0±6.6 ㎜ 증대하였지만, Arm 2에서는 관찰 21명이 평균 2.3±5.8 ㎜ 증가하는 데에 멈추었다. Arm 1은 Arm 2에 비하여 유의하게 음경 둘레길이가 증대하였다. 음경 단단함 및 발기 지속기간에 대해서는 양군 사이에 유의한 차이를 보이지 않았다.

8. 결론

   경도의 발기장애에 대하여 경구 프로스타그란딘E 제제 리마프로스트는 牛車腎氣丸보다도 유효하였다.

9. 한방고찰

   없음

10. 논문 속의 안전성 평가

    리마프로스트군에서 안면홍조가 1명에게 나타났다.

11. 평가자 의견

    경도의 발기장애에 대하여 경구 프로스타그란딘E 제제 리마프로스트는 牛車腎氣丸에 비하여 유효하다는 것을 보여 주었다. 모든 증례가 국소에 프로스타그란딘E주사에 대하여 완전한 발기반응을 보인 증례이지만, 경구 프로스타그란딘E 제제에서는 45.1%의 효과를 보여 완전한 발기 반응은 아니었다. 증례 배당이 병원의 내원 순서인 것 같은데, 랜덤화가 바람직하다.

12. 평가자 이름과 평가 날짜 岡部哲郎 2008.8.19, 2010.6.1

신경계 질환

서지사항

Higashi K, Rakugi H, et al. Effect of kihito extract granules on cognitive function in patients with Alzheeimer' s-type dementia. *Geriatrics & Gerontology International* 2007;7:245-51. 醫中誌 Web ID:2008113647

1. **목적** 歸脾湯의 알츠하이머형 인지증에 대한 유효성과 안전성
2. **연구디자인** 무작위대조시험RCT
3. **실시기관** 阪和第二泉北병원
4. **대상자 특성**
   DSM-Ⅳ로 알츠하이머병이라고 진단을 받고 Hachinski 허혈 스코어 4점이하로 Mini-Mental State Examination MMSE이 10~26점의 고령자 75명. 심한 고혈압, 당뇨병, 고콜레스테롤혈증, 심질환, 신부전, 우울병환자와 MRI상 눈에 띄는 심한 뇌경색증상이 있는 환자는 제외시켰다.
5. **중재/치료**
   Arm 1: 비약물치료군. 20명
   Arm 2: 쯔무라 牛車腎氣丸 엑기스 과립 7.5g을 3分服으로 1일 식후 3회 3개월 복용. 24명
   Arm 3: 쯔무라 歸脾湯 엑기스과립 7.5g을 3分服으로 1일 식후 3회 3개월 복용. 20명
6. **주요 평가항목**
   MMSE, activities of daily livingADL을 개시時와 3개월 후에 모든 증례에 실시. 뇌혈류측정을 위해 SPECT를 개시時와 3개월 후에 Arm 2에서 6명, Arm 3에서 4명에게 실시하였다(SPECT실시 대상자를 어떻게 선택하였는가에 대한 언급 없음).
7. **주요 결과**
   참가자 75명 중 해석 대상은 64명이었다. MMSE는 Arm 3에서 3개월 후 개시時에 비하여 유의하게 개선되었으며, Arm 1과 Arm 2에 비하여도 유의하게 개선되었다. 특히 지남력장애와 주의력 개선이 현저하였다. ADL은 3군 사이에서 차이가 없었고, 개시時와 3개월 후에도 변화가 없었던 SPECT로 인한 뇌혈류의 명확한 변화는 발견할 수 없었다.
8. **결론**
   歸脾湯은 알츠하이머형 인지증에 대하여 유효한 치료약이다.
9. **한방고찰** 없음
10. **논문 속의 안전성 평가**
    Arm 2에서 설사 증상이 1명, Arm 3에서 혈압 상승이 1명에게 나타나, 이들에게는 복용을 중지하였다.
11. **평가자 의견**
    歸脾湯의 알츠하이머형 인지증에 대한 유효성을 비한방 투여군과 牛車腎氣丸 투여군을 대상으로 평가한 임상연구로서 歸脾湯의 유효성을 밝힌 우수한 내용이다. 저자들은 대조약으로 牛車腎氣丸을 선택한 이유로서 遠志를 포함하지 않은 점이나 인지기능에 관련된 보고가 없다는 점을 들고 있다. 그러나 牛車腎氣丸에서 牛膝과 車前子를 제외한 八味地黃丸으로 이미 고령자 인지증에 대한 유효성에 관한 보고가 있고(Iwasaki K, Kanbayashi s, Chimura Y, et al. A randomized, double-blind, placebo-controlled clinical trial of the Chinese herbal medicine "Ba wei di huang wan" in the treatment of dementia. *Journal of the American Geriatrics Society* 2004;52:1518-21.), 본연구에서는 결과로서 歸脾湯만 유의하게 MMSE가 개선되었다고 하였지만 대조약으로 적절하지 않았다고 생각한다. 그리고 뇌혈류에 관해서 차이가 없었던 점에 관해서도 고찰에서 증례수가 적었던 점을 들고 있지만, SPECT실시 대상자를 어떻게 선별하였는가 하는 언급이 필요하다. 탈락한 증례에 관해서도 Arm 1의 탈락수도 언급하여야 할 것이다. 이렇게 좀 더 상세하게 언급하여야 하는 부분도 있지만, 본 임상연구로 歸脾湯이 인지증환자에 대해 유효하다는 사실이 밝혀짐에 따라 앞으로 작용기전의 검토와 다수 증례로 장기적 효과 등 더욱 발전된 검토가 기대된다.
12. **평가자 이름과 평가 날짜** 後藤博三 2008.11.28, 2010.6.1

신경계 질환

서지사항

丸山哲弘. 편두통 예방에서 吳茱萸湯의 유용성에 관한 연구, 염산 lomerizine과의 오픈 · Cross over 시험. *통증과 한방* 2006;16:30-9. 醫中誌 Web ID:2006303125

1. 목적

吳茱萸湯의 편두통에 대한 유효성과 안전성

2. 연구디자인

무작위대조시험(cross over)RCT-cross over

3. 실시기관

실시 시설에 관한 언급 없음(저자는 飯田시립병원 종합진료과)

4. 대상자 특성

편두통의 이환기간이 1년 이상으로 평균 1개월에 3회 이상의 두통 발작이 있는 환자 14명

5. 중재/치료

Arm 1: 쯔무라 吳茱萸湯 엑기스 과립 2.5g을 1일 3회 28일 복용. 14명

Arm 2: 염산lomerizine 5㎎을 1일 2회 28일 내복. 14명

그리고 wash-out 기간은 2주. 두통 발작시의 트립탄triptan계 약제 복용은 허용하였다.

6. 주요 평가항목

두통 발작 빈도, visual analogue scaleVAS로 평가, 트립탄계 약제의 복용 횟수, 트립탄계 약제에 대한 반응(발작 소실 시간)을 개시 전(28일), 제1기(28일), 휴약기(14일), 제2기(28일), 최종기(28일)에서 평가하였다.

7. 주요 결과

두통 발작 빈도, VAS최고치, 트립탄계 약제의 복용량 등 모든 부분에서 cross over 디자인으로 약제효과의 차이를 검정한 결과, Arm 1이 Arm 2에 비하여 결과가 우수하였다.

8. 결론

편두통의 두통 발작에 대하여 吳茱萸湯은 염산lomerizine에 비하여 훨씬 더 유효하였다.

9. 한방고찰

吳茱萸湯의 목표증인 弦遲脈, 滑白苔, 진수음, 심하비경, 사지궐냉은 각각 71.4%, 57.1%, 64.3%, 85.7%, 100%로 나타났다.

10. 논문 속의 안전성 평가

염산lomerizine을 복용한 증례 중 2명에게 졸음 증상이 있었다. 吳茱萸湯을 복용한 모든 경우에서 부작용은 나타나지 않았다.

11. 평가자 의견

吳茱萸湯의 편두통에 대한 효과를 염산lomerizine을 대조약으로 검토한 임상연구로 吳茱萸湯의 두통 발작 예방 효과를 밝힌 우수한 연구이다. 한편, 저자가 고찰에서 논한 것처럼 대조약으로 사용한 염산lomerizine효과가 지금까지의 임상연구에서 나타난 것보다 약하다. 이 점을 고려하면 참가자들에 대한 진단이 편두통으로 문제가 없는지, 혹은 이미 염산lomerizine의 복용 증례에서 효과가 충분하지 않은 증례였는지 등에 관한 점을 명확하게 할 필요가 있다. 그리고 그룹2의 吳茱萸湯을 제1기에서 복용한 군에서는 제2기에서 염산lomerizine 개시時에 발작 빈도와 정도가 십분 전 수치로 회복되지 않고 휴약 기간이 짧았다고 생각된다. 그 결과 제2기에서 吳茱萸湯을 복용한 그룹1에서 吳茱萸湯 효과가 좀 더 강하게 나타났다고 생각된다. 그리고 복약 순응도가 염산lomerizine에서 93%, 吳茱萸湯 복용에서 74%로 吳茱萸湯 복용에서 유의하게 낮다. 그러므로 다음 검토에서는 吳茱萸湯의 복용 상황을 개선시키는 것도 중요하다. 그러나 본 연구로 吳茱萸湯의 편두통 예방적 치료 효과가 밝혀져, 앞으로 더욱 다양한 방제로 유효성 평가가 이루어지길 기대한다.

12. 평가자 이름과 평가 날짜 後藤博三 2008.11.17, 2010.6.1

신경계 질환

서지사항

松下正明, 齋藤正彦, 片山成仁 외. DS-4773의 진정효과에 대한 임상평가(제2보)-Crossover 시험의 성적에 관하여-. *약리와 치료* 1994;22:2371-82. 醫中誌Web ID:1995083169

1. 목적

DS-4773의 酸棗仁湯을 대조약으로 하여 진정효과에 대한 유효성과 안전성

2. 연구디자인

무작위대조시험(cross over)RCT-cross over

3. 실시기관

東京대학 의학부 부속병원 정신신경과 1시설, 병원 정신과 5시설, 진료소 2시설

4. 대상자 특성

내과, 심료내과, 신경과영역의 질환이 있고 불면, 낮에 불안 · 불쾌감 · 의욕부족, 아침에 상쾌감을 느끼지 못하는 등의 5항목을 주소로 하는 15세이상의 남녀 79명

5. 중재/치료

Arm 1: DS-4773(酸棗仁湯 엑기스 0.5g, 茯苓 건조 엑기스 0.1g, 山梔子 0.2g)을 함유한 과립제 1포 1g을 1일 2회 아침 식사 전과 취침 전에 투여하고 2주 복용. 79명

Arm 2: 의료용 酸棗仁湯 엑기스 과립(제약회사 불명) 1포 3.75g을 1일 2회 아침 식사 전과 취침 전에 투여하고 2주 복용. 79명

6. 주요 평가항목

잠이 드는 것, 숙면, 아침에 눈뜰 때의 기분, 낮 동안의 기분 · 몸 상태 · 의욕 · 식욕부진, 변비, 설사에 관하여 4단계로 평가

7. 주요 결과

참가자 중의 제외 · 탈락한 예를 제외한 59명을 해석대상으로 하였다. 증상별 개선도의 약간 개선 이상은 Arm 1/Arm 2(%)에서 잠이 드는 것 63.5/51.9, 숙면 63.6/45.5, 아침 잠에서 깨어날 때의 기분 64.9/50.9, 낮 동안의 기분 50.0/37.5, 낮 동안의 몸 상태 47.4/38.6, 낮 동안의 의욕 35.8/26.4, 식욕부진 27.8/23.2, 변비 41.2/35.3, 설사 100/75.0이었다. 군끼리의 비교에서는 잠이 드는 것, 숙면, 아침에 잠에서 깨어날 때의 기분에 있어서 Arm 1은 Arm 2에 비하여 유의하게 개선되었다. 낮 동안의 몸 상태, 낮 동안의 의욕에서 Arm 1은 Arm 2에 비하여 유의하게 개선되었다.

8. 결론 DS-4773은 酸棗仁湯 엑기스 과립에 비하여 훨씬 우수한 진정효과가 있다.

9. 한방고찰 없음

10. 논문 속의 안전성 평가

안전성 평가는 68명을 대상으로 검토하였다. DS-4773에서는 부작용 없음이 64명(94.1%)이고, 대조약에서는 부작용 없음이 61명(89.7%)이었다. 투약을 중지하여야 했던 부작용으로 동계 · 현기증 · 불안 증상이 각각 1명씩 나타났다.

11. 평가자 의견

크로스 오버시험으로 DS-4773의 효과를 酸棗仁湯 엑기스 과립을 대조약으로 평가한 디자인이 우수한 임상연구이다. 그러나 약제의 교체시기에 wash-out 기간이 없어 처음에 투여된 약제에 대한 영향이 남아 있을 가능성이 있다. 그리고 복약 상황에 문제가 있었던 증례표를 보면 2주 평가 채점 시점에서 DS-4773은 7명, 대조약은 1명이다. 그러므로 처음에 DS-4773가 많은 참가자에게 투여되었을 가능성이 시사된다. 따라서 약제의 효과가 강하게 나타났을 가능성이 있다. 또한 병용 약제 항목에서 수면장애가 지속될 때는 수면도입약 등의 병용이 허용되고 효과가 약한 피검약에서 수면도입약 등의 병용으로 오히려 증상개선이 강하게 나타났을 가능성이 있다. 병용 약제의 언급 등에 대한 검토를 추가함으로써 DS-4773의 유효성을 밝힐 가능성이 있다. 이렇게 한방약의 약효를 밝힘으로써 더욱더 우수한 임상연구가 될 것이다.

12. 평가자 이름과 평가 날짜 後藤博三 2008.8.18, 2010.6.1

신경계 질환

서지사항 • • •

庄紅玉, 金英道, 倉知正佳 외. 葛根湯이 사람의 斷眠 후 졸음에 미치는 영향에 관하여. *신경정신약리* 1992;14:319-25. 醫中誌 Web ID:1994094031

1. 목적

葛根湯의 斷眠 후 졸음에 대한 유효성

2. 연구디자인

무작위대조시험(cross over)RCT-cross over

3. 실시기관

富山의과약과대학 부속병원 의학부 정신신경의학교실

4. 대상자 특성

건강한 여학생(연령 20~21세) 7명

5. 중재/치료

Arm 1: 실험 2일째에 카네보 葛根湯 엑기스 세립 2.5g을 1일 3회 매 식사 전에 복용. 7명

Arm 2: 실험 2일째에 플라세보placebo(유당) 2.5g을 1일 3회 매 식사 전에 복용.. 7명

6. 주요 평가항목

자각적 졸음Sleepiness Scale, Critical Flicker FrequencyCFF, Multiple Sleep Latency TestMSLT, 혈압, 심박수, 체온

7. 주요 결과

각 시간대 비교에서는 자각적 졸음은 실험 2일째의 10시 시점에서 Arm 1은 Arm 2에 비하여 유의하게 경감되었다. CFF와 MSLT는 Arm 1과 Arm 2에서 차이가 없었다. 실험 2일째의 평균치에서는 자각적 졸음, CFF, 혈압, 심박수, 체온은 Arm 1과 Arm 2에서 차이가 없었다. MSLT에서는 평균 잠시(潛時)는 Arm 1에서 Arm 2에 비하여 유의하게 길었다(P〈0.05).

8. 결론

葛根湯은 斷眠 후 졸음 경감에 유효하다.

9. 한방고찰

없음

10. 논문 속의 안전성 평가

언급 없음

11. 평가자 의견

크로스 오버시험을 사용하여 葛根湯의 斷眠 후 졸음 경감 효과를 자각증상과 뇌파검사에 의한 타각적 검사로 평가한 우수한 임상연구이다. 저자들도 고찰에서 논하고 있는 것처럼 葛根湯의 유효 시간대가 자각증상과 타각적 검사에서 차이가 나고, 졸음 평가가 쉽지 않았을 것이라고 생각한다. 그리고 주스로 복용하도록 하여 투약에 관한 맹검화를 시도하고 있지만, 이것은 불완전한 방법으로 판단된다. 캡슐 등을 사용했으면 이상적이었을 것이다. 그러나 증례수를 늘림으로써 유의한 차이가 있을 것이라고 생각되는 항목도 있어 한방약의 약효를 밝히는 데 있어서 흥미로운 보고이다. 그리고 본 연구 결과의 뇌파해석을 더욱 추가한 원저 논문으로「萩野宏文, 金英道, 倉知正佳 외. 정량뇌파로 본 葛根湯이 사람의 斷眠 후 졸음에 미치는 영향에 관하여. *뇌파와 근전도* 1995;23:361-7.」가 있다. 정량뇌파에서 각 주파수대영역의 상대파워 수치 평가에서 葛根湯군은 %δ가 16:00과 18:00에 플라세보placebo군에 비하여 유의하게 낮았고, %α는 16:00의 단계에서 플라세보군에 비하여 유의하게 높았다고 보고하였다.

12. 평가자 이름과 평가 날짜 後藤博三 2008.8.19, 2010.6.1

신경계 질환

서지사항 • • •

山田和男, 神庭重信, 大西公夫 외. 정신분열병 및 다른 정신병성 장애환자의 급성기에 수면장애에 대한 黃蓮解毒湯의 임상효과. *일본동양의학잡지* 1997;47:827-31. CiNii

1. 목적

급성기 정신병성 장애환자에 있어서 黃蓮解毒湯 수면장애에 대한 유효성

2. 연구디자인

무작위대조시험(봉투법)RCT-envelope

3. 실시기관

실시시설에 관한 언급 없음(저자는 慶應義塾대학병원 한방클리닉, 同대학 의학부 정신신경과)

4. 대상자 특성

주소에 수면장애를 포함한 DSM-Ⅳ으로 정신분열병, 분열감정장애, 분열병 유사 장애, 단기 정신병성 장애로 진단을 받고 미투약인 남성환자 18명

5. 중재/치료

Arm 1: 할로페리돌haloperidol의 통상치료와 쯔무라 黃蓮解毒湯 엑기스 과립 2.5g 1일 3회 4주 복용. 9명

Arm 2: 할로페리돌의 통상치료만으로 4주. 9명

6. 주요 평가항목

불면시 필요에 따라 복용하는 니트라제팜nitrazepam의 사용량, Brief Psychiatric Rating ScaleBPRS로 정신 증상을 평가

7. 주요 결과

정신증상의 평가에서 각 시간대 비교에서는 Arm 1과 Arm 2에서 차이는 없었다. 니트라제팜의 복용량에서도 양군 사이에서 유의한 차이는 없었다.

8. 결론

급성 정신분열병 및 기타 정신병성 장애환자의 급성기 수면장애에 대한 黃蓮解毒湯과 항정신병약의 병용에서는 정신증상의 사고장애 개선 경향과 니트라제팜의 사용량 감소 경향이 보였다.

9. 한방고찰

없음

10. 논문 속의 안전성 평가

언급 없음

11. 평가자 의견

급성 정신분열병환자 등의 수면장애에 항정신병약과 黃連解毒湯의 병용용법, 黃連解毒湯의 비투여환자와 비교한 흥미로운 임상연구이다. 방법에서 「양군 모두 항정신병약은 할로페리돌만을, 항파킨슨약은 비페리덴biperiden만을 사용하여 치료하였다」고 언급하고 있지만, 그리고 투여 증례수가 확실하지 않다. 그리고 「주치의는 黃連解毒湯의 병용 유무와는 관계없이 할로페리돌을 사용한 통상치료를 개시하였다」고 언급하고 있는데, 이 2종류 약제의 치료대상자에 관한 정보가 분명하지 않다. 그리고 「정신증상의 사고장애 개선경향과 니트라제팜의 사용량 감소경향이 나타났다」고 하며, 그리고 黃連解毒湯 투여군과 대조군에서 유의한 차이가 나타나지 않았다고 언급하고 있다. 그렇지만 요지에서는 「黃連解毒湯의 추가투여가 수면장애에 유효하다는 사실이 시사된다」는 언급이 있어 결과에서의 언급과 요지의 결론이 다르다고 생각된다. 어찌되었든 증례수를 늘림으로써 黃連解毒湯의 수면장애에 대한 유효성이 밝혀질 가능성이 있어 이 영역에 대한 한방약의 약효를 밝히는 데에 의의가 있는 임상연구이다.

12. 평가자 이름과 평가 날짜 後藤博三 2008.9.11, 2010.6.1

신경계 질환

서지사항

Aiwaza R, kanbayashi T, Saito Y, et al. Effects of Yoku-kan-san ka chimpi-hange on the sleep of normal healthy adult subjects. *Psychiatry and Chinical Neurosciences* 2002;56:303-4. CENTRAL ID:CN-00444122, Pubmed ID:12047606, 醫中誌 Web ID:2003024669

1. 목적

수면장애에 대한 抑肝散加陳皮半夏의 유효성

2. 연구디자인

무작위대조시험(cross-over)RCT-cross over

3. 실시기관

실시 시설에 관한 언급 없음(저자는 秋田적십자병원)

4. 대상자 특성

본 시험 실시 전에 건강한 남성 20명에게 抑肝散加陳皮半夏를 투여하여 수면에 좋은 영향이 나타난 건강한 남성 7명

5. 중재/치료

Arm 1: (제약회사 불명) 抑肝散加陳皮半夏 엑기스제(투여량 · 투여 횟수 확실하지 않음)를 3일 복용 후 1주일 복용을 중지하고 다시 3일 安中散 엑기스제를 복용

Arm 2: (제약회사 불명) 安中散 엑기스제(투여량 · 투여 횟수 확실하지 않음)를 3일 복용 후 1주 복용을 중지하고 다시 3일 抑肝散加陳皮半夏 엑기스제를 복용

(합계 7명의 군 분류방법에 대한 언급 없음)

6. 주요 평가항목

수면시간, 수면도입시간, 수면깊이, Rapid eye movementREM 수면시간

7. 주요 결과

모든 수면시간에서 Arm 1은 438±13min, Arm 2는 371±19 min으로 Arm 1에서 Arm 2에 비하여 유의하게 연장되었다.

8. 결론

抑肝散加陳皮半夏는 수면시간을 개선하였다.

9. 한방고찰

抑肝散加陳皮半夏가 유효하였던 7명을 선별하여 이중맹검시험을 실시하였다.

10. 논문 속의 안전성 평가

양군 모두 부작용 발현은 없었다.

11. 평가자 의견

본 논문은 수면에 대한 抑肝散加陳皮半夏의 효과를 이중맹검무작위대조시험으로 검토한 임상근거의 질이 높은 연구이다. 安中散을 대조약으로 抑肝散加陳皮半夏의 수면에 대한 효과를 검토하였지만, 참가자는 이미 抑肝散加陳皮半夏를 복용한 과거력이 있어 두 가지의 약제 맛이 비슷하다고는 하지만, 맹검화하는데 문제가 남아있다고 생각된다. 그러나 polysmonography를 사용하여 객관적으로 수면을 평가하려고 한 점은 우수한 연구내용이라고 생각되기 때문에 앞으로 더욱 많은 증례를 통한 검토가 기대된다.

12. 평가자 이름과 평가 날짜 後藤博三 2007.6.15, 2008.4.1, 2010.6.1

신경계 질환

서지사항

木村裕明, 大竹哲也, 石倉秀昭. 안면 경련에 대한 芍藥甘草湯의 효과. *진단과 치료* 1991;79:2505-8.

1. 목적

안면 경련에 대한 芍藥甘草湯의 유효성을 평가

2. 연구디자인

무작위대조시험RCT

3. 실시기관

병원 1시설(마취과 외래)

4. 대상자 특성

안면 경련으로 내원한 20명(남성 3명, 여성 17명)으로 평균연령 58.3세이었다. 모든 증례에 중추성 근이완약(afloqualone 15명, tolperisone hydrochloride 3명, tizanidine hydrochloride 2명) 및 항불안제minor tranquilizer(diazepam 11명, etizolam 9명)를 투여하였다.

5. 중재/치료

Arm 1: 쯔무라 芍藥甘草湯 엑기스 과립 투여군 10명(남성 2명, 여성 8명). 9명은 쯔무라芍藥甘草湯 엑기스 과립 7.5g/일, 1명은 5.0g/일을 투여.

Arm 2: 芍藥甘草湯 비투여. 10명(남성 1명, 여성 9명).

6. 주요 평가항목

중증도를 4단계로 평가(경련소실, 가끔 경련, 반복적 경련, 지속적 경련)하고, 치료 전, 4주 후, 8주 후, 12주 후, 16주 후에 평가

7. 주요 결과

치료 전의 중증도는 양군에서 차이가 없었다. 양군 모두 시간이 지나면서 중증도가 감소하고, 4주 및 8주에서는 유의한 차이가 나타나지 않았지만, 12주와 16주에서는 芍藥甘草湯 투여군이 유의하게 감소하였다(12주 $p<0.05$, 16주 $p<0.05$).

8. 결론

안면 경련의 치료에서 중추성 근이완약과 항불안제minor tranquilizer에 芍藥甘草湯을 병용함으로써 경련증상이 유의하게 감소하였다.

9. 한방고찰

저자들은 「芍藥甘草湯은 한방제제를 처방하는 경우에 생각해야 하는 「증」을 고려하지 않아도 사용할 수 있고, 안면 경련에 유용한 약제라고 할 수 있다」고 기술하고 있다.

10. 논문 속의 안전성 평가

芍藥甘草湯이 원인이라고 생각되는 부작용은 1명도 없었다.

11. 평가자 의견

EBM이라는 용어가 사용되기 시작한 1991년에 한방영역에서 RCT를 실천한 점에 우선 경의를 표하고 싶다. 그러나 CONSORT에 맞추어 살펴보면 신경이 쓰이는 점이 몇가지 있다. 양군의 배경에 차이는 없다고 하지만, 양군에 사용된 약제와 투여량이 달라 바이어스bias가 들어갔을 가능성이 있다. 그리고 맹검화가 이루어졌는지도 의문이다. 좀 더 엄격한 디자인으로 재평가가 이루어지길 바란다.

12. 평가자 이름과 평가 날짜 鶴岡浩樹 2008.9.26, 2010.6.1

신경계 질환

서지사항 • • •

關根利佳, 渡邊廣昭, 御村光子 외. 腰椎由來의 요하지통에 대한 牛車腎氣丸의 효과~비타민B1 유도체제제와의 비교 검토~. *통증과 한방* 2003;13:84-7. 醫中誌 Web ID:2006247217

1. 목적

腰椎원인의 요하지통에 대한 牛車腎氣丸의 유효성 평가

2. 연구디자인

무작위대조시험(cross over)RCT-cross over

3. 실시기관

일반병원 1시설, 대학병원 1시설

4. 대상자 특성

6개월 이상 요하지통을 주소로 하는 60세 이상의 요추변성질환 환자 20명

5. 중재/치료

Arm 1: 牛車腎氣丸 엑기스 과립 7.5g/일 복용을 4주, 그 후 벤포티아민benfotiamine 75mg/일 복용을 4주. 10명

Arm 2: 벤포티아민 75mg/일 복용을 4주, 그 후 牛車腎氣丸 엑기스 과립 7.5g/일 복용을 4주. 10명

牛車腎氣丸 투여시에 각군의 1명씩에게 소화기증상이 나타나 이들 증례는 통계에서 제외시켰다.

6. 주요 평가항목

자각증상(안정시 요통, 동작시 요통, 안정시 하지통, 동작시 하지통, 하지 저림감, 하지 피로감), 혈액 · 생화학검사, 요검사

7. 주요 결과

벤포티아민 투여 후보다 牛車腎氣丸투여 후에 자각증상(안정시 요통, 동작시 요통, 하지 저림감)이 유의하게 개선되었다.

8. 결론

牛車腎氣丸은 腰椎로 인한 요하지통에 유효하다. 그 효과는 벤포티아민보다 뛰어나다.

9. 한방고찰

Arm 1, Arm 2 양군 모두 腎虛증례는 6명으로 腎虛 유무로 인한 효과의 차이는 없었다.

10. 논문 속의 안전성 평가

牛車腎氣丸 투여군에서 20명 중 2명이 소화기증상 때문에 투여를 중지하였다. 혈액 · 생화학, 요검사에서 이상증상은 양군 모두 나타나지 않았다.

11. 평가자 의견

牛車腎氣丸의 허리 · 하지통에 대한 효과를 시사한 논문이다. 증례수가 많지 않기 때문에 腎虛 유무로 인한 효과에 대한 검토는 좀 더 많은 증례를 통한 임상시험이 기대된다고 생각한다.

12. 평가자 이름과 평가 날짜 小暮敏明 2007.6.15, 2008.4.1, 2010.6.1

신경계 질환

서지사항

Satoh T, Takahashi T, Iwasaki K, et al. Traditional Chinese Medicine on four patients with Hungington's disease, *Movement disorders* 2009;24:453-5

1. 목적

파킨슨병에 대한 억간산의 유효성과 안정성 평가

2. 연구디자인

무작위대조시험(cross over)RCT-cross over

3. 세팅

실시시설에 관한 언급 없음(대표 저자는 국립米澤병원)

4. 대상자 특성

파킨슨병 여성 환자 4명(48, 51, 52, 68세)

5. 중재/치료

Arm 1: 쯔무라 억간산 엑기스 과립(투여량 불명) 8주 투여 후, 4주 wash-out, 쯔무라 시호가용골모려탕 엑기스과립(투여량 불명) 8주 투여, 2명

Arm 2: 쯔무라 시호가용골모려탕 엑기스 과립(투여량 불명) 8주 투여 후, 4주 wash-out, 쯔무라 억간산 엑기스 과립(투여량 불명) 8주 투여, 2명

6. 주요 평가항목

운동기능은 Huntington병의 통일 평가척도인 운동평가UHDRS-m로, 인지기능은 MMSEMini-Mental State Examination로, 일상생활동작은 Barthel Index를 이용해 Arm 1과 Arm 2의 억간산 투여 개시 시와 종료 시, 시호가용골모려탕 투여 개시 시와 종료 시에 평가하였다.

7. 주요 결과

UHDRS-m은 억간산 투여 시에 4명 모두 106.3±4.7에서 89.6±5.8로 유의하게 저하되었다(p=0.0004). 시호가용골모려탕 투여 시는 4명 중 3명이 105.5±3.8에서 101±2.9로 차이를 보였지만 유의한 변화는 없었다. MMSE와 Barthel Index는 어느 쪽 약제를 투여해도 변함이 없었다.

8. 결론

억간산은 Huntington병 환자의 UHDRS-m 개선에 유효할 가능성이 있다.

9. 한방 고찰 없음

10. 논문 중 안정성평가

억간산과 시호가용골모려탕 투여로 혈구산정전혈구검사, 혈액 생화학검사에서 이상소견은 나타나지 않았다.

11. 평가자 의견

난치성 질환인 Huntington병에 대한 억간산 효과를 UHDRS-m을 통해 객관적으로 평가한 임상연구이다. 또한 본 저널은 동영상을 볼 수 있기 때문에 독자에게 강한 인상을 줄 것으로 생각된다. 희귀 질환으로 증례 수집이 곤란하였을 텐데 억간산 효과를 Cross over 디자인으로 평가를 시도한 점은 의의가 있다. 하지만 참가자 4명 중에는 시호가용골모려탕 투여 시의 개선도가 다른 증례의 억간산 투여 시보다 개선된 증례도 있다. 따라서, Cross over 디자인으로서 해석이 엄밀하게 이루어진다면 더욱 가치 있는 연구가 될 것이다. 또한 확립된 치료법이 없기 때문에 대조군을 설정하기 힘들 것으로 생각되지만, 한방약 이외의 대조약도 고려할 필요가 있다. 저자들도 지적한 것처럼 앞으로 증례수를 더 늘려 비교대조시험을 하는 것이 바람직하다. 그러나 희귀 질환으로 치료약이 없는 현실에서 가설적이나마 억간산의 유효성을 시사하는 결과를 얻어낸 가치 있는 임상연구이다.

12. 평가자 이름과 평가 날짜 後藤博三 2010.6.1

신경계 질환

서지사항

Monji A, Takita M, Samejima T, et al. Effect of yokukansan on the behavioral and psychological symptoms of dementia in elderly patients with Alzheimer's disease, *Progress in Neuro-Psychopharmacology & Biological Psychiatry* 2009;33:308-11

1. 목적

고령자 알츠하이머병에서 억간산의 치매 행동과 심리증상에 대한 유효성과 안정성

2. 연구디자인

무작위대조시험RCT

3. 세팅

九州대학 관련병원(시설수 언급 없음)

4. 대상자 특성

치매는 DSM-Ⅳ으로 진단하고, 알츠하이머병은 NINCDS-ADRDA로 진단한 환자이다. 개시 전에 sulpiride 50mg/day를 2주 연속적으로 투여하여 MMSEMini-Mental State Examination이 6이상 23이하이고, NPINeuropsychiatric Inventory가 6 이상인 환자(남성 2명, 여성 13명, 평균연령 80.2±4.0세) 15명을 대상으로 하였다.

5. 중재/치료

Arm 1: sulpiride 50mg/day 복용을 유지, 억간산(제약회사 불명) 2.5g(1.5g 엑기스 함유) 1일 3회 복용, 12주 투여, 10명

Arm 2: sulpiride 50mg/day만 계속 복용, 5명

sulpiride 50mg/day는 4주마다 평가할 때 NPI의 각 subscore 1개 이상이 8 이상인 경우는 증량, 모두 4 미만인 경우에는 감량

6. 주요 평가항목

치매 행동과 심리증상BPSD는 신경정신과 검사표인 NPI로 평가하고, 인지기능은 MMSE, 일상생활동작은 Barthel Index로 평가하였다. 평가는 개시 시, 4주 후, 8주 후, 12주 후에 실시하였다.

7. 주요 결과

Arm 2에서 1명이 심한 부종이 나타나 제외되었다. NPI가 Arm 1에서 개시 시에 비해 8주 후, 12주 후에 유의하게 개선되었으나($p<0.001$), Arm 2에서는 변화가 없었다. 12주 후 sulpiride 투여량에서 Arm 1은 Arm 2에 비하여 적었으나 유의한 차이는 없었다. MMSE와 Barthel Index는 Arm 1, Amr 2에서 모두 개시 시에 비하여 변화가 없었다.

8. 결론

억간산은 고령자 알츠하이머병의 치매 행동과 심리증상 개선에 유효하며, 항정신병약 사용량을 감량시킬 가능성이 있다.

9. 한방 고찰 없음

10. 논문 중 안정성평가

Arm 1에서 2명이 저칼륨혈증을 보였다. Arm 1에서 또 다른 1명에게 추체외로증상이 나타나 sulpiride를 150㎎/day에서 100㎎/day로 감량하였다.

11. 평가자 의견

고령자 알츠하이머병 환자에 대한 억간산 유효성을 행동과 심리증상, 인지기능, 일상생활동작 등에 대해 12주에 걸쳐 다각적으로 평가한 귀중한 임상연구이다. 개시 단계에서 두 군 모두 sulpiride를 처방받은 상태에서 억간산을 추가하는 형태로 검토가 이루어져, 억간산 효과만을 충분히 평가하지 못했을 가능성이 있다. 또한 Arm 2는 증례수가 적어 유의한 차이가 보이지 않지만, NPI와 MMSE 경과를 보면 증례를 추가함으로써 개시 시에 비해 유의하게 개선될 가능성이 있다. 그러나 소수 증례에서도 억간산 투여로 NPI 개선과 항정신병약 감량효과를 시사하고 있다. 앞으로 증례수를 추가하고 적절한 대조군약을 사용함으로써 정신과영역에서 억간산의 유효성을 더욱 명확히 밝힐 수 있을 것이라고 생각한다.

12. 평가자 이름과 평가 날짜 後藤博三 2010.6.1

신경계 질환

서지사항

宮部勇樹, 谷ロ千津子, 川島正久 외. 탁솔taxol로 인한 말초신경장애에 대한 한방약(疎經活血湯, 芍藥甘草湯)의 효과-전류지각역치검사 NEUROMETER로 평가. *산부인과 한방연구의 진보* 2006;23:65-8.

1. 목적

탁솔taxol 투여중인 환자에게 疎經活血湯, 芍藥甘草湯을 투여하여 전류지각역치 측정을 이용한 객관적평가로 말초신경장애의 예방적 의의에 관한 평가

2. 연구디자인

무작위대조시험(cross over)RCT−cross over

3. 실시기관

浜松의과대학 부속병원 산부인과 1시설

4. 대상자 특성

2002년 4월~2005년 3월에 상기 시설에서 부인과 악성종양난소암, 자궁경부암, 자궁내막암에 대한 초기 항암제치료로서 monthly TJ를 실시한 7명(18코스).

5. 중재/치료

Arm 1: monthly TJ에 가미하여 한방약疎經活血湯, 芍藥甘草湯(제약회사 불명), TJ요법 전후 14일 식전 복용

Arm 2: monthly TJ

6. 주요 평가항목

TJ요법 개시 7일전에 약제 복용 개시 및 TJ요법 후 7일 후에 NEUROMETER로 측정한 전류지각역치(2,000 Hz, 250 Hz, 5Hz): CPT수치

7. 주요 결과

약제 비투여군에서는 (투여 전 CPT수치−투여 후 CPT수치)/투여 전CPT수치 × 100(%)의 수치가 TJ요법 후에는 마이너스가 되고, 지각이 둔화되는 경향이 있었지만, 한방약 투여군에서는 CPT수치에 변화가 없었다.

8. 결론

부인과 암환자의 첫번째 항암제요법에서 한방약疎經活血湯, 芍藥甘草湯을 복용하면서 TJ요법을 실시하면 약제를 복용하지 않는 경우에 비하여 말초신경장애의 정도가 적었다.

9. 한방고찰

없음

10. 논문 속의 안전성 평가

약제투여로 인한 부작용 발현은 없었다.

11. 평가자 의견

각 진료과에서 항암제 치료중에 조금씩 나타나는 부작용의 하나인 말초신경장애를 전류지각역치 측정을 이용한 객관적인 데이터를 기초하여 疎經活血湯과 芍藥甘草湯의 유효성에 대해 검증한 귀중한 연구보고이다. 단 검토 증례가 7명인 점에서 개인들의 특성이 크게 영향을 미쳤을 가능성이 있고, 바이어스bias 관여를 부정할 수 없기 때문에 증례 집적이 본 연구 성적을 좌우한다고 볼 수 있다. 그리고 실제 증례에서 증상발현이나 완화와 측정치와의 整合性도 중요하므로 앞으로의 계속적인 연구가 기대된다. 한방약의 효과는 일정하지 않고 항암제치료 쿠르별 환자의 신체 상황에도 영향을 받는다고 생각하는 것이 논리적이다. 이를 위해서는 반드시 실시때마다 「증」을 살피고 한방의학적인 병태해석과 본 연구에서 이용한 객관적 평가방법인 전류지각역치와의 상관성을 검토하길 바란다. 바로 이 점이 암의료에서 한방을 올바르게 사용하고 효과가 높은 보고서 작성을 할 수 있는 길로 이어질 것이다.

12. 평가자 이름과 평가 날짜 後山尙久 2008.12.19, 2010.6.1

안질환

서지사항 • • •

高間直彦, 藤原隆明. 內麥粒腫에 대한 排膿散及湯의 유효성. *안과 임상의보* 2006;100:9-11. 醫中誌 Web ID:2006117653

1. 목적

급성기 內麥粒腫에 대한 排膿散及湯의 유효성 평가

2. 연구디자인

무작위대조시험RCT

3. 실시기관

병원 2시설

4. 대상자 특성

內麥粒腫 환자로 다른 안질환, 당뇨병합병증이 없는 26명

기초치료로서 항생물질점안(0.3% 오플로삭신ofloxacin)+스테로이드점안(0.1% 플루오로메토론fluorometholone)을 1일 4회 점안

5. 중재/치료

Arm 1: 기초치료+식전에 쯔무라 排膿散及湯 엑기스 과립 7.5g을 1일 3회 병용 투여한 예(16명)

Arm 2: 기초치료 단독(10명)

6. 주요 평가항목

자각증상 개선까지의 기간, 추가 처치 시행의 유무

7. 주요 결과

자각증상 개선까지의 기간: Arm 1(2.2±0.9)이 Arm 2(5.5±4.1)보다 유의하게 짧았다($p<0.001$).

추가 처치가 필요하였던 환자: Arm 1은 1/16(6.3%), Arm 2는 3/10(30%)로 유의한 차이는 없었다.

Arm 1의 경우 3일 후에 일단 완치되었다가 치료 중지 4일만에 재발한 증례가 1례 있었다.

8. 결론

쯔무라 排膿散及湯 엑기스 과립은 다능성 幹세포의 증가, 분화 및 GCSF의 활성을 유도하고 호중구감소 억제작용이 있다는 점을 강력하게 시사한다.

9. 한방고찰

없음

10. 논문 속의 안전성 평가

유해사상: Arm 1, 2 모두 유해사상 없음

11. 평가자 의견

서양의학에서는 각종 염증성 질환에 항생물질을 항염증약과 병용하여 사용한다. 항생물질이 발견되기 이전의 의학인 한방의학에서는 항생물질과 다른 기전으로 病原미생물에 대한 치료가 깊이 연구되어 왔다.

12. 평가자 이름과 평가 날짜 星野惠津夫 2009.3.15

안질환

서지사항

Nagaki Y, Hayasaka S, Hayasaka Y, et al. Effects of Goshajinkigan on corneal sensitivity, superficial punctuate keratopathy and tear secretion in patients with insulin-dependent diabetes mellitus. *The American Journal of Chinese Medicine* 2003;31:103-9. CENTRAL ID:CN-00437062, Pubmed ID:12723759

1. 목적

인슐린 의존성(1형) 당뇨병환자의 각막 지각, 표층성 각막염, 누액분비량에 대한 牛車腎氣丸의 효과를 평가

2. 연구디자인 이중맹검 무작위대조군연구DB-RCT

3. 실시기관 富山의과 약과대학 부속병원(안과)

4. 대상자 특성

인슐린 의존성 당뇨병환자로 각막 장애 합병증이 있는 50명을 선정하였다. 참가자는 다음의 5가지 선택기준을 충족한다: ①인슐린 의존기간이 5년 이상, ②단순형 또는 前증식형 당뇨병 망막증이 있다, ③플루오레세인fluorescein 염색 검사로 미만성 표층각막염이 있다, ④당뇨병 망막증 이외의 안질환 과거력 없음, ⑤과거 3개월 이내에 점안 치료의 과거력 없음

5. 중재/치료

Arm 1: 牛車腎氣丸(쯔무라, 엑기스제)를 7.5g/일, 식전 30분에 1일 3회, 3개월간 투여. 25명. 연령 25.5±6.9. 남성:여성=10:15. 단순형 망막증 14. 증식형 망막증 11. 이병 기간 11.6±5.7(A군)

Arm 2: 플라세보placebo과립(엑기스분말을 포함하지 않은 락토스Lactose과립)을 6.0g/일 식전 30분에 1일 3회, 3개월간 투여. 25명. 연령26.6±5.2. 남성:여성=13:12. 단순형 망막증 14. 증식형 망막증11. 이병 기간 11.6±5.7(B군)

Arm 3: 건강한 사람자원자에게 牛車腎氣丸을 3개월간 투여. 25명. 연령26.2±5.4. 남성:여성=11:14(C군)

6. 주요 평가항목

투여 전과 투여 후의 각막 지각, 플루오레세인fluorescein염색 스코어, schirmer 시험을 평가

7. 주요 결과

각막 지각은 A군에서는 牛車腎氣丸 투여 전 2.47±1.1, 투여 후 2.03±0.63으로 유의하게 개선되었고(P〈0.05), B군에서는 플라세보 투여 전 2.36±1.35, 투여 후 2.33±1.02로 변화는 없었다. schirmer 시험은 A군에서는 투여 전 9.3±3.5, 투여 후 11.0±3.3으로 현저하게 개선되었고(P〈0.01), B군에서는 투여 전 9.0±3.8, 투여 후 9.0±4.0으로 변화는 없었다. 플루오레세인 염색 스코어는 A군에서는 투여 전 1.32±0.56, 투여 후 0.64±0.49로 현저하게 개선되고(P〈0.01), B군에서는 투여 전 1.40±0.64, 투여 후 1.36±0.68로 변화는 없었다. C군운 각막 지각, schirmer시험, 플루오레세인 염색 스코어는 모두 정상 범위이었다.

8. 결론

牛車腎氣丸은 당뇨병 환자의 각막지각저하 및 각막표면의 상처를 현저하게 개선하고 누액분비량을 증가시켜 당뇨병의 진전에 영향을 미치지 않으면서 각막장애를 개선시킨다는 것을 알 수 있었다.

9. 한방고찰 없음

10. 논문 속의 안전성 평가

양군 모두 부작용은 없었다.

11. 평가자 의견

당뇨병환자 50명(A군 + B군)에 대한 이중맹검 무작위대조군연구이다. 처방을 한 의사와 환자를 이중맹검한 연구 디자인이 우수한 임상시험이다. 유사 논문(長木康典. 당뇨병성 각막장애에 대한 牛車腎氣丸의 효과. *한방의학* 2004;28:63-5.)도 같이 고려하여 코멘트하겠다. 탈락자 유무 등의 언급이 있으면 ITT해석에 대한 평가도 가능해지고 결과에 대한 신뢰성이 더욱 높아졌을 것이다. 생활 습관병인 2형 당뇨병의 눈 합병증에 대한 牛車腎氣丸의 효과 등, 앞으로의 연구 발전을 기대한다.

12. 평가자 이름과 평가 날짜 鶴岡浩樹 2007.6.15, 2008.4.1, 2010.6.1

안질환

서지사항

Ikeda N, Hayasaka S, Nagaki Y, et al. Effects of traditional Sino-Japanese herbal medicines on aqueous flare elevation after small-incision cataract surgery. *Journal of Ocular Pharmacology and Therapeutics* 2001;17:59-65. CENTRAL ID:CN-00347524, Pubmed ID:11322638

1. 목적 小切開로 인한 백내장수술 후의 前房 플레어 수치photon counts/msec 상승에 대한 한방약의 효과판정

2. 연구디자인 무작위 대조군연구RCT

3. 실시기관 富山의과 약과대학 부속병원 및 관련 병원 1시설

4. 대상자 특성

노화로 인한 백내장 수술 전인 환자 54명. 단 당뇨병이나 자가면역질환 등의 합병증, 포도막염의 과거력, 항염증약을 복용 중인 환자는 제외시켰다.

5. 중재/치료

Arm 1: 대조군. 약제 투여 없음. 20명

남성 8명, 여성 12명. 오른쪽 눈 9명, 왼쪽 눈 11명. 평균연령 73.1세[48-85]

Arm 2: 黃連解毒湯(과립, 쯔무라) 투여군. 14명

남성 5명, 여성 9명. 오른쪽 눈 8명, 왼쪽 눈 6명. 평균연령 74.5세[56-90]

7.5g/일. 수술 전 3일간, 수술 당일, 수술 후 7일간

Arm 3: 葛根湯(과립, 쯔무라) 투여군. 10명

남성 3명, 여성 7명. 오른쪽 눈 6명, 왼쪽 눈 4명. 평균연령 75.5세[68-83]

7.5g/일. 같은 일정으로 투여

Arm 4: 柴苓湯(과립, 쯔무라) 투여군. 10명

남성 5명, 여성 5명. 오른쪽 눈 4명, 왼쪽 눈 6명. 평균연령 73.8세[61-84]

9.0g/일. 같은 일정으로 투여

백내장수술은 동일한 수술 시행자 1인이 표준적인 수술 방식으로 실시하였다.

6. 주요 평가항목

수술 전, 수술 후 1일, 3일, 5일, 7일에 前房 플레어 수치photon counts/msec를 측정

7. 주요 결과

수술 전 前房 플레어 수치는 각 군에서 차이는 없었지만, 수술 후 1일, 3일, 5일에서 黃連解毒湯($P<0.05$)과 葛根湯군($P<0.01$)이 대조군에 비하여 유의하게 수치가 낮았다. 柴苓湯군은 대조군과 차이가 없었다.

8. 결론

黃連解毒湯과 葛根湯은 小切開 백내장 수술 후의 前房 플레어 수치 상승을 억제하였다.

9. 한방고찰

환자들에 대한 증의 평가와 한방제제의 선택은 상기 대학의 한방의학 전문 진료과에서 결정하였다.

10. 논문 속의 안전성 평가 3군 모두 부작용은 없었다.

11. 평가자 의견

백내장 수술 후의 염증 지표에 前房 플레어 수치를 성과 항목으로서 실시한 RCT이다. 前房 플레어 수치는 대용surrogate 성과이므로 치료기간의 단축이나 수술 후에 일반적으로 사용하는 약제의 감량 등을 평가한 임상시험의 결과도 기대된다. 본 시험의 다음 보고로서 논문 「Ikeda N, hayasaka S, Nagaki Y, et al. Effects of Kakkon-to and Sairei-to on aqueous flare elevation after complicated cataract surgery. *The American Journal of Chinese Medicine* 2002;30:347-53.」을 참조하길 바란다.

12. 평가자 이름과 평가 날짜 鶴岡浩樹 2007.6.15, 2008.4.1, 2010.6.1

이질환

서지사항 • • •

Ikeda N, Hayasaka S, Nagaki Y, et al. Effects of Kakkon-to and Sairei-to on aqueous flare elevation after complicated cataract surgery. *The American Journal of Chinese Medicine* 2002;30:347-53. CENTRAL ID:CN-00434525, Pubmed ID:12230023

1. 목적

합병증이 있는 백내장 수술 후 *前房* 플레어 수치photon counts/msec 상승에 대한 한방약의 효과 판정

2. 연구디자인 무작위 대조군연구RCT

3. 실시기관 병원 1시설(안과)

4. 대상자 특성

합병증이 있는 양측 백내장환자 27명(대상 眼은 54). 합병증으로서 특발성 내지는 사르코이드 포도막염도 발병한 환자를 선택하였다.

5. 중재/치료

오른쪽 눈 수술에 한방제제는 투여하지 않았다. 왼쪽 눈의 수술에는 이하의 한방제제 중 하나를 수술 전 3일간, 수술 당일, 수술 후 7일간 투여하였다.

Arm 1: 葛根湯(과립, 쯔무라) 투여군. 12명. 평균 연령64.2세[48-75]. 남성 6명, 여성 6명. 특발성 포도막염 9명. 사르코이드 3명. 7.5g/일, 1일 3회로 투여.

Arm 2: 柴苓湯(과립, 쯔무라) 투여군. 10명. 평균 연령73.8세[61-84]. 남성 7명, 여성 8명. 특발성 포도막염 12명. 사르코이드 3명. 9.0g/일, 1일 3회로 투여.

백내장수술은 한 사람의 동일한 수술 시행자가 표준적인 수술 방식으로 실시하였다.

6. 주요 평가항목

수술 전, 수술 후 1일, 3일, 5일, 7일에 *前房* 플레어 수치photon counts/msec를 측정

7. 주요 결과

수술 전의 *前房* 플레어 수치는 양군에서 차이를 보이지 않았다. 오른쪽 눈은 수술 후 1일째에서 葛根湯군이 99.1photon counts/msec, 柴苓湯군이 89.6photon counts/msec, 그 후 양군 모두 서서히 감소하였다. 왼쪽 눈은 치료하지 않은 오른쪽 눈에 비하여 수술 후 1일, 3일, 5일에서 葛根湯군의 *前房* 플레어 수치가 유의하게 저하하였다(각각 P<0.001). 한편 柴苓湯에서는 왼쪽과 오른쪽 눈에서 차이가 없었다.

8. 결론

葛根湯은 합병증이 있는 백내장에 대해서도 수술 후의 *前房* 플레어 수치가 상승하는 것을 억제하였다.

9. 한방고찰

각 환자들의 증의 평가와 한방제제의 선택은 상기 대학의 한방의학 전문진료과에서 결정하였다.

10. 논문 속의 안전성 평가

양군 모두 부작용은 없었다.

11. 평가자 의견

논문 「Ikeda N, Hayasaka S, Nagaki Y, et al. Effects of traditional Sino-Japanese herbal medicines on aqueous flare elevation after small-incision cataract surgery. *Journal of Ocular Pharmacology and Therapeutics* 2001:17:59-65.」의 결과에서 좀 더 발전적으로 실시된 시험이다. 이전 조사와는 대상자가 다르고 포도막염을 합병한 백내장환자를 대상으로 하였다. 그리고 이전의 연구에서 黃連解毒湯 보다도 유효하였던 葛根湯을 한방 제제로 하였다. 같은 연구그룹이 실시하여 논문 속에 맹검 언급은 없지만 一重맹검이었을 가능성이 있다.

12. 평가자 이름과 평가 날짜 鶴岡浩樹 2007.6.15, 2008.4.1, 2010.6.1

이질환

서지사항

井上裕章. 성인 삼출성 중이염 급성 증례에 대한 小青龍湯 · 越婢加朮湯 병용 투여의 속효성. *耳鼻와 임상* 2001;47:361-6. 醫中誌 Web ID:2002064379

1. **목적** 성인의 삼출성 중이염에 대하여 小青龍湯과 越婢加朮湯의 병용요법의 유효성을 평가
2. **연구디자인** 무작위 대조군연구quasi-RCT
3. **실시기관** 진료소 1시설(이비인후과)
4. **대상자 특성**

16세 이상의 삼출성 중이염 급성 증례 34명

진단 기준: 문진으로 3주 이내에 이폐색감, 난청, 自聲强聽자신의 목소리가 크게 들리는 증상를 주소로 하고 진찰용 쌍안현미경에 고실저류액이 나타난 경우를 대상으로 하였다.

5. **중재/치료**

Arm 1: carbcisteine 1,500㎎ 分3, 및 클라리스로마이신Clarithromycin 400㎎ 2分服(식후)
(증례수 14명, 總耳數 18耳; 남성10명, 여성 4명; 연령 37.9±11.5)

Arm 2: 小青龍湯 엑기스 3포 3회 分服, 越婢加朮湯 엑기스 3포 3회 分服(식후)
(증례수20명, 總耳數 28耳; 남성11명, 여성 9명; 연령 38.1±16.9)

양군 모두 7일간 투여하였지만, 4일 후에 저효 내지는 유효로 판정되고 자각증상이 소실된 경우는 복용을 중지하였다.

6. **주요 평가항목**

초진부터 4일 후 및 7일 후의 증상문진 및 고막소견현미경으로. 증상은 저효 · 유효 · 약간 유효 · 무효의 4단계 평가. 고막 소견은 주로 고실저류액의 유무를 확인. 고실도tympanogram는 초진일과 7일 후에 실시(4일째에 개선되었을 때는 같은 날 실시).

7. **주요 결과**

고실도의 정상화 혹은 개선, 그리고 고실저류액의 소실을 확인하고 「유효 이상」이라고 평가한 것이 대조군(Arm 1)에서는 38.9%이었는데, 한방군(Arm 2)에서는 75.0%로 유의하게 우수한 성적이었다(p=0.02, Wilcoxon순위화 검정). 고실도의 유형별로는 초진시의 고실도가 나쁠수록 한방군이 대조군에 비하여 치료 효과가 우수한 경향이었다. 자각적 耳증상 개선 시점이 한방군은 대조군에 비하여 유의하게 조기에 이루어졌다(p=0.05).

8. **결론**

성인 삼출성 중이염 급성 증례에 대하여 小青龍湯 엑기스와 越婢加朮湯 엑기스의 병용투여는 삼출액을 없애고 耳 증상을 개선하면서 속효성이 있다고 할 수 있다.

9. **한방고찰**

없음

10. **논문 속의 안전성 평가**

小青龍湯 + 越婢加朮湯 투여군에서 1명에게 구토증이 나타났다. Carbcisteine + 클라리스로마이신 투여군에서 부작용은 없었다.

11. **평가자 의견**

임상적으로 유의한 보고이다. 진료카드번호의 짝수 · 홀수에 따라 각 군으로 분류하였기 때문에 엄밀하게는 RCT가 아닌 CCTcontolled clinical trial이며 준무작위 대조군연구라고 평가한다. 좀 더 규모가 크고 디자인이 잘 짜여진 임상시험 결과가 기대된다.

12. **평가자 이름과 평가 날짜** 鶴岡浩樹 2007.6.15, 2008.4.1, 2010.6.1

이질환

서지사항 • • •

町井一史, 池園哲郎, 頌彦眞賢 외. 삼출성 중이염에 대한 柴苓湯과 항알레르기제 · carbcisteine 병용요법과의 비교. *한방의학* 1992;16:200-3.

1. 목적

삼출성 중이염에 대한 柴苓湯 단독 투여와 항알레르기제 · S-CMCcarbcisteine 병용요법의 효과를 비교

2. 연구디자인

무작위 대조시험RCT

3. 실시기관

병원 1시설(이비과외래)

4. 대상자 특성

평균 청력3분법에서 골도청력과 기도청력의 차이가 15dB 이상인 삼출성 중이염의 환자 20명. 삼출성 중이염의 진단은 고막소견, 청력검사, tympanogram으로 실시

5. 중재/치료

Arm 1: 항알레르기제(케토티펜ketotifen 혹은 옥사토마이드oxatomide)와 S-CMC의 병용요법군. 4세부터 60세의 10명(남성 5명, 여성 5명). 케토티펜. 2~2mg/day, 옥사토마이드는 소아 1mg/kg/day, 성인은 60mg/day, S-CMC는 소아 30mg/kg/day, 성인 1,500mg/day를 4주 투여.

Arm 2: 쯔무라 柴苓湯 엑기스 과립 단일약제로 체중 40kg 이상은 9g/day, 20~40kg은 6g/day, 20kg 미만에는 3g/day를 4주 투여. 7세부터 64세의 10명(남성 5명, 여성 5명).

6. 주요 평가항목

純音청력검사3분법에서 10dB 이상의 개선으로 tympanogram, 고막소견에서 개선점이 나타난 것을 「유효」, 純音청력검사3분법에서 1~10dB 이내 개선되고 tympanogram, 고막소견에서 개선된 것을 「약간 유효」, 純音청력검사에서 변화가 없는 것을 「불변」, 純音청력검사에서 악화된 것을 「악화」라고 하였다.

7. 주요 결과

柴苓湯 투여군에서는 개선 2명, 경도 개선 3명, 불변 2명, 악화 3명으로 이상이 50%, 병용군에서는 개선 3명, 경도 개선 3명, 불변 2명, 악화 2명으로 이상은 60% 이상이고, 양군 사이에 통계학적 유의 차는 없었다. 純音청력검사, tympanogram, 고막 소견에서도 양군 사이에 차이가 없었다.

8. 결론

병용요법과 柴苓湯과의 유효성에서 통계학적으로는 유의한 차이가 없고, 거의 동등한 치료효과가 나타났다. 따라서 柴苓湯은 삼출성 중이염에 유용한 약제라고 할 수 있다.

9. 한방고찰

없음

10. 논문 속의 안전성 평가

柴苓湯군, 병용요법군 모두 특기할 만한 부작용은 없었다.

11. 평가자 의견

柴苓湯의 삼출성 중이염에 대한 효과를 평가한 귀중한 RCT이다. 병용요법과 단독요법의 비교에서 확실하게 약의 수가 다르기 때문에 환자에 대한 맹검화가 어렵다고 생각된다. 그리고 참가자의 연령층이 소아부터 성인까지 폭넓어서 투약 내용이 일정하지 않았다. 주된 성과에서 설정한 「유효」 등의 표현이 결과에서는 「개선」으로 바뀐 점 등은 독자가 혼란을 일으킬 수 있다. 좀 더 세밀하게 구성된 연구 디자인에서 재평가가 시도되길 바란다.

12. 평가자 이름과 평가 날짜 鶴岡浩樹 2008.9.27, 2010.6.1

이질환

서지사항

佐藤宏昭, 中村一, 本庄巖 외. 삼출성 중이염에 쯔무라 柴苓湯의 치료 효과. *이비인후과임상* 1988;81:1383-7.

1. 목적 삼출성 중이염에 대한 柴苓湯의 효과를 세파란틴cepharanthin과 비교

2. 연구디자인 무작위 대조군연구RCT

3. 실시기관 京都대학병원 이비인후과 외래

4. 대상자 특성

삼출성 중이염의 진단을 받은 소아 42명 중 고실도tympanogram가 B형이면서 평균청력(500Hz, 1,000Hz, 2,000Hz:3분법)이 20 dB 이상의 64耳가 대상

5. 중재/치료

Arm 1: 柴苓湯 투여군. 4세부터 7세의 21명의 32耳(평균 5.2세). 쯔무라 柴苓湯 엑기스 과립 1일량 3.0g을 2회 分服 4주 투여

Arm 2: 세파란틴 투여군. 4세부터 7세의 21명의 32耳(평균 5.0세). 1일량 10~15㎎을 2회 分服 4주 투여

6. 주요 평가항목

純音청력검사 및 고실도를 약제 투여 전후에서 평가하였다. 純音청력검사는 고실형성수술에서 청력 개선의 판정 기준에 따라 평균 청력이 15dB 이상 개선된 것을 개선, 15dB 미만인 것을 불변이라고 하였다. 고실도는 A형 혹은 C1형으로 변한 것을 개선, C2형 혹은 B형의 경우를 불변으로 하였다. 효과 판정은 청력검사 혹은 고실도에서 개선된 것을 유효, 양자 모두 불변인 경우를 무효라고 판정하였다.

7. 주요 결과

투여 후의 청력 개선은 柴苓湯군에서 평균 7.2dB(개선율 28.1%), 세파란틴군에서는 평균 3.8dB(개선율15.6%)으로 세파란틴군에 비하여 柴苓湯군에서 개선이 뛰어났지만, 유의한 차는 나타나지 않았다. 고실도의 개선은 柴苓湯 투여군에서 18.8%, 세파란틴군에서 3.1%로 柴苓湯군이 높았지만, 양군의 개선율에 유의한 차이는 인정되지 않았다. 청력 개선, 고실도 개선으로 판정한 유효 증례의 비율은 柴苓湯군에서 43.8%, 세파란틴군에서 18.8%로 柴苓湯군의 유효율은 세파란틴군에 비하여 유의하게 높았다(x^2 test, $p<0.05$).

8. 결론

柴苓湯의 유효율은 43.8%로 세파란틴의 18.8%에 비하여 유의하게 높았고, 소아 삼출성 중이염의 보존 치료로서 柴苓湯은 유용한 약제라고 할 수 있다.

9. 한방고찰

없음

10. 논문 속의 안전성 평가 특별히 언급할만한 부작용은 양군 모두 없었다.

11. 평가자 의견

소아 삼출성 중이염에 대한 柴苓湯의 효과를 살핀 RCT이다. EBM이란 용어가 알려지기 이전의 1988년에 시행된 임상시험이지만, 디자인이 우수하다. 대상자 배당 기준이나 제외 기준, 성과 설정이 명확하고 다른 약제를 병용한 참가자도 고려한 결과이다. 본제가 특유의 냄새가 있기 때문에 맹검화가 어려운 점도 고찰 중에 검토가 이루어지고 있어 당시 상황에서 최선을 다한 연구디자인이라고 할 수 있다.

12. 평가자 이름과 평가 날짜 鶴岡浩樹 2008.9.28, 2010.6.1

이질환

서지사항

田中久夫. 이명 증례에 대한 한방제제와 진정제tranquilizer와의 병용효과. *이비인후과임상* 1996;suppl 89:8

1. 목적

이명에 대하여 柴苓湯과 진정제tranquilizer 병용요법의 유효성을 평가

2. 연구디자인

무작위 대조군연구(cross over)RCT-cross over

3. 실시기관

병원 1시설의 이비인후과

4. 대상자 특성

耳管기능 부전 증상이 있는 이명 환자 212명.

대상 선정 기준: ①감기, 코알레르기, 부비동염으로 인해 이명이 악화, ②耳管통기법으로 이명 경감, ③삼출성 중이염이 있지만 고막절개 등으로 이명이 소실하지 않음, ④만성 중이염을 합병하고 패치법Patch technique으로 이명 경감, ⑤중이염 후유증에 따른 이명

5. 중재/치료

Arm 1: A군. 진정제를 4주 이상 단독 투여 후, 카네보 柴苓湯 엑기스 세립를 추가 투여. 104명

Arm 2: B군. 카네보 柴苓湯 엑기스 세립과 진정제를 2주 병용한 후, 진정제를 단독 투여. 118명

6. 주요 평가항목

증상 변화(개선, 불변, 악화의 3단계 평가)

7. 주요 결과

병용효과는 A군에서 69/104, B군에서 58/118로 약 60%의 병용효과가 있었다. 그리고 8.1g 투여례에서는 62.6%, 5.4g 투여 예는 57.1%로 5.4g투여에서도 병용효과가 나타났다.

8. 결론

이명에 대한 진정제와 柴苓湯의 병용요법은 유효하였다. 최근의 엑기스 한방은 성분 함유량이 많고 약제 규정을 고려하면 5.4g 투여의 유용성이 시사되었다.

9. 한방고찰

없음

10. 논문 속의 안전성 평가

언급 없음

11. 평가자 의견

교차 시험이라고 하여 cross over법에 따른 RCT라고 하였지만, 單報로 인한 정보량이 적다. 참가자의 연령과 성별 외에 진정제는 무엇을 사용하였는지, 성과는 언제 누가 어떻게 확인하였는지 등의 기본정보가 없어 정확하게 평가하기가 어렵다. 앞으로 발전된 연구를 기대한다.

12. 평가자 이름과 평가 날짜 鶴岡浩樹 2008.4.22, 2010.6.1

이질환

서지사항

鈴木敏幸. 이명에 대한 釣藤散의 임상효과. 이명 · 현훈(眩暈)의 병태와 치료. *제28회 千葉동양의학심포지엄. 九段舍*2001:8-20. 醫中誌Web ID: 2003129990

1. **목적** 이명에 대한 釣藤散의 유효성
2. **연구디자인** 무작위 대조군연구(cross over)RCT-cross over
3. **실시기관** 시중병원 1시설(이비과)
4. **대상자 특성** 이명 환자 58명
5. **중재/치료**

   Arm 1: 쯔무라 釣藤散 7.5g/일, 3分服을 4주 복용 후, 메코바라민mecobalamin 1.5mg/일, 3分服을 4주 복용 29명

   Arm 2: 메코바라민 1.5mg/일, 3分服을 4주 복용 후, 쯔무라 釣藤散 7.5g/일, 3分服을 4주 복용
6. **주요 평가항목**

   일본 청각 의학회 연구회 판정 기준으로 이명의 크기, 지속시간, 신경이 쓰이는 사람의 각각에 6단계(소실0~최대5점)평가를 하였다. 그 합계를 각 약제 투여 전후로 측정하여 투여 전에 비하여 감소 point로 개선도를 산출하였다. 소실은 point의 완전소실, 뚜렷한 개선은 8 point이상 감소, 개선은 4~7 point감소, 약간 개선은 1~3 point감소, 무효는 point 변화 없고, 악화는 point가 증가하였다.
7. **주요 결과**

   釣藤散 선행군에서 투여 4주 후에 point는 유의하게 감소하고 메코바라민 변경 후 유의하게 악화되었다. 메코바라민 선행군에서는 투여 4주 후에 변화가 없지만, 釣藤散으로 변경하면서 유의하게 증가하였다. 이명개선도의 추이에서는 4주 후에 유의한 차이를 보이고 8주 후에는 양군 모두 같은 정도로 개선도가 나타나서 투여 전에 비하여 유의하게 개선되었다. 개선도에서는 소실 5耳, 뚜렷한 개선 8耳, 개선 14耳로 개선 이상 39.8%, 약간 개선 이상 80.9%, 악화 없음. 배경 인자별로 남녀, 연령, 진단명, 이환 기간, 좌우의 차이, 기왕 이병력에는 차이가 없었다. 수반하는 증상과의 상관관계에서는 두중, 두통, 어깨결림을 합병하고 있는 이명에 유의하게 유효하였다.
8. **결론** 釣藤散은 메코바라민에 비하여 이명을 개선하는 데에 유용하다.
9. **한방고찰**

   결과는 제시되어 있지 않지만, 맺는말에서 허실 양극에 가까운 증례에서는 개선율이 떨어지고 탈력감을 호소하는 증례가 있어 수반하는 증상을 고려한 후 투여하는 것이 유효하다고 언급되어 있다.
10. **논문 속의 안전성 평가**

    釣藤散 선행투여군과 메코바라민 선행투여군 모두 특별히 심각한 부작용은 없었다.
11. **평가자 의견**

    일반적으로 치료가 곤란한 경우가 많은 이명증에 대하여 釣藤散의 효과를 질이 우수한 임상근거로 평가한 유용한 연구이다. 釣藤散은 유의한 차이를 보이지 않았지만, 메니에르병과 무난청성이명에 치료 효과가 높은 경향을 띠었다. 그리고 C5dip형감음성난청에는 효과가 없었다. 이 점은 釣藤散의 효과를 검토할 때 참고가 되고, 작용기전 등을 추측하는 데 유용한 정보이다. 그리고 이전 보고에서는 이병기간이 짧은 쪽이 이명의 개선도가 높았지만, 이번 검토에서는 이병기간 30~40년의 뚜렷한 개선 예와 이병기간 4~5년 복수의 소실 증례 등 특별히 주의하여야 할 점에 대한 언급도 있었다. 문제점은 결과 부분의 언어 표현에서 처음에는 몇명을 대상으로 검토하였다고 한 부분이 도중에 이환한 耳의 숫자로 바뀌는 등 언급상에 일관성이 없는 점이나 한방적 고찰 결과를 제시하지 않는 등 결여된 부분이 있다. 그리고 Arm 1, Arm 2의 무작위화와 그 방법에 대한 언급이 없다. Cross over방법 때문에 생략되었을 가능성도 있지만, 정확하게 언급하길 바란다. 그러나 마지막에 앞으로의 과제도 논문 속에 제시되어 있어 더욱 발전된 연구결과가 기대되는 논문이다.
12. **평가자 이름과 평가 날짜** 並木隆雄 2007.6.15, 2008.4.1, 2010.6.1

순환기계질환

서지사항

成味純, 香坂茂美, 宮澤總介 외. 고혈압증에 대한 한방 엑기스제 단독 요법의 장시간 혈압계로 평가. *화한의약학회지* 1994;11:282-3.

1. **목적** 장시간 혈압계의 평가로 고혈압증에 대한 釣藤散과 黃連解毒湯의 유효성
2. **연구디자인** 무작위 대조군연구
3. **실시기관** 병원 1시설
4. **대상자 특성** 고혈압증의 초진 환자 8명
5. **중재/치료**

Arm 1: 쯔무라 釣藤散 엑기스 과립군 7.5g/일 3명

Arm 2: 쯔무라 黃連解毒湯 엑기스 과립군 7.5g/일 5명(15~265일간 복용)

6. **주요 평가항목**

장시간 혈압계로 복용 개시전과 복용 후에 하루 평균 수축혈압과 확장기 혈압에 대한 효과 판정. 낮 동안의 효과와 확장기 혈압이 24시간에 차지하는 비율diastolic pressure load, cosinor법으로 평가를 검토하였다. 고혈압 수반 증상의 유무와 강압 효과를 검토하였다.

7. **주요 결과**

1일 강압효과는 수축기혈압에서 Arm 1에서는 없고, Arm 2에서는 3명 있었다. 확장기혈압에서는 Arm 1에서 1명, Arm 2에서는 없었다. 낮 동안의 효과는 수축기혈압에서 Arm 1에서는 1명, Arm 2에서는 3명 있었다. 확장기혈압에서는 Arm 1에서 1명, Arm 2에서 1명이었고, diastolic pressure load는 Arm 1에서 2명, Arm 2에서 1명이었다. cosinor법에서는 Arm 1이 1명, Arm 2에서 2명이 유효 평가를 받았다. 고혈압 수반 증상이 있는 경우는 Arm 1에서는 1명으로 두통, 두중감 호소에 유효, Arm 2는 1명으로 두통과 어깨결림에 유효하였지만, 모두 강압효과는 모든 항목에서 없었다. 그러나 Arm 2의 휘청거리는 느낌이 있는 증례에서는 증상 경감과 강압효과 모두 유용하였다.

8. **결론**

한방약 단독으로 양호한 강압효과가 나타난 증례가 존재하였다.

9. **한방고찰**

언급 없음

10. **논문 속의 안전성 평가**

관련 문헌의 결과와 고찰에서 한방적변증과 강압효과가 관련이 없는 경우와 변증이 합치하여도 강압효과가 없는 경우가 있다는 언급이 있다.

11. **평가자 의견**

증례수는 적지만 장시간 혈압계를 다방면에서 해석하여 평가한 귀중한 보고이다. 黃連解毒湯을 이용한 다시설에서의 검토에서 강압효과를 살핀 경우, 수반증상에는 유효하지만 강압효과가 없었다는 보고가 많다. 그러나 일반 임상에서는 증례에 따라서는 효과가 있다는 인상도 있다. 증례수가 적지만 이 사실을 뒷받침하는 자료이다. 수반증상에 의한 증과의 관련을 검토하였지만, 이점에 대해서는 설명하지 못하였다. 한방약을 사용하는 데에 시행착오 이외에 사용목표(證)가 무엇인지를 검토할 필요가 있다.

(관련 문헌) 成味純, 香坂茂美, 宮澤總介 외. 고혈압증에 대한 한방방제엑기스제 단독 요법의 장시간 혈압계로 인한 평가. *한방진료* 1996;15:34-5.

결과가 거의 같은 논문이다. 결과에서 釣藤散증 2명 중 1명은 유효하고, 다른 1명은 모든 항목에서 무효이고, 黃連解毒湯증 1명이 무효이었다고 언급되어 있다.

12. **평가자 이름과 평가 날짜** 並木隆雄 2008.12.29, 2010.1.6, 2010.6.1

순환기계질환

서지사항 • • •

佐々木淳, 松永彰, 楠田美樹子 외. 본태성 고혈압증에 대한 大柴胡湯 및 釣藤散의 효과. *임상과 연구* 1993;70:1965-75. 醫中誌Web ID:1994042619

1. 목적 본태성 고혈압에 대한 大柴胡湯과 釣藤散의 유효성과 안전성

2. 연구디자인 무작위 대조군연구RCT

3. 실시기관 대학 1시설, 의원 4시설

4. 대상자 특성

본태성 고혈압으로 ①~④에 해당하는 경우. ①부정수소가 있는 고혈압환자, ②다른 강압제로 혈압 조절이 잘 안되는 환자, ③경증 고혈압증, ④의사가 적당하다고 판단한 환자 94명

5. 중재/치료

[실증] Arm 1: 32명 쯔무라 大柴胡湯 엑기스 과립 7.5g/일 14명, Arm 2: 비투여군 15명

[허증] Arm 2: 62명 쯔무라 釣藤散 엑기스 과립 7.5g/일 24명, Arm 2: 비투여군 30명

투여기간: 8주

6. 주요 평가항목

혈압, 맥박수, 자각증상을 3단계개선, 불변, 악화로 평가:두통, 두중감, 현기증, 어깨결림, 동계, 상기, 안절부절, 이명, 불면, 불안 · 초조감, 사지냉감, 사지 열감, 사지저림, 식욕부진, 변비, 설사, 구토증, 입 마름, 눈 피로, 피로감, 전반개선도, 임상검사치

7. 주요 결과

Arm 1은 8주에 투여군이 비투여군에 비하여 유의하게 확장기혈압이 감소하였다. Arm 2는 투여군에서 혈압이 유의하게 감소하였지만, 비투여군에 변화는 없었다. 자각증상에서는 Arm 2에서 투여군의 이명이 유의하게 개선되었다. 전반개선도는 Arm 2에서 개선되었다. 임상검사치에서는 정상범위 내의 변동만 나타났다.

8. 결론

釣藤散은 허증 군에서 유의한 강압작용이 나타났다.

9. 한방고찰

문진표에서 실증과 허증으로 분류한 검토로 한방적 사고를 도입하여 약을 대응시킨 연구이다.

10. 논문 속의 안전성 평가

Arm 1은 15명, Arm 2는 26명을 대상으로 검토하였다. 大柴胡湯투여로 수양성설사를 하여 1명은 중지하였다. 釣藤散으로 위부불쾌감, 복만감이 출현하여 1명은 중지하였다.

11. 평가자 의견

한방적인 체질증을 고려한 개입을 고혈압환자에게 실시한 귀중한 보고이다. 이번 검토에서 허증환자에 대한 釣藤散의 강압효과는 유의하게 나타났다. 그러나 실증의 大柴胡湯의 효과는 명확하지 않고 다른 보고에서 黃連解毒湯의 직접적인 강압효과가 없었던 것과 일치한다. 허증의 환자가 혈압증상과 보다 더 상관관계가 있는지도 모르겠다. 혹시, 증을 고려하지 않으면 효과가 없었는지에 대하여 알고 싶다. 그리고 釣藤散이 이명에 유효하다는 점을 지적한 다른 보고도 있어, 이번 검토에서 허증에서 이명의 유효성이 더욱 확실해졌다고 할 수 있다.

12. 평가자 이름과 평가 날짜 並木隆雄 2008.12.29

순환기계질환

서지사항

Saku K, Hirata K, Zhang B, et al. Effects of Chinese herbal drugs on serum lipids, lipoproteins and apolipoproteins in mild to moderate essential hypertensive patients. *Journal of Human Hypertension* 1992;6:393-5. CENTRAL ID: CN-00089422, Pubmed ID:1464897

1. 목적

大柴胡湯과 柴胡加龍骨牡蠣湯으로 혈청지질에 대한 경증 · 중증 정도의 고혈압환자에게 있어서의 유효성

2. 연구디자인

무작위 대조군연구RCT

3. 실시기관

대학 1시설

4. 대상자 특성

경증부터 중증 정도의 고혈압환자 30명

5. 중재/치료

Arm 1: 大柴胡湯(제약회사 불명) 7.5g/3分服, 15명

Arm 2: 柴胡加龍骨牡蠣湯(제약회사 불명) 7.5g/3分服, 15명, 3개월

6. 주요 평가항목

혈압, 맥박수, 총콜레스테롤TC, 중성지방TG, HDL-C, HDL2-C, HDL3-C, LDL-C, LCAT, apoliproteins apo-AⅠ, AⅡ, CⅡ, CⅢ, E)

7. 주요 결과

혈압변동은 없고, Arm 2에서 맥박수는 3개월에서 유의하게 저하하였다. Arm 1은 HDL-C와 LCAT apo-AⅡ가 유의하게 상승하였지만, 다른 변화는 없었다. Arm 2는 HDL-C가 유의하게 상승하였다.

8. 결론

大柴胡湯과 柴胡加龍骨牡蠣湯 모두 혈압에 대한 효과는 없지만, 혈청지질에 대한 효과가 있었다.

9. 한방고찰

없음

10. 논문 속의 안전성 평가

언급 없음

11. 평가자 의견

大柴胡湯과 柴胡加龍骨牡蠣湯 모두 복용 전후의 검토에서 HDL-C를 상승시키는 효과가 있었다. 이 점은 고지혈증 환자에게 유용한 효과이다. 앞으로는 다수의 증례와 대조군을 설정한 연구가 요망된다.

12. 평가자 이름과 평가 날짜 並木隆雄 2008.12.29, 2010.6.1

순환기계질환

서지사항 • • •

荒川規矩男, 猿田享男, 阿部圭志 외. TJ-15쯔무라 黃連解毒湯의 고혈압증 수반증상에 대한 이중맹검 비교시험. *임상과 연구* 2003;80:354-72. 醫中誌 Web ID: 2003184342 MOL, MOL-Lib

1. 목적 黃連解毒湯의 고혈압 수반증상에 대한 유효성과 안전성

2. 연구디자인 이중맹검 무작위대조군연구DB-RCT

3. 실시기관 대학병원 및 병원 116시설

4. 대상자 특성 선택 및 제외기준에 합치한 고혈압 265명. 분석한 환자 204명, 분석 불가능 환자 61명

5. 중재/치료 Arm 1: 黃連解毒湯캡슐(쯔무라 黃連解毒湯 엑기스末 0.25g 함유) 1일 6캡슐 3分服 103명
Arm 2: 플라세보placebo 캡슐 1일 6캡슐 3分服 101명
매 식사 전 복용. 투여 기간: 8주

6. 주요 평가항목

혈압강하도는 관찰 기간 후, 2회의 혈압 평균치와 치료 기간 종료 후의 혈압수축기, 확장기, 평균을 혈압강하도와 강압유효율 5단계로 평가하였다. 수반증상의 개선도 평가하였다. 즉, 흥분도안절부절하는 감정, 정신불안, 수면장애, 상기, 안면홍조 등에 관해서 -3부터 +3까지의 7단계로 검토하였다. 그 밖의 자각증상으로서 두중 · 두통, 어깨결림, 현기증, 전신권태감의 증상에도 상기의 7단계 점수로 검토하였다.

7. 주요 결과 혈압강하도 및 강압유효율에 양군 사이에 유의한 차이가 없었다. Arm 1에서 역상 안면홍조에서 유의하게 유효성을 보였다. 그 밖의 흥분, 정신불안, 수면장애 등의 증상에도 Arm 2보다 우수한 개선효과가 나타났다. 그 밖의 자각증상 종합판정(점수)에서도 유의하게 개선되었다. 전반적 안전도에서는 두군 사이에 유의한 차이는 없었다.

8. 결론 黃連解毒湯의 고혈압증 수반증상에 대한 유효성, 안전성이 인정되었다.

9. 한방적 고찰 참가자의 선택기준에는 혈압치 이외의 기준에서 黃連解毒湯의 證에 일치하는 수반증상의 유무를 개입시켰다. 수반증상으로서는 흥분안절부절, 정신불안, 수면장애, 역상 안면홍조 중에 적어도 한 가지라도 있는 경우이다. 그리고 제외 기준 중에 하나는「한방의학적으로 寒 · 허증(체력이 저하되고 마른형)이라고 판단되는 환자」라는 항목도 포함시켰다. 한방의학의 증을 body-mass indexBMI만으로 완전히 표현할 수 없지만, 본 연구에서는 체격이 마른형은 제외 항목으로 하였다. 본 연구 대상 환자의 평균 BMI는 24.3이었다. 이들을 선택기준과 제외기준에 포함시킴으로써 黃連解毒湯이 보다 유효한 참가자만을 대상으로 한 검토가 되도록 설계하였다.

10. 논문 속의 안전성 평가 부작용의 발생율은 플라세보군에서 8명(6.3%), 黃連解毒湯 투여군에서 15명(11.5%)이었다. 黃連解毒湯과 관련 가능성이 있는 부작용은 구토증 2명, 간기능장애 등 검사치 이상은 7명, 전신 발진이 1명이었다.

11. 평가자 의견

한방약 중에서 고혈압에 사용되는 대표적인 한방약이 黃連解毒湯인데, 본 논문은 재평가에 관한 원저이다. 스트레스 등의 교감신경 과긴장상태와 긴장 증상화, 긴장, 불안, 걱정 등을 목표로 한다. 이번 다시설에서의 이중맹검 무작위대조군시험을 통한 검토에서 혈압치는 저하경향이었지만, 플라세보군과의 사이에 유의한 차이가 인정되지 않은 점은 유감스럽다. 그렇지만 몇 가지의 수반증상에 유의한 차이가 나타난 획기적인 연구결과라고 생각한다. 참가자의 진단기준이 다르기 때문에 단순 비교는 할 수 없지만, 본태성 고혈압증에 대한 benzodiazepine계 항불안약에 대한 다른 검토와 비교하면 黃連解毒湯은 그보다 우수한 결과를 보여주었다. 즉, 證을 고려한 치료는 유용하다는 가능성을 보여주었다고 생각한다.

(관련 문헌) Arakawa K, Saruta T, Abe K, et al. Improvement of accessory symptoms of hypertension by TSUMURA Orengedokuto Extract, a four herbal drugs containing Kampo-Medicine Granules for ethical use:a double-blind, placebo-controlled study. Phytomedicine 2006;13:1-10. [CENTRAL ID: CN-00553637, Pubmed ID: 16360926 MOL, MOL-Lib] 내용은 동일하고 영문잡지에 게재되었다.

12. 평가자 이름과 평가 날짜 並木隆雄 2007.6.15, 2008.4.1, 2009.3.13, 2010.6.1

순환기계질환

서지사항

金子仁, 中西幸三, 村上光 외. 黃連解毒湯 · 홍삼 병용요법의 검토. *The Ginseng Review* 1991;12:89-93.

1. 목적

고혈압 수반증상에 대한 黃連解毒湯과 홍삼의 병용요법의 유용성과 안전성 평가

2. 연구디자인

이중맹검 무작위대조군연구

3. 실시기관

클리닉 5시설

4. 대상자 특성

증상이 안정된 통원환자 40명, 해석 29명(고혈압증 14명, 동맥경화성질환 6명, 허혈성심질환 4명, 기타 5명)

5. 중재/치료

Arm 1: 고타로黃連解毒湯엑기스 세립 6.0g/3分服, 식간, 15명

Arm 2: 고타로黃連解毒湯엑기스 세립 6.0g/3分服, 정관장紅蔘末 3g/3分服, 14명

12주

6. 주요 평가항목

자각 증상: 불면, 저림, 심계항진, 이명, 현기증, 기립시 어지럼증, 어깨결림, 두통 · 두중, 건망증, 전반개선도, 종합평가를 점수화하여 평가. 혈압, Pressure rate productPRP: 혈압 × 심박수, 심장초음파검사좌심실급속유입속도, 심근중량

7. 주요 결과

Arm 1에서는 저림, Arm 2에서는 현기증, 어깨결림, 두통 · 두중, 종합평가가 유의하게 개선되었다. 실증, 허증에 관하여 각각 Arm 1, 2를 따로따로 나누어 검토한 결과, Arm 1에서는 허증에 관한 개선항목만이 있었다. Arm 2에서는 실증에서 어깨결림 · 현기증이 개선되고, 허증에서 두통 · 두중이 개선되었다. 혈행동태 parameter는 Arm 2에서 혈압저하, 좌심실급속유입속도의 증가, 심근중량저하, PRP의 저하 등의 개선경향이 나타났다.

8. 결론

黃連解毒湯의 단독 투여에 비하여 紅蔘 분말의 병용은 자각증상 개선뿐만 아니라 심 · 혈행 동태의 매개변수에도 우수한 효과가 있었다.

9. 한방고찰

실증, 허증에 관해서는 각각 Arm 1, 2에서 더욱 세분화하여 검토하고 있고, Arm 2에서 證에 관계없이 유효성이 더욱 증대하였다.

10. 논문 속의 안전성 평가

언급 없음

11. 평가자 의견

12주의 단기 투여 결과에서 黃連解毒湯 단독보다 紅蔘 분말의 병용에서 유효성이 높은 점은 놀랍다. 黃連解毒湯은 일반적으로 중간이나 실증에 사용하는 경우가 많지만, 이번 검토에서 실증보다 허증에 유효하다는 것은 앞으로 참고가 될 것이다. 그리고 병용으로 유효한 증상들이 실증인 환자에서도 늘어났다는 점은 양자를 병용한 처방이 훨씬 폭넓은 환자에게 유효하다고 할 수 있다. 또한 혈행 동태가 개선된 점에서 상당히 유용한 사용법이라고 생각된다. 더욱 많은 증례수를 대상으로 한 평가가 기대된다.

12. 평가자 이름과 평가 날짜 並木隆雄 2008.12.29, 2010.1.6, 2010.6.1

순환기계질환

서지사항 • • •

伊藤榮一, 高橋昭, 葛谷文男. 뇌경색에 대한 쯔무라 黃連解毒湯의 임상효과. *Geriatric Medicine* 1991;29:303-13. 醫中誌 Web ID:1991179676

1. 목적

黃連解毒湯의 뇌경색에 대한 유효성과 안전성

2. 연구디자인

무작위 대조군연구RCT봉투법

3. 실시기관

15시설(대학 2과, 병원 14시설)

4. 대상자 특성

전신 상태가 안정된 뇌경색뇌혈전, 뇌색전증 109명(남성 57명, 여성 51명, 1명 동의 철회)

5. 중재/치료

Arm 1: 黃連解毒湯을 1일 3회, 1회 2.5g을 식전 경구 투여 12주 56명

Arm 2: 비투여군 12주, 52명

6. 주요 평가항목

투여 전, 4, 8, 12주 후에 개괄중증도, 자각증상, 신경증후, 일상생활 동작개선도, 전반개선도, 안전도, 유용도를 판정하였다. 임상검사혈압, 맥박, CBC, 일반생화학, 혈액응고선용계도 검토하였다.

7. 주요 결과

개괄중증도, 전반개선에서는 유의한 차이가 없었다. 자각증상 전반개선도는 경도개선에서 黃連解毒湯군이 비투여군에 비하여 유의차($p<0.05$)가 나타났다. 자각증상 중에 두중과 회전성 현기증과 상열감($p<0.05$), 그리고 사지 저림과 사지냉감과 어깨결림($p<0.01$)에서 유의하게 투여군이 뛰어났다. 정신증후, 신경증후, 일상생활 동작개선도에서는 차이가 없었지만, 유용도에서 유의한 차이를($p<0.05$)를 보였다. 임상검사에서 혈액응고선용계 이외는 유의한 차이가 없었다.

8. 결론

뇌경색환자에게 있어서 黃連解毒湯은 자각증상상열감, 두통, 어깨결림, 사지의 냉감과 저림을 개선시키는 효과가 있다고 판단되었다.

9. 한방고찰

없음

10. 논문 속의 안전성 평가

부작용 발현의 증례는 Arm 1에서 휘청거림 · 현기증 증상이 3명에게 나타나고, Arm 2에서 연변 · 구토증상이 1명 있었다.

11. 평가자 의견

이 논문이 나온 1990년 무렵까지 黃連解毒湯에 대한 기초연구와 임상에서의 증례집적연구, 다른약제와의 비교연구에서 뇌경색에 대한 효과가 예측된다. 이것을 바탕으로 대상군을 설정한 평가이다. 안정기 뇌경색환자의 일부 자각증상을 개선시킨다는 점을 증명한 수준 높은 검토이다.

黃連解毒湯의 약리작용으로 해마 영역의 국소뇌혈류량증가, 구성생약인 黃芩 성분 중의 하나인 baicalein에 혈소판 응집억제가 보고되었는데, 이번에 혈액응고선용계 개선이 인정되었다는 점에서 일치하고 있다. 그리고 이번에 혈압에 대한 효과는 나타나지 않았지만, 혈압에 대한 효과가 있었던 다른 대규모 시험과 동일한 결과이었기 때문에 黃連解毒湯에는 직접적인 강압효과는 적을 것으로 본다.

12. 평가자 이름과 평가 날짜 並木隆雄 2008.12.29, 2010.1.6, 2010.6.1

순환기계질환

서지사항

伊藤憲一, 山本浩志, 西原利治 외. 여러 증상을 수반하는 고혈압증 및 뇌혈관장애급성기 제외 환자에 대한 카네보 八味地黃丸의 유용성 검토. 다시설 교차 이중맹검법에 의한 조사. *진단과 치료* 1988;76:1096-114. 醫中誌 Web ID: 1989037772

1. 목적

수반증상이 있는 고혈압증과 뇌혈관장애에 대한 八味地黃丸의 유효성과 안전성

2. 연구디자인

이중맹검 무작위대조군연구(cross over)DB-RCT-cross over

3. 실시기관

13시설(高知대학 1시설, 병원 12시설)

4. 대상자 특성

고혈압증 및 비급성기 뇌혈관장애자 105명. 그 중 해석 불능인 경우 2명. 八味地黃丸부터 개시 53명, 플라세보placebo부터 개시 50명. 고혈압증 60명, 뇌경색 23명, 뇌출혈 18명, 뇌동맥경화 1명, 뇌졸중 후유증 1명

5. 중재/치료

Arm 1: 카네보 八味地黃丸 엑기스 세립, 4주 투여 후 플라세보 과립 4주 투여

Arm 2: 플라세보 과립 투여 후 팔미지황환 엑기스 과립 투여, 각 1일 3회 2g 식전 투여, 투여 기간은 8주

6. 주요 평가항목

자각증상정신증후와 신경증후을 투여 전, 2, 4, 6, 8주 후에 전반개선도, 개괄안전도, 유용도를 4, 8주 후에 판정하였다.

7. 주요 결과

최초 4주를 제1치료, 나머지 4주를 제2치료로 하면 전반개선도, 유용도에서는 제2치료에서 경도 유용 이상이 八味地黃丸군(70%)에서 플라세보(51%)에 비하여 유의하게 뛰어났다($p<0.05$). 자각증상 전반개선도는 신경증상개선에서 八味地黃丸군이 제2치료에서 유의하게 뛰어났다. 우열평가에서도 八味地黃丸군이 유의하게 뛰어났다($p<0.05$). 각 증상별 개선도에서 八味地黃丸이 우수한 증상은 제 1치료가 이명, 제 2치료에서는 사지 냉감과 가려움, 하지통이었다. 또한 플라세보에서는 제2치료의 구토증이 개선되었는데, 八味地黃丸의 위장장애 원인이라고 생각된다. 배경인자에서 층별화된 우열검사에서는 성별이 남성, 입원 · 외래에서는 외래, 병용약 유무에서는 八味地黃丸에서 유의한 차이가 나타났다.

8. 결론

八味地黃丸은 자각증상 중에서 이명, 사지 냉감, 가려움, 하지통, 요통, 잔뇨감에 유용하다. 남성에 대하여 유용도가 높았다.

9. 한방고찰

환자유형별로 비교검토하였다. 八味地黃丸은 뚱뚱하고 손발이 차고 상열감 없는 환자에게 유의하게 우수하였다.

10. 논문 속의 안전성 평가

개괄안전도는 유의한 차이가 없었다. 부작용은 Amr 1이 5명으로 위장장애 3명, 변비 1명, 두통 1명, Amr 2는 복부팽만 1명, 위부압박감 1명, 약진 1명, 심하부통 1명, 현기증 · 두통의 악화 1명으로 유의한 차이는 없었다.

11. 평가자 의견

한방적인 고찰 사항에서 八味地黃丸이 남성에게 유용한 사실과 위장장애를 잘 일으킨다는 사실을 고려하면 八味地黃丸의 증과 대부분 일치하여 증의 타당성이 증명되었다고 할 수 있다.

12. 평가자 이름과 평가 날짜 並木隆雄 2008.12.29, 2010.1.6, 2010.6.1

순환기계질환

서지사항 • • •

大友英一, 東儀英夫, 小暮久也 외. 뇌혈관장애에 대한 쯔무라 黃連解毒湯의 임상적 유용성 Ca hopantenate를 대조로 한 봉투법에 의한 Well controlled study. *Geriatric Medicine* 1991;29:121-51. 醫中誌 Web ID: 1991224400

1. 목적 黃連解毒湯의 뇌혈관장애 후유증환자의 정신증상에 대한 유효성과 안전성

2. 연구디자인 무작위 대조군연구(봉투법)RCT-envelope

3. 실시기관

岩手의과대학 신경내과, 東北대학 의학부 신경내과, 群馬대학 의학부 신경내과 등 대학병원 30시설, 병원 20시설

4. 대상자 특성

뇌경색 후유증, 뇌출혈 후유증, 감별불능의 뇌졸중 후유증으로 정신증상을 수반하는 환자 148명

5. 중재/치료

Arm 1: 쯔무라 黃連解毒湯 엑기스 과립 2.5g을 1일 3회 매 식사 후에 12주 복용. 81명

Arm 2: Calcium Hopantenate 500㎎을 1일 3회 매 식사 후에 12주 복용. 67명

그리고 증상이 소실된 경우에는 그 시점에서 시험을 종료한다.

6. 주요 평가항목

정신증후자발성, 문제행동, 정서, 지적정신기능, 자각증상(두중, 두통, 상기 등), 신경증후(실어, 구음장애, 운동마비 등), 일상생활 동작장애(일어나 앉음, 기립, 보행 등)의 각 항목을 조사개시時, 투여 4주 후, 8주 후, 12주 후에 평가, 長谷川式 간이 지적기능 검사 스케일과 임상검사를 투여 전과 12주 후에 시행하였다.

7. 주요 결과

참가자 중 Arm 1의 5명(암 합병 1명, 첫회 투여 후 내원 없음 3명, 봉투법위반 1명)을 제외시켰다. Arm 1/Arm 2의 해석 대상자 안전성은 76/67명, 유효성은 74/67명이었다. 정신증상 전반개선도는 8주 후와 12주 후에 중간정도와 경도 개선이상이 Arm 1이 Arm 2에 비하여 유의하게 개선되었다. 자각증상 · 신경증후 · 일상생활 동작장애의 각각 전반개선도는 양군 사이에서 차이는 없었다. 각 증후의 개선도에서는 정신증후의 자발성 전반 4주에 있어서 중간정도 개선이상 8로 12주 후의 중간정도와 경도개선 이상이 Arm 1에서 Arm 2에 비하여 유의하게 개선되었다. 그 밖에 양군 사이에서 유의한 차이를 보인 항목은 자발성 항목 중에서 욕구표현 저하, 주위의 사람들에 대한 관심 저하, 일상생활 동작에의 의욕저하, 가사 · 오락 · 취미 등에 대한 관심 저하와 대인접촉장애 항목에서 Arm 1이 Arm 2에 비하여 유의하게 개선되었다. 長谷川式 간이지적기능 검사 스케일은 양군 모두 12주 후에 조사개시時에 비하여 유의하게 개선되었지만, 군들 사이에서 차이는 보이지 않았다.

8. 결론

黃連解毒湯은 뇌혈관장애환자의 정신증상에 대하여 유효성이 있고 뇌대사부활약에 필적하는 약제이다.

9. 한방고찰 없음

10. 논문 속의 안전성 평가

부작용은 Arm 1에서 구토증 · 복만감, 흉부불쾌감, 두통으로 3명(3.9%)이 투약을 중지하였다. Arm 2에서는 발열 · 의식장애가 나타난 1명(1.5%)이 투약을 중지하였다. 임상검사치의 변동은 양군 모두 정상범위 내에서 이루어졌다.

11. 평가자 의견

黃連解毒湯의 뇌혈관장애 후유증환자의 정신증상에 미치는 영향을 봉투법을 이용한 비교대조시험으로 밝힌 임상연구이다. 저자들도 고찰에서 논하고 있는 것처럼 Calcium Hopantenate가 劇藥으로 지정된 시기와 일치하고 증례 수집에 바이어스bias가 발생한 점과 같은 약의 효과가 다른 임상시험에 비하여 낮게 나타난 것은 黃連解毒湯의 유효성 평가에 영향을 미쳤을 가능성이 있다. 그러나 이런 점을 제외하더라도 黃連解毒湯이 뇌대사부활약과 같은 정도의 약효가 있다는 것을 증명한 우수한 임상연구이다.

12. 평가자 이름과 평가 날짜 後藤博三 2008.9.12

순환기계질환

서지사항 • • •

嶋田豊. 뇌혈관장애 후유증환자의 기능저하와 자립도저하에 대한 當歸芍藥散의 효과. *후생노동과학 연구비 보조금 장수과학 연구사업 고령자의 뇌혈관장애 진전예방과 목적을 위하여 한방약에 의한 맞춤의료 개발, 2006년 분담연구보고서* 2007;22-30.

1. 목적

뇌혈관장애 후유증환자의 기능저하와 자립도저하에 대한 當歸芍藥散의 유효성과 안전성

2. 연구디자인

무작위 대조군연구RCT 20명이 랜덤, 6명이 희망하여 복용

3. 실시기관

대학병원과 市中병원

4. 대상자 특성

뇌혈관장애 후유증환자 31명

5. 중재/치료

Arm 1: 쯔무라 當歸芍藥散 엑기스 과립 7.5g/일 1일 3회 식간 투여 16명, 12개월

Arm 2: 한방약 비투여군 15명

6. 주요 평가항목

투여 전과 3개월마다 뇌졸중 기능지수평가SIAS, 기능적 자립도평가FIM, 체중 · 어혈 · 기허 · 기울 · 신허를 5단계로 평가

7. 주요 결과

SIAS와 FIM 모두 투여 전과 비교하여 12개월 후에 Arm 1에서는 변화가 없지만, Arm 2에서 유의하게 악화되고 양군 사이에서 유의한 차이가 나타났다.

Arm 2에서 9개월부터 12개월에서 뇌졸중이 재발하였다.

8. 결론

중간 정도의 간호를 필요로 하는 뇌혈관장애 후유증환자에게 기능저하와 자립도 저하가 억제되었다.

9. 한방고찰

어혈과 신허는 12개월 후에 Arm 1은 유의하게 개선되었고, Arm 2는 모두 변화없이 악화되었다. 두 군 비교에서는 어혈과 신허에서 모두 유의한 차이가 있었다. 기허, 기울은 양군 사이에서 유의한 차이가 없었다.

10. 논문 속의 안전성 평가

Arm 1에서 염산 아만타딘amantadine이나 캡토프릴captopril 중 어딘가에 손발 저림을 나타내어 모두 중지하였다.

11. 평가자 의견

뇌혈관장애 후유증환자를 1년간에 걸쳐 관찰한 귀중한 보고이다. 12개월에서 대상군이 자연경과에서 기능저하와 기능적 자립도가 當歸芍藥散으로 억제되었다는 것이 판명되었다. 증례수가 15명 전후로 비교적 소수이기 때문에 앞으로 더 많은 증례수를 이용한 검토가 기대된다.

12. 평가자 이름과 평가 날짜 並木隆雄 2009.3.12, 2010.6.1

순환기계질환

서지사항 • • •

Goto H, Satoh N, Hayashi Y, et al. A Chinese herbal medicine, tokishakyuakusan, reduces the worsening of impairmenis and independence after stroke: A 1-year randomized, controlled trial *Evidence-based complementary and alternative medicine*:eCAM 2009: 1-6

1. 목적

뇌졸중 환자에 대한 당귀작약산의 기능장애 악화방지 및 자율도 유지효과에 관한 평가

2. 연구디자인

무작위 대조시험RCT

3. 세팅

礪波종합병원 및 吉見병원

4. 대상자 특성

2005년 10월부터 2006년 1월 사이에 뇌출혈, 뇌경색, 지주막하출혈 및 이들 뇌병변부위에 의한 마비 진단을 받고 礪波종합병원과 吉見병원에 입원중인 급성기가 지난 31명 환자(뇌경색 23명, 뇌출혈 7명, 지주막하출혈 1명)

5. 중재/치료

Arm 1: 당귀작약산군(쯔무라 당귀작약산 엑기스 과립 7.5g/일 12개월 복용)

Arm 2: 대조군(당귀작약산 비투여군)

6. 주요 평가항목

Stroke Impairment Assessment SetSIAS(뇌졸중 기능장애 평가법), Functional Independence MeasureFIM(기능적 자립도 평가표)로 평가

7. 주요 결과

대조군에서 손가락 기능과 무릎 신전 등 복수의 SIAS 항목 점수가 악화되었지만($P<0.05$), 당귀작약군에서는 악화되지 않았다. FIM 평가에서도 같은 경향이 나타나는데, 대조군은 악화된 반면 당귀작약산군에서는 악화가 방지되었다.

8. 결론

당귀작약산은 뇌졸중 후, 기능저하방지에 유효하다.

9. 한방 고찰

없음

10. 논문 중 안정성평가

당귀작약산 때문이라고는 생각되지 않지만, 1명이 반신마비로 인해 탈락하였다.

11. 평가자 의견

당귀작약산을 뇌졸중 기능장애 예방에 투여한다는 프로토콜은 한방적 발상으로는 생각하기 힘들다. 굳이 해석하자면 肝血虛를 개선할 가능성이 있다고 할 수 있을 것이다. 필자들은 알츠하이머 인지장애에 유효하다는 보고를 바탕으로 본 연구를 수행하였다. EBM이 확대되면서 본 문건처럼 한방적 이론을 넘어선 보고들도 늘어날 것으로 보인다.

앞으로 고령화 사회가 진행될수록 뇌졸중 기능장애예방은 더욱 중요해질 것이며 따라서 본 연구 성과는 의의가 있다.

12. 평가자 이름과 평가 날짜 中田英之 2010.6.1

순환기계질환

서지사항

秋山雄次, 大野修嗣, 淺岡俊之 외. 레이노현상Raynaud's phenomenon에 대한 염산사포그릴레이트sarpogrelate hydrochloride와 한방방제(黃連解毒湯 혹은 當歸芍藥散)의 병용요법. *일본 동양의학잡지* 2001;51:1101-8. CiNii

1. **목적** 레이노현상에 대한 黃連解毒湯의 말초순환개선효과의 객관적평가
2. **연구디자인** 준무작위연구quasi-RCT
3. **실시기관** 埼玉의과대학 류마티스 교원병과, 동양의학과 2시설
4. **대상자 특성**

1994년 10월부터 1997년 3월까지, 매년 10월부터 3월까지 상기시설에서 진료를 받고 레이노병이라고 진단을 받은 20명. 남성 3명, 여성 17명.

5. **중재/치료**

Arm 1: 염산사포그릴레이트sarpogrelate hydrochloride(100mg), 1일 3회, 식후 복용

Arm 2: 염산사포그릴레이트(100mg), 1일 3회, 식후 복용에 黃連解毒湯(2.5g)을 가미하여 1일 3회 식전 복용

Arm 3: 염산사포그릴레이트(100mg), 1일에 3회, 식후 복용에 當歸芍藥散(2.5g)을 가미하여 1일 3회 식전 복용

6. **주요 평가항목**

레이노현상: 자각증상냉감, 저림, 동통 및 서모그래피Thermography 소견으로 피부온도 상승(양 손가락 指尖部의 10 손가락 평균치로 0.6도 이상 상승)을 평가하였다. 한방의학적 증(실증, 중간증 및 허증)으로 효과를 비교 검토하고, 치료 전, 12주 후에 효과를 평가하였다.

7. **주요 결과**

치료 12주에서 黃連解毒湯 병용군의 90%에 유효성이 나타나고 염산사포그릴레이트 단독치료군(52.6%)에 비하여 유의하게(p<0.02) 개선율이 좋았다. 當歸芍藥散 병용군(60.0%)은 염산사포그릴레이트 단독치료균과는 차이가 없었다. 손가락의 피부온도에서는 염산사포그릴레이트 단독치료군(0.6±0.8도)에 비하여 當歸芍藥散 병용군(1.9±1.9도)에서 유의하게(P<0.02) 상승하였고, 黃連解毒湯병용군(4.1±2.1도)에서는 當歸芍藥散 병용군에 비하여 유의하게(P<0.005) 상승하였다. 실증 증례에서 한방약병용의 유효성은 높았지만, 허증 증례에서는 염산사포그릴레이트 단독치료군과 차이가 없었다.

8. **결론**

레이노현상에 대하여 염산사포그릴레이트에 黃連解毒湯을 병용하면 유효성이 높아진다. 그렇지만 허증에서 병용효과는 나타나지 않았고 부작용의 발생율이 높았기 때문에 證에 따른 처방선택의 중요성을 시사하였다.

9. **한방고찰**

대상의 72.7%가 허증으로 분류되었다. 이른바 黃連解毒湯증은 1명도 없었다. 허증에 대한 黃連解毒湯은 염산사포그릴레이트 치료군과 차이가 없고 부작용 때문에 탈락한 증례가 많았다는 사실에서 허증에는 염산사포그릴레이트 · 黃連解毒湯 병용치료는 주의하여 사용하여야 할 것이다.

10. **논문 속의 안전성 평가**

黃連解毒湯병용으로 인한 심각한 부작용은 없었지만, 허증 4명 중에 2명에게 오심, 설사가 각각 나타났다. 當歸芍藥散병용으로 인한 심각한 부작용은 없었다.

11. **평가자 의견**

말초순환 개선효과가 보고된 黃連解毒湯은 양성반응 대조군으로서의 염산사포그릴레이트 단독 치료에 비하여 병용효과가 있다고 판명되었다. 허증의 증례가 70% 이상이었음에도 불구하고 當歸芍藥散병용보다도 레이노현상의 개선에 우수하다는 사실은 흥미롭다. 앞으로 더 많은 증례를 통한 과학적 검증이 기대된다.

12. **평가자 이름과 평가 날짜** 後山尚久 2008.4.1, 2010.6.1

순환기계질환

서지사항 • • •

內田智夫. 하지심부정맥혈전증의 腫脹에 대한 계지복령환 치료효과 *靜脈學* 2009;20:1-6 醫中誌 Web ID: 2009139345

1. 목적

계직복령환 투여로 하지심부정맥혈전증에 대한 腫脹 개선 평가

2. 연구디자인

무작위 대조시험RCT

3. 세팅

水戸적십자병원 외과 1시설

4. 대상자 특성

2003년 1월부터 2007년 12월 사이에 상기 시설에서 초음파검사를 통해 하지심부정맥혈전증이라고 진단받은 12명

5. 중재/치료

Arm 1: Heparin(1만단위/일), Urokinase(24만단위/일) 후에 Warfarin 복용+쯔무라 계지복령환 엑기스 과립(2.5g), 1일 3회, 식전 복용 6개월, 6명

Arm 2: Heparin(1만단위/일), Urokinase(24만단위/일) 후에 Warfarin 복용, 6명.

두군 사이에 연령, 성별, 患肢 구성에 차이는 없었다.

6. 주요 평가항목

계지복령환 개시 시, 6개월 후 건측 하지와 환측 하지 직경차 변화로 평가

7. 주요 결과

두 군 모두 직경차는 유의하게 감소하였다(P<0.05). 하지 직경차 개선율((치료 전 직경차 – 치료 후 직경차)/치료 전 직경차 × 100%)를 비교하면 계지복령환 군에서는 66.1±20.5%, 무약군에서는 34.0±13.7%로 계지복령환군에서 유의하게 개선율이 높았다(p=0.05).

8. 결론

계지복령환은 Heparin, Urokinase 투여 후 Warfarin과 병용함으로써 하지심부정맥혈전증의 腫脹을 경감시키는 데에 유효한 치료약이라고 생각되었다.

9. 한방 고찰

계지복령환은 어혈 치료약 중 하나이므로 혈액응고성 변화, 혈액유동성 악화, 미소순환장애 병태로 인해 발생한다고 생각되는 하지심부정맥혈전증 치료약이라고 볼 수 있다는 언급이 있다.

10. 논문 중 안정성평가

언급 없음

11. 평가자 의견

본 연구는 구어혈제인 계지복령환의 하지심부정맥혈전증에 의한 腫脹 개선효과를 평가한 것이다. 증례의 腫脹은 정맥계 기능부전, 림프관 순환장애, 또는 염증 등의 요인을 생각할 수 있다. 계지복령환 작용점은 어느 부분인지 불분명하지만 정맥 혈전에 의해 완성된 하지의 종창병태에 瘀血이 관여되어 있을 가능성을 시사하였다. 치료가 힘든 하지심부정맥혈전증 치료에 새로운 길이 열려 실제 임상가에게는 가치 있는 지견이라고 생각된다. 앞으로 증례를 축적하고, 다른 방향에서도 임상적 접근을 하여 계지복령환 작용기전(아마 하나는 아님)을 명확히 밝혀주길 바란다.

12. 평가자 이름과 평가 날짜 後山尙久 2010.6.1

순환기계질환

서지사항

加藤典博, 加藤處仁之, 細井義行. ALTA유산 알루미늄 칼륨 · 탄닌산 경화요법과 치핵결찰 절제수술 병용요법에서 乙字湯 효과 *醫學과 藥學* 2008;60:747-53 醫中誌 Web ID:2009068979 MOL, MOL-Lib

1. 목적 치핵의 최신 치료인 ALTA 경화요법에 을자탕 병용을 통한 임상적 유용성 평가
2. 연구디자인 무작위 대조시험RCT
3. 세팅 후루다테 加藤항문과 · 외과 클리닉, 細井외과 2시설
4. 대상자 특성
   2008년 3월부터 9월에 상기 2시설에서 Goligher 분류 Ⅲ, Ⅳ도 치핵 때문에 ALTA 단독요법 또는 ALTA · LE결찰절제수술 요법을 실시한 20명
5. 중재/치료
   Arm 1: ALTA 단독요법 또는 ALTA · LE결찰절제수술요법에 시술 다음날부터 을자탕(3g), 1일 2회, 식전 복용 4주, 10명
   Arm 2: ALTA 단독요법 또는 ALTA · LE요법, 10명
   두 군 모두 통증 시에 비스테로이드성 함염증제(NSAIDs) 복용
6. 주요 평가항목
   을자탕 투여 1, 2 및 4주째에 자발통, 배변 시 통증, 혈중 CRP, 수술 후 2주째까지 진통제 사용
7. 주요 결과
   을자탕 투여군에서 혈중 CRP는 투여 1주째, 배변 시 통증은 투여 2주째, 자발통은 1, 2주째에 비투여군에 비하여 유의한 ($p<0.05$) 효과가 관찰되었다. 진통제 사용율은 비투여군의 중앙치가 10정인 것에 비해 을자탕군에서는 2정으로 억제경향이 확인되었다($p=0.09$). ALTA로 인한 경결출현율, 치핵축소율은 두 군에서 차이는 없었다. 치핵의 경결 잔존기간은 을자탕 투여군(11.3주)이 비투여군(15.3주)에 비해 유의하게 단축되었다($p<0.05$).
8. 결론
   치핵의 최신 치료인 ALTA 경화요법, LE병용요법 시, 동통관리의 한 방법으로 을자탕을 사용함으로써 수술 후 자발통, 배배변 억제와 지속된 경결이 개선되었다.
9. 한방 고찰
   을자탕 효과발현은 일반 한방약처럼 효과가 완만한 것이 아니라 신속한 것으로 나타났다. 변비 억제는 대황의 사하효과와 당귀의 윤장효과가 주로 작용했을 것으로 생각되지만, 수술 후 통증경감작용에 대한 한방의학 고찰은 본 논문에는 실려 있지 않다.
10. 논문 중 안정성평가
    을자탕으로 인한 부작용발현은 본 연구에서는 없었다.
11. 평가자 의견
    치핵은 이환 인구가 많고, 증례에 따라서는 증상이 격렬하여 사회생활에 큰 지장을 초래한다. 치료는 최신 서양의학적 치료인 ALTA 경화요법에 치핵 치료로서 역사가 깊은 을자탕을 병용하였다. 이 때, 시술 후 통증 경감과 경결잔존기간이 단축되었다는 명확한 효과를 증명한 논문으로 임상적 가치가 높다. 본 연구는 치핵 치료에 단독으로 효과가 있다는 사실이 예전부터 알려진 을자탕이 현대 최신의료와 병용을 통해 동서융합의 가능성을 시사하였다. 앞으로 치핵치료의 방향성에 좋은 영향을 미칠 것으로 평가된다.
    을자탕은 무균성염증 억제와 조직장애를 경감시키는 탄닌산 작용을 증강시킬 가능성이 있어, 앞으로 작용기전에 대한 해명이 기대된다.
12. 평가자 이름과 평가 날짜 後山尙久 2010.6.1

순환기계질환

서지사항

阿部吉伸. 림프부종에 대한 牛車腎氣丸의 효과. *한방의학* 2002;25:284-7. 醫中誌 Web ID:2002140795

1. 목적

림프부종에 대한 牛車腎氣丸의 유효성과 안전성

2. 연구디자인

무작위 대조군연구RCT

3. 실시기관

병원 심장혈관 외과 1시설

4. 대상자 특성

상지림프부종 40명, 하지림프 부종 40명, 합계 80명

5. 중재/치료

Arm 1: 쯔무라 牛車腎氣丸 7.5g 3分服(합병압박요법 병용) 1개월 복용 40명

Arm 2: 비투여군(합병압박요법 단독) 40명

6. 주요 평가항목

초진과 1개월 후의 부종감퇴율percentage reduction을 비교한다. 부종감퇴율의 계산법은 치료 전 둘레에서 치료 후의 둘레를 뺀다. 이것을 치료 전 둘레로 나누어 100분율로 산출한다.

7. 주요 결과

상지림프 부종군에서는 Arm 1이 15±3.4%에 비하여 Arm 2는 5.7±1.2%로 유의하게 감소하였다($p<0.05$). 하지림프 부종군에서는 Arm 1이 17.5±2.8%에 비하여 Arm 2는 6.7±0.8%로 유의하게 감소하였다($p<0.05$).

8. 결론

상지림프 부종군, 하지림프 부종군은 모두 Arm 1이 Arm 2에 비하여 부종이 유의하게 감퇴하였다.

9. 한방고찰

없음

10. 논문 속의 안전성 평가

언급 없음

11. 평가자 의견

牛車腎氣丸은 적응증으로서 만성신염, 네프로제증후군, 요통, 하반신 부종, 핍뇨 등에 사용한다. 본 논문은 그것을 응용하여 수술 후의 합병증으로 나타난 이차성 림프부종에 대한 牛車腎氣丸의 효과를 검토한 RCT이다. 이와 같은 이차성 림프부종은 림프유도마사지, 압박스킨케어, 압박하지운동요법, 항응고약 복용 등 각종 요법을 병용하는 등, 일반적으로 난치성인 경우도 많은 질환이다. 이와 같은 질환에 牛車腎氣丸을 사용하여 유효성을 발견한 것은 매우 의의가 있다. 문제점은 동료 평가가 없는 상업 잡지에 발표하였기 때문에 환자의 배경 검토 등의 정보가 부족하다. 그리고 이번 결과는 牛車腎氣丸과 합병압박요법과의 병용으로 인한 효과이다. 따라서 牛車腎氣丸의 단독효과에 관해서는 플라세보placebo와 실약의 대조군을 설정하여 검토할 필요가 있다고 생각한다.

(관련 논문) 阿部吉伸, 小杉郁子, 笠島史成 외. 림프부종과 한방. *Progress in Medicine* 2003;23:1538-9. MOL, MOL-Lib 같은 결과에 대한 보고가 언급되어 있다.

12. 평가자 이름과 평가 날짜 並木隆雄 2007.6.15, 2008.4.1, 2010.6.1

순환기계질환

서지사항

中村宏志, 中村隆志, 中川理 외. 당뇨병환자의 기립성 저혈압에 대한 五苓散의 효과. *Diabetes Frontier* 2000;11:561-3. 醫中誌 Web ID: 2001041016 MOL, MOL-Lib

1. 목적

당뇨병환자의 기립성 저혈압에 대한 五苓散의 유효성과 안전성

2. 연구디자인

무작위 대조시험(cross over)RCT-cross over

3. 실시기관

진료소 1시설 내과

4. 대상자 특성

McDowell 기준으로 기립성 저혈압증이 있는 당뇨병환자 10명(Ⅰ형 2명, Ⅱ형 8명).

5. 중재/치료

Arm 1: 카네보 五苓散 엑기스정(1일 18정) 10명

Arm 2: 플라세보placebo정(1일 18정) 10명

투여기간 1개월

6. 주요 평가항목

투여 전과 1개월 후, 2개월 후에 체중 측정, 자각증상, 기립시험 시행(혈압, 혈중아드레날린adrenaline, 노르아드레날린noradrenaline, 혈장레닌활성, 혈중 알도스테론aldosteronism 농도)과 부작용 조사.

7. 주요 결과

체중은 五苓散도 플라세보placebo도 변화가 없었다. 기립시 현기증에 대한 자각증상은 10명 중에 9명이 개선되었지만, 플라세보에서는 10명 모두에게 변화가 없었다. 기립 시험의 결과:기립전 혈압은 투여 전, 五苓散투여 후, 플라세보 투여 후에 유의한 변화는 없었다. 기립 후의 혈압은 수축기, 확장기 모두 유의하게($p<0.05$) 상승하였지만, 플라세보 투여에서는 유의한 차이가 나타나지 않았다. 五苓散투여 후와 플라세보 투여 후 모두 기립부하시 혈중아드레날린, 혈중노르아드레날린, 혈장레닌활성, 혈중알도스테론 농도는 변하지 않았다.

8. 결론

五苓散은 당뇨병환자의 기립성 저혈압증에 있어서 자각증상 및 기립시험에서 혈압저하가 개선되었다.

9. 한방고찰 없음

10. 논문 속의 안전성 평가

특별히 눈에 띄는 부작용은 없었다.

11. 평가자 의견

五苓散은 일반적으로는 목이 마르고, 소변량이 감소한 경우에 나타나는 부종, 오심, 구토, 현기증 등이 적응이다. 이번에 이것을 당뇨병성 신경장애의 하나인 기립성 저혈압에 응용한 평가이다. 이 질환은 난치성으로 치료저항성인 경우가 많다. 현대약으로는 기립시의 혈압저하 예방은 가능하여도 반대로 누워 있을 때의 혈압을 상승시키는 등의 문제가 있다. 이에 비해 五苓散은 누워 있을 때의 혈압을 상승시키지 않기 때문에 당뇨병환자의 기립성 저혈압에 이상적인 치료약이라고 할 수 있다. 이번에 그 효과가 무작위대조군연구로 밝혀진 것은 의의가 크다. 앞으로 더욱 많은 증례와 다시설에서 검토가 이루어지면 보다 더 신뢰성이 높은 시험이 될 것이다.

12. 평가자 이름과 평가 날짜 並木隆雄 2007.6.15, 2008.4.1, 2010.6.1

호흡기계질환 | 인플루엔자, 비염 포함 |

서지사항

本間行彦. 발열감기 증후군환자에게 있어서 한방치료의 유용성. *일본동양의학잡지* 1995;46:285-91 CiNii

1. 목적

발열감기 증후군환자에 대한 한방치료와 소염진통제 fenoprofen의 유효성 비교검토

2. 연구디자인

무작위 대조군연구(봉투법)RCT-envelope

3. 실시기관

北海道대학 보건관리센터

4. 대상자 특성

감기환자 246명 중 37도 이상의 발열환자(北海道대학 학생) 80명

5. 중재/치료

Arm 1: fenoprofen 투여군 1,200㎎ 3分服 45명

Arm 2: 한방약 엑기스제제(제약회사 불명)(葛根湯 18명, 麻黃湯 9명, 桂麻各半湯 3명, 竹茹溫膽湯 2명, 小靑龍湯 1명, 桂枝加芍藥湯 1명, 香蘇散 1명)을 7.5g 혹은 9.0g 3分服 隨證투여 35명

6. 주요 평가항목

발열 지속기간, 발열 경과기간에서 발열환자의 비율, 발열 재발, 감기증상의 지속기간

7. 주요 결과

발열 지속기간은 Arm 1의 2.6±1.7일에 비하여 Arm 2에서는 1.5±1.9일로 유의하게 짧았다($p<0.001$). 또한 발열의 비율도 Arm 1은 Arm 2에 비하여 유의하게 높았다. 감기증상의 지속기간에서도 Arm 1은 Arm 2에 비하여 길었다.

8. 결론

한방치료는 소염진통제 fenoprofen에 비하여 발열감기환자에 대하여 보다 유효성이 높다.

9. 한방고찰

발열감기환자에게 한방방제의 투여는 수증치료에 따라 실시되었다.

10. 논문 속의 안전성 평가

언급 없음

11. 평가자 의견

본 논문은 한방치료가 소염진통제 fenoprofen에 비하여 발열감기환자에게 보다 유효하다는 사실을 나타낸 흥미로운 무작위대조군 임상시험이다. 본 시험은 봉투법으로 감기환자 246명을 2군으로 분류하였다. 그 중에서 비교시험 대상으로 발열환자 80명을 추출하였다. 봉투법 할당은 무작위 유지가 약하게 되는 일이 많아 2단계 추출이 더해져 이루어지고 있다. 앞으로 이 점에 대한 개선 및 플라세보placebo를 가미하여 검토가 이루어지기를 기대한다.

12. 평가자 이름과 평가 날짜 岡部哲郎 2008.8.18, 2010.6.1

호흡기계질환 | 인플루엔자, 비염 포함 |

서지사항

本間行彦, 高岡和夫, 與澤宏一 외. 감기증후군에 대한 麻黃附子細辛湯의 유용성 - 봉투법에 의한 비교시험-. *일본동양의학잡지* 1996;47:245-52. 醫中誌 Web ID: 1997025451 CiNii

1. 목적 감기증후군에 대한 麻黃附子細辛湯과 종합감기약과의 증상소실까지의 기간과 유효성을 비교

2. 연구디자인 무작위 대조군연구(봉투법)RCT-envelope

3. 실시기관 北海道의 19시설

4. 대상자 특성

3세 이상의 외래 · 입원환자로 감기증후군이라고 진단받은 환자 171명

5. 중재/치료

1992년 11월부터 1993년 3월까지.

증상발현시 또는 내원시부터 3일간 증상이 계속된 경우, 완치될 때까지 麻黃附子細辛湯은 1회 1포(2.5g) 1일 3회, 종합감기약은 1일 1포, 1일 3회 투여하였다. 麻黃附子細辛湯은 쯔무라 麻黃附子細辛湯 과립, 종합감기약은 살리실아미드Salicylamide, 아세트아미노펜Acetaminophen, 無水카페인. Promethazine methylenedisalicylate배합제이었다.

Arm 1: 종합감기약 88명

Arm 2: 쯔무라 麻黃附子細辛湯 과립 7.5g 3分服 83명

6. 주요 평가항목

전반개선도, 전반안전도부작용, 전반유용도, 감기증상의 각 항목 증상소실까지의 기간

7. 주요 결과

전반개선도, 현저한 개선, 중간정도 개선은 麻黃附子細辛湯에서 81.9%, 종합감기약에서 60.3%로 U검정에서 2군 사이에 유의한 차이가 나타났다($p<0.01$).

증상 소실까지의 평균 소실 일수

	麻黃附子細辛湯	종합감기약	p<(U-test)
발열	1.5±0.7(27)	2.8±1.5(29)	0.001
열감	1.8±1.4(29)	2.5±1.5(36)	0.021
기침 · 담	2.5±1.2(29)	3.5±1.7(20)	0.034

증상 소실까지의 기간: Kaplan-Meier법에서는 발열, 인두통 · 위화감, 기침 · 가래의 4항목 증상에서 麻黃附子細辛湯은 종합감기약에 비하여 유의하게 단기간에 소실되었다.

8. 결론

麻黃附子細辛湯은 감기증후군에 대하여 종합감기약보다 유의하게 유용성이 나타났다.

9. 한방고찰

없음

10. 논문 속의 안전성 평가

Arm 2에서 1명 가벼운 BUN 상승

11. 평가자 의견

이 문헌은 감기증후군에 대한 한방약의 유용성을 밝힌 RCT이다. 그리고「本間行彦. 초기 감기증후군에 대한 麻黃附子細辛湯. *Pharma Medica* 2007;25:19-21. 醫中誌 Web ID:2008035988 MOL, MOL-Lib」에서는 이 논문을 인용하여 초기 감기증후군에 대한 麻黃附子細辛湯의 유용성을 해설하였다.

12. 평가자 이름과 평가 날짜 藤澤道夫 2009.3.9, 2010.6.1

호흡기계질환 | 인플루엔자, 비염 포함 |

서지사항

加地正郞, 柏木征三郞, 山木戶道郞 외. TJ-9 쯔무라 小柴胡湯의 감기에 대한 플라세보placebo 대조이중맹검 군간 비교시험. *임상과 연구* 2001;78:2252-68. 醫中誌 Web ID: 2002145787 MOL, MOL-Lib

1. 목적

감기에 대한 小柴胡湯의 유효성과 안전성 평가

2. 연구디자인

이중맹검 무작위대조시험DB-RCT

3. 실시기관

1995년 9월부터 1999년 3월까지.

대학병원 10시설, 병원 42시설, 진료소 2시설

4. 대상자 특성

발병 후 5일 이상 경과한 감기환자로 연령은 25세 이상 75세 이하, 구내불쾌감(입이 쓰고 마르며, 미각 변화), 식욕부진, 권태감 등의 증상을 수반한 감기환자

5. 중재/치료

플라세보placebo는 동일 외관, 동일 성상. 병용약제는 원칙적으로 금지하고 3일 이후에 인산디메모르판dimemorfan phosphate, 아스트민astomin정 투여가능

Arm 1: 쯔무라 小柴胡湯 7.5g 3分服 131명

Arm 2: 플라세보 7.5g 3分服 119명

투여기간: 1주 이내

6. 주요 평가항목

전반적인 개선도(증상별 개선도 및 환자의 느낌을 종합평가), 증상별 개선도, 안전성

7. 주요 결과

일반적 특성에서 두통, 가래양, 가래끊어짐이 양군에서 불균형이 있었다.

전반개선도는 군들 사이의 비교에서 Arm 1은 Arm 2에 비하여 뛰어나고, 5단계 평가에서 개선 이상의 비율은 Arm 1은 64.1%, Arm 2는 43.7%로 유의하게 뛰어났다. 증상별개선도는 투여 3~4일 후에 인통, 권태감은 Arm 1이 유의하게 호전되었다. 투여 종료시에는 가래 끊김, 식욕, 관절통 · 근육통은 Arm 1이 유의하게 호전되었다.

8. 결론

만연하는 감기로 구내불쾌감(쓴맛, 입안의 끈적거림, 미각 변화), 식욕부진, 권태감 등을 수반하는 환자에게 小柴胡湯은 유용하다.

9. 한방고찰

대상 환자는 小柴胡湯의 증, 증상이 만연하는 구내불쾌감에 맞추고 있다.

10. 논문 속의 안전성 평가

小柴胡湯투여군이 136명 중 10명(7.4%), 플라세보군 132명 중 15명(11.4%)이었다. 양군 모두 심각한 부작용은 나타나지 않았다.

11. 평가자 의견

한방적인 證에 맞춘 한방약치료의 대규모 DB-RCT이다.

12. 평가자 이름과 평가 날짜

藤澤道夫 2007.6.15, 2008.4.1

호흡기계질환 | 인플루엔자, 비염 포함 |

서지사항

藤森勝也, 鈴木榮一, 下條文武. 감기증후군 후 기침에 대한 麥門冬湯과 臭化水素酸덱스트로메토르판Dextromethorphan의 효과 비교파일럿시험. *일본동양의학잡지* 2001;51:725-31. 醫中誌 Web ID: 2001145417 CiNii

1. 목적

감기증후군 후 기침에 대한 麥門冬湯의 유효성과 안전성에 대한 평가

2. 연구디자인

무작위대조시험RCT

3. 실시기관

新潟대학 의학부 제 2내과, 종합병원 내과

4. 대상자 특성

다른 원인 질환을 제외한 비흡연 감기 증후군 후의 기침 환자 25명

5. 중재/치료

Arm 1: 쯔무라 麥門冬湯 엑기스 과립 투여 9.0g × 7일 투여, 13명

Arm 2: 臭化水素酸덱스트로메토르판Dextromethorphan 60㎎ × 7일 투여, 12명

6. 주요 평가항목

범위 0~9포인트의 기침 스코어(매일 기침의 강도와 횟수)

7. 주요 결과

Arm 1: 7일째에 기침 스코어는 5.4±1.7에서 1.5±1.3으로 유의하게 감소하였다.

Arm 2: 7일째에 기침 스코어는 4.1±2.0에서 1.8±1.3으로 유의하게 감소하였다.

8. 결론

麥門冬湯은 비흡연자의 감기증후군 기침에 대하여 유효하고 그 효과는 조기에 나타난다.

9. 한방고찰

없음

10. 논문 속의 안전성 평가

양군에 심각한 부작용은 나타나지 않았다.

11. 평가자 의견

모든 증례가 4주 이내에 완치되었다. 臭化水素酸덱스트로메토르판은 기침을 억제시키지만 그것이 반대로 완치과정을 장기화시킬 가능성도 있다. 따라서 麥門冬湯이 비흡연자의 감기증후군후의 기침에 대하여 유효한가는 플라세보placebo를 사용한 자연 경과와의 비교가 필요하다. 또한 기침 스코어는 주관적지표이다. 객관적지표로 평가할 필요가 있다. 한방의학적으로는 감기증후군의 기침병태는 다양하다상한론. 각각의 병태에 맞추어 서로 다른 처방을 적용한다. 麥門冬湯이 유효하지 않은 병태도 있다.

12. 평가자 이름과 평가 날짜 岡部哲郎 2007.6.15, 2008.4.1, 2010.6.1

호흡기계질환 | 인플루엔자, 비염 포함 |

서지사항 • • •
西澤芳男, 永野富美代, 山田まゆみ 외. 감기증후군환자에 대한 麻黃附子細辛湯과 서양감기약의 기침 개선효과 - 무작위 비교시험 검토. *한방과 면역 · 알레르기* 2005;18:56-67.

1. 목적
감기증후군환자에 대한 麻黃附子細辛湯과 서양감기약의 기침 개선 효과에 대한 평가

2. 연구디자인
무작위대조시험RCT

3. 실시기관
병원 2시설, 진료소 4시설

4. 대상자 특성
감기 증례 1758명

5. 중재/치료
평가 기간은 15년간
Arm 1: 쯔무라 麻黃附子細辛湯 엑기스 과립 879명
Arm 2: 서양감기약 879명

6. 주요 평가항목
각종 자각증상

7. 주요 결과
각종 항목에서 麻黃附子細辛湯이 서양감기약보다 효과가 있었다.

8. 결론
麻黃附子細辛湯은 감기증후군에 유효하다.

9. 한방고찰
없음

10. 논문 속의 안전성 평가
언급 없음

11. 평가자 의견
무작위 대조군연구의 근거가 되는 방법, 대상이 상세하게 언급되어 있지 않다. 제목에서 지적한 기침 개선 효과도 제목 이외에서는 전혀 언급이 없다. 감기증후군의 경과는 단기간이고 과거 15년간 그리고 현재도 무작위대조시험을 계속하는 의미가 분명하지 않다.

12. 평가자 이름과 평가 날짜 藤澤道夫 2009.2.22, 2010.6.1

호흡기계질환 | 인플루엔자, 비염 포함 |

서지사항
Kubo T, Nishimura H. Antipyretic effect of Mao-to, a Japanese herbal medicine, for treatment of type A influenza infection in children. *Phytomedicine* 2007;14:96-101 CENTRAL ID: CN-00577142, Pubmed ID: 17141491

1. 목적
인플루엔자에 대한 Oseltamivir와 麻黃湯병용의 해열까지 시간을 비교

2. 연구디자인
무작위대조시험RCT(일부)

3. 실시기관
2004년 1월부터 5월까지
병원 1시설

4. 대상자 특성
38도 이상의 인플루엔자유사 증상이 나타난 0~13세 환자 60명

5. 중재/치료
Oseltamivir 4mg/kg/일 2分服/일 쯔무라 麻黃湯 엑기스 과립 0.18g/kg/일
인플루엔자 확인은 신속진단키트, 바이러스분리, RT-PCR로 실시하였다.
Arm 1: Oseltamivir A형 18명
Arm 2: Oseltamivir + 麻黃湯 A형 14명
Arm 3: 麻黃湯 A형 17명
(Arm 1과 Arm 2는 신속키트양성환자로 랜덤화하였다. Arm 3은 Oseltamivir 적응 외의 1세 미만의 신속키트양성환자 및 1세 이상의 신속키트음성환자로 구성되어 있다. 최종적으로 인플루엔자가 확정되지 않은 환자는 제외시켰다.)

6. 주요 평가항목
치료 개시부터 해열까지의 발열시간

7. 주요 결과
발열 시간의 중앙치는 Arm 1에서 24시간, Arm 2에서 18시간, Arm 3에서 15시간이었다. Wilcoxon 順位和검정에서 Arm 1과 비교하여 Arm 2($p<0.05$), Arm 3($p<0.01$)로 유의한 차이가 나타났다.

8. 결론
소아 인플루엔자환자의 발열시간에 대하여 麻黃湯의 효과가 인정되었다. 앞으로 대규모 이중맹검무작위 비교시험을 실시하여 麻黃湯의 인플루엔자에 대한 유효성을 확인하고 싶다.

9. 한방고찰
없음

10. 논문 속의 안전성 평가
유해사상의 발생은 없음

11. 평가자 의견
Arm 1과 Arm 2의 비교가 무작위대조시험이다.「窪智宏. 소아 인플루엔자 감염증에 대한 麻黃湯의 효과. (제56회 일본동양의학회 학술총회 일반연제 C-41로부터) Medicament News 2005 Sep 5;1846:15.」에서도 본 연구를 보고하였다. 이 논문에서는 각군들 사이의 대표치로서 평균치를 사용하고 있다.

12. 평가자 이름과 평가 날짜 藤澤道夫 2007.6.15, 2008.4.1, 2009.2.22, 2010.6.1

호흡기계질환 | 인플루엔자, 비염 포함 |

서지사항 • • •

木元博史, 黑木春郎. 인플루엔자에 대한 인산염Oseltamivir와 麻黃湯의 병용효과. *한방의학* 2005;29:166-9. 醫中誌 Web ID: 2005292428

1. 목적

인플루엔자에 대한 인산염Oseltamivir와 麻黃湯의 병용효과

2. 연구디자인

준무작위대조시험quasi-RCT

3. 실시기관

2004년 1월부터 3월까지

내과 진료소 1시설

4. 대상자 특성

발증 48시간 이내 38도 이상의 발열이 있는 인플루엔자 신속진단키트 양성인 성인 환자 37명

5. 중재/치료

인산염 Oseltamivir 150㎎ 2分服, 5일간, 쯔무라 麻黃湯 7.5g 3分服, 3일간 투여하였다. 서양약은 항히스타민histamine(염산시프로헵타딘cyproheptadine hydrochloride)을 중심으로 하고 기관지확장약염산클렌부테롤Clenbuterol Hydrochloride, 거담약카르보시스테인(carbocisteine) 중의 하나를 3일간 투여하였다.

Arm 1: 인산염 Oseltamivir + 麻黃湯 10명

Arm 2: 인산염 Oseltamivir + 서양약 9명

6. 주요 평가항목

체온, 식욕, 피로감, 현기증, 휘청거림의 각 증상 경과

7. 주요 결과

모든 증례는 인플루엔자A형이었다.

체온은 Arm 1이 Arm 2보다 12시간 빨리 해열되는 경향이 있었다.

식욕부진, 피로감, 현기증, 휘청거림은 Arm 1과 Arm 2에 유의한 차이는 없지만, Arm 1이 Arm 2에 대하여 치료 전에 비하여 조기에 개선되는 경향이 보였다.

8. 결론

인플루엔자에 Oseltamivir와 麻黃湯병용군이 서양약병용군에 비하여 발열기간이 짧고, 환자의 활동성이 유지되는 경향으로 나타났다.

9. 한방고찰

없음

10. 논문 속의 안전성 평가

양군에 유해사상은 없었다.

11. 평가자 의견

그래프만 보면 발열 이외의 증상에 대한 유효성은 확실하지 않다. 본 보고는 중간보고라고 생각되는데, 「黑木春郎, 木元博史. 인플루엔자에 대한 양한방 통합의료의 검토-제3보-. *한방과 면역 · 알레르기* 2006;19:17-25.」에는 참가자가 91명으로 늘었고, 麻黃湯병용군에서는 서양약병용군에 비하여 38도 이상의 발열 지속시간이 짧은 경향을 나타내고 있다.

12. 평가자 이름과 평가 날짜 藤澤道夫 2007.6.15, 2008.4.1, 2009.3.9, 2010.6.1

호흡기계질환 | 인플루엔자, 비염 포함 |

서지사항 • • •
黒木春郎, 木元博史. 인플루엔자에 대한 양한방 통합의료의 검토 - 제3보 -. *한방과 면역 · 알레르기* 2006;19:17-25.

1. 목적
인플루엔자에 대한 인산염Oseltamivir와 麻黃湯의 병용효과

2. 연구디자인
무작위대조군연구quasi-RCT

3. 실시기관
2005년 2월부터 3월까지
병원 1시설, 진료소 1시설

4. 대상자 특성
48시간 이내에 38도 이상 발열 인플루엔자 신속진단키트양성 성인환자 107명

5. 중재/치료
인산염 Oseltamivir 150mg 2分服, 5일간, 쯔무라 麻黃湯 엑기스 과립 7.5g 3分服, 3일간
Arm 1: 인산염 Oseltamivir + 麻黃湯 52명
Arm 2: 인산염 Oseltamivir 단독 55명

6. 주요 평가항목
체온
식욕, 기침, 콧물, 불면의 각종 증상들의 경과

7. 주요 결과
발열은 Arm 1이 Arm 2보다 빠르게 해열되는 경향을 나타내었다. Arm 2에서는 발열이 만연하는 경향이 있었다. 식욕, 기침, 콧물, 불면 스코어에 유의한 차이는 없었지만, Arm 1이 Arm 2에 비하여 수치가 낮아 양호한 경향을 보였다.

8. 결론
麻黃湯은 안전하게 투여가능하고 서양약군과 병용요법에서 거의 동등한 효과가 나타났다. 麻黃湯은 소아 인플루엔자에 대하여 사용가능한 치료법이라고 할 수 있다.

9. 한방고찰
없음

10. 논문 속의 안전성 평가
양군에서 유해사상은 보이지 않았다.

11. 평가자 의견
본 보고는 「木元博史, 黒木春郎. 인플루엔자에 대한 인산염 Oseltamivir과 麻黃湯의 병용효과. *한방의학* 2005;29:166-9. 醫中誌 Web ID:2005292428」의 Oseltamivir + 麻黃湯군, Oseltamivir + 서양약군의 비교시험에서 Oseltamivir + 麻黃湯군에서 체온이 조기에 개선되는 경향이 나타난 후에 계속해서 실시한 비교시험이다.

12. 평가자 이름과 평가 날짜
藤澤道夫 2009.3.8, 2010.6.1

호흡기계질환 | 인플루엔자, 비염 포함 |

서지사항
岩崎鋼, 田口眞壽美, 丁宗鐵 외. 麻黃附子細辛湯이 고령자의 인플루엔자 백신 접종에 미치는 영향. *한방과 면역 · 알레르기* 2004;17:97-103.

1. 목적 고령자의 인플루엔자 백신 접종에 미치는 麻黃附子細辛湯의 유효성과 안전성

2. 연구디자인 무작위대조시험RCT

3. 실시기관 언급 없음

4. 대상자 특성

2종류의 A형 인플루엔자 항체가H1N1, H3N2를 HI법으로 측정하고, 양쪽 모두 10배 미만인 환자 18명

5. 중재/치료

Arm 1: 쯔무라 麻黃附子細辛湯 엑기스 과립 7.5g/일 10명

Arm 2: 비투여 8명

6. 주요 평가항목

Arm 1은 접종 7일 전부터 접종 14일 후까지 쯔무라 麻黃附子細辛湯 7.5g/일 복용. 백신 접종 4주 후에 항체가를 측정. 이전의 수치에서 상승률을 양군 사이에서 비교.

7. 주요 결과

Arm 1과 Arm 2에서는 인플루엔자 백신 접종으로 H1N1항체의 상승률에 차이는 없었다. H3N2항체가의 상승률은 Arm 2가 평균 4.9배인데 반하여 Arm 1에서 57.3배로 유의하게 상승($p<0.04$)하였다. 그리고 관찰 기간중의 인플루엔자이환은 Arm 1에서는 없었지만, Arm 2에서는 2명에게 나타났다.

8. 결론

H3N2항체가의 상승률은 Arm 1은 Arm 2와 비교하여 유의하게 상승하였다. H1N1항체의 상승률에 차이는 없었다. 麻黃附子細辛湯은 인플루엔자 백신으로 H3N2항체가의 상승을 촉진시키고 특이적 면역을 증강시킨다는 사실이 시사된다.

9. 한방고찰

없음

10. 논문 속의 안전성 평가

언급 없음

11. 평가자 의견

인플루엔자 발생으로 합병증인 폐렴 등의 감염증으로 사망할 가능성이 높은 고령자에게 항체 생산을 높이는 것은 예방효과로서 중요하다. 그리고 의료경제적으로도 유용하다. 이런 점에서 인플루엔자 항체 수치가 낮은 고령자에게 항체 생산을 촉진시키는 보조작용을 기대하며 麻黃附子細辛湯을 투여하고, 항체가 상승하는지를 검토한 연구이다. 이 연구는 고령자 중에 인플루엔자 항체 생산의 반응이 낮은 사람을 위한 하나의 대책으로서 주목 받는 연구이다. 2종류의 항체가 중에 H3N2항체가 상승률은 대조군과 비교하여 유의하게 상승하는데 반하여 H1N1항체 상승률에 차이가 없다. 이러한 점에 대한 이유를 해명하고, 아울러 특이적인 항체생산이 가능한가 등에 대해서 검토할 필요가 있다. 이 연구에서의 문제점은 증례수가 적다는 점을 지적할 수 있다. 앞으로의 검토에서는 증례수를 늘릴 필요가 있다. 그리고 인플루엔자 항체생산의 반응이 낮은 사람에게 항체가를 늘리는 효과가 있는 다른 한방약 탐색과 그 한방약의 투여 방법 등에 대한 검토가 기대된다.

[관련 문헌] 岩崎鋼. 고령자의 인플루엔자와 한방. *TSUMURA Mail Magazine* 2008;Suppl:22-3.

증례수를 콘트롤 15명, 麻黃附子細辛湯 18명으로 늘렸다. 결과는 거의 같고 麻黃附子細辛湯군에서 H3N2항체가가 상승하였다.

12. 평가자 이름과 평가 날짜 並木隆雄 2007.6.15, 2008.4.1, 2009.3.12, 2010.6.1

호흡기계질환 | 인플루엔자, 비염 포함 |

서지사항 •••

渡邉直人, 中川武正, 宮澤輝臣. 마이코플라즈마기관지염 기침억제에 유용한 진해약 모색검토. *한방과 면역 · 알레르기* 2008;22:63-8.
渡邉直人, 宮澤輝臣. 마이코플라즈마Mycoplasma 기관지염의 기침에 대한 麥門冬湯과 히벤즈산티페피딘Tipepidine hibenzate과의 억제효과를 비교검토. *한방과 면역 · 알레르기* 2007;21:31-6.

1. 목적

麥門冬湯 및 히벤즈산티페피딘Tipepidine hibenzate의 마이코플라즈마Mycoplasma 기관지염 기침에 대한 유효성의 비교검토

2. 연구디자인

무작위 대조군연구(봉투법)RCT-envelope

3. 실시기관

병원내과, 1시설(저자는 성마리안느대학 호흡기 · 감염증내과)

4. 대상자 특성

흉부X선상에서 폐렴음영이 보이지 않는 마이코플라즈마 기관지염 여성 20명

5. 중재/치료

Arm 1: 아지쓰로마이신azithromycin 500㎎ 3일간, 쯔무라 麥門冬湯 엑기스 과립 9.0g 3分服 2주, 6명
Arm 2: 아지쓰로마이신 500㎎ 3일간, 히벤즈산티페피딘 60㎎ 2주, 2주 8명
Arm 3: 아지쓰로마이신 500㎎ 3일간, 히벤즈산티페피딘 60㎎ 2주, 쯔무라 麥門冬湯 엑기스 과립 9.0g 3分服 2주 6명

6. 주요 평가항목

기침 스코어, 백혈구수, 적혈구 침강속도ESR, CRP

7. 주요 결과

Arm 1과 Arm 3에서는 내원 1일째에 비하여 5일째에 기침스코어가 유의하게 저하하였다($p<0.05$). Arm 2에서는 7일째에 기침스코어가 유의하게 저하하였다($p<0.05$). 기침스코어의 변화차에서는 Arm 1과 Arm 3에서는 5일째에 유의하게 저하하였지만($p<0.05$), Arm 2에서는 11일째가 되어 유의하게 저하되었다($p<0.05$). 14일까지 기침점수 감소누적치는 Arm 3에서 가장 높았다. 백혈구수, 적혈구 침강속도, CRP에는 유의한 차이가 없었다.

8. 결론

마이코플라즈마Mycoplasma 기관지염에 나타나는 기침에 아지쓰로마이신azithromycin과 麥門冬湯 그리고 히벤즈산티페피딘Tipepidine hibenzate의 병용은 유효하다는 것이 시사되었다. 또한 아지쓰로마이신과 맥문동탕, 히벤즈산티페피딘의 3약제 병용도 유효하다는 것이 시사되었다.

9. 한방고찰 없음

10. 논문 속의 안전성 평가 언급 없음

11. 평가자 의견

마이코플라즈마 기관지염에서 기침이 계속되면 치료를 힘들게 하는 경우가 많다. 본 연구는 麥門冬湯의 유효성을 무작위 대조시험으로 평가하였기 때문에 흥미롭다. 봉투법으로 분류한 점은 랜덤화의 유지가 약해지는 경우가 많다. 본 임상시험은 마이코플라즈마 기관지염의 기침에 아지쓰로마이신과 麥門冬湯, 히벤즈산티페피딘의 병용 유효성에 대하여 평가하였지만, 대조군으로 플라세보군을 설정하지 않았다. 그리고 3군 사이의 유효성에 대한 비교에는 투여 후 3군 사이의 기침스코어를 비교할 필요가 있다. 그리고 3군 모두 2주 후에도 기침이 계속되는 증례가 있었다. 이런면에서 麥門冬湯을 사용할 경우에는 한방의 증도 고려한 검토도 필요하다.

12. 평가자 이름과 평가 날짜 岡部哲郎 2008.11.25, 2010.6.1

호흡기계질환 | 인플루엔자, 비염 포함 |

서지사항 • • •

大屋靖彦. 삼나무 화분증에 대하여 小青龍湯의 계절전 투여를 통한 유효성에 관하여. *한방진료* 1991;10:42-8.

1. 목적

삼나무 화분증에 대하여 小青龍湯의 계절전 투여로 인한 예방효과 및 안전성에 대한 평가

2. 연구디자인

무작위대조시험RCT

3. 실시기관

병원 이비인후과 1시설

4. 대상자 특성

중증도가 경도 이하인 삼나무 화분증 환자 43명

5. 중재/치료

Arm 1: 쯔무라 小青龍湯 엑기스 과립 9g 3分服 2월 7일~4월4일 23명

Arm 2: 케토티펜ketotifen 2mg 2分服 2월 7일~4월 4일 20명

6. 주요 평가항목

화분이 날리기 전 시기와 날리는 시기의 4단계 평가로 자각적 鼻증상의 변화

7. 주요 결과

코알레르기 일기를 충실히 기록하게 하여 효과판정이 가능하였던 해석 증례는 29명으로 Arm 1이 15명, Arm 2가 14명이었다. 재채기발작의 중등도 이상의 효과는 Arm 1에서 66.7%, Arm 2에서 64.3%로 양군 사이에 유의한 차이는 없었다. 콧물의 중등도 이상의 효과도 Arm 1에서 60%, Arm 2에서는 57.1%로 유의한 차이는 없었다. 코막힘의 중등도 이상의 효과는 Arm 1에서 86.7%, Arm 2에서는 85.7%로 유의한 차이는 없었다. 鼻증상 전반적 효과도 중등도 이상의 유효율은 Arm 1에서 66.7%, Arm 2에서 64.3%로 양군 사이에 유의한 차이는 없었다.

8. 결론

小青龍湯의 삼나무 화분증에 대한 예방적 효과는 케토티펜과 같았다.

9. 한방고찰

小青龍湯군 15명 중 실증 1명, 중간증 14명이었다.

10. 논문 속의 안전성 평가

小青龍湯군에서 1명에게 가벼운 설사증상이 있었다.

11. 평가자 의견

본 논문은 「大屋靖彦. 알레르기질환에 대한 한방치료, 일반병원의 입장에서. *Progress in Medicine* 1988;8:604-12.」의 원저이다. 小青龍湯이 경증 삼나무 화분증에 대하여 경구항알레르기제인 케토티펜과 동등한 임상적 예방효과가 있다는 사실을 증명한 랜덤화 비교 임상시험이다. 평가 항목이 환자의 코알레르기에 대한 일기를 근거로 한 자각증상의 변화라는 점에서 객관성이 부족하다. 그리고 대상이 경증 이하의 증례라는 사실도 평가를 하는 데 있어서 신중해야 할 점이다. 隨證치료를 하면 小青龍湯은 삼나무 화분증에 일정한 예방효과가 있겠지만, 앞으로 이런 점을 더욱 고려한 임상적 검토가 기대된다.

12. 평가자 이름과 평가 날짜 岡部哲郎 2008.8.18, 2010.6.1

호흡기계질환 | 인플루엔자, 비염 포함 |

서지사항

森壽生. 봄철의 알레르기성 비염화분증에 대한 小靑龍湯과 苓甘姜味辛夏仁湯의 효과 - 두 약제의 효과를 비교 검토-. *Therapeutic Research* 1996;17:3691-6 MOL, MOL-Lib

1. 목적

봄철 알레르기성 비염화분증에 대한 小靑龍湯과 苓甘姜味辛夏仁湯의 효과

2. 연구디자인

준무작위대조시험quasi-RCT

3. 실시기관

병원 1시설, 의원 2시설

4. 대상자 특성

1996년 1월25일부터 1996년 4월1일까지 초진에서 화분증이라고 진단받음

5. 중재/치료

1992년 11월부터 1993년 3월까지. 접수 순서로 군 배정

증상이 심할 때는 intal 点鼻藥을 병용

Arm 1: 쯔무라 苓甘姜味辛夏仁湯 엑기스 과립 7.5g 3分服 등록 20명, 해석 가능례 15명

Arm 2: 쯔무라 小靑龍湯 엑기스 과립 9.0g 3分服 등록 21명, 해석 가능례 15명

6. 주요 평가항목

재채기, 콧물, 코막힘

7. 주요 결과

증상별 개선도는 재채기, 콧물, 코막힘의 개선도는 Arm 1과 Arm 2와의 사이에서 유의한 차이는 보이지 않았다.

전반적 개선도에서 경도 개선도는 Arm 1은 66.7%, Arm 2에서 80.0%이고, 최종개선도에서 유의한 차이는 보이지 않았다.

8. 결론

小靑龍湯은 苓甘姜味辛夏仁湯의 화분증에 대한 효과에 유의한 차이는 없었지만, 코막힘의 경우에는 小靑龍湯이 보다 효과적이었다.

9. 한방고찰

허증은 제외시켰다.

10. 논문 속의 안전성 평가

苓甘姜味辛夏仁湯에서 1명에게 하지 부종과 체중 증가를 초래하였지만, 혈액검사에서 이상은 없었다. 小靑龍湯에는 문제가 없었다.

11. 평가자 의견

저자의 화분증에 대한 논문은 小靑龍湯을 대조군으로 하여 여러 한방약과 비교 검토한 것이 몇 편 있다. 이들의 데이터를 종합하여 한방약의 각각의 특성들의 차이점을 밝혀 발표하면 한방약을 공부하는 입장에서 많은 도움이 될 것이다.

12. 평가자 이름과 평가 날짜 藤澤道夫 2008.10.13, 2010.1.6, 2010.6.1

호흡기계질환 | 인플루엔자, 비염 포함 |

서지사항 • • •

森壽生, 嶋崎謙, 倉田文秋 외. 봄철 알레르기성 비염화분증에 대한 小靑龍湯과 *越婢加朮湯*의 효과 - 두 약물의 효과를 비교검토 -. *Therapeutic Research* 1997;18:3093-9 MOL, MOL-Lib

1. 목적

봄철 알레르기성 비염화분증에 대한 小靑龍湯과 越婢加朮湯의 효과

2. 연구디자인

준무작위대조시험quasi-RCT

3. 실시기관

의원 1시설

4. 대상자 특성

1997년 1월 27일부터 1997년 4월 5일까지 초진에서 화분증이라고 진단받음

허증은 제외하고 135명

5. 중재/치료

외래접수 순서로 군 배정

증상이 심할 때에는 인탈intal点鼻, 点眼을 병용.

Arm 1: JPS 小 靑龍湯 엑기스 과립 7.5g 3分服, 등록 68명, 해석 가능례 45명

Arm 2: JPS 越婢加朮湯 엑기스 과립 7.5g 3分服, 등록 67명, 해석 가능례 49명

6. 주요 평가항목

재채기, 콧물, 코막힘

눈 주위 가려움, 눈물, 눈꼽, 안통

7. 주요 결과

증상별 개선도는 콧물에서만 Arm 1이 개선도가 높아 유의한 차이가 있고, 기타 증상은 Arm 2와의 사이에서 유의한 차이가 없었다. 눈 주위 가려움은 Arm 1이 55.6%, Arm 2는 65.3%에서 개선이상이었다. 눈물은 Arm 1은 13.3%, Arm 2는 16.3%로, Arm 2가 약간 유효하지만, 유의한 차이는 없었다. 전반적 개선도(코 증상의 중증도)에서 중간 정도 개선이상은 Arm 1은 53.3%, Arm 2에서 67.3%이고, 최종개선도에서 유의한 차이는 없었다.

8. 결론

越婢加朮湯와 小靑龍湯 모두 화분증에 대하여 유의한 차이는 없으면서 효과를 나타낸다.

9. 한방고찰

小靑龍湯은 중간증부터 실증에 사용하고, 越婢加朮湯은 실증에 사용되므로 허증은 제외시켰다. 越婢加朮湯은 石膏가 포함되어 있는 눈 주위 가려움, 충혈, 피부 열감 등의 열을 내리는 것을 목적으로 한 것이다.

10. 논문 속의 안전성 평가

越婢加朮湯으로 심와부통, 구토증이 1명에게 나타났고, 小靑龍湯으로는 발진 증상이 1명에게 나타났다.

11. 평가자 의견

森壽生 씨의 화분증에 대한 논문은 小靑龍湯이 중심에 있다. 「馬場駿吉, 高坂知節, 稻村直樹 외. 小靑龍湯의 통년성 코알레르기에 대한 효과-이중맹검비교시험-. *이비인후과임상* 1995;88:389-405.」를 참조할 필요가 있다.

12. 평가자 이름과 평가 날짜 藤澤道夫 2008.10.13, 2010.1.6, 2010.6.1

호흡기계질환 | 인플루엔자, 비염 포함 |

서지사항 • • •

森壽生. 봄철 알레르기성 비염화분증에 대한 小靑龍湯과 大靑龍湯桂枝湯合麻杏甘石湯의 효과 - 두 약제의 효과를 비교 검토-. *Therapeutic Research* 1998;19:3299-307 MOL, MOL-Lib

1. 목적

봄철 알레르기성 비염화분증에 대한 小靑龍湯과 大靑龍湯桂枝湯合麻杏甘石湯의 효과

2. 연구디자인

준무작위대조시험quasi-RCT

3. 실시기관

의원 1시설

4. 대상자 특성

1998년 1월 26일부터 1998년 4월 9일까지 초진에서 화분증이라고 진단받음

허증을 제외시킨 135명

5. 중재/치료

외래접수 순서로 군 배정

증상이 심할 때는 인탈intal 点鼻, 点眼클로모그리신나트륨을 병용

大靑龍湯(고타로 桂枝湯엑기스세립 5g + 고타로 麻杏甘石湯 엑기스세립 9g)

Arm 1: 고타로 小靑龍湯엑기스세립 7.5g 3分服, 등록 28명, 해석 가능례 15명

Arm 2: 大靑龍湯 14.0g 3分服, 등록 28명, 해석가능례 24명

6. 주요 평가항목

재채기, 콧물, 코막힘

눈 주위 가려움, 눈물, 눈꼽, 안통

7. 주요 결과

증상별개선도는 Arm 1과 Arm 2에서 유의한 차이는 없었다.

가벼운 개선 이상의 전반개선도(코증상의 중증도)에서 Arm 1은 46.7%, Arm 2에서 87.5%로 개선도에 유의한 차이를 보였다.

8. 결론

증상별에서는 小靑龍湯과 大靑龍湯의 효과는 차이가 없었다. 전반개선도는 大靑龍湯이 小靑龍湯에 비하여 유의하게 개선도가 높았다.

9. 한방고찰

小靑龍湯은 중간증부터 실증에 사용하므로 허증의 환자는 제외시켰다. 그리고 [森壽生, 嶋崎謙, 倉田文秋 외. 봄철 알레르기성 비염화분증에 대한 小靑龍湯과 越婢加朮湯의 효과-두 약제의 효과에 대한 비교 검토-. Therapeutic Research 1997;18:3093-9.]에서 越婢加朮湯이 화분증에 유효하며, 그 구성 생약인 麻黃과 石膏를 포함한 大靑龍湯을 이번 비교시험에 사용하였다.

10. 논문 속의 안전성 평가

大靑龍湯에서 1명에게 手足眼瞼의 부종, 체중 증가가 있었는데 가성알도스테론증이었다.

11. 평가자 의견

森壽生 씨의 화분증에 대한 논문은 小靑龍湯이 중심에 있다. 「馬場駿吉, 高坂知節, 稻村直樹 외. 小靑龍湯의 통년성 코 알레르기에 대한 효과-이중맹검비교시험-. *이비인후과임상* 1995;88:389-405.」를 참고할 필요가 있다.

12. 평가자 이름과 평가 날짜 藤澤道夫 2008.10.13, 2010.1.6, 2010.6.1

호흡기계질환 | 인플루엔자, 비염 포함 |

서지사항 • • •

森壽生, 倉田文秋, 嶋崎謙 외. 봄철 알레르기성 비염화분증에 대한 小青龍湯과 桂麻各半湯桂枝湯合麻黃湯의 효과 - 두 약제의 효과를 비교. *Therapeutic Research* 1999;20:2941-7 MOL, MOL-Lib

1. 목적

화분증에 대한 小青龍湯과 桂麻各半湯의 효과에 대한 비교

2. 연구디자인

준무작위대조시험quasi-RCT

3. 실시기관

1999년 1월 25일부터 1999년 4월 10일까지

병원 1시설, 내과의원 3시설

4. 대상자 특성

화분증환자 88명

5. 중재/치료

Arm 1: 쯔무라 小青龍湯 9.0g 3分服 2주 32명

Arm 2: 桂麻各半湯(쯔무라 桂枝湯 4.0 + 쯔무라 麻黃湯 4.0) 8.0g 3分服 2주 33명

6. 주요 평가항목

증상별 개선도 및 전반개선도

7. 주요 결과

재채기는 Arm 1은 68.8%, Arm 2는 66.7%,

콧물은 Arm 1은 56.3%, Arm 2는 63.6%,

코막힘은 Arm 1은 40.6%, Arm 2는 30.3%,

눈 주위 가려움은 Arm 1은 46.9%, Arm 2는 54.5% 유효하였다. 모든 증상의 개선도에서 유의한 차이는 없었다.

전반적 개선도는 중등도 이상으로 개선된 것은 Arm 1은 62.5%, Arm 2는 60.6%로 두가지 약제의 유효성에 유의한 차이는 없었다.

8. 결론

봄철 화분증에 대하여 桂麻各半湯은 小青龍湯과 동등한 유효성을 나타내었다.

9. 한방고찰

없음

10. 논문 속의 안전성 평가

小青龍湯 투여군에서 구갈 2명, 위부팽만감 1명, 위부불쾌감을 호소하여 1명은 중지하였다. 桂麻各半湯 투여군에서 구갈 1명, 구토증을 호소하여 1명은 중지하였다.

11. 평가자 의견

1999년 시점에서 화분증에 대한 한방약의 효과를 밝힌 명확한 EBM은 없었다. 이 논문은 비교 검토를 다른 한방제제를 대상으로 하고 있는데, 앞으로 플라세보placebo 등을 통한 비교 검토가 요망된다.

12. 평가자 이름과 평가 날짜 藤澤道夫 2007.6.15, 2008.4.1, 2010.6.1

호흡기계질환 | 인플루엔자, 비염 포함 |

서지사항
吉本達雄, 森壽生, 倉田文秋 외. 봄철 화분증에 대한 小靑龍湯과 麻黃附子細辛湯의 효과 - 두 약제의 효과에 대한 검토 -. *Therapeutic Research* 2002;23:2253-9. 醫中誌 web ID: 2003161479 MOL, MOL-Lib

1. **목적** 봄철 화분증에 대한 小靑龍湯과 麻黃附子細辛湯의 효과를 비교 평가
2. **연구디자인** 무작위대조군연구quasi-RCT
3. **실시기관** 내과진료소 5시설
4. **대상자 특성**
상기시설에서 초진을 받은 화분증알레르기성비염 환자 중에 과거에 화분증을 진단받은 적이 있는 환자와 처음으로 비염증상을 보인 환자는 콧물호산구시험양성과 IgE수치가 높은 환자 66명. 허증, 부비동염, 코중격만곡증 등의 코질환, 알레르기성 결막염 이외의 결막염, 임신, 한방약 복용을 거부한 환자는 제외시켰다.
5. **중재/치료**
Arm 1: 쯔무라 小靑龍湯 9.0g 3分服(34명)
Arm 2: 쯔무라 麻黃附子細辛湯 7.5g 3分服(32명)
병용약은 금지하는데 증상이 심하여 어쩔 수 없을 때에는 인탈intal 点眼 내지는 点鼻약사용
6. **주요 평가항목**
증상개선도: 복약 2주 후의 코증상과 눈증상을 5단계 평가
전반개선도: 복약 2주 후의 코증상의 중증도 추이를 관찰기간의 중증도와 비교하고 또 眼증상도 고려하여 5단계평가(麻黃附子細辛湯은 속효성이 있으므로 복약 개시 1주부터 증상에 대한 추이를 기록하였다.)
개괄안전도: 복약 2주 후의 부작용 유무와 약제와의 인과관계로 5단계 평가
유용도: 전반개선도와 개괄안전도를 종합적으로 5단계 평가
7. **주요 결과**
증상개선도는 각 항목에 관하여 x^2검정과 U검정으로 비교하였다. 재채기(小靑龍湯 41.2%, 麻黃附子細辛湯 59.4%), 콧물(47.1%, 53.1%), 코막힘(58.8%, 37.5%), 눈 주위 가려움(35.3%, 45.2%), 눈물(23.5%, 19.4%), 눈꼽(11.8%, 9.7%)로 어느 경우에서도 유의한 차이는 없었다. 전반개선도도 경도 이상의 개선(小靑龍湯 67.6%, 麻黃附子細辛湯 71.9%), 중등도 이상의 개선(52.9%, 53.1%)으로 양군 사이에 유의한 차이는 없었다. 유용도에 대해서도 「유용」이상인 경우는 小靑龍湯에서 50%, 麻黃附子細辛湯에서 50%로 유의한 차이는 없었다.
8. **결론**
麻黃附子細辛湯은 화분증에 대하여 小靑龍湯과 같이 유효한 약제라는 것을 시사하였다.
9. **한방고찰**
麻黃附子細辛湯은 小靑龍湯보다 허증 경향이고, 고령자와 허약체질자에도 적응가능한 약제로서 유용하다고 본다.
10. **논문 속의 안전성 평가**
양군 모두 부작용은 없었다.
11. **평가자 의견**
화분증에 대한 小靑龍湯의 RCT(*이비인후과임상* 1995;88:389-405.)를 받고 실시한 임상시험이고 같은 주요 성과 평가를 사용하고 있다. 그러나 군 배정방법을 외래접수 순서로 하였기 때문에 엄밀한 의미에서는 랜덤화가 이루어지지 않아 CCTclinical controlled trial: 준무작위대조시험로 하였다. 유의한 차이는 없었지만 임상적으로는 화분증치료의 선택안이 보다 폭넓어졌다는 의미에서 의미있는 결과라고 생각한다.
12. **평가자 이름과 평가 날짜** 鶴岡浩樹 2007.6.15, 2008.4.1, 2010.6.1

호흡기계질환 | 인플루엔자, 비염 포함 |

서지사항

嶋崎謙, 森壽生, 倉田文秋 봄철 알레르기성 비염화분증에 대한 小靑龍湯과 五虎湯의 효과. 두 약제의 효과를 비교 검토. *Therapeutic Research* 2001;22:2385-91. 醫中誌 web ID: 2002138087 MOL, MOL-Lib

1. 목적

화분증에 대한 小靑龍湯과 五虎湯의 효과에 대한 비교 평가

2. 연구디자인

무작위대조군시험quasi-RCT

3. 실시기관

병원 1시설, 진료소 4시설

4. 대상자 특성

콧물호산구시험은 양성이며 IgE수치가 높은 화분증환자 116명

5. 중재/치료

2000년 1월 31일부터 4월 10일까지의 초진 환자

증상이 심할 때는 인탈intal 点鼻 및 인탈 点眼을 처방하였다.

복약 2주에 판정하였다.

Arm 1: 쯔무라 五虎湯 엑기스 과립 7.5g 3分服/일 58명

Arm 2: 쯔무라 小靑龍湯 엑기스 과립 9.0g 3分服/일 58명

6. 주요 평가항목

코증상: 재채기, 콧물, 코막힘

눈증상: 눈 주위 가려움, 눈물, 눈꼽, 안통

7. 주요 결과

Arm 1에서 10명이 통원 중지, 1명이 부작용으로 투여를 중지하였다. Arm 2에서는 17명이 통원 중지하여 해석 증례는 Arm 1에서 48명, Arm 2에서 41명이다. 각 증상별 개선도를 보면 눈꼽, 안통에서 五虎湯의 유효율이 높은 것 외에는 小靑龍湯이 유효율이 높지만, 유효율에 유의한 차이는 없었다.

8. 결론

양군의 유용도는 약간 유용 이상이 五虎湯에서 70.8%, 小靑龍湯에서 80.5%로 양군 사이에 유의한 차이는 없었다.

9. 한방고찰

小靑龍湯, 五虎湯은 실증부터 중간증에 사용되므로 허증인 환자는 참가자에서 제외시켰다.

10. 논문 속의 안전성 평가

五虎湯 투여군에는 구갈 5명, 복통 1명, 경변 1명, 동계 1명(해석 증례에서 제외), 小靑龍湯에는 구갈 1명, 변비 1명이 있었다.

11. 평가자 의견

저자는 지금까지 한방약들의 알레르기성 비염, 화분증에 대한 비교 논문을 몇 편 써 왔다. 이들도 같이 살펴보기를 바란다.

12. 평가자 이름과 평가 날짜 藤澤道夫 2009.1.15, 2010.6.1

호흡기계질환 | 인플루엔자, 비염 포함 |

서지사항 • • •

馬場駿吉, 高坂知節, 稲村直樹 외. 小青龍湯의 통년성 코알레르기에 대한 효과 - 이중맹검비교시험 -. *이비인후과임상* 1995;88:389-405. 醫中誌 web ID: 1995184251

1. **목적**
   小青龍湯의 통년성 코 알레르기에 대한 효과와 안전성
2. **연구디자인**
   이중맹검DB-RCT
3. **실시기관**
   대학병원 26시설, 병원 35시설
4. **대상자 특성**
   1993년 6월부터 1994년 1월까지 8개월간 전국 61시설의 이비인후과에서 진료를 받은 통년성 알레르기 환자 220명
5. **중재/치료**
   플라세보는 외관, 내용 모두 小青龍湯과 식별이 불가능
   약제 투여 기간은 2주
   증상이 심할 때는 클레마스틴푸마르산염Clemastine Fumarate의 둔복(필요에 따라 복용)을 허용하였다.
   Arm 1: 플라세보 9.0g 3分服/일 110명
   Arm 2: 쯔무라 小青龍湯 엑기스 과립(의료용) 9.0g 3分服/일 110명
6. **주요 평가항목**
   최종 전반개선도, 증상별 개선도, 안전도, 체질과 유효성의 관련
7. **주요 결과**
   해석 대상의 증례수는 최종 전반개선도 186명, 개괄안전도 217명, 유용도 189명이었다.
   전반개선도는 Arm 1에서 현저한 개선 5.3%, 중등도개선 12.8%이고, Arm 2에서는 현저한 개선 12.0%, 중등도개선 32.6%로 Arm 2가 Arm 1에 비하여 유의하게 우수하였다. 증상별개선도는 재채기 발작, 콧물, 코막힘에서 Arm 2가 유의하게 뛰어났다. 설문조사에 근거한 체질과 小青龍湯의 유효성과의 관련은 체격에서는 "보통", "근육질"타입, 안색에서는 "보통보다 백색", 목소리는 "보통", 寒熱에서는 "어느쪽도 아니다" "더위를 잘 탐", 손발은 "따뜻하다" "어느 쪽도 아니다", 땀은 "잘 흘린다" "어느 쪽도 아니다"가 유의하게 뛰어났다.
8. **결론**
   최종 전반개선도, 증상별개선도, 유용도 등 Arm 2는 Arm 1에 비하여 유의하게 뛰어났다.
9. **한방고찰**
   小青龍湯을 사용하는 목표는 거품같은 가래, 물 같은 콧물, 재채기 등을 수반하는 경우인데, 알레르기성 비염증상과 합치한다.
10. **논문 속의 안전성 평가**
    부작용에 있어서 투여 약제와의 인과관계가 의심된 경우는 플라세보 6.4%, 小青龍湯 6.5%이었다. 小青龍湯군에는 소화기 증상, 두통, 안면부종 등이 가볍게 나타났다. 1명에게는 GOT, GPT가 약간 상승한 예가 있었지만, 시험약은 계속 사용하였다.
11. **평가자 의견**
    본격적으로 전국에 걸쳐 대규모로 실시한 RCT이다.
12. **평가자 이름과 평가 날짜** 藤澤道夫 2008.10.15, 2010.6.1

호흡기계질환 | 인플루엔자, 비염 포함 |

서지사항
中井義明, 大橋淑宏, 江崎裕介 외. 코 알레르기에 대한 麻黃附子細辛湯의 임상 효과 검토. *이비인후과전망* 1990;33:655-673.

1. 목적
상한론에 근거하여 제조된 麻黃附子細辛湯 엑기스 과립과 기존 방법으로 제조한 麻黃附子細辛湯 엑기스산의 통년성 코 알레르기에 대한 유효성과 안전성 평가

2. 연구디자인
무작위대조군연구quasi-RCT

3. 실시기관
大阪시립대학 의학부 이비인후과, 帝京대학 의학부부속 溝口병원 이비인후과, 名古屋시립대학 의학부 이비인후과 5시설, 병원 이비인후과 10시설

4. 대상자 특성
중증도가 중등도 이상의 통년성 코 알레르기 환자 155명

5. 중재/치료
Arm 1: 고타로 麻黃附子細辛湯 엑기스산(구제제:현재 판매하지 않음) 6g 3分服/일 4주 81명
Arm 2: 고타로 麻黃附子細辛湯 엑기스(현재 판매중인 캡슐제의 내용물) 3g 3分服/일 4주 74명

6. 주요 평가항목
鼻증상재채기발작, 콧물, 코막힘, 후각장애, 일상생활 지장도, 鼻鏡소견, 중증도, 코 알레르기 검사피부반응, 코유발반응, 콧물호산구수

7. 주요 결과
2주 후 해석 증례수는 Arm 1이 59명으로 유효 이상은 27명(45.8%), Arm 2는 52명으로 유효 이상 28명(53.8%)이었다. 4주 후 해석 증례수는 Arm 1이 52명으로 유효 이상은 33명(63.5%), Arm 2에서는 44명 중 유효 이상은 33명(76.7%)으로 어느 경우도 양군 사이에서 유의한 차이는 나타나지 않았다.

8. 결론
기존의 방법으로 제조된 麻黃附子細辛湯 엑기스산의 통년성 코 알레르기에 대한 효과는 상한론에 근거하여 제조된 麻黃附子細辛湯엑기스 세립과 동등하다.

9. 한방고찰
없음

10. 논문 속의 안전성 평가
麻黃附子細辛湯 엑기스산 투여군 4명(6.2%)에 부작용이 출현하였다. 3명에게 소화기증상위통, 식욕부진, 구토증, 미각장애, 1명에게 졸음이 나타났다. 麻黃附子細辛湯 엑기스 세립군에서는 3명(5.1%)에게 부작용이 출현하였다. 2명은 소화기증상위부불쾌감, 구갈, 1명은 두통, 두중감이 나타났다.

11. 평가자 의견
통년성 코 알레르기에 대하여 제조법이 다른 麻黃附子細辛湯의 다시설 비교임상시험에서 동등한 유효성이 증명된 것은 의의가 크다. 평가 항목도 鼻鏡소견 등 자각증상 이외의 객관적 지표로 평가하여 신뢰도가 높다. 그러나 이 시험은 군 배정의 랜덤화 방식에 문제가 있다고 본다. 아울러 플라세보군을 가미한 무작위대조시험이 필요하다.

12. 평가자 이름과 평가 날짜 岡部哲郎 2008.8.18, 2010.6.1

호흡기계질환 | 인플루엔자, 비염 포함 |

서지사항 • • •

櫻田隆司, 池田勝久, 高坂知節 외. 만성 鼻副鼻腔炎에 대한 한방제제의 치료성적 - 辛夷淸肺湯과 四逆散의 임상효과 -. *이비인후과임상* 1992;85:1341-6.

1. 목적

한방약의 만성 비염 및 만성 부비동염에 대한 효과

2. 연구디자인

무작위대조군연구quasi-RCT

3. 실시기관

대학 1시설, 병원 5시설

4. 대상자 특성

1989년 1월 26일부터 1998년 4월 5일까지 진료를 받은 초진 화분증

鼻알르레기가 없는 만성 비염환자 6명

만성 부비동염 환자 61명

5. 중재/치료

1992년 11월부터 1990년 6월까지. 봉투법으로 군 배정

Arm 1: 쯔무라 辛夷淸肺湯 엑기스 과립 7.5g 3회 복용/일 39명

Arm 2: 쯔무라 四逆散 엑기스 과립 7.5g 3회 복용/일 28명

6. 주요 평가항목

자각증상: 鼻漏, 코를 자주 품, 後鼻漏, 코막힘, 두중통, 후각장애

타각소견: 비점막의 발적, 비점막의 부종, 콧물의 성상

검사: 콧물호중구검사, 鼻腔通氣度

7. 주요 결과

자각증상에 관하여 경도 개선 이상은 Arm 1에서 76.3%, Arm 2에서 59.3%이고 유의한 차이는 없었다. 타각소견도 Arm 1에서 60.5%, Arm 2에서 70.4%로 유의한 차이 없었다. 콧물호중구검사, 鼻腔通氣度에도 양군에 유의한 차이는 없었다.

8. 결론

(池田勝久, 高坂知節, 草刈潤 외. 만성 부비동염 등에 대한 leftose의 치료 성적-성인과 소아의 임상효과를 비교-. *이비임상* 1984;77:1863-69.) 이전의 논문에 따르면 만성 부비동염에 대하여 leftose가 경도 이상 개선은 63%의 효과가 나타났다. 이번에 사용한 한방약이 우수하다고까지는 아닐지라도 적어도 뒤지지 않는 효과를 보인다는 사실이 판명되었다.

9. 한방고찰

없음

10. 논문 속의 안전성 평가

辛夷淸肺湯으로 1명이 胸內苦悶感을 호소하였지만, 약제와의 인과관계는 낮다고 판단하였다.

11. 평가자 의견

만성 부비동염에 대하여 1990년 무렵부터 14員環macrolid계 항균약의 장기 소량 투여가 실시되기 시작해 현재 보존치료의 표준이 되고 있으며, leftose 등 소염효소제는 증상완화를 위해 병용하고 있다. 이전에는 leftose 등이 일반적으로 사용되는 주요 약제로서 1990년 무렵 이비인후과 의사들로부터 (나름대로 충분히) 효과가 있었다고 들었다.

12. 평가자 이름과 평가 날짜 藤澤道夫 2009.6.1, 2010.6.1

호흡기계질환 | 인플루엔자, 비염 포함 |

서지사항

鈴木眞一, 古河浩, 阿美弘文 외. 갑상선, 상피소체수술 환자에게 쯔무라 柴朴湯TJ-96의 사용 경험. *Progress in Medicine* 1994;14:2254-8. 醫中誌 web ID:1995247312

1. 목적

갑상선, 상피소체수술 후의 증상개선을 위한 柴朴湯의 유효성에 대한 평가

2. 연구디자인

무작위대조군연구(봉투법)RCT-envelope

3. 실시기관

福島縣立 의과대학 1시설(제2외과 외래)

4. 대상자 특성

상기 시설에서 갑상선, 상피소체질환으로 襟狀절개수술을 받은 77명

5. 중재/치료

Arm 1: 쯔무라 柴朴湯 엑기스 과립을 1회 1포(2.5g), 1일 3회(식전), 수술 후 90일간 복용 40명

Arm 2: 한방약 비복용 37명

6. 주요 평가항목

임상검사: 체표 4군데의 피부판 혈류량, flow index레이저 조직혈류계를 이용를 수술 전, 수술 후 1, 4, 7, 90일째에 평가

임상증상별 개선도: 경부증상, 전신증상을 건강조사표에 따라 수술 후 1, 2, 3개월째에 4단계로 평가

7. 주요 결과

수술 후 2개월째의 경부위화감, 연하통이 柴朴湯 투여군에서 유의하게(P<0.01, P<0.05) 개선 효과가 높았다. 전신증상으로서 권태감과 불면이 柴朴湯 투여군에서 개선 효과가 높은 경향으로 나타났다. 이 개선 효과의 양군 사이의 차이는 수술 후 3개월째에는 소실되었다. 부분적출 군에서는 투여군에서 수술 후 4, 7일 후의 피부판 혈류량이 유의하게(P<0.05) 증가하였다. 비투여군에서는 flow index가 90일째에 증가 경향을 나타내었다. 완전적출군에서는 피부판 혈류량, flow index 모두 수술 후에 柴朴湯 투여군과 비투여군 사이에 유의한 차이는 없었다.

8. 결론

柴朴湯은 경부 수술 후의 경부 제증상을 완화시키는 데에 유효하고, 그 효과는 상처난 부위의 피부판 혈류량을 증가시켜 전신 혈류량의 개선에도 직결된다.

9. 한방고찰

없음

10. 논문 속의 안전성 평가

언급 없음

11. 평가자 의견

경부수술 후에는 경부의 불쾌감과 위화감, 혹은 연하장애 등, 柴朴湯이 투여목표가 되는 증상이 나타남으로써 柴朴湯으로 이들 증상 개선에 대한 효과를 검토한 연구이다. 본 연구는 갑상선, 상피소체수술 후의 환자를 대상으로 한 점이 임상연구로서 흥미롭다. 본 연구의 성과에 따르면 경부의 증상들은 柴朴湯 투여군에서 수술 후 2개월째에 비투여군에 비하여 개선 효과가 확실히 나타났지만, 3개월 후에는 유의한 차이가 없었다. 이와 같은 면에서 柴朴湯에 의해서 자연 회복기능이 높아질 가능성이 있다고 고찰할 수 있다. 그것은 혈류량 증가도 가져올 가능성이 있다. 한방약의 효과가 가장 명확하게 나타난 시기의 동양의학적 병태와 「증」의 차이로 인한 효과의 차이에 관한 동양의학으로서의 연구를 가미한 새로운 연구프로토콜protocol이 기대된다.

12. 평가자 이름과 평가 날짜 後山尙久 2008.8.6, 2010.6.1

호흡기계질환 | 인플루엔자, 비염 포함 |

서지사항 • • •

齋藤吉弘, 三橋紀夫, 高橋育 외. 두경부 및 縱隔照射 때에 나타나는 방사선 점막염에 대한 쯔무라 柴朴湯의 장애회복효과. *Biotherapy* 1992;6:1899-906.

1. 목적
두경부, 縱隔照射 때에 출현하는 방사선 점막염에 대한 쯔무라 柴朴湯의 회복효과를 평가

2. 연구디자인
무작위대조군연구RCT

3. 실시기관
群馬대학 의학부 부속병원과 병원 9시설. 합계 10시설

4. 대상자 특성
연령, 성별, 원질환, 질병기간, 전치료, 입원 · 외래는 상관없이 경부 혹은 縱隔照射된 악성종양환자 중에 점막자극 증상이 발증한 환자 54명을 대상으로 하였다. 심폐, 골수, 간, 腎 등에 위독한 합병증이 있는 경우, Performance States 4의 경우, 주치의가 부적당하다고 판단한 경우에는 제외시켰다.

5. 중재/치료
전화를 이용하여 군 배정

Arm 1: 투여군. 照射 개시 후 점막자극증상이 나타난 시점부터 쯔무라 柴朴湯 엑기스 과립 7.5㎎ 3分服(식전 또는 식간)을 경구 투여로 4주 계속 복용하였다. 복용 대상은 23명(남성 12명, 여성 11명)이었다. 질환 내역은 악성림프종, 경부림프절전이, 폐암, 유방암, 중인두암, 식도암 등(많은 순서)이었다.

Arm 2: 비투여군. 현행 치료를 계속하고 쯔무라 柴朴湯 엑기스 과립은 투여하지 않는다. 질환 내역은 악성림프종, 폐암, 유방암, 경부림프절 전이 등(많은 순서)이었다.

6. 주요 평가항목
자각증상 6항목(인후통, 인후두 이물감, 연하통, 연하곤란, 작열감, 저림)을 4단계로 평가. 점막의 타각소견(발적, 미란, 부종). 전반유용도(자각증상, 타각증상, 검사치, 부작용을 고려하여 저효, 유효, 무효의 3단계 평가)

7. 주요 결과
등록된 54명 중의 투여군 3명을 제외하고 51명(투여군 20명, 비투여군 31명)을 해석대상으로 하였다. 개개의 자각증상을 비교하는 데 있어서는 쯔무라 柴朴湯의 유효성은 확실하지 않았다. 각 증례들의 전반유용도는 투여군에서 저효 6명, 유효 6명이었다. 한편 비투여군에서는 저효한 증례는 없고, 유효한 증례가 10명뿐으로 양군 사이에 유의차가 있었다($P<0.01$).

8. 결론
두경부, 縱隔照射 때에 발생하는 방사선 점막염에 대하여 쯔무라 柴朴湯의 회복효과가 있을 가능성이 시사되었다.

9. 한방고찰
없음

10. 논문 속의 안전성 평가
투여군 2명에서 GOT, GPT 상승이 나타났지만 경미하였고 모두 특별한 처치는 필요하지 않았다.

11. 평가자 의견
전화를 통하여 배정하였다는 언급은 있지만, 상세한 내용은 알 수 없다. 그러나 저자는 랜덤화된 것이라고 보고 RCT라고 하였다. 프레드닌prednine 병용 증례도 포함되어 있어 성과 평가에 영향을 미친 것은 아닌가 하고 우려된다. 전반유용도의 평가기준이 명확하지 않으므로 좀 더 설명이 추가되면 이해하는 데 도움이 될 것이다. 앞으로 보다 발전된 연구가 기대된다.

12. 평가자 이름과 평가 날짜
鶴岡浩樹 2008.4.3, 2010.6.1

호흡기계질환 | 인플루엔자, 비염 포함 |

서지사항

宮本昭正, 井上洋西, 北村諭 외. TJ-19 쯔무라 小靑龍湯의 기관지염에 대한 플라세보placebo 대조 이중맹검 군간 비교시험. *임상의약* 2001;17:1189-214. 醫中誌 web ID: 2002029631 MOL, MOL-Lib

1. 목적

기관지염에 대한 小靑龍湯의 안전성 평가

2. 연구디자인

무작위대조군연구RCT

3. 실시기관

대학부속병원 17시설, 병원 42시설, 진료소 3시설

1994년 12월부터 1999년 3월까지

4. 대상자 특성

묽은 담, 천명 및 기침 등 어느 한 증상이 나타나는 기관지염 중에 경증 혹은 중등도의 약효를 판단할 수 있을 정도의 증상을 가진 16세 이상 65세 미만 환자

5. 중재/치료

4일 이후의 인산디메모르판dimemorfan phosphate, astomin 이외는 병용 금지

Arm 1: 쯔무라 小靑龍湯 엑기스 과립 9.0g 3分服/일 7일 101명(유효성 해석)

Arm 2: 플라세보placebo 9.0g 3分服/일 7일 91명 (유효성 해석)

6. 주요 평가항목

전반개선도

기침, 담 등 기관지염증상의 개선도

안전성

7. 주요 결과

투여 종료시 중등도 이상의 전반적 개선도는 Arm 1에서 57.4%, Arm 2에서 42.9%로 Arm 1이 Arm 2에 비하여 우수한 경향을 보였다(P=0.060). 3~4일 후에는 유의한 차이가 없었다. 증상별 개선도에서 3~4일 후에 객담 배출은 Arm 1이 유의하게 우수하였고, 객담성상농성, 끈적거림 등, 일상생활에 대한 지장의 유무도 뛰어났다. 투여 종료시 기침 횟수, 기침 정도, 객담 배출, 일상생활에서 Arm 1은 유의하게 우수하고 재채기, 코막힘에서도 뛰어난 경향이었다.

8. 결론 小靑龍湯은 경증의 기관지염에 유효하였다.

9. 한방고찰

묽은 담, 천명 및 기침을 하는 환자를 대상으로 한 것 자체가 한방적인 小靑龍湯의 선택이다. 그렇지만 非허약자, 기침 및 묽은 담으로 좀 더 세분하여 검토하였더니 전반적 개선도는 Arm 1이 Arm 2에 비하여 유의하게 뛰어났다.

10. 논문 속의 안전성 평가

小靑龍湯 투여군에서 7명(6.7%), 플라세보placebo군에서 9명(9.9%)에게 부작용이 나타났다. 양군 모두 심각한 부작용은 나타나지 않았다.

11. 평가자 의견

대상 환자를 한방적인 證에 맞춘 대규모 DB-RCT이다.

그리고 「宮本昭正. 기관지염에 대한 小靑龍湯의 효과. *Pharma Medica* 2007;25:23-5. 醫中誌 web ID:2008035989 MOL, MOL-Lib」에서는 이 논문을 인용하고 있다. 묽은 담, 천명 및 기침이 있는 가벼운 정도 또는 중간정도 기관지염환자에 대하여 小靑龍湯의 유효성을 해설하였다.

12. 평가자 이름과 평가 날짜 藤澤道夫 2007.6.15, 2008.4.1, 2009.2.22, 2010.6.1

호흡기계질환 | 인플루엔자, 비염 포함 |

서지사항 • • •

佐々木英忠, 佐藤和彥, 佐々木滿 외. 고령자 만성 호흡기질환 환자의 객담 객출 곤란에 대한 麥門冬湯의 유용성에 관하여 - 염산브롬헥신 Bromhexine 제제와의 비교 -. *한방과 면역 · 알레르기* 1993;7:139-45.

1. 목적

거담작용에 대하여 麥門冬湯과 염산브롬헥신Bromhexine과의 효과를 비교

2. 연구디자인

무작위대조군연구(봉투법)RCT-envelope

3. 실시기관

대학병원 1시설, 병원 6시설

4. 대상자 특성

만성 기관지염, 폐기종, 폐섬유증, 기관지천식, 기관지 확장증, 오래된 폐결핵, 진폐증 등의 만성 호흡기질환으로 객담 객출 곤란을 호소하는 65세 이상의 환자 19명

5. 중재/치료

4주 복약

Arm 1: 염산브롬헥신Bromhexine 4mg 1일 3회 9명

Arm 2: 쯔무라麥門冬湯 엑기스 과립의료용 2.5g 1일 3회 10명

6. 주요 평가항목

자각증상: 기침 횟수, 기침 강도, 천명, 가래 양, 가래막힘, 가래배출

7. 주요 결과

기침 횟수, 기침 강도, 천명, 가래 양에 관해서는 양군 모두 투여 전후에 개선 효과는 나타나지 않았다. 그러나 담의 막힘에 관해서 Arm 2는 2주 후에 유의하게 개선되었고, Arm 1도 개선 경향을 보였다. 담의 배출에 관해서도 Arm 2에서 투여 2, 4주 후에 유의하게 개선되었는데, Arm 1보다도 개선 효과가 뛰어났다. 중등도 이상의 전반적인 개선도는 Arm 1에서 11.1%, Arm 2에서 60.0%이었지만, 양군 사이에 통계학적 유의한 차이는 없었다.

8. 결론

麥門冬湯은 노인들에게 부작용 없이 사용할 수 있고, 만성 폐색성 환자의 거담작용에 유의하게 효과가 나타났다.

9. 한방고찰

없음

10. 논문 속의 안전성 평가

안전하였다.

11. 평가자 의견

본 논문의 「서론」에 언급되어 있는 "객담 객출 곤란에 대한 치료법과 치료약은 현 시점에서는 확립되어 있지 않다. 예를 들면 객담 객출 곤란을 개선하기 위해 가래 양을 늘리는 것이 좋은지, 억제하는 것이 좋은지에 관한 문제도 확실한 결론을 얻지 못하였다. 그리고 현재 미국에서는 거담약이 인정받지 못하고 있는 것이 현 상황이다."라고 논하고 있는데, 나도 현재 같은 생각을 하고 있다. 나 역시 麥門冬湯은 거담약의 하나로 처방하고 있다.

12. 평가자 이름과 평가 날짜 藤澤道夫 2008.10.13, 2010.6.1

호흡기계질환 | 인플루엔자, 비염 포함 |

서지사항 • • •

加藤士郎, 松田俊哉, 中嶋貴秀 외. 만성 폐색성 폐질환에 금연과 淸肺湯 병용의 임상적의의. *한방과 최신치료* 2005;14:260-5. 醫中誌 web ID:2005292823

加藤士郎, 小田和彦, 蓮見尙志, 足立太一, 金子昇. COPD의 氣道클리어런스clearance에 대한 금연과 淸肺湯의 병용 효과. *한방과 면역·알레르기* 2006;19:26-35.

1. 목적

COPD에 대한 금연과 淸肺湯의 병용 효과

2. 연구디자인

무작위대조군연구(봉투법)RCT-envelope

3. 실시기관

대학병원 2시설

4. 대상자 특성

금연중이며 GOLD분류에서 0, 1, 2期의 COPD 환자로 1개월간 금연하여도 기침, 담, 호흡곤란 등의 호흡기증상이 소실되지 않는 환자 31명

5. 중재/치료

Arm 1: 금연 및 쯔무라 淸肺湯 엑기스 과립 9.0g/일	24개월 16명
Arm 2: 금연만 시행	24개월 15명

6. 주요 평가항목

호흡기증상

흉부 X-ray, 흉부 CT(폐기종음영, 기질성 폐렴음영, 객담으로 기관지 폐색음영)

7. 주요 결과

호흡기 증상에서 Arm 1은 Arm 2에 비하여 1~6개월에 걸쳐 유의하게 개선되었지만, 12개월 이후에는 유의한 차이가 없었다. 영상 진단은 24개월 후에 유의하게 개선되었다.

8. 결론

임상 증상에서는 淸肺湯을 6개월 정도 투여하는 데에 의미가 있고, 영상진단으로 개선을 인정하기까지는 24개월의 투여를 필요로 한다.

9. 한방고찰

없음

10. 논문 속의 안전성 평가

언급 없음

11. 평가자 의견

호흡기증상 중에 호흡곤란은 호흡기능, 혈중산소 포화도 등으로 객관적 평가가 가능하므로 이런 검사들을 경과 관찰에 포함시키길 바란다.

12. 평가자 이름과 평가 날짜 藤澤道夫 2007.6.15, 2008.4.1, 2009.2.22

호흡기계질환 | 인플루엔자, 비염 포함 |

서지사항 • • •

福地義之助, 巽浩一郞. 만성 폐색성 폐질환에 대한 한방치료의 유용성 평가에 관한 연구. *후생노동성 과학연구연구비 보조금 장수과학 종합연구사업 만성 폐색성 폐질환에 대한 한방치료의 유용성 평가에 관한 연구 2006년도 총괄연구보고서* 2007:1-31.

1. 목적　COPD에 있어서 전신성 염증과 補中益氣湯의 유용성에 대한 평가
2. 연구디자인　무작위대조군연구(봉투법)RCT-envelope
3. 실시기관　대학병원 12시설, 병원 13시설
4. 대상자 특성　일본 호흡기학회 COPD가이드라인의 진단기준을 충족시키는 안정기 COPD 환자 71명
5. 중재/치료

6개월 후 평가하였다.

Arm 1: 쯔무라 補中益氣湯 엑기스 과립을 병용 5~7.5g 2分服 혹은 3分服 34명

Arm 2: 콘트롤: 종래의 치료를 계속 시행 37명

6. 주요 평가항목

자각증상항목: SGRQSt. George's Respiratory Questionnaire, 기허에 관한 증상, 감기이환조사(환자 일지를 바탕으로 평가), 악화 횟수(Anthonisen의 기준을 사용하고 스테로이드약을 전신 투여한 경우)

객관적 측정 항목: BMI, 체중변화, 호흡기능, 혈액가스분석, 영양지표프리알부민(prealbumin), 렙틴leptin, 아디포넥틴adiponectin, 염증지표고감도 C-reactive protein, TNF-α, IL-6

7. 주요 결과

SGRQ의 자각증상 스코어는 Arm 1에서 유의하게 개선되었다. 감기이환 횟수, 악화 횟수는 모두 Arm 1은 Arm 2에 비하여 유의하게 적은 결과이었다. 체중은 Arm 1, Arm 2 모두 6개월에서 유의한 변화는 나타나지 않았다. 영양지표인 프리알부민은 Arm 1에서만 유의하게 증가하였다. 렙틴 수치는 補中益氣湯 투여 후에 유의한 변화는 보이지 않았다. 전신 염증지표인 고감도 CRP, TNF-α, IL-6과 COPD의 중증도를 나타내는 %FEV1predicted와의 사이에서는 모두 負의 상관이 나타났다. Arm 1에서 고감도 CRP, TNF-α는 유의하게 저하하였지만, IL-6는 유의한 변화가 나타나지 않았다. 지방세포에서 분비되어 동맥경화 진전에도 관련하는 아디포넥틴 수치는 BMI와 負의 상관 관계가 있고, 補中益氣湯 투여로 유의하게 증가하였다.

8. 결론　補中益氣湯은 COPD에 있어서 전신성염증 및 영양장애를 개선하고, 감기 억제, 급성 악화를 억제하였다.
9. 한방고찰　氣虛 스코어로 평가한 것 중에서 신체의 나른함, 기력, 쉬 피로, 감기에 잘 걸림, 식욕에 관하여 개선을 보였다.
10. 논문 속의 안전성 평가

안전성에 문제 없음

11. 평가자 의견

상기 논문의 중간보고로서 「篠塚成順, 巽浩一郎, 中村晃 외. COPD에 있어서 전신성 염증과 補中益氣湯 투여의 유용성 평가. *후생노동성 과학연구연구비 보조금 난치성질환극복 연구사업 호흡부전에 관한 조사연구 2006년도 분담연구보고서* 2007:94-9. 「Shinozuka N, Tatsumi K, Nakamura A, et al. A traditional herbal medicine hochuekkito improves systemic inflammation in patients with COPD. *American Journal of Respiratory and Clinical Care Medicine* 2007;175;A638」이 있다. 그리고 이 중간보고의 객관적 지표 결과만을 정리한 보고에 「Shinozuka N, Tatsumi K, Nakamura A, et al. The traditional herbal medicine Hochuekkito improves systemic inflammation in patients with chronic obstructive pulmonary disease. *Journal of the Americal Geriatrics Society* 2007;55:313-4. CENTRAL ID:CN-00578499, Pubmed ID:17302677」이 있다. COPD에서 체중감소는 氣流제한과는 독립된 예후인자로 간주되고 있으며, 또한 COPD는 전신성 염증질환으로서의 인식도 높아지고 있다.

12. 평가자 이름과 평가 날짜　藤澤道夫 2009.2.22, 2010.6.1

호흡기계질환 | 인플루엔자, 비염 포함 |

서지사항

西澤芳男, 西澤恭子, 吉岡二三 외. 柴朴湯 흡입의 항아스피린천식 효과. *이비인후과 전망* 2001;44:5-13. 醫中誌 web ID:2002025794

1. 목적

柴朴湯 흡입요법의 개발과 아스피린 천식 환자의 발작 예방에 대한 유효성 평가

2. 연구디자인

무작위대조군연구RCT

3. 실시기관

진료소 2시설

4. 대상자 특성

L-lysine-aspirin 흡입으로 발작유발역치 결정이 끝난 아스피린 천식환자 74명

5. 중재/치료

柴朴湯 흡입액: 주사용 생리식염수에 쯔무라 柴朴湯을 용해하여 Sonication 90분, Millipore 필터로 여과. 100㎍/㎖로 조정하여 5㎖ 1일 3회 흡입

Arm 1: 柴朴湯 흡입 6개월 35명

Arm 2: 생리식염수 흡입 6개월 39명

6. 주요 평가항목

柴朴湯 흡입액의 발작빈도에 대한 유효성과 안전성

7. 주요 결과

柴朴湯 흡입액을 새로 개발하였다.

이 개발된 柴朴湯 흡입액을 장기간 사용하여 천식 발작 빈도는 Arm 1에서 0.004회/사람/6개월, Arm 2에서 0.120회/사람/6개월로 Arm 1에서 유의하게 발작이 억제되었다.

8. 결론

柴朴湯흡입은 복용에 비하여 *in vivo, in vitro*의 실험계와 같은 폐내농도로 높일 수 있고, BALF기관지 폐포세척액 중 생리활성 물질의 생산, 유리를 억제하고, 실제로 천식발작에 유효하다.

9. 한방고찰

없음

10. 논문 속의 안전성 평가

柴朴湯 흡입군 7명(20.0%), 생리식염수 흡입군 7명(17.9%)에게 부작용이 나타났지만, 투약을 중지한 증례는 없다.

11. 평가자 의견

柴朴湯 흡입액 제조는 상기에서 설명한 것처럼 단지 엑기스 과립을 생리식염수에 용해시키는 것이 아니라 독자적인 과정을 거친 것이다.

12. 평가자 이름과 평가 날짜 藤澤道夫 2007.6.15, 2008.4.1, 2010.6.1

호흡기계질환 | 인플루엔자, 비염 포함 |

서지사항
西澤芳男, 西澤恭子, 吉岡二三 외. 柴朴湯에 의한 아스피린천식 경감으로 심적 고통 개선효과. *통증과 한방* 2001;11:14-21. 醫中誌 web ID: 2002261501

1. **목적**
아스피린 천식 환자의 단기 柴朴湯 흡입으로 기도 수축의 억제효과 검토와 장기 柴朴湯 흡입으로 심적 동통의 경감 효과에 대한 평가

2. **연구디자인**
무작위대조군연구RCT

3. **실시기관**
병원 1시설, 진료소 3시설

4. **대상자 특성**
아스피린 천식 환자 32명

5. **중재/치료**
1) 기도 수축 억제(下記 흡입 후에 lysine-aspirin을 흡입)
Arm 1: 柴朴湯 흡입군
Arm 2: 주사용 증류수 흡입군
2) 장기 흡입으로 심적 동통의 개선(6개월, 6개월의 cross over법) 32명

6. **주요 평가항목**
기도 수축 억제FEV1.0, lysine-aspirin흡입 후 30분의 BALF기관지폐포 세척액 중 생리활성물질, 내과적 만성 통증Chronic pain

7. **주요 결과**
장기 흡입 시험에서는 각 항목의 QOL, 종합 QOL에서 유의하게 개선되었다(저자들이 개발한 종합 QOL법(신체QOL-P), 정신, 심리QOL-M, 사회활동QOL-S, 의료경제QOL-E, 치료약제QOL-D, 철학, 사상, 윤리, 세대, 정책, 종교 등으로 규정되는 개인QOL-I적 QOL을 VAS로 표현한 것)과 Face rating score, Modified health assessment questionarie 등을 같이 측정한 것). 그리고 Arm 1은 lysine-aspirin 흡입시 FEV1.0 저하를 유의하게 억제하고, BALF기관지폐포 세척액 중 LT 생산·유리도 유의하게 억제시켰다. 장기 흡입에서는 Arm 1에서 FEV1.0 개선율 135% 이상이 18명(56.3%), 개선율 125% 이상이 4명(12.5%), 개선율 110% 이상이 1명(3.1%), 주사용 증류수 흡입시의 FEV1.0개선율 135% 이상이 0명, 개선율 125% 이상이 0명, 개선율 110% 이상이 2명으로 Arm 1이 유의하게 뛰어났다.

8. **결론** 柴朴湯 흡입으로 환자의 QOL을 개선할 수 있었다. 柴朴湯 흡입은 호흡기능을 개선하는 데에 유용하다.

9. **한방고찰** 없음

10. **논문 속의 안전성 평가**
미각 이상은 柴朴湯 흡입시 5명(15.6%), 주사용 증류수 흡입시 2명(6.3%)에게 나타났다. 그리고 냄새 이상은 柴朴湯 흡입시 7명(21.9%), 주사용 증류수 흡입시 4명(12.5%)에게 나타났지만, 흡입을 중지하지는 않았다.

11. **평가자 의견**
저자들이 개발한 종합QOL평가법이 심적 고통의 지표인 것 같은데, 이 논문에서는 자세히 언급되어 있지 않기 때문에 제목인 심적 고통 개선에 대한 평가가 불가능하다. 그리고 「西澤芳男, 西澤恭子, 吉岡二三 외. 柴朴湯 흡입의 항아스피린 천식효과. *이비인후과 전망* 2001;44:5-13.」와 내용이 비슷하지만, 용해액이 주사용 증류수와 생리식염수로 다르고, 장기 흡입 방법이 랜덤화로 군 배정이 이루어진 점과 cross over가 다르므로 서로 다른 논문으로 취급하였다.

12. **평가자 이름과 평가 날짜** 藤澤道夫 2007.6.15, 2008.4.1, 2010.6.1

호흡기계질환 | 인플루엔자, 비염 포함 |

서지사항 • • •

Urata Y, Yoshida S, Irie Y, et al. Treatment of asthma patients with herbal medicine TJ-96:a randomized controlled trial. *Respiratory Medicine* 2002;96:469-74. CENTRAL ID: CN-00390241, Pubmed ID: 12117049

1. 목적

柴朴湯의 아토피성 천식환자에 대한 임상 효과의 평가

2. 연구디자인

무작위대조군연구(cross over)RCT-cross over

3. 실시기관

대학병원 1시설, 병원 1시설

4. 대상자 특성

성인의 아토피성 천식환자 33명

5. 중재/치료

Cross over 디자인

(柴朴湯 또는 플라세보(7.5g 3分服/일)를 4주 투여하고, 최저 4주의 wash out 기간 후, 교체하여 다시 4주 투여) 33명

Arm 1: 쯔무라 柴朴湯

Arm 2: 플라세보

6. 주요 평가항목

임상증상, 호흡기능검사, 메타콜린methacholine 유발검사, 혈중 · 객담 속의 호산구수, 혈중 · 객담 속의 ECP호산구 염기성단백

7. 주요 결과

자각증상 스코어(천식치료 가이드라인 2004와 비슷한 중증도분류)에서 치료 전은 Arm 1에서 1.65±0.38, Arm 2에서 1.66±0.43이었지만, 치료 후에 Arm 1에서는 0.73±0.25, Arm 2에서 1.63±0.39로 Arm 1이 유의하게(p=0.001) 뛰어났다. FEV1.0은 Arm 1이 경도 개선되었지만, 유의하지는 않았다. 메타콜린methacholine에 대한 반응성도 Arm 1에서 유의하게 개선되었다. 혈중 · 객담 속의 호산구수, 혈중 · 객담 속의 ECP는 Arm 1에서 유의하게 감소하였지만, 호중구수는 변하지 않았다.

8. 결론

柴朴湯은 아토피성 천식환자에 대하여 증상개선 효과가 있고, FEV1.0, FVC에는 효과가 없었다. 그렇지만 호산구성염증을 감소시키는 효과가 있었다.

9. 한방고찰

없음

10. 논문 속의 안전성 평가

언급 없음

11. 평가자 의견

천식에 대한 한방약치료 평가에 있어서 호흡기능검사를 실시한 RCT이다.

12. 평가자 이름과 평가 날짜 藤澤道夫 2007.6.15, 2008.4.1, 2010.6.1

호흡기계질환 | 인플루엔자, 비염 포함 |

서지사항 • • •

西澤芳男, 西澤恭子, 吉岡二三 외. 아스피린천식에 대한 神秘湯Shen-bi-tang: SBT 흡입요법과 sodium cromoglicate 흡입요법과의 다시설 무작위 효과 비교 검토. *이비인후과 전망* 2003;46:3-14. CENTRAL ID: CN-00451669, 醫中誌 web ID:2004041278

1. 목적

아스피린천식 예방에 대한 神秘湯 흡입요법의 유효성과 안전성에 대한 평가

2. 연구디자인

무작위대조군연구RCT

3. 실시기관

진료소, 기타 大阪府

4. 대상자 특성

아스피린천식 발작의 과거력이 있는 lysine-aspirin흡입시험 흡입역치를 결정할 수 있는 114명

5. 중재/치료

Arm 1: 쯔무라 神秘湯 엑기스 흡입 500㎍/일 4회 분할 53명

Arm 2: 크로모글리케이트cromoglicate 흡입 20㎎/일 4회 분할 61명

시험 기간은 1년

6. 주요 평가항목

효과 판정은 ①기관지폐포 세척액 중 류코트리엔leukotriene 농도, ②lysine-aspirin 흡입시 1초간의 양, ③천식 발작 빈도로 실시하였다.

7. 주요 결과

Arm 1에서는 Arm 2에 비하여 유의하게 lysine-aspirin 흡입시 1초간의 양 저하 개선, 천식 발작 빈도 감소, 기관지폐포 세척액 중의 류코트리엔 농도 저하가 나타났다.

8. 결론

神秘湯 흡입요법은 크로모글리케이트 흡입에 비하여 아스피린 천식예방에 더욱 유효하다.

9. 한방고찰

없음

10. 논문 속의 안전성 평가

임상검사치 이상과 부작용은 크로모글리케이트 흡입군에서 神秘湯 엑기스 흡입군보다도 많이 검출되었다(결과가 생략되어 건수가 불분명)

11. 평가자 의견

제목에는 다시설 무작위로 되어 있지만, 본 논문에는 무작위화에 대한 방법이 언급되어 있지 않다. 다시설이라고 하지만 연구검사시설이 아닌 실제로 임상시험이 실시된 진료시설에 대하여 확실히 명기되어 있지 않다. 114명 중 1년 동안의 관찰기간 동안 탈락한 증례와 해석 증례수가 언급되어 있지 않다. 1년 간의 치료기간 동안에 탈락한 증례수가 0이라는 것인지 분명하지 않다. 아스피린천식은 천식의 4~10%를 차지한다. 일반적으로는 흡입스테로이드제를 중심으로 발작 콘트롤이 실시된다. 본 연구에 따르면 크로모글리케이트cromoglicate 흡입에 비하여 神秘湯 흡입요법은 기관지천식 예방에 유효하다고 할 수 있다. 隨證치료를 하면 神秘湯의 복용에서도 같은 효과를 얻을 수 있을지에 대한 앞으로의 검토가 기대된다.

12. 평가자 이름과 평가 날짜 岡部哲郎 2007.6.15, 2008.4.1, 2010.6.1

호흡기계질환 | 인플루엔자, 비염 포함 |

서지사항 • • •

西澤芳男, 西澤恭子, 後藤 · 그레이시 · 廣惠 외. 전향적prospective 무작위 다시설검토로 神秘湯 흡입요법과 Sodium Chromoglicate흡입요법에서 기관지천식환자의 치료성적을 비교 검토 시험. *이비인후과 전망* 2004;47:20-7. CENTRAL ID: CN-00496741 醫中誌 web ID: 2005016956

1. **목적**

   아스피린천식환자의 기관지천식 증상 개선에 대하여 神秘湯 흡입요법의 유효성과 안전성 평가

2. **연구디자인**

   무작위대조군연구RCT

3. **실시기관**

   진료소, 기타 大阪府

4. **대상자 특성**

   아스피린천식환자로 아스피린 천식역치를 결정할 수 있는 161명

5. **중재/치료**

   Arm 1: 神秘湯 흡입 500㎍/일 4회 분할 81명

   Arm 2: 크로모글리케이트cromoglicate 흡입 20㎎/일 4회 분할 80명

   시험 기간은 3년

6. **주요 평가항목**

   효과 판정은 ①천식발작의 빈도, ②건강관련 QOL의 개선도, ③만성동통 개선도, ④기관지 세척액 중 류코트리엔leukotriene 농도 등을 측정하여 실시하였다.

7. **주요 결과**

   Arm 1에서는 Arm 2에 비하여 천식발작의 빈도가 유의하게 감소하고 QOL개선, 만성동통 개선, 기관지 세척액 중 류코트리엔 농도가 감소하였다.

8. **결론**

   神秘湯 흡입요법은 류코트리엔 생산을 억제하고, 아스피린천식 발작을 예방하여 만성 동통을 억제하며 QOL을 개선하였다.

9. **한방고찰**

   없음

10. **논문 속의 안전성 평가**

    임상검사치의 이상출현과 부작용출현은 神秘湯 엑기스 흡입군이 크로모글리케이트 흡입군보다 총 건수, 인원수 모두 적었다.

11. **평가자 의견**

    다시설이라고 하지만 연구검사 시설이 아닌 실제로 본 임상시험을 실시한 진료시설에 대하여 분명히 언급되어 있지 않다. 전향적prospective 무작위시험으로서 161명 중 3년간 관찰기간 중에 탈락한 증례와 해석 증례수에 대한 언급이 없다. 3년간의 치료기간 동안 탈락한 증례는 0인지 아닌지 알 수 없다. 아스피린천식은 천식의 4~10%를 차지한다. 일반적으로는 흡입스테로이드제를 중심으로 발작 콘트롤을 실시한다. 본 연구에 의하면 크로모글리케이트 흡입요법과 비교하여 神秘湯 흡입요법은 유효하다고 보인다. 아스피린천식에서는 非스테로이드성 항염증제를 사용할 수 없으므로 동통이나 염증 등이 있을 때, 건강관련 QOL이 좋지 않지만, 神秘湯은 이들도 개선한다. 隨證치료를 하면 神秘湯 복용으로도 같은 효과를 얻을 수 있을지에 대한 검토가 기대된다.

12. **평가자 이름과 평가 날짜** 岡部哲郎 2007.6.15, 2008.4.1, 2010.6.1

호흡기계질환 | 인플루엔자, 비염 포함 |

서지사항 • • •

西澤芳男, 西澤恭子, 後藤廣惠. 마취과 영역의 시점에서 난치성 · 만성 내과질환의 만성 동통. *만성 동통* 2002;21:67-77. 醫中誌 web ID: 2003126703 MOL, MOL-Lib

1. 목적

柴朴湯 흡입으로 아스피린 천식환자의 QOL개선 효과

2. 연구디자인

무작위대조군연구RCT

3. 실시기관

병원 1시설, 진료소 2시설

4. 대상자 특성

아스피린 천식환자 214명

5. 중재/치료

검토 기간은 3년간, 柴朴湯 흡입은 DSCGSodium cromoglycate용 캡슐에 柴朴湯 500㎍을 채운 것을 스핀헤라intal의 흡입용 기구로 흡입.

Arm 1: 柴朴湯(제약회사 불명) 2.0g 4회 분할 흡입 105명

Arm 2: DSCG 80㎎ 4회 분할 흡입 109명

6. 주요 평가항목

자각증상, 다양한 검사, 만성 동통, QOL은 저자들이 개발한 Total-disease related symptoms, visual & analog scale, face rating score로 판정하였다.

7. 주요 결과

柴朴湯 흡입으로 각종 성과 항목이 개선되었다.

8. 결론

아스피린천식발작의 QOL이 개선되었다.

9. 한방고찰

없음

10. 논문 속의 안전성 평가

부작용 발현율은 柴朴湯군이 많았지만, 출현 증례수는 양군 사이에서 유의한 차이는 없었다(결과 생략).

11. 평가자 의견

이 저자가 참가한 柴朴湯 흡입요법에 관한 RCT논문「西澤芳男, 西澤恭子, 吉岡二三 외. 柴朴湯 흡입의 항아스피린 천식효과. *이비인후과 전망* 2001;44:5-13.」, 「西澤芳男, 西澤恭子, 吉岡二三 외. 柴朴湯으로 아스피린천식경감으로 인한 심적 고통의 개선 효과. *통증과 한방* 2001;11:14-21.」과 비슷하다. 그렇지만 차이점은 柴朴湯을 증류수에 용해시킨 점과 생리식염수에 용해시킨 점, 이번 분말을 스핀헤라intal의 흡입용기구로 흡입한 점이다. 이번 분말의 흡입은 편리성이 높고 QOL 개선에 기여한다고 할 수 있다. 이들 3편 논문에 공통된 점은 논문 구성이 기묘하고, 개념에 대한 설명이 불충분하고, 결과가 생략된 부분이 많아 내용을 이해하기 힘들었다.

12. 평가자 이름과 평가 날짜 藤澤道夫 2009.2.22, 2010.6.1

호흡기계질환 | 인플루엔자, 비염 포함 |

서지사항 • • •
江頭洋祐, 長野準 외. 스테로이드 의존성 기관지천식에 대하여 봉투법으로 柴朴湯 투여군과 비투여군의 2군 비교 임상시험 성적 보고. *한방과 면역 · 알레르기* 1990;4:128-44.

1. 목적
스테로이드 의존성 천식환자에 대한 柴朴湯의 효과, 안전성·유효성 평가

2. 연구디자인
무작위대조시험(봉투법)RCT-envelope

3. 실시기관
대학병원 20시설, 병원 31시설

4. 대상자 특성
스테로이드를 사용하고 있는 환자 112명

5. 중재/치료
쯔무라 柴朴湯 엑기스 과립 7.5g 3分服/일 12주
Arm 1: 비투여군 48명
(프레드니솔론prednisolone 환산으로 5㎎ 이상 23명, 5년 이상의 천식력 41명)
Arm 2: 쯔무라 柴朴湯 엑기스 과립군 64명
(프레드니솔론prednisolone 환산으로 5㎎ 이상 27명, 5년 이상의 천식력 49명)

6. 주요 평가항목
(천식 스코어=週발작 스코어(중증도) + 치료 스코어(병용약제 수준), 각각의 스코어 비교, 스테로이드를 감량할 수 있었던 인원수

7. 주요 결과
전반적 개선도에서 중등도 이상의 개선은 柴朴湯군에서 32.8%, 비투여군에서 10.4%, 경도 이상의 개선은 柴朴湯군에서 60.9%, 비투여군에서 18.8%이었다($p<0.001$). 50% 이상 스테로이드를 감량할 수 있었던 것은 柴朴湯군 17.2%, 비투여군 6.3%로 柴朴湯군이 유의하게 뛰어났다($p<0.01$).

8. 결론
柴朴湯은 천식 증상을 완화시키고 스테로이드 호르몬을 감소시킬 수 있는 유용한 처방이다.

9. 한방고찰
없음

10. 논문 속의 안전성 평가
柴朴湯군에 1%의 복통과 위부불쾌감 증상이 보였다.

11. 평가자 의견
「Egashira Y, Nagano H. A multicenter clinical trial of TJ-96 in patients with steroid-dependent bronchial asthema. A comparison of groups allocated by the envelope method. *Annals of the New York Academy of Science* 1993;685:580-3. CENTRAL ID:CN-00095466, Pubmed ID:8363267」의 원저이다. 본 연구는 각각의 증례에 대하여 상세한 분석이 이루어져 있다. *Ann.NY.Acad.Sci.*에 투고된 보고는 Huntley A, Ernst E. Herbal medicines for asthma:a systematic review(5), Thorax, 2000;55:925-929.에도 인용된 RCT이다.

12. 평가자 이름과 평가 날짜 藤澤道夫 2009.3.31, 2010.6.1

호흡기계질환 | 인플루엔자, 비염 포함 |

서지사항 • • •
伊藤節子, 三河春樹. 소아 기관지천식 치료에 있어서 柴朴湯의 효과에 대하여 - 트라닐라스트Tranilast와의 비교 시험 · 다시설 공동 연구 결과에 관하여 -. *기초와 임상* 1992;26:3993-8. 醫中誌 web ID:1993226668 MOL, MOL-Lib

1. 목적
소아 기관지천식에 대한 柴朴湯의 유효성 및 안전성 평가

2. 연구디자인
무작위대조시험(봉투법)RCT-envelope

3. 실시기관
京都대학 의학부 소아과, 關西의과대학 부속洛西뉴타운병원 2시설, 병원 6시설

4. 대상자 특성
경증 및 중등도의 소아 기관지천식환자 43명

5. 중재/치료
Arm 1: 쯔무라 柴朴湯 과립 2.5g(7세 미만), 5g(7세 이상) 2分服/일 8~12주, 22명
Arm 2: 트라닐라스트tranilast 5㎎/㎏ 2分服/일 혹은 3分服/일 4~12주, 21명

6. 주요 평가항목
1주의 천식 발작(대, 중, 소) 횟수 및 발작 상황(대발작 6점, 중발작 4점, 소발작 1점)

7. 주요 결과
양군 모두 5주 이후에 대발작은 없었다. 중발작의 횟수도 관찰 기간 전체를 통하여 유의한 차이는 없었다. 소발작은 Arm 2가 Arm 1보다 발현 횟수가 적었다. 발작 상황에서는 4~6주에서 Arm 2가 Arm 1에 비하여 유의하게 발작 점수가 감소하였다($p<0.05$). 11~12주에서는 Arm 1이 Arm 2에 비하여 유의하게 발작 점수가 감소하였다($p<0.05$).

8. 결론
柴朴湯은 가벼운 정도 및 중간정도 소아 기관지천식에 대하여 트라닐라스트와 같은 유효성이 인정되었다.

9. 한방고찰
없음

10. 논문 속의 안전성 평가
양군 모두 부작용은 없었다.

11. 평가자 의견
본 논문은 「伊藤節子, 三河春樹. 소아 기관지천식에 있어서 柴朴湯의 효과. *한방과 면역 · 알레르기* 1990;4:115-25」의 원저이다. 본 시험은 봉투법으로 배당된 점에서 랜덤화의 유지가 약해지지만, 柴朴湯에 소아 기관지천식에 대하여 항알레르기제 트라닐라스트와 동등한 유효성이 있다는 점을 확인한 것은 평가할 만하다. 그렇지만 본 시험은 플라세보군이 없다. 플라세보군 설정은 윤리상 문제가 있으므로 cross over법 등으로 무작위 랜덤화의 비교 임상시험이 이루어지길 바란다.

12. 평가자 이름과 평가 날짜 岡部哲郎 2008.8.19, 2010.6.1

호흡기계질환 | 인플루엔자, 비염 포함 |

서지사항 • • •

椿俊和, 海老澤元宏, 秋本憲一 외. 神秘湯의 기관지천식에 대한 효과를 검토. *한방과 면역・알레르기* 1994;8:65-71.

1. 목적

神秘湯의 중등도 이상의 기관지천식환자에 대한 운동유발성과 임상증상의 변화에 대한 평가

2. 연구디자인

무작위대조군연구RCT

3. 실시기관

병원 1시설

4. 대상자 특성

7~15세의 중간정도 5명, 중증 7명 합계12명

병용약은 테오필린theophylline, DSCG, beclometasone 흡입, β2자극제

경구 스테로이드 복용환자는 제외

운동부하전의 호흡기능검사에서 FEV1.0이 80% 이하, 천명이 들리는 경우는 제외

5. 중재/치료

관찰 기간 2주, 투약 기간 12주

투여는 13세 미만은 2포 2分服/일, 13세 이상은 3포 3分服/일

Arm 1: EBIOS콘트롤 2~3g 3회 복용/일 5명

Arm 2: 쯔무라 神秘湯 엑기스 과립 2~3g 3회 복용/일 7명

6. 주요 평가항목

천식 일지

관찰 기간과 투약 기간 종료시에 에르고미터ergometer로 운동부하시험 후의 호흡기능

7. 주요 결과

Arm 1, Arm 2 모두 FEV1.0은 운동부하 후의 5분에 저하되어 서서히 회복되었다. 그러나 神秘湯 투여 후에는 운동 직후, 5분 후에 저하율이 유의하게 억제되고, 15분, 30분, 60분 후에는 억제경향이 나타났다. 그리고 神秘湯 투여군은 투여 전과 비교하여 치료 후에는 발작 점수가 유의하게 개선되었지만, 대조군에서는 유의하게 개선되지 않았다.

8. 결론

神秘湯은 천식증상을 개선하고 운동 유발성 천식발작을 억제한다.

9. 한방고찰

없음

10. 논문 속의 안전성 평가

언급 없음

11. 평가자 의견

운동 유발성 천식발작에 유효하다는 결과는 흥미가 깊다. 그러나 무작위로 그룹을 나눈 결과 beclometasone흡입이 神秘湯군 5명/7명, 대조군 2명/5명, β2자극제가 神秘湯군 3명/7명, 대조군 0명/5명은 중증도를 감안하더라도 편중되어 있다. 증례를 추가하여 평가할 필요가 있다.

12. 평가자 이름과 평가 날짜 藤澤道夫 2009.10.13, 2010.6.1

호흡기계질환 | 인플루엔자, 비염 포함 |

서지사항

西澤芳男, 西澤恭子, 永野富美代 외. Beclometasone흡입량 半減時 柴朴湯 흡입요법과 크로모글리케이트cromoglicate 흡입요법의 대체요법 비교 시험. *이비인후과 전망* 2002;45:8-15. CENTRAL ID: CN-00403706 醫中誌 web ID: 2003036732

1. 목적

기관지천식 치료 과정에서 흡입 beclometasone 감량시 柴朴湯 흡입요법의 유효성과 안전성 평가

2. 연구디자인

무작위대조군연구RCT

3. 실시기관

진료소, 기타 大阪府

4. 대상자 특성

beclometasone 흡입(800㎍/일) 사용으로 6개월간 peak flow가 70% 이상으로 증상이 안정된 기관지천식환자 94명

5. 중재/치료

개입 4주 전에 beclometasone 흡입량을 800㎍/일에서 400㎍/일로 감량하였다.

Arm 1: 柴朴湯 흡입 500㎍/일 4회 분할 49명

Arm 2: 크로모글리케이트cromoglicate 흡입 20㎎/일 4회 분할 45명

시험 기간은 12개월

6. 주요 평가항목

효과 판정은 ①자각증상visual analogue scale, ②호흡기능peak flow, ③β자극제 사용빈도, ④기관지 세정액중 사이토카인cytokine 등의 측정, ⑤呼氣中 NO농도 등으로 실시하였다.

7. 주요 결과

Arm 1에서는 Arm 2에 비하여 유의하게 자각증상, 호흡기능이 개선되고, β2자극제 사용빈도도 유의하게 감소하였다. 呼氣中 NO농도도 Arm 1에서는 유의하게 억제되었다. 기관지 세정액중 사이토카인 등도 Arm 1에서는 유의하게 억제되었다. Arm 1에서는 peak flow의 저하가 10%까지의 유효 증례가 67.3%, Arm 2에서는 13.3%이었다.

8. 결론

기관지천식 치료과정에서 흡입 beclometasone 감량시 柴朴湯 흡입요법은 유효함이 시사되었다.

9. 한방고찰

없음

10. 논문 속의 안전성 평가

부작용 출현 빈도는 柴朴湯 흡입군에서는 11명(22.4%), 크로모글리케이트 흡입군에서는 8명(17.8%)이었다.

11. 평가자 의견

다시설이라고 되어 있지만 연구 검사 시설이 아닌 본 임상 시험이 실제로 이루어진 진료 시설에 대하여 상세하게 언급되어 있지 않다. 94명 중 1년간 관찰기간 중에 탈락한 예와 해석 증례수에 대한 언급이 없다. 1년간의 치료기간에서 탈락한 예가 0이라는 의미인지 알 수 없다. 크로모글리케이트 흡입요법에 비하여 柴朴湯 흡입요법은 유효하다고 할 수 있다. 평가에서 시험 참가자의 모든 증례가 성인으로 경증의 기관지천식 환자라는 점을 고려할 필요가 있다. 기관지천식은 한방의학적으로 다채로운 證을 띤다. 이전부터 보고된 非隨證的 柴朴湯 투여는 임상효과가 한정적이다.

12. 평가자 이름과 평가 날짜 岡部哲郎 2007.6.15, 2008.4.1, 2010.6.1

호흡기계질환 | 인플루엔자, 비염 포함 |

서지사항 • • •

西澤芳男, 西澤恭子, 吉岡二三 외. 한방약의 항불안작용에 기초한 기관지 천식환자의 증상 악화에 대한 개선 효과:柴朴湯과 小青龍湯의 무작위 비교시험. *일본동양심신의학연구* 2003;18:11-7. 醫中誌 web ID:2006192016

1. 목적

기관지천식에 대한 小青龍湯과 항불안작용을 가진 柴朴湯의 유효성 비교

2. 연구디자인

무작위대조군연구RCT

3. 실시기관

실시 시설에 관한 언급 없음(저자는 진료소, 알레르기 호흡기과)

4. 대상자 특성

Comprehensive asthma inventory 20이상, state trat anxiety inventory-Ⅰ · Ⅱ 모두 남성 41, 여성 42이상, self rating depression scale이 40 이상의 어느 한쪽을 만족시키는 기관지염 천식환자 139명

5. 중재/치료

Arm 1: 쯔무라 柴朴湯 엑기스 과립 5.0g/일을 캡슐에 채워 1일 3회 식간에 24주 투여. 71명.

Arm 2: 쯔무라 小青龍湯 엑기스 과립 5.0g/일을 캡슐에 채워 1일 3회 식간에 24주 투여. 68명.

6. 주요 평가항목

각종 정신 · 심리테스트, 자각증상, 기관지 폐포 세척액, 하수체 시상하부 부신피질계 호르몬수치, 만성 난치성 내과질환의 고통 평가, 전반적 개선도(질환 관련 증상의 개선도와 부작용 발현 유무를 고려하여 현저한 개선부터 악화까지 5단계평가)

7. 주요 결과

각종 심리테스트, 자각증상, 기관지 폐포 세척액 소견, 하수체 시상하부 부신피질계 호르몬, 만성 난치성 내과질환의 고통 평가, 전반적 개선도는 모두 Arm 1에서 Arm 2에 비하여 유의하게 개선되었다. End point의 개선 이상은 Arm 1에서 66.2%, Arm 2에서 7.3%이었다.

8. 결론

柴朴湯은 小青龍湯에 비하여 불안 증상이 있는 기관지 천식환자의 천식 증상을 유의하게 개선한다.

9. 한방고찰

없음

10. 논문 속의 안전성 평가

상세한 언급은 없지만, 부작용은 柴朴湯 투여군: 小青龍湯 투여군에서 2명(2.8%): 5명(7.4%), 임상 검사치 이상은 柴朴湯 투여군: 小青龍湯 투여군에서 2명(2.8%): 6명(8.8%)이었다.

11. 평가자 의견

본 논문은 불안 증상을 가진 천식환자에 대하여 柴朴湯과 小青龍湯의 효과를 이중맹검무작위대조시험으로 평가한 근거의 질이 높은 연구이다. 부작용도 나타났기 때문에 탈락자의 유무와 그 내용이 언급되어 있으면 보다 더 우수한 논문이 되었을 것이다. 이와 같은 2가지 방제 투여에 대한 상세한 평가가 축적되면 두 방제의 적응 병태가 더욱 확실해질 것이다.

12. 평가자 이름과 평가 날짜 後藤博三 2007.6.15, 2008.4.1, 2010.6.1

호흡기계질환 | 인플루엔자, 비염 포함 |

서지사항 • • •

西澤芳男, 西澤恭子, 吉岡二三 외. 柴朴湯의 항불안효과에 따른 항기관지 천식 치료 효과 : 항불안약과의 타시설 무작위 전향적prospective 비교 검토 시험. *일본동양심신의학연구* 2002;17:20-7. 醫中誌 web ID: 2006192005

1. 목적

柴朴湯의 항불안효과에 근거한 기관지 천식 치료에 대한 유효성과 안전성

2. 연구디자인

무작위대조군연구RCT

3. 실시기관

실시 시설에 관한 언급 없음(저자는 진료소, 알레르기 호흡기과)

4. 대상자 특성

Comprehensive asthma inventory 20 이상, state trat anxiety inventory-Ⅰ·Ⅱ 모두가 남성 41, 여성 42 이상, self rating depression scale이 40 이상의 어느 한쪽을 만족시키는 기관지염 천식환자 107명

5. 중재/치료

Arm 1: 쯔무라 柴朴湯 엑기스 과립 7.5g/일을 1일 3회 식전에 3년간 투여. 51명

Arm 2: clotiazepam 15~30㎎/일(평균 23.9㎎/일)을 1일 3회 식전에 3년간 투여. 56명

6. 주요 평가항목

임상효과, 각종 정신·심리테스트, 기도 과민성시험, 기관지 폐포 세척액, 전반적 개선도(앞서 말한 평가항목에서 산출하고 부작용 발현시는 악화로 처리한다)

7. 주요 결과

임상 효과, 각종 정신·심리테스트, 기도 과민성시험, 기관지 폐포 세척액, 전반적 개선도는 Arm 1이 Arm 2에 비하여 모두 유의하게 개선되었다. 전반개선도의 개선 이상의 증례수는 Arm 1은 68.6%, Arm 2은 21.3%이었다.

8. 결론

柴朴湯은 clotiazepam에 비하여 불안 증상이 있는 기관지 천식환자의 천식 증상을 유의하게 개선하였다.

9. 한방고찰

없음

10. 논문 속의 안전성 평가

柴朴湯 투여군에서는 부작용, 임상검사치 이상이 나타나지 않고 clotiazepam투여군에서 졸음, 집중력 저하 등의 부작용이 13명(23.2%)에게 나타났다.

11. 평가자 의견

본 논문은 불안 증상을 가진 천식환자에 대한 柴朴湯의 효과를 이중맹검 무작위대조군비교시험으로 검토한 근거의 질이 높은 연구이다. 결과에서 3년간 경과 관찰 중의 탈락자에 대한 언급이 없고, 기관지경도 모든 증례에 실시한 것인지에 대해서도 상세한 언급이 없다. 결과 항목에서 결과를 생략한 부분이 많이 보인다. 불안 증상이 있는 천식환자에 대한 柴朴湯의 유효성을 제시한 결과이므로 그 결과를 일반적으로 인정받기 위해서라도 앞으로는 공표되어져야 할 것이다. 그러나 천식환자의 병태를 정신증상과 기질적인 면에서 평가하고, 한방약의 효과를 장기간 평가하고자 한 착안점은 훌륭하다. 타방제에 관해서도 지속적인 검토가 요망된다.

12. 평가자 이름과 평가 날짜 後藤博三 2009.5.1, 2010.6.1

호흡기계질환 | 인플루엔자, 비염 포함 |

서지사항 • • •

西澤芳男, 西澤恭子, 吉岡二三 외. 예기 불안에 따른 기관지천식에 의한 증상 악화에 대하여 柴朴湯의 다시설 무작위 이중맹검시험. *일본동양심신의학연구* 2004;19:37041. 醫中誌 web ID:2006203751

1. 목적

柴朴湯의 예기 불안에 근거한 기관지천식의 증상 악화에 대한 유효성과 안전성

2. 연구디자인

무작위대조군연구RCT

3. 실시기관

실시 시설에 관한 언급 없음(저자는 진료소, 알레르기 호흡기과)

4. 대상자 특성

Comprehensive asthma inventory 20 이상, state trat anxiety inventory-Ⅰ·Ⅱ 모두가 남성 41, 여성 42 이상, self rating depression scale이 40 이상의 어느 한쪽을 만족시키는 기관지염 천식환자 174명. 해석대상은 172명.

5. 중재/치료

Arm 1: 쯔무라 柴朴湯 엑기스 과립 5.0g/일을 1일 3회 식전에 6개월간 투여. 87명

Arm 2: 유당 5.0g/일을 1일 3分服/일 식전에 6개월간 투여. 85명

각각의 약제를 식별 불능의 캡슐에 넣어 복용

6. 주요 평가항목

기관지천식 자타각증상 개선 효과 판정, 각종 정신·심리테스트, 자율신경 기능이상평가, 기관지 폐포 세척액, 기관지점막 생검재료중 염증세포수, 기관지천식 발작 횟수, 시상하부·하수체·부신피질 호로몬치, 만성 동통 평가 등

7. 주요 결과

자율신경 기능이상, 임상증상, 기관지 폐포 세척액 등은 Arm 2에 비하여 Arm 1에서 유의하게 개선되었다. 천식 발작 횟수는 Arm 1에서 87명에서 14명으로 감소하고, 발작 기간도 31.5일에서 3.1일로 감소되었지만, Arm 2는 증가하였다(결과에 대한 상세한 언급은 없음)

8. 결론

柴朴湯은 기관지천식에 기인하는 자율신경 기능장애를 가진 기관지 천식환자의 천식 증상과 정신 증상을 개선한다.

9. 한방고찰

없음

10. 논문 속의 안전성 평가

부작용, 임상검사치 이상 출현은 양군 사이에서 차이가 없었다(상세한 언급이 없음)

11. 평가자 의견

저자들이 고찰에서 논하고 있는 것처럼 본 논문은 기관지 천식환자에 대한 柴朴湯의 효과를 세계에서 최초로 무작위 이중맹검 비교시험으로 검토한 임상연구이다. 다시설·다수의 증례를 상세한 항목으로 경과 관찰하여 수많은 노력을 필요로 한 임상연구였을 것이다. 그리고 6개월 동안의 관찰 경과에서 탈락자 언급과 기관지경 시행 증례수 언급, 결과 항목에서 생략된 데이터의 상세한 내용 등이 공표되면 柴朴湯의 유효성을 널리 인정받는데 유용할 것이다. 이와 같이 자세하게 검토한 임상연구가 축적되어 감으로써 한방약의 작용기전이나 유효성이 밝혀질 가능성이 있다. 앞으로도 유사한 보고가 기대된다.

12. 평가자 이름과 평가 날짜 後藤博三 2009.5.1. 2010.6.1

호흡기계질환 | 인플루엔자, 비염 포함 |

서지사항

Iwasaki K, Cyong JC, Kitada S, et al. A traditional Chinese herbal medicine, banxia tang, improves cough reflex of patients with aspiration pneumonia. *Journal of American Geriatrics Society* 2002;50:1751-2. CENTRAL ID: CN-00434022, Pubmed ID : 12366640

1. 목적
오연성폐렴을 일으키는 고령자에 있어서 기침반사개선에 대한 半夏厚朴湯의 유효성 평가

2. 연구디자인
무작위대조군연구RCT

3. 실시기관
東京대학, 東北대학 및 그 관련 시설

4. 대상자 특성
한 번 이상 오연성폐렴을 경험한 뇌위축, 소공성경색이 있는 고령자(평균 연령 78세) 16명

5. 중재/치료
Arm 1: 半夏厚朴湯 엑기스 4.5g 일 3分服/일 4주 투여(7명)
Arm 2: 플라세보유당를 4.5g 일 3分服/일 2주 투여(9명)

6. 주요 평가항목
초음파 네뷸라이저Nebulizer로 구연산citric acid 용액(0.3~360 ㎎/L)을 흡입시켜 5회 이상 기침을 하게 하는 구연산citric acid 용액 농도기침역치를 측정

7. 주요 결과
Arm 1에서 기침역치는 59.5에서 15.7로 저하되었다. Arm 2에서 기침역치는 47.5로 변하지 않았다.

8. 결론
半夏厚朴湯은 오연성폐렴을 일으키는 고령자의 기침반사를 개선한다는 것이 시사된다.

9. 한방고찰
없음

10. 논문 속의 안전성 평가
언급 없음

11. 평가자 의견
안지오텐신angiotensin 전환효소 억제제ACE-I가 불현성오연을 개선하고, 캡사이신capsaicin이 기침반사를 개선한다는 것이 보고되고 있다. 본 연구는 半夏厚朴湯이 뇌위축, 소공성경색이 있는 고령자의 모든 기침반사 저하에 일정한 효과가 있다는 것을 시사하고 있다. 그리고 다수의 증례를 통한 RCT로서 유용성이 확인되길 바란다.

12. 평가자 이름과 평가 날짜 岡部哲郎 2007.6.15, 2008.4.1, 2010.6.1

호흡기계질환 | 인플루엔자, 비염 포함 |

서지사항 • • •

Iwasaki K, Kato S, Monma Y, et al. A pilot study of banxia houpu tang, a traditional Chinese medicine, for reducing pneumonia risk in older adults with dementia. *Journal of the American Geriatrics Society* 2007;55:2035-40. CENTRAL ID: CN-00620232, Pubmed ID: 17944889

1. 목적

인지증 고령자의 오연성폐렴 및 폐렴 관련 사망에 대한 半夏厚朴湯의 예방효과 평가

2. 연구디자인

무작위대조군연구RCT

3. 실시기관

병원 2시설(저자는 東北대학, 獨協대학, 병원 2시설)

4. 대상자 특성

인지증 고령자 95명

5. 중재/치료

Arm 1: 쯔무라 半夏厚朴湯 엑기스 과립 7.5g 3分服/일(체중 50kg 이상), 5.0g 2分服/일(체중 50kg미만) 12개월 47명

Arm 2: 플라세보유당 3.0g 3分服/일(체중 50kg 이상), 2.0g 2分服/일(체중 50kg 미만) 12개월 48명

6. 주요 평가항목

폐렴의 빈도, 폐렴으로 인한 사망률

7. 주요 결과

95명 중 92명을 해석 대상으로 하였다. Arm 1에서는 4명이 폐렴을 발증하여 그 중 1명이 사망하였다. Arm 2에서는 14명이 폐렴을 발증하여 그 중 6명이 사망하였다. Arm 1은 Arm 2에 비하여 폐렴의 발증률이 유의하게 저하되었다($p<0.008$). Arm 1의 폐렴으로 인한 사망율은 Arm 2에 비하여 낮은 경향을 보였다($p=0.05$).

8. 결론

半夏厚朴湯은 인지증 고령자의 폐렴 및 폐렴 관련 사망을 감소시킨다.

9. 한방고찰

없음

10. 논문 속의 안전성 평가

언급 없음

11. 평가자 의견

본 연구는 디자인이 뛰어난 무작위대조군시험이고 半夏厚朴湯이 인지증 고령자의 오연성폐렴 예방에 유효하다는 것을 시사하고 있다. 그리고 半夏厚朴湯 투여는 식이섭취량의 증가와 발열기간의 단축 등 전신상태 개선에서도 양호한 경향이 시사되는데 이러한 점에 대하여 검토가 계속 이루어지길 기대한다.

12. 평가자 이름과 평가 날짜 岡部哲郎 2008.11.25, 2010.6.1

호흡기계질환 | 인플루엔자, 비염 포함 |

서지사항

三鴨廣繁, 玉舍輝彥. 의료 경제적 측면에서 살펴본 감염증치료에서 한방치료의 유용성. *산부인과 한방연구의 진보* 2007;24:105-8. 醫中誌 web ID: 2008050180

1. 목적

세균성 호흡기 감염증에 대한 항균약과 한방약 병용요법의 치료효과, 재발율, 의료 경제성 평가

2. 연구디자인

무작위대조시험RCT

3. 실시기관

岐阜대학 의학부 부속병원 成育의료과 · 여성과

4. 대상자 특성

급성 세균성 호흡기 감염증이라고 진단받은 116명

5. 중재/치료

Arm 1: 항균약 단독군. 레보플록사신levofloxacin 단독 5~10일간. 51명

Arm 2: 항균약 + 한방약 A군. 레보플록사신 5~10일간 + 十全大補湯(제약회사 불명) 혹은 補中益氣湯(제약회사 불명) 5~10일간. 37명

Arm 3: 항균약 + 한방약B군. 레보플록사신 5~10일간 + 葛根湯(제약회사 불명) 혹은 桂枝湯(제약회사 불명) 혹은 香蘇散(제약회사 불명) 1~2일 + 十全大補湯(제약회사 불명) 혹은 補中益氣湯(제약회사 불명) 3~6일간. 28명

6. 주요 평가항목

유효율, 7일 이내의 재발률, 총 의료비

7. 주요 결과

향균약 단독군, 향균약 + 한방약 A군, 향균약 + 한방약 B군의 유효율은 각각 96.1%, 97.3%, 96.4%로 통계학적인 유의한 차이는 없었다. 한편 재발률은 항균약 단독군 3.9%, 향균약 + 한방약 A군에서 2.7%, 항균약 + 한방약 B군에서 0%로 각 군들 사이에 유의한 차이는 없었지만, 한방약 병용군에서 낮았다. 원인미생물에 관해서는 비정형폐렴 관련 미생물인 경우 재발율이 높았다. 총 의료비는 한방약 병용 2군에서 유의하게 높았지만, 재연환자의 총 의료비는 한방약 병용군에서 억제되는 경향을 보였다.

8. 결론

세균성 호흡기 감염증에 대하여 항균약 + 한방약을 병용함으로써 재발률을 저하시킨다는 사실이 밝혀졌다. 재발률이 높은 비정형폐렴 관련 미생물이 원인이었던 환자는 한방약 병용요법으로 총의료비가 억제되는 면이 시사된다.

9. 한방고찰

급성기에는 신체의 발열을 도와 발한작용을 하는 麻黃劑, 예를 들면 葛根湯 등. 아급성기에는 면역력증강을 위해서 小柴胡湯 등. 회복기에서는 보제로서 補中益氣湯, 十全大補湯 등의 사용에 대해서 설명하고 이번 개입군의 약제를 어떻게 선택하였는가를 해설하였다.

10. 논문 속의 안전성 평가 언급 없음

11. 평가자 의견

총 의료비를 성과 항목으로 한 매우 흥미로운 내용의 RCT이다. 대상자는 설정부터 모두 여성이라고 생각되지만, 성별 외에 연령, 기초질환 등의 배경인자, 유효율, 재발률 등 성과 항목 기준에 관한 기술도 있었으면, 독자들의 이해를 돕는 데에 도움이 되었을 것이다 그리고 개입군의 치료법은 통일시키는 편이 보다 가치있는 결과를 얻을 수 있을 것이다. 더욱 발전된 연구 결과가 기대된다.

12. 평가자 이름과 평가 날짜 鶴岡浩樹 2009.2.6, 2010.6.1

소화관, 간담췌 질환

서지사항

宮崎裕, 山田朗, 齊藤政二. 염산옥시부티닌oxybutynin으로 인한 구강건조증에 대한 人蔘養榮湯의 효과. *신약과 임상* 1994;43:2613-7.

1. 목적 人蔘養榮湯이 염산옥시부티닌oxybutynin으로 인한 구강건조증을 개선시키는지의 여부에 대한 평가

2. 연구디자인 무작위대조군연구RCT

3. 실시기관 병원 1시설. 비뇨기과(언급은 없지만 외래라고 생각된다)

4. 대상자 특성

신경성 빈뇨, 불완전 방광(만성 방광염, 신경인성방광)의 진단에서 염산옥시부티닌oxybutynin(6mg/day)을 2주 투여한 환자 20명(모두 여성, 평균 연령 52.3세: 31~72세) 중 구갈을 호소한 16명

5. 중재/치료

Arm 1: 염산옥시부티닌을 2주 더 단독 투여(합계 4주). 8명

Arm 2: 염산옥시부티닌에 人蔘養榮湯(제약회사 불명)(8.1g/일)을 2주 병용 투여(합계 4주). 8명

6. 주요 평가항목

문진구갈 증상 5단계 평가, gum test(껌을 10분간 씹게 하여 그 사이에 배출되는 타액량을 측정함), 소변 횟수를 투여 전, 투여 후 2주, 4주에 평가

7. 주요 결과

염산옥시부티닌 투여 2주 후에 20명 중 16명(80%)에게 구강건조증(輕度 12명, 重度 4명)이 나타났다. 구강건조증을 보인 16명 중, 단독 투여군에서는 구갈 악화가 5명, 불변 3명이었다. 인삼양영탕 병용군에서는 구갈 악화는 없고, 불변 2명, 약간 개선 4명, 개선 2명이었다. 양군 모두 구갈이 완전히 소실된 증례는 없었다. 약간 개선 이상을 유효라고 하면 8명중 6명에게 유용성이 인정되고, 유효율은 75%이다. Gum test는 단독군 3명, 병용군 4명에게 실시되었다. 단독군의 총타액량은 투여 전 8.00㎖, 2주 후 1.27㎖, 4주 후 1.13.㎖이었다. 이에 비하여 병용군에서는 투여 전 7.30㎖, 2주 후 1.30㎖, 4주 후 2.40㎖로 4주 후에는 타액량이 증가하였다. 소변 횟수는 단독 투여군에서 투여 전 11.875±2.125회/일, 2주 후 8.75±1.625회/일, 4주 후 8.375±1.0회/일, 병용군에서 투여 전 11.75±2.75회/일, 2주 후8.5±1.125회/일, 4주 후 8.5±1.5회/일로 양군 사이에 차이는 없었다.

8. 결론

人蔘養榮湯은 염산옥시부티닌으로 인한 구강건조증의 자각증상을 개선한다. 한편, 빈뇨 개선 효과에는 영향을 미치지 않았다. 염산옥시부티닌으로 인한 구강건조증에 人蔘養榮湯은 유용하다고 생각된다.

9. 한방고찰

약제성 구강건조증에 대하여 白虎加人蔘湯, 麥門冬湯과 관련된 보고가 많다. 白虎加人蔘湯은 실증, 열증인 환자에게 적응된다. 일반적으로 빈뇨, 요실금 등을 호소하는 非폐색성배뇨장애환자는 여성에게 많고 허증이라고 생각되는 증례가 많은 점에서 염산옥시부티닌에 수반되는 구갈에는 人蔘養榮湯이 유효하다고 생각된다.

10. 논문 속의 안전성 평가 언급 없음

11. 평가자 의견

저자는 「본제(염산옥시부티닌oxybutynin)으로 인한 구갈 때문에 수분을 다량 취하게 되어 소변량이 증가하고, 이로 인해 빈뇨가 개선되지 않은 증례에 접한 것이 단서가 되었다」고 한다. 임상 현장에서의 의문이 연구 실행으로 옮겨져 RCT를 실시하게 되었다. 이와 같은 연구를 practice-based study라고 하는데, 이렇게 해서 얻어진 연구 결과는 진료에 응용하기 쉬운 정보가 된다. 증례수가 적고 구강내의 객관적 평가 등 연구 디자인에 문제점도 있지만, practice-based study의 실천은 평가할 만하다. 앞으로도 지속적인 연구 발전을 기대한다.

12. 평가자 이름과 평가 날짜 鶴岡浩樹 2008.10.31, 2010.6.1

소화관, 간담췌 질환

서지사항

梅本匡則, 任智美, 美內愼也 외. 구강건조증에 대한 약물치료 효과. *이비인후과 임상* 2007;100:145-52. 醫中誌 Web ID: 2007135958

1. 목적

구강건조증에 대한 麥門冬湯의 효과를 염산Cevimeline Evoxac, 니자티딘 Nizatidine, Acinon과 비교

2. 연구디자인

무작위대조시험 RCT

3. 실시기관

兵庫의과대학 이비인후과 미각 외래

4. 대상자 특성

구강건조증 100명(남성 13명, 여성 87명, 평균 연령 69.0세). 대상 기준은 안정시 타액량이 3㎖/10분 이하이며 gum test로 자극 타액량이 10㎖/10분 이하인 환자. 쇼그렌 증후군 Sjögren syndrome, 당뇨병, 항히스타민 histamine제 혹은 정신과 약제 복용, 천식, 허혈성 심질환, 전간, 전립선 비대, 녹내장 환자는 제외시켰다.

5. 중재/치료

Arm 1: 麥門冬湯(제약회사 불명)군. 9.0g 3分服으로 90일 투여. 24명(남성 4명, 여성 20명, 평균 연령 67.4세)

Arm 2: 염산Cevimeline군. 90㎎ 3分服으로 90일 투여. 42명(남성 3명, 여성 39명, 평균 연령 72.0세)

Arm 3: 니자티딘군. 300㎎ 2分服으로 90일 투여. 34명(남성 6명, 여성 29명, 평균 연령 66.0세)

6. 주요 평가항목

90일 후의 안정시 타액량, gum test로 자극 타액량. 자각증상을 4단계 개선, 약간 개선, 불변, 악화로 설문 조사

7. 주요 결과

안정시 타액량의 투여 전후 변화는 麥門冬湯에서는 1.0±0.2㎖/10分에서 1.3±0.2㎖/10分으로, 염산Cevimeline에서는 1.1±0.1㎖/10分에서 1.6±0.2㎖10/分으로, 니자티딘에서는 1.1±0.2㎖/10分에서 2.4±0.3㎖/10分으로 변하여 염산Cevimeline과 니자티딘(P〈0.001)에 유의차가 보였다. gum test의 투여 전후 결과도 같아서 염산Cevimeline과 니자티딘(P〈0.001)에 유의한 차이가 있었다. 군들 사이의 비교에서는 안정시 타액량(P〈0.01)과 gum test (P〈0.01)의 양쪽 모두에서 麥門冬湯과 니자티딘 사이에 유의차가 나타났다. 麥門冬湯과 염산Cevimeline 사이에 유의한 차이는 없었다. 자각증상 변화에 대해서는 염산Cevimeline과 니자티딘 투여 증례에서는 50~57%로 「개선」되었다. 「약간 개선」을 포함하면 염산Cevimeline의 85.7%, 니자티딘의 74.2%의 증례에서 증상이 완화되었다. 한편 麥門冬湯 투여군에서는 「개선」이 4%이었다.

8. 결론

구강건조증에 있어서 염산 Cevimeline과 니자티딘은 안정시, 자극시 타액량 모두 유의하게 증가하고 자각증상도 개선되었다. 麥門冬湯에서는 타액량, 자각증상 모두 개선되지 않았다.

9. 한방고찰 없음

10. 논문 속의 안전성 평가 악화, 부작용의 증례는 없었다.

11. 평가자 의견

디자인이 잘 된 RCT이다. 저자는 麥門冬湯의 성분인 인삼에 포함된 사포닌 saponin이 세포막의 막투과성을 항진시켜 타액세포를 활성화 시킨다고 추측하였다. 본 시험의 대상자들은 고령자가 많고 연령으로 인한 타액선세포의 위축과 기능저하로 구강건조증을 초래하였기 때문에 세포막의 투과성 항진작용만으로는 직접적인 타액증가로 이어지지 않았다고 고찰하였다. 앞으로 더욱 발전된 연구 결과를 기대한다.

12. 평가자 이름과 평가 날짜 鶴岡浩樹 2009.2.12, 2010.6.1

소화관, 간담췌 질환

서지사항

岡進. 구내염에 대한 黃連湯 엑기스제의 효과에 관하여. *일본동양의학잡지* 1995;46:439-45 CiNii

1. **목적**

   黃連湯의 구내염에 대한 유효성 및 안전성 평가

2. **연구디자인**

   무작위대조시험RCT

3. **실시기관**

   병원 1시설

4. **대상자 특성**

   구내염환자 30명

5. **중재/치료**

   Arm 1: 太虎堂 黃連湯 엑기스제제 4.5g 3分服/일 급성아프타Aphtha성 구내염환자 15명

   Arm 2: 구강용 스테로이드연고 2~3회/일 도포 급성아프타성 구내염환자 5명

   Arm 3: 비투여군 급성아프타성 구내염환자 5명

   Arm 4: 太虎堂 黃連湯 엑기스제제 4.5g 3分服/일 만성 구내염환자 2명

6. **주요 평가항목**

   동통 소실 및 구내염 완치까지의 기간

7. **주요 결과**

   동통 소실 평균 기간은 Arm 1에서 2.1일, Arm 2에서는 7.0일, Arm 3에서는 17.0일로 Arm 1은 Arm 2에 비해서도 유의하게 단축되었다. 구내염 완치까지의 기간은 Arm 1에서 평균 5.5일, Arm 2에서는 12.0일, Arm 3에서는 17.0일이었다. Arm 1은 Arm 2에 비해서도 완치 기간이 유의하게 단축되었다. Arm 4에서는 동통 소실 후 재발되었다.

8. **결론**

   黃連湯은 급성아프타성 구내염에 유효하다.

9. **한방고찰**

   고찰에서 언급하고 있다.

10. **논문 속의 안전성 평가**

    부작용은 없었다.

11. **평가자 의견**

    급성아프타Aphtha성 구내염에 黃連湯이 유효하다는 사실을 보여준 귀중한 비교임상시험이다. 증례수의 분포가 편중되어 있지만, 결과는 명쾌하게 유효성을 제시하고 있다. 본 시험은 급성아프타성 구내염은 실증이라는 점을 시사하고 있다. 만성 구내염에는 隨證치료가 필요하다. 앞으로 무작위 방법에 대한 언급, 결과의 통계학적 처리, 대조군의 증례수 증가 등을 고려한 무작위 비교시험이 이루어지길 바란다.

12. **평가자 이름과 평가 날짜** 岡部哲郎2008.8.19, 2010.6.1

소화관, 간담췌 질환

서지사항

Bessho K, Okubo Y, Hori S, et al. Effectiveness of Kampo medicine Sai-Boku-To in treatment of patients with glossdynia. *Oral Surgery, Oral Medicine, Oral Pathology, Oral Radiology, and Endodontology* 1998;86:682-6. CENTRAL ID: CN-00158400, Pubmed ID: 9868725 CiNii

1. 목적

설통증 환자에 대한 柴朴湯의 유효성을 정신안정제와 비타민B군 복합제의 병용요법과 비교 검토

2. 연구디자인

무작위대조시험RCT

3. 실시기관

京都대학 의학부 구강외과 1시설

4. 대상자 특성

설통증환자 200명

5. 중재/치료

Arm 1: 쯔무라 柴朴湯 엑기스 과립 7.5g 3分服/일 3개월 100명

Arm 2: 디아제팜diazepam 6㎎ + 혼합비타민 B제제 3정 3分服/일 100명 3개월 100명

6. 주요 평가항목

동통, 작열감, 위화감에 대하여 각각 10단계 평가를 실시하였다. 모든 증례 소실을 저효, 동통 개선을 유효, 동통 개선 없음을 무효로 하였다.

7. 주요 결과

Arm 1에서는 유효율(저효증례 + 유효증례)은 1개월 후 70%, 2개월 후 85%, 3개월 후 92%이고, Arm 2에서는 각각 74%, 71%, 69%이었다($p<0.05$). 동통은 3개월 후의 유효율($p<0.01$)이 Arm 2보다 Arm 1이 유의하게 높았다.

8. 결론

柴朴湯은 설통증에 유효하고, 특히 3개월 투여에서는 디아제팜 + 혼합비타민 B제제보다도 유효하다는 사실이 시사된다.

9. 한방고찰

고찰에서 언급하고 있다.

10. 논문 속의 안전성 평가

柴朴湯 투여군에서 가벼운 정도의 식욕부진 3명과, 설사 1명이 있었고, 디아제팜 투여군에서 심한 졸음이 33명에게 나타났다.

11. 평가자 의견

설통증 치료에 柴朴湯이 유효하고 3개월 투여에서는 정신안정제와 비타민 B군 복합제의 병용요법에 비하여 보다 유효하다는 점을 시사하였다. 그리고 부작용도 가벼운 증상이 저빈도로 나타나서 장기 투여가 가능하며 안전성도 시사되었다. 본 논문과 유사한 보고가 다음의 2편이 있다.「山田剛也, 別所和久, 村上賢一郎 외. 설통증에 대한 柴朴湯의 임상효과. *치과약물치료* 1998;17:18-22. MOL, MOL-Lib, 山田剛也, 別所和久. 구강외과에서 柴朴湯의 응용-설통증에서 임상적 효과의 응용-. *한방과 최신치료* 1999;8:261-5. 醫中誌 Web ID: 2000085045」이들 보고에서의 증례수는 본 논문의 약 반이지만, 결과는 본 논문과 거의 같다.

12. 평가자 이름과 평가 날짜 岡部哲郎2008.9.17, 2010.6.1

소화관, 간담췌 질환

서지사항

水野修吾, 山際健太郎, 岩田眞 외. 위암 절제 후의 소화기증상에 대한 쯔무라 六君子湯의 수술 후 조기 투여 효과 - 역류성 식도염을 중심으로-. *Progress in Medicine* 2001;21:1366-7. 醫中誌 Web ID: 2001269379 MOL, MOL-Lib

1. 목적

역류성 식도염에 대한 六君子湯의 예방 효과 평가

2. 연구디자인

무작위대조시험RCT

3. 실시기관

실시 시설에 관한 언급 없음(저자는 三重대학 의학부 제1외과)

4. 대상자 특성

위암절제 46명(Stage Ⅰ-Ⅱ)

5. 중재/치료

Arm 1: 쯔무라 六君子湯 엑기스 과립 7.5g/일(수술 후 경구섭취 개시時부터 매일 투여) 25명

Arm 2: 비투여군 21명

6. 주요 평가항목

속쓰림, 소화불량의 느낌, 오심 · 구토, 속이 더부룩함, 식욕부진 등의 소화기증상, 로스엔젤레스 분류에 따른 내시경 소견, 수술 후 평균 재원 기간의 3항목

7. 주요 결과

소화기증상은 수술 후 2주째에 六君子湯 비투여군에서는 7명(33%), 투여군에서는 4명(16%)으로 모든 증상에서 투여군이 비투여군에 비하여 적게 나타났다. 4주째에는 투여군에서는 역류 증상 1명(4%), 속이 더부룩함 1명(4%)뿐이었지만, 비투여군에서는 역류 증상 3명(14%), 속쓰림 1명(5%), 속이 더부룩함 1명(5%), 식욕부진 2명(10%)이 있었다. 내시경 소견에서는 수술 후 3주째에 비투여군에서 grade A, B는 각각 2명(10%), 1명(5%)이었지만, 투여군에서는 grade A가 1명(55)뿐이었다. 수술 후 6주째에는 비투여군에서 grade A가 1명(5%) 있었지만, 투여군에는 없었다. 수술 후 평균 재원 기간은 비투여군에서는 47±13일, 투여군에서는 39±13일로 유의한 차이는 없었지만, 재원 기간을 단축시켰다.

8. 결론

六君子湯은 위암 수술 후의 역류성 식도염 치료뿐만 아니라 예방면에서도 매우 유용하다.

9. 한방고찰

없음

10. 논문 속의 안전성 평가

언급 없음

11. 평가자 의견

연구1과 연구2의 언급이 있다. 연구1은 六君子湯의 수술 후 역류성 식도염에 대한 치료효과를 검토한 것으로 위암환자(Stage Ⅰ-Ⅱ) 7명을 대상으로 증상 출현 때부터 六君子湯 7.5g의 매일 식간투여를 실시하여, 4주째에 대부분의 증상이 소실되었다는 내용이다. 대조군이 없고 평가기준 등이 상세하게 언급되어 있지 않기 때문에 연구1은 제외시켰다. 따라서 본 SA는 연구2에 관하여 작성하였다. 연구2는 무작위 방법을 통하여 2군으로 분류하였지만, 내용에 관해서는 상세하게 언급되어 있지 않다. 그리고 자각증상의 평가방법과 통계처리 등에 대한 언급도 없다. 임상적으로는 유용한 연구이지만, 연구회기록으로 불충분한 부분이 많기 때문에 원저 논문으로 투고하기를 바란다.

12. 평가자 이름과 평가 날짜 新井信 2008.4.1, 2010.6.1

소화관, 간담췌 질환

서지사항 • • •

小出明範. 위식도역류질환GERD에 대한 六君子湯의 유용성 ~ PPI와의 병용으로 소화불량증상 등이 보다 개선되고 QOL이 향상~. *Medical Tribune* 인터넷속보DDW 2005:6-7

1. 목적

위식도역류법에 대하여 六君子湯의 프로톤펌프억제제Proton pump inhibitor : PPI와의 병용에서 유효성 평가

2. 연구디자인

무작위대조시험RCT

3. 실시기관

종합병원 1시설

4. 대상자 특성

위식도역류질환GERD 환자 56명

5. 중재/치료

Arm 1: PPI단독군. Omeprazon 20㎎을 복용 투여

Arm 2: PPI + 六君子湯 병용군. Omeprazon 20㎎ 복용 + 쯔무라 六君子湯 엑기스 과립 7.5g 경구 투여

6. 주요 평가항목

역류성 식도염에 대한 내시경적 완치율, GSRS스코어. 경과관찰은 8주째

7. 주요 결과

8주 후의 역류성 식도염에 대한 내시경적 완치율은 양군 사이에 유의한 차이는 없었다. 한편 GSRS스코어는 全소화관증상, 역류증상, 복통의 3항목에서 유의하게 六君子湯병용에서 우수하였다.

8. 결론

六君子湯은 GERD에 대하여 PPI의 병용치료약으로서 QOL의 개선에 유효하다.

9. 한방고찰

없음

10. 논문 속의 안전성 평가

언급 없음

11. 평가자 의견

GERD 중에서 특히 내시경음성 GERDNERD 환자에게 있어서 六君子湯병용군에서 QOL의 개선이 양호하였다. 이런 면에서 저자들은 「특히 PPI의 효과를 얻기 힘든 NERD환자의 QOL을 개선한다」는 점에서 유용하다고 결론을 내리고 있다.

12. 평가자 이름과 평가 날짜 小暮敏明 2007.6.15, 2008.4.1

소화관, 간담췌 질환

서지사항 • • •

加藤士郎, 中嶋貴秀, 松田俊哉 외. 위식도역류질환에 수반하는 호흡기증상에 대한 半夏厚朴湯의 유효성. *한방과 최신치료* 2005;14:333-8. 醫中誌 Web ID: 2006091322

1. **목적**
   난치성 위식도역류질환의 호흡기증상에 대한 半夏厚朴湯병용의 유효성 평가
2. **연구디자인**
   무작위대조시험(봉투법)RCT-envelope
3. **실시기관**
   실시 시설에 관한 언급 없음(저자는 獨協의과대학 심혈관 · 폐내과)
4. **대상자 특성**
   위식도역류질환에서 통상적인 서양의학 요법으로 소화기증상은 개선되었지만, 기침, 담, 인후두부 위화감, 가벼운 호흡곤란 등의 호흡기증상이 개선되지 않은 19명.
   모든 증례에서 흡연력, 호흡기질환 과거력 없음.
5. **중재/치료**
   Arm 1: 쯔무라 半夏厚朴湯 엑기스 과립 7.5g/일 10명
   Arm 2: 무처치군 9명
   Arm 1에서는 통상적인 서양의학 요법에 半夏厚朴湯을 추가하여 6개월간 투여하였다. 그 후 半夏厚朴湯의 투여를 중지하고 합계 12개월 동안 무처치군과 호흡기증상의 추이를 관찰하였다.
6. **주요 평가항목**
   기침, 담, 인후두부 위화감, 가벼운 호흡곤란
7. **주요 결과**
   개선도는 5단계 평가를 하였다. 半夏厚朴湯 투여군은 투여 1개월 후에는 대조군에 비하여 유의하게 호흡기증상이 개선되었다($p<0.01$). 이 효과는 투여 6개월 후까지 지속되었다($p<0.01$). 아울러 半夏厚朴湯 투여 중지 후에도 호흡기증상에 대한 개선 효과는 6개월간 지속되었다($p<0.01$).
8. **결론**
   半夏厚朴湯은 서양의학적 요법으로도 기침, 담, 인후두부 위화감, 가벼운 호흡곤란 등의 호흡기증상이 개선되지 않은 위식도역류질환의 증상개선에 유용하다.
9. **한방고찰**
   없음
10. **논문 속의 안전성 평가**
    언급 없음
11. **평가자 의견**
    위식도역류질환에서는 호흡기증상과 이비인후두증상이 문헌에 따라서는 30%에서 50%의 비율로 나타난다고 한다. 서양의학적요법에서는 proton pump억제제, H_2-blocker, 건위약 등에 가미하여 테오필린theophylline제제, 거담제, 진해제, 에리쓰로마이신erythromycin계 항균제, 흡입스테로이드 등을 병용하여 사용하지만, 이들로도 증상이 개선되지 않은 증례도 있다. 본 연구에서는 이와 같은 임상상 치료에 어려운 증례를 대상으로 한 점을 높이 평가한다. 그렇지만 좀 더 표준화된 평가방법이 사용되어져야 한다는 점, 연구대상의 LA분류에 따른 내시경적 평가가 일률적이지 않은 점, 증례수가 적은 점, 부작용 등의 안전성에 대한 평가가 이루지지 않은 점 등의 연구방법 문제점을 검토할 필요가 있다.
12. **평가자 이름과 평가 날짜** 新井信 2007.6.15, 2008.4.1, 2010.6.1

소화관, 간담체 질환

서지사항 • • •

小出明範. NERD내시경음성 GERD에 대한 새로운 치료법의 확립 - 六君子湯의 가능성. *Medical Q* 2006;187.

1. 목적

PPI에 반응하지 않은 NERD환자에 대한 쯔무라 六君子湯 엑기스 과립의 유효성 평가

2. 연구디자인

무작위대조시험RCT

3. 실시기관

언급 없음(저자는 1진료소)

4. 대상자 특성

PPI에 반응하지 않은 NERD환자 118명

5. 중재/치료

Arm 1: PPI단독군(Omeprazon 200㎎) 37명

Arm 2: 쯔무라 六君子湯 엑기스 과립(7.5g) 단독군 39명

Arm 3: PPI(200㎎) + 쯔무라 六君子湯 엑기스 과립(7.5g) 병용군 42명

모두 4주 투여

6. 주요 평가항목

GSRS스코어(全소화관증상, 역류증상, 복통, 소화불량증상)

7. 주요 결과

全소화관증상 · 역류증상에 대하여 병용군은 각각의 단독군에 비하여 유의하게 개선되었다. PPI 단독군과 쯔무라 六君子湯 엑기스 과립 단독군 사이에 유의한 차이는 없었다. 복통은 3군 모두 차이가 나타나지 않았다. 소화불량증상은 쯔무라 六君子湯 엑기스 과립군 및 병용군에서 PPI단독군에 비하여 유의하게 개선되었다. 그러나 쯔무라 六君子湯 엑기스 과립군 단독군과 병용군 사이에는 차이가 없었다.

8. 결론

쯔무라 六君子湯 엑기스 과립은 NERD의 임상증상에 유효하다.

9. 한방고찰

없음

10. 논문 속의 안전성 평가

언급 없음

11. 평가자 의견

난치성의 NERD환자에게 쯔무라 六君子湯 엑기스과립을 시험약으로 하여 RCT를 시행한 것은 높이 평가할 만하다. 그러나 메커니즘에 관한 고찰은 이루어지지 않았다. 앞으로 내시경 소견 등에 관한 평가도 기대된다.

12. 평가자 이름과 평가 날짜 小暮敏明 2009.1.26

소화관, 간담췌 질환

서지사항 • • •

中原朗, 樫村博正, 福富久之. 위궤양에 대한 柴胡桂枝湯, 四逆散 단독 투여군. *日經메디컬(별책부록)* 1988;17:20-1.

1. 목적

위궤양에 대한 柴胡桂枝湯, H_2 Receptor Antagonist 및 양자의 병용으로 재발 방지 효과에 관한 비교 평가

2. 연구디자인

무작위대조시험(봉투법)RCT-envelope

3. 실시기관

51시설(시설명에 대한 언급 없음, 저자들은 쯔쿠바 대학 임상의학계 소속)

4. 대상자 특성

쯔무라 柴胡桂枝湯 엑기스 과립과 H_2 Receptor Antagonist의 병용으로 위궤양이 완치된 환자 189명

5. 중재/치료

Arm 1: 쯔무라 柴胡桂枝湯 엑기스 과립 5.0g/일(TJ-10군) 40명

Arm 2: H_2 Receptor Antagonist 400㎎/일(H_2-blocker군) 32명

Arm 3: 쯔무라 柴胡桂枝湯 엑기스 과립 + H_2 Receptor Antagonist(combined 군) 54명

4개월째 이후에는 투약량을 반으로 감량하였다.

6. 주요 평가항목

위궤양 재발

7. 주요 결과

1개월마다 누적 재발율을 검토하였다. 6개월 후의 누적 재발율은 약 24%로, 3군 사이에 차이는 없었다. 재발 증례의 연령별 검토에서 50세 미만은 병용투여군이 가장 뛰어나고, 50세 이상에서는 20% 전후로 3군 사이에 차이는 보이지 않았다.

8. 결론

50세 이상에서는 가령으로 인한 약물대사능 저하와 Receptor Antagonist의 부작용을 고려했을 경우 柴胡桂枝湯 단독 투여는 위궤양환자의 유지요법약으로서 선택하여야 할 약제 중의 하나이다.

9. 한방고찰

없음

10. 논문 속의 안전성 평가

언급 없음

11. 평가자 의견

본 논문과 관련하여 「福富久之, 中原朗. 위궤양의 한방치료. *소화기과* 1990;12:159-65.」라는 유사한 보고가 있다. 위궤양 환자의 유지요법약으로 柴胡桂枝湯은 H_2 Receptor Antagonist에 손색이 없다는 점을 보여준 임상적으로 가치가 있는 연구이다. 각 군들 사이의 누적재발율에 차이가 없다는 결과에 대하여 한방치료는 부작용이 적기 때문에 50세 이상에서 선택해야 할 약제 중의 하나라고 결론내리고 있다. 그렇지만 논문 중에 부작용에 관한 결과와 고찰에 대한 언급이 없다. 부작용도 포함하여 원저 논문으로 된 보고가 요망된다.

12. 평가자 이름과 평가 날짜 新井信 2008.10.18, 2010.1.6, 2010.6.1

소화관, 간담체 질환

서지사항 • • •

渡邊東也. 한방약병용으로 소화성궤양 유지요법의 검토. *한방의학* 1995;19:18-21.

1. 목적

소화성궤양의 유지요법으로서의 H_2-blocker(시메티딘cimetidine)과 한방약(四逆散, 柴胡桂枝湯)병용의 유용성 평가

2. 연구디자인 무작위대조시험RCT

3. 실시기관 병원 소화기과 1시설

4. 대상자 특성

상부소화관 내시경검사에서 소화성궤양을 확인한 후, 2개월간의 초기요법(H_2-blocker와 방어인자 강화제병용)과 1년간의 유지요법을 시행한 소화성궤양(위궤양 8명, 십이지장궤양 5명) 환자 13명

5. 중재/치료

Arm 1: 시메티딘cimetidine 400㎎/일 취침 전 1회 + 수크랄페이트sucralfate 2.0g/일 아침 저녁으로 2회 6명

Arm 2: 시메티딘cimetidine 400㎎/일 취침 전 1회 + 한방약 아침 저녁으로 2회 7명

(四逆散 엑기스 과립 5.0g/일 4명, 柴胡桂枝湯 엑기스 과립 5.0g/일 3명)

궤양완치 확인시의 위내시경 검사로 胃前庭部점막의 발적 및 현저하게 울퉁불퉁한 증례에는 四逆散, 적은 증례에는 柴胡桂枝湯을 투여한다.

6. 주요 평가항목

궤양 재발, 궤양 반흔 Stage 변화, 胃前庭部점막 발적 개선도

7. 주요 결과

1년 후에 상부소화관 내시경검사로 평가. 어느 군에서도 재발증례는 없었다. 유지요법개시時 S_1 Stage이었던 것이 수크랄페이트sucralfate군에서는 6명 중의 4명(66.7%), 한방약군에서는 7명 중의 5명(71.4%)이 S_2 Stage로 개선되었다. 胃前庭部점막에 발적이 심하게 나타난 수크랄페이트군 6명에서는 발적이 약간 개선 2명(33%), 불변 3명(50%), 악화 1명(17%)이고, 四逆散군 4명에서는 개선 1명(25%), 약간 개선이 3명(75%)이었다.

8. 결론

한방약(四逆散 엑기스 과립, 柴胡桂枝湯 엑기스 과립)과 H_2-blocker시메티딘의 병용요법은 궤양재발에 우수한 예방효과가 있을 가능성을 시사하였다.

9. 한방고찰

내시경소견에서 胃前庭部점막의 발적과 심하게 울퉁불퉁한 증례를 실증으로 판단하여 四逆散을 투여하고, 이 보다 적은 증례를 허증으로 판단하여 柴胡桂枝湯을 투여하였다.

10. 논문 속의 안전성 평가 언급 없음

11. 평가자 의견

최근 소화성궤양에 대하여 H. Pylori 제균요법의 출현으로 궤양재발율과 위암발생율이 현저하게 개선되었다. 그러나 제균 실패예와 부작용 증례 등도 있기 때문에 이런 점에서 본 연구는 현 시점에서도 매우 의의가 있다고 생각한다. 증례수가 적고 유효성의 통계학적 평가가 불충분한 점, 궤양 재발이 1명도 없었던 것은 특수한 집단이었을 가능성이 높고, 부작용에 관한 언급이 전혀 없는 점 등은 앞으로의 과제이다. 그리고 四逆散과 柴胡桂枝湯의 감별에 관하여 본 논문에서는 저자의 경험을 바탕으로 구분하고 있지만 이 점도 다시 한번 생각하여야 할 것이다. 이러한 점을 고려하여 증례수를 늘려서 검토하면 보다 좋은 연구 결과가 나올 것이다.

12. 평가자 이름과 평가 날짜 新井信 2008.10.18, 2010.6.1

소화관, 간담췌 질환

서지사항

太田康幸, 西岡幹夫, 山本泰猛 외. 위염급성위염 및 만성위염의 급성 악화에 대한 의료용 한방제제의 다시설 임상평가 - gefarnate를 대조약으로 한 비교 시험-. *진단과 치료* 1990;78:2935-46.

1. 목적

六君子湯과 半夏瀉心湯의 급성 위염 및 만성 위염의 급성 악화에 대한 유효성과 안전성 평가

2. 연구디자인

무작위대조시험(봉투법)RCT-envelope

3. 실시기관

愛媛대학 의학부 제3내과, 香川의과대학 제3내과, 高知의과대학 제1내과 등 대학의학부 4시설, 병원 13시설(합계 17시설)

4. 대상자 특성

1986년 10월부터 1987년 5월까지 본 시험 참가 시설에 내원한 환자이다. 복통이나 복부팽만감 등의 자각증상이 있으며, 그리고 내시경으로 위염성병변이 확인되어 위염(급성위염 혹은 만성위염의 급성 악화)으로 진단 받고 내과치료 적응으로 판단된 환자 64명을 대상으로 하였다. 단, 소화성궤양(반흔은 제외) 및 위암 환자, 주변융기 즉 좁쌀 모양의 미란, 심한 합병증, 특히 소화기질환(간 · 담도계질환 등)을 앓는 환자, 임부 및 임신 가능성이 있는 환자 등은 제외시켰다.

5. 중재/치료

Arm 1: 쯔무라 六君子湯 엑기스 과립 7.5g/일 3分服 20명

Arm 2: 쯔무라 半夏瀉心湯 엑기스 과립 7.5g/일 3分服 14명

Arm 3: Gefarnate 300㎎/일 3分服 16명

투여 기간은 원칙으로 4주로 하고 기간 중에 증상이 소실된 경우는 시험을 종료하였다.

6. 주요 평가항목

자각증상(구토증, 식욕부진, 심와부통, 복부팽만감, 복부불쾌감, 가슴 쓰림, 트림, 피로 권태감), 내시경검사(발적, 미란, 부종, 출혈), 임상검사(일반 혈액검사, 혈청생화학검사, 소변검사)

7. 주요 결과

자각증상 개선도(5단계 평가) 및 내시경소견 개선도(5단계 평가)에서는 3군 사이에 통계학적으로 유의한 차이는 나타나지 않았다. 내시경적 종합 개선도 및 자각증상 개선도와 내시경소견 개선도를 종합한 전반 개선도의 분포에서 모두 한방제제 투여군이 약간 높은 경향이 나타났지만($p<0.1$), 각각의 2군 사이에는 통계학적 유의한 차이는 없었다. 전반 유용성(5단계 평가)에서 「유용 이상」은 Arm 1에서 80%, Arm 2에서 85.7%, Arm 3에서 56.3%이고, 그 분포에서 유의차가 보이고($p<0.05$), 2군 사이의 다중 비교에서 Arm 2가 Arm 3에 비하여 유의하게 높았다($p<0.05$).

8. 결론

쯔무라 六君子湯 엑기스 과립과 쯔무라 半夏瀉心湯 엑기스 과립은 모두 위염급성 위염 및 만성 위염의 급성 악화에 대하여 gefarnate와 동등 혹은 그 이상으로 개선 효과가 있어 임상상 유효하면서 안전한 약제이다.

9. 한방고찰 없음

10. 논문 속의 안전성 평가 각 군에 부작용 및 임상검사 이상치는 나타나지 않았다.

11. 평가자 의견

평가 항목을 상세하게 결정하고 다시설에서 2종류의 한방약을 기존의 점막 보호제와 비교 검토한 점에서 임상적으로 유의한 보고이다. 최근 서양의학은 functional dyspepsia 개념을 도입하여 임상 증상에 따른 분류가 주류이다. 그렇지만 앞으로는 유효 증례와 무효 증례를 비교하여 각 한방 처방에 특이적인 자각증상을 찾아 이것에 근거하여 대상을 선별하는 방법을 취하면 보다 더 한방 처방의 유효성이 명확하게 밝혀질 것이다. 앞으로의 연구가 기대된다.

12. 평가자 이름과 평가 날짜 新井信 2008.10.20, 2010.6.1

소화관, 간담췌 질환

서지사항

三好秋馬, 金子榮藏, 中澤三郎 외. 위염급성 위염 및 만성 위염의 급성 악화기에 대한 TJ-43 쯔무라 六君子湯의 임상 평가 - 수용성 아줄렌azulene 배합제를 대조약으로 한 다시설 비교 시험-. *진단과 치료* 1991;79:789-810.

1. 목적

위염(급성 및 만성 위염의 급성 악화기)에 대한 六君子湯의 유효성 및 안전성 평가

2. 연구디자인

무작위대조시험(봉투법)RCT-envelope

3. 실시기관

靜岡縣立종합병원, 기타 45시설

4. 대상자 특성

위염급성 및 만성 위염의 급성 악화기 환자로 불특정 상복부 증상을 3가지 이상 호소하고, 내시경검사 또는 X레이검사로 소화성궤양 및 위암이 아닌 것이 확인된 환자 207명

5. 중재/치료

Arm 1: 쯔무라 六君子湯 엑기스 과립 7.5g 1일 3分服 식전 혹은 식간, 4주 투여, 109명

Arm 2: azulene S과립 2g 1일 3分服 4주 투여, 98명

6. 주요 평가항목

자각증상, 내시경검사

7. 주요 결과

식욕부진(1주째), 심와부통(2, 4주째), 복부불쾌감(2주째), 쉬 피로감(1, 4주째)에서 Arm 1이 Arm 2에 비하여 유의하게 증상 개선도가 높이 나타났다. 내시경검사에서는 소견별로 미란 개선에서 Arm 1이 Arm 2에 비하여 유의하게 개선도가 높았다. 그리고 4주 후의 내시경 종합개선도에서도 Arm 1이 Arm 2에 비하여 유의하게 개선도가 높았다. 또한 4주 후의 전반개선도 및 전반유용성에서도 Arm 1이 Arm 2에 비하여 유의하게 개선도가 높게 나타났다.

8. 결론

쯔무라 六君子湯은 위염급성 및 만성 위염의 급성 악화기에 azulene S보다 개선 효과가 높았고, 임상상 유용하다고 평가되었다.

9. 한방고찰

六君子湯은 대조약에 비하여 「체력이 저하되고 쉽게 피로를 느낀다」, 「심와부에 막힌 듯한 느낌을 호소한다」, 「복벽의 긴장이 약하다」, 「위부진수음이 있다」고 하는 환자에게 개선 경향이 높게 나타났다.

10. 논문 속의 안전성 평가

발진 때문에 투여를 중지한 1명 이외에는 부작용은 없었다.

11. 평가자 의견

본 논문은 위염급성 및 만성 위염의 급성 악화기에 대하여 쯔무라 六君子湯의 임상평가를 실시한 것으로 六君子湯의 일련의 임상시험 단서가 된 연구 보고이다. 특히 「복벽의 긴장」, 「위부진수음」과 같은 한방의학적 소견도 해석대상에 포함시켰다는 점에서 당시로서는 선구적인 연구라고 할 수 있다.

12. 평가자 이름과 평가 날짜 及川哲郎 2008.9.19, 2010.6.1

소화관, 간담췌 질환

서지사항 • • •

竹本忠良, 松田和也, 多田正弘 외. 상복부 증상을 호소하는 위염에 대한 TJ-43 쯔무라 六君子湯의 임상적 유용성 검토 - 세트락세이트cetraxate를 대조약으로 한 다시설 비교 시험-. *소화기과* 1990;12:223-34.

1. 목적

위염에 대한 쯔무라 六君子湯의 유효성 및 안전성을 세트락세이트cetraxate를 대조약으로 하여 평가

2. 연구디자인

무작위 대조시험(봉투법)RCT-envelope

3. 실시기관

山口대학병원, 기타 16시설

4. 대상자 특성

내시경검사에서 위축성위염, 표층성위염, 미란성위염으로 진단을 받고, 그리고 복통, 복부팽만감 등의 상복부 증상을 호소한 환자 70명

5. 중재/치료

Arm 1: 쯔무라 六君子湯 엑기스 과립 7.5g 3分服 식전, 4주 투여 38명

Arm 2: 세트락세이트염산염Cetraxate Hydrochloride 800㎎ 식전 및 취침 전 4分服 4주 투여 32명

6. 주요 평가항목

자각증상, 내시경검사

7. 주요 결과

피로권태감에서 Arm 1이 Arm 2에 비하여 유의하게 증상개선도가 높았다. 내시경검사에서는 미란 개선에서 Arm 1이 Arm 2에 비하여 개선 경향이 높게 나타났다. 그리고 종합적인 자각증상 개선도에서는 Arm 1이 Arm 2에 비하여 개선도가 유의하게 높았다.(자각증상, 내시경검사를 포함) 전반개선도와 유용성에서는 Arm 1이 Arm 2에 비하여 개선 경향이 뛰어났다.

8. 결론

쯔무라 六君子湯은 상복부 증상이 있는 위염에 우수한 임상효과가 있다고 판단되었다.

9. 한방고찰

없음

10. 논문 속의 안전성 평가

부작용은 나타나지 않았다.

11. 평가자 의견

본 논문은 위염에 대하여 쯔무라 六君子湯의 임상적 유용성을 세트락세이트Cetraxate를 대조약으로 하여 평가한 것이다. 문헌「三好秋馬, 金子榮藏, 中澤三郎 외. 위염급성 위염 및 만성 위염의 급성 악화기에 대한 TJ-43 쯔무라 六君子湯의 임상 평가 - 수용성 아줄렌azulene 배합제를 대조약으로 한 다시설 비교시험 -. *진단과 치료* 1991;79:789-810.」과 같은 다시설 비교시험이다. 결과가 비슷하지만 통계적인 유의한 차이는 약하다. 증례수가 적은 것이 원인이라고 생각된다.

12. 평가자 이름과 평가 날짜 及川哲郎 2008.9.19, 2010.6.1

소화관, 간담췌 질환

서지사항
河村奬, 冲田極, 多田正弘 외. 상복부 부정수소에 대하여 쯔무라 六君子湯과 sulpiride와의 임상적 비교 검토 - 주로 항우울효과와 위 배출능의 개선 -. *Progress in Medicine* 1992;12:1156-62.

1. **목적**
억울상태를 합병하는 상복부 부정수소에 대한 쯔무라 六君子湯의 유효성 및 안전성을 sulpiride와 비교하여 평가

2. **연구디자인**
무작위 대조시험(봉투법)RCT-envelope

3. **실시기관**
다시설이라고 생각되는데 상세한 언급은 없음

4. **대상자 특성**
상복부 부정수소, 특히 抑鬱상태를 띠는 증례 28명

5. **중재/치료**
Arm 1: 쯔무라 六君子湯 엑기스 과립 7.5g 식전 3分服 4주 투여 15명
Arm 2: sulpiride 450㎎ 식후 3分服 4주 투여 13명

6. **주요 평가항목**
자각증상, 위 배출능, SRQ-D로 인한 가면우울증검사

7. **주요 결과**
자각증상은 Arm 1이 Arm 2에 비하여 증상개선도가 높았지만, 통계적인 유의한 차이는 없었다. 위 배출능에서는 Arm 2가 Arm 1에 비하여 유의하게 개선도가 높게 나타났다. SRQ-D는 Arm 2가 Arm 1에 비하여 개선 경향이 뛰어났다. 유용성 판정에서는 양군 모두 유용성이 높았다.

8. **결론**
억울상태를 합병하는 상복부 부정수소에 대하여 쯔무라 六君子湯은 sulpiride에 필적할 만한 항우울효과가 있다고 추측되었다.

9. **한방고찰**
없음

10. **논문 속의 안전성 평가**
언급 없음

11. **평가자 의견**
본 논문은 억울상태를 합병한 상복부 부정수소에 대한 쯔무라 六君子湯의 임상적 유용성을 sulpiride와 비교 검토한 것이다. 자각증상 이외에 위 배출능과 SRQ-D 등의 객관적 평가지표를 도입하여 해석한 것은 평가할 만하다. 그러나 대상의 선택기준이 약간 애매하고 증례수가 적어 명확한 결론을 이끌어내기 힘들다. 저자는 「六君子湯은 sulpiride에 필적할 만한 항우울효과가 있다」고 하지만, 이렇게 단언하기에는 무리가 있다고 본다.

12. **평가자 이름과 평가 날짜** 及川哲郎 2008.9.19, 2010.6.1

소화관, 간담췌 질환

서지사항
小松崎修. 상복부 부정수소에 대한 쯔무라 六君子湯의 임상 효과 - 대조약과의 비교, 특히 약제 투여 전후에서 내시경 및 위점막 생검조직 검토를 중심으로 -. *한방의학* 1993;17:120-31.

1. 목적
상복부 부정수소에 대한 쯔무라 六君子湯의 유효성을 특히 약제 투여 전후에서 위내시경 및 위점막 생검조직 검토를 중심으로 평가

2. 연구디자인
무작위대조시험(봉투법)RCT-envelope

3. 실시기관
國立栃木병원 1시설

4. 대상자 특성
위염환자로 3가지 이상의 상복부 부정수소를 호소하는 초진 환자 30명

5. 중재/치료
Arm 1: 쯔무라 六君子湯 엑기스 과립 7.5g 3分服 식전 혹은 식간 4주 투여 15명
Arm 2: marzulene S과립 2g 3分服 식후 4주 투여 15명

6. 주요 평가항목
자각증상, 내시경검사, 병리조직

7. 주요 결과
자각증상에서는 복부팽만감이 Arm 1이 Arm 2에 비하여 유의하게 증상개선도가 높게 나타났다. 내시경검사와 병리조직에서 개선효과는 현저하지 않았다. 전반개선도, 전반유용성은 Arm 1이 Arm 2에 비하여 유의하게 개선유용도가 높게 나타났다.

8. 결론
쯔무라 六君子湯은 상복부 증상이 있는 위염에 우수한 임상효과가 나타나서 매우 유용한 약제라고 판단되었다.

9. 한방고찰
전반개선도의 층별해석에서는 60세 이하에 비하여 61세 이상에서 증상개선이 높게 나타났다.

10. 논문 속의 안전성 평가
부작용은 나타나지 않았다.

11. 평가자 의견
본 논문은 상복부부정소수에 대한 쯔무라 六君子湯의 임상효과를 특히 약제투여전후에서 위내시경 및 위점막생검조직 검토도 평가항목에 포함시켜 검토한 것이다. 결론적으로는 내시경 소견과 병리조직에는 눈에 띄는 변화는 없고, 六君子湯이 증상과 소화관기능에 대하여 유효하다고 추측되었다. 다른 결과에 대해서는 선행 연구와 거의 같은 데이터이었다.

12. 평가자 이름과 평가 날짜 及川哲郎 2008.9.19, 2010.6.1

소화관, 간담췌 질환

서지사항

伊藤仁, 伊藤康彥, 淺井雅美 외. 乳幼兒 감모성 소화불량증에 柴苓湯쯔무라의 효과: 정장제와의 비교 검토. *소아과진료* 1992;55:2089-92. 醫中誌 Web ID: 1993113987

1. 목적

乳幼兒 감모성 소화불량증에 대한 柴苓湯쯔무라의 유효성을 정장제와 비교하여 평가

2. 연구디자인

무작위대조시험RCT

3. 실시기관

市立四日市 병원 1시설

4. 대상자 특성

기침, 발열, 설사가 주된 증상으로 외래 진료를 받은 환자 87명(연령: 4~5세 10개월, 체중: 7~19kg)(도중에 입원한 39명은 탈락)

5. 중재/치료

Arm 1: 쯔무라 柴苓湯 엑기스 과립 1.5g 1일 2회 32명

Arm 2: 쯔무라 柴苓湯 엑기스 과립 1.5g 1일 2회 + 탄닌산 알부민albumin tannate 0.1g/kg/일 + 천연규산알루미늄Natural aluminum silicate 0.1g/kg/일 + 내성유산균 0.1g/kg/일 21명

Arm 3: 탄닌산 알부민 0.1g/kg/일 + 천연규산알루미늄 0.1g/kg/일 + 내성유산균 0.1g/kg/일 22명

Arm 4: 지사정장제 무투여군 12명

6. 주요 평가항목

설사 횟수, 성상 등 7일간의 증상과 식사량을 점수화(어머니에게 조사기록표를 주어 기록한 후 회수)

7. 주요 결과

각군들 사이의 연령, 체중, 증상에는 차이가 나타나지 않았다. 설사 스코어는 투여 후 1일에서 Arm 2는 Arm 3에 비하여, 투여 후 2일에서는 Arm 1은 Arm 3에 비하여, Arm 2는 Arm 3에 비하여, 투여 후 3일에서는 Arm 1은 Arm 3에 비하여 각각 유의한 차이를 가지면서 유효성이 높았다. 도중에 탈락한 증례는 Arm 1에서 1명, Arm 2에서는 1명도 없었던 반면, Arm 3에서는 15명, Arm 4에서는 23명으로 많았다.

8. 결론

젖먹이와 어린아이의 감모성 소화불량증에 柴苓湯을 사용하는 것은 유용하다고 판단되었다.

9. 한방고찰

없음

10. 논문 속의 안전성 평가

언급 없음

11. 평가자 의견

본 논문은 乳幼兒 감모성 소화불량에서 柴苓湯의 효과를 평가한 것이다. 검토는 소규모로 이루어졌지만, 소아들의 소화기영역에서 임상근거는 많지 않기 때문에 귀중한 보고이다. 柴苓湯 병용예에서는 입원이 필요한 경우가 적고, 증상 개선뿐만 아니라 증상의 악화를 예방하는 효과도 있을지 모르겠다.

12. 평가자 이름과 평가 날짜 及川哲郎 2008.9.19, 2010.1.6, 2010.6.1

소화관, 간담췌 질환

서지사항

Tatsuta M, Iishi H. Effect of treatment with Liu-Jun-Zi-Tang[TJ-43] on gastric emptying and gastrointestinal symptoms in dyspeptic patients, *Alimentary Pharmacology and Therapeutics* 1993;7:459-62. CENTRAL ID: CN-00096688, Pubmed ID:8218760

1. 목적

Dyspepsia 환자에 대하여 쯔무라 六君子湯의 유효성을 Combizym을 대조약으로 평가

2. 연구디자인

무작위 대조시험RCT

3. 실시기관

大阪성인병센터 1시설

4. 대상자 특성

1년 이상 상복부 부정수소가 나타나고 내시경에서 만성위염이 확인된 환자 중에 동의를 얻은 42명

5. 중재/치료

Arm 1: 쯔무라 六君子湯 엑기스 과립 7.5g 식전 3分服 1주 투여 22명

Arm 2: Combizym 3정 식후 3分服 1주 투여 20명

6. 주요 평가항목

자각증상, 위배출능검사(아세트아미노펜Acetaminophen법)

7. 주요 결과

자각증상에서 Arm 2에서는 증상개선이 유의하게 이루어지지 않았다. 복부팽만감, 속쓰림, 트림, 구토증에 대해서는 Arm 1에서 유의하게 증상이 개선되었다. 위배출능검사에서는 Arm 2에서는 유의하게 개선이 이루어지지 않았는데 비하여, Arm 1에서는 30, 45, 60分値의 모든 곳에서 위배출 개선이 유의하게 이루어졌다.

8. 결론

쯔무라 六君子湯은 위배출능과 소화기증상을 개선하고 dyspepsia 환자의 치료에 유용하다.

9. 한방고찰

없음

10. 논문 속의 안전성 평가

언급 없음

11. 평가자 의견

본 논문은 dyspepsia 환자에 대하여 쯔무라 六君子湯의 임상적 유용성을 Combizym과 대조하여 평가한 것이다. 주목할 만한 것은 六君子湯의 원저 논문으로서 현시점에서는 아마 유일한 영문 논문이라는 점, 위배출능검사를 객관적 평가지표로 도입한 점을 들 수 있다. 한방약은「기능」을 개선하는 것이 많다고 생각된다. 이와 같은「기능」을 평가하는 지표를 도입하여 한방약의 효과를 증명하고 이를 국제적으로 알리는 것이 앞으로 점점 중요해진다는 의미에서 획기적인 보고이다.

12. 평가자 이름과 평가 날짜 及川哲郎 2008.9.19, 2010.6.1

소화관, 간담체 질환

서지사항

三好秋馬, 谷內昭, 正宗硏 외. 만성위염 등의 다양한 소화기 증상에 대한 TJ-43 쯔무라 六君子湯의 임상효과 - cisapride를 대조약으로 한 다시설 비교 시험 -. *Progress in Medicine* 1991;11:1605-31.

1. 목적

만성위염 등의 다양한 소화기 증상에 대하여 쯔무라 六君子湯의 유효성 및 안전성을 cisapride를 대조약으로 하여 평가

2. 연구디자인

무작위대조시험(봉투법)RCT-envelope

3. 실시기관

대학병원 등 50시설

4. 대상자 특성

2가지 이상의 다양한 소화기 증상이 나타난 만성 위축성위염 등의 이른바 non-ulcer dyspepsia의 환자로 위운동 기능저하를 수반한다고 생각되는 215명

5. 중재/치료

Arm 1: 쯔무라 六君子湯 엑기스 과립 7.5g 3分服 식전 4주 투여 111명

Arm 2: cisapride 7.5㎎ 3分服 식전 4주 투여 104명

6. 주요 평가항목

자각, 타각증상

7. 주요 결과

자각증상에서는 식욕부진(3주째), 심와부통(2, 3, 4주째), 복부불쾌감(4주째), 손발의 냉증(2, 3, 4주째), 기립시 현기증(2주째)에서 Arm 1이 Arm 2에 비하여 유의하게 증상개선도가 높았다. 트림(1, 2주째), 압통(1주째)에서는 Arm 2가 Arm 1에 비하여 유의하게 증상개선도가 높았다. 개선도, 유용도는 Arm 1이 Arm 2에 비하여 유의하게 개선도, 유용도가 높게 나타났다.

8. 결론

쯔무라 六君子湯은 만성 위염 등의 다양한 소화기 증상에 대하여 cisapride보다 개선도가 높고, 임상상 유용하다고 평가하였다.

9. 한방고찰

60세 이상의 환자, 마른형 혹은 뚱뚱한 체형의 환자에게 있어서 Arm 1이 Arm 2에 비하여 보다 높은 증상개선경향을 나타내어 「허증」에 효과적이라는 것이 증명되었다.

10. 논문 속의 안전성 평가

하지불쾌감, 설사로 각각 1명에게 투여를 중지하였지만, 양군 사이의 부작용 발현율 및 개괄안전도에는 유의차가 없었다.

11. 평가자 의견

본 논문은 위염에 대하여 TJ-43 쯔무라 六君子湯의 임상적 유용성을 cisapride를 대조약으로 하여 평가한 것이다. 규모가 큰 다시설 임상시험이다. 논문「三好秋馬, 金子榮藏, 中澤三郎 외. 위염급성 위염 및 만성 위염의 급성 악화기에 대한 TJ-43 쯔무라 六君子湯의 임상평가-수용성 azulene 배합제를 대조약으로 한 다시설 비교시험-. *진단과 치료* 1991;79:789-810.」)과 본 논문에서 六君子湯의 임상근거가 확립되었다고 할 수 있다. 상기 논문과 마찬가지로 「장벽의 긴장」, 「위부진수음」과 같은 한방의학적소견도 해석대상에 포함시키고 있는 점에서 당시로서는 선구적인 내용이라고 할 수 있을 것이다.

12. 평가자 이름과 평가 날짜 及川哲郎 2008.9.19, 2010.6.1

소화관, 간담췌 질환

서지사항 • • •

山口武人, 小出明範. 위식도역류질환에 대한 六君子湯의 유용성. *Medical Science Digest* 2007;33:748-52.

1. 목적

상복부 증상이 있어 상부소화관 내시경검사를 필요로 하는 환자에게 있어서 검사 전까지 환자 증상을 개선시키는 약제로서 六君子湯의 유효성에 관한 평가

2. 연구디자인 무작위대조시험(봉투법)RCT-envelope

3. 실시기관 실시 시설에 관한 언급 없음(저자는 千葉대학 대학원 의학연구원 종양내과)

4. 대상자 특성 상복부 증상이 있어 상부소화관 내시경검사를 필요로 하는 환자 120명

5. 중재/치료

Arm 1: H2RB(ranitidine 150㎎) 39명

Arm 2: PPI(omeprazole 20㎎) 40명

Arm 3: 쯔무라 六君子湯 엑기스 과립 7.5g/일 41명

약제 투여 기간은 상세하지 않음(상부소화관 내시경 검사까지 계속 투여)

6. 주요 평가항목

산역류(속쓰림, 역류), 복통(심와부통, 공복감, 오심), 소화불량(복명, 복만감, 트림, 방귀), 설사(설사, 연변, 변의절박), 변비(변비, 경변, 잔변감)

7. 주요 결과

모든 증례를 검토한 결과 숲소화관증상 QOL은 투여 전후에서 모든 군에서 유의하게 개선되고, 특히 Arm 3은 Arm 1, 2에 비하여 유의하게 개선되었다. 각 항목별 QOL에서는 Arm 1은 산역류만 개선되고, Arm 2는 산역류와 복통, Arm 3은 산역류, 복통, 소화불량이 개선되었다. 산역류는 Arm 3이 Arm 1에 비하여, 복통은 Arm 2, 3이 Arm 1에 비하여, 소화불량에서는 Arm 3이 Arm 1, 2에 비하여 각각 유의하게 개선되었다. 역류성 식도염증례 검토에서도 숲소화관증상 QOL은 투여 전후에서 모든 군에서 유의하게 개선되었다. 각 항목별 QOL은 Arm 1은 산역류만, Arm 2, 3은 산역류, 복통, 소화불량이 각각 개선되었지만, 약제 사이에서 효과에 대한 차이는 없었다.

8. 결론

六君子湯은 상복부증상이 있어 상부소화관 내시경검사가 필요하다고 생각되는 환자에게 내시경검사때까지 사용하는 약제로서 단일약제 투여에서도 기타 산분비 억제제에 비하여 손색이 없을 정도로 효과가 있다.

9. 한방고찰 없음

10. 논문 속의 안전성 평가 언급 없음

11. 평가자 의견

본 논문은 ①小出明範. 상복부증상이 있는 환자에게 내시경검사 때까지의 六君子湯 선택에 관하여. *日經메디컬* 2002;31:22-3. 및 ②小出明範. 내시경검사를 필요로 하는 환자의 QOL을 개선하는 六君子湯. *Medical Tribune* 2004:45.의 다음에 이루어진 시험인 것 같다. 위식도역류질환을 포함한 상복부증상에 대하여 六君子湯이 다른 산분비 억제제에 비하여 손색이 없다는 사실을 보여준 임상적으로 가치있는 내용이다. 각각의 임상증상을 GSRSGastrointestinal Symptom Rating Scale를 통하여 객관적으로 제시한 점을 높이 평가할 수 있다. 결론에 六君子湯은 의료경제학적으로도 비용 대비 효과면에서 우수하다고 언급되어 있지만, 본 논문에는 이에 대한 내용은 없고 상술한 논문②에 나타나 있다. 흥미있는 내용이지만 앞부분은 총론적인 내용이기 때문에 다시 원저 논문으로 보고가 이루어지길 바란다.

12. 평가자 이름과 평가 날짜 新井信 2007.6.15, 2008.4.1, 2009.1.20, 2010.6.1

소화관, 간담췌 질환

서지사항 • • •

原澤茂, 三好秋馬, 三輪剛 외. 운동부전형 상복부 증상dysmotility-like dyspepsia에 대하여 TJ-43 六君子湯의 다시설 공동 시판후 임상시험 - 이중맹검 군간비교법에 의한 검토 -. *의학의 진보* 1998;187:207-29. 醫中誌 Web ID: 1999085057

1. 목적

상부소화관 기능이상에 기인하는 상복부 부정수소에 대한 六君子湯의 유효성 및 안전성을 좀 더 객관적으로 평가

2. 연구디자인 이중맹검 무작위대조시험DB-RCT

3. 실시기관 의료기관에 설치되어 있는 임상시험 심사위원회에서 승인을 받은 54시설

4. 대상자 특성

상부소화관 기능이상에 기인한다고 생각되는 식욕부진, 위부불쾌감, 그득함 등의 운동부전형 상복부 부정수소를 주소로 한다. 이들 증상을 원칙적으로 4주 이상 지속 혹은 간헐적으로 호소하는 30세 이상 80세 미만의 환자로 위하수와 체력저하 등의 몇 가지 허증 조건을 충족시키는 경우를 대상으로 한다.

5. 중재/치료

Arm 1: 쯔무라 六君子湯 엑기스과립 7.5g 147명

Arm 2: 저용량(40배 희석)의 六君子湯 엑기스 과립 7.5g 133명

1일 3회 식전 혹은 식간에 2주 경구 투여

6. 주요 평가항목

운동부전형 5증상(식욕부진, 위부팽만감, 위부불쾌감, 그득함, 구토증)

궤양증상형 3증상(상복부통, 속쓰림, 트림)

7. 주요 결과

해석 대상은 235명(六君子湯군 118명, 저용량군 117명)이었다. "개선 이상"의 비율은 운동부전형 증상유형별 종합개선도에서 六君子湯군 59.3%, 저용량군 40.2%이다. 최종 전반개선도에서도 六君子湯군 60.2%, 저용량군 41.0%로 모두 六君子湯군이 저용량군보다 유의하게 높은 개선율을 나타냈다. 그리고 유용도에서 "유용 이상"의 비율은 六君子湯군이 58.8%로 저용량군의 39.3%에 비하여 유의하게 유용도가 높았다.

8. 결론

六君子湯은 운동부전형의 상복부 증상dysmotility-like dyspepsia에 유효하며 안전한 한방약제라는 것이 이중맹검군간 비교법으로 확인되었고, 임상적으로 유용한 약제라고 결론을 내렸다.

9. 한방고찰

시험 대상 증례의 선택 기준에 허증인 경우(복벽긴장저하, 자타각적인 복부진수음, 위하수경향, 기력 체력 저하), 제외 기준에 명확한 실증이 아닌 경우(기력 체력 충실, 튼튼한 근육질체형, 얼굴이 붉음)가 명기되어 있다.

10. 논문 속의 안전성 평가

개괄안전도에서 안전성에 문제가 있다고 평가된 증례는 六君子湯투여군 2명(설사, GOT 상승), 저용량군 2명(설사, GOT/GPT 상승)이었다. 인과관계를 부정할 수 없는 수반증상을 부작용으로 보았을 때, 부작용 증례수는 六君子湯투여군 7명, 저용량군 7명이었다. 양군 모두 정도가 심하지는 않았다.

11. 평가자 의견

본 논문은 「原澤茂. NUD기능성 소화장애에 대한 六君子湯의 역할 - 특히 dysmotility-like NUD에 대한 유용성에 관하여-. *Progress in Medicine* 1999;19:843-8. MOL, MOL-Lib」로서 유사한 보고가 있다. 대조약에 저용량의 六君子湯을 사용한 것과 선택 제외 기준에 한방적 병태를 고려한 점을 높이 평가할 수 있다. 허증의 전신상태에 대한 개선효과에 관해서는 상기 논문에 기술되어 있다.

12. 평가자 이름과 평가 날짜 新井信 2007.6.15, 2008.4.1, 2010.6.1

소화관, 간담췌 질환

서지사항

新井誠人. 육군자탕은 FD 증례에서 Ghrelin 분비를 유의하게 항진시킨다 *Science of Kampo Medicine* 2009;33:405-6

1. 목적

Functional Dyspepsia[FD] 환자에 대한 육군자탕의 Ghrelin 증가작용, 증상개선작용 및 작용기전 해석

2. 연구디자인

무작위대조시험[RCT]

3. 세팅

실시시설에 관한 언급 없음(저자는 千葉대학 소화기내과)

4. 대상자 특성

Rome Ⅲ 기준을 충족시킨 FD환자 15명

5. 중재/치료

Arm 1: 쯔무라 육군자탕 엑기스 과립 7.5g/일 4주 투여, 8명

Arm 2: Domperidone 30㎎/일 4주 투여, 7명

6. 주요 평가항목

혈중 Ghrelin 농도, 소화관증상[소화관증상 관련 점수 GSRS], 억울증상[자기평가식 억울성 척도 SDS]

7. 주요 결과

육군자탕군(Arm 1)은 투여 4주 후에 혈중 Ghrelin농도가 투여 전에 비해 증가 경향을 보였으나 Domperidone군(Arm 2)에서는 변화가 없었다. 투여 개시時의 혈중 Ghrelin 농도를 1로 하면, 4주 후 육군자탕군 평균은 1.5로, Domperidone 군에 비해 유의하게 높았다. 또한 육군자탕군 중에서 식후 증상 호소 증후군 증례(n=4)에서는 GSRS 전체 점수가 모든 증례에서 저하되었다.

8. 결론

육군자탕은 혈중 Ghrelin 농도를 높여 FD 환자 증상이 개선될 가능성을 시사하였다.

9. 한방 고찰

없음

10. 논문 중 안정성평가

언급 없음

11. 평가자 의견

증례수가 많지는 않지만, RCT를 통해 육군자탕이 FD 환자 혈중 Ghrelin 농도를 증가시켜 증상을 경감시킨다는 사실을 확인한 귀중한 연구이다.

증상개선 효과는 식후 증상호소 증후군증례에 관한 언급만 있는데, 다른 증례에 대한 결과도 언급하는 것이 바람직하다. 일부러 한방의학 소견을 해석하지 않았는지는 확실하지 않지만, 虛證인가 實證인가, 냉증상 및 피로감의 유무 등과 육군자탕 효과, 혈중 Ghrelin 농도 상승 관련성을 해석하면 더욱 명확한 결과를 얻을 수 있을지도 모르겠다.

12. 평가자 이름과 평가 날짜 元雄良治 2010.6.1

소화관, 간담췌 질환

서지사항 • • •

Takahashi T, Endo S, Nakajima K, et al. Effect of Rikkunshito, a Chinese herbal Medicine, on Stasis in Patients after pylous-preserving gastrectomy. *World J Surg* 2009; 33: 296-302. CENTRAL ID: CN-00686725, Pubmed ID: 19082653

1. 목적

유문륜보존 위절제수술PPG 후, 쯔무라 육군자탕 엑기스 과립으로 배설촉진에 대한 유효성 평가

2. 연구디자인

무작위대조시험(cross over)RCT-cross over

3. 세팅

大阪대학병원

4. 대상자 특성

유문륜보존 위절제수술 환자 11명

5. 중재/치료

Arm 1: 쯔무라 육군자탕 엑기스 과립 투여(2.5g × 3/일) 4주 후, 쯔무라 육군자탕 엑기스 과립 비투여 4주, 4명

Arm 2: 쯔무라 육군자탕 엑기스 과립 비투여 4주 후, 쯔무라 육군자탕 엑기스 과립 투여(2.5g × 3/일) 4주, 7명

6. 주요 평가항목

Gastrointestinal QOL IndexGIQLI, Stasis related symptom score, Sigstad score, 소화관 배설 신티그램

7. 주요 결과

GIQLI에서는 유의한 차이는 확인되지 않았지만, Stasis related symptom score는 On treatment에서는 유의하게 저하되었다. Sigstad scoredamping 증상에 유의한 차이는 없었다.

신티그램에서는 고체 위내 잔존율은 쯔무라 육군자탕 엑기스 과립 투여로 저하되었다. 액체에서는 소화관 배설 신티그램에서 유의한 차이를 보이지 않았다.

8. 결론

쯔무라 육군자탕 엑기스 과립은 PPG 시행 후 위에서 고체를 배출지연하는 데에 유효하다.

9. 한방 고찰

없음

10. 논문 중 안정성평가

약제 및 프로토콜에서 유해사항은 관찰되지 않았다.

11. 평가자 의견

액체와 고체로 나누어 신티그램을 통해 객관적으로 평가한 임상적 의의가 높은 임상시험이다. 하지만 환자분류와 증례수 등 디자인에 의문점이 있다. 앞으로 소위 증례수 설정을 시행하고, 질 높은 RCT로 군간 비교 평가를 하는 것이 바람직하다. 본 시험에 관해서는 이전 한방 Evidence report에서는 「西田俊朗, 위절제수술 후, 소화관 기능에 미치는 육군자탕 효과 Progress in Medicine 2006; 26:3224-5. MOL, MOL-Lib」를 토대로 구조화 초록을 작성, 게재하였지만, 상기 잡지에 논문 형태로 게재되었기 때문에 이것을 토대로 구조화 초록을 다시 작성하였다.

12. 평가자 이름과 평가 날짜 小暮敏明 2009.1.26, 2010.6.1

소화관, 간담췌 질환

서지사항

Mori K, Kondo T, Kamiyama Y, et al. Preventive effect of Kampo medicine (Hangeshashin - to) against irinotecan-induced diarrhea in advanced non-small-cell lung cancer. *Cancer Chemotherapy and Pharmacology* 2003;51:403-6. CENTRAL ID: CN-00437238, Pubmed ID: 12687289

1. 목적 진행 非소세포폐암의 cisplatin[CDDP], Irinotecan Hydrochlorid[CPT-11] 병용요법에서 CPT-11에 수반하는 설사에 대한 半夏瀉心湯의 안전성 및 유효성 평가

2. 연구디자인 무작위대조시험(봉투법)[RCT-envelope]

3. 실시기관 병원 1시설(저자는 栃木縣立암센터 호흡기과)

4. 대상자 특성

1993년 11월부터 1996년 12월까지 CDDP, CPT-11의 2제 병용요법을 실시한 非소세포폐암의 입원환자로 ①절제불능(stage Ⅲ, Ⅳ)의 미치료 증례, ②performance status가 0~2의 증례, ③주요 장기기능이 유지되고 있는 증례, ④75세 이하. ⑤임상시험 동의를 얻은 증례. 이상의 선택 기준을 충족시킨 41명. 단, 심한 합병증이 있는 증례, 설사 증례, 고도흉수 저류증례, 증상이 있는 뇌전이증례는 제외시켰다.

5. 중재/치료

Arm 1: 쯔무라 半夏瀉心湯 7.5g 3分服 식사 전 18명

Arm 2: 비투여 23명

半夏瀉心湯군은 화학요법 개시 3일 이상 전부터 화학요법 개시 후 21일 이상 매일 투여

6. 주요 평가항목

변 성상 및 횟수, 배변에 따른 복통 유무와 정도, 야간 배변 유무, 혈성 설사 유무

7. 주요 결과

설사 발현일 및 1일 횟수가 가장 많았던 날은 화학요법 개시 후, 半夏瀉心湯군에서 각각 6.3일째, 9.2일째, 비투여군에서 5.9일째, 9.0일째이었다. 그리고 화학요법 1코스째에서 半夏瀉心湯군은 비투여군에 비하여 유의하게 설사 정도를 개선하고, grade 3 이상의 설사 발현율이 낮았다. 설사 횟수 및 지속 일수는 양군 사이에 유의한 차이는 없었다.

8. 결론

半夏瀉心湯은 진행 非소세포폐암에서 CPT-11에 수반하는 설사예방 및 경감에 유효하다.

9. 한방고찰 없음

10. 논문 속의 안전성 평가

半夏瀉心湯 투여군의 2명에게 가벼운 변비(grade 1) 증상이 나타난 것 외에는 중대한 부작용은 나타나지 않았다.

11. 평가자 의견

CPT-11을 사용한 화학요법을 실시하는 데 있어서 문제가 되는 설사에 대하여 半夏瀉心湯의 병용이 유효하다는 점을 시사한 임상연구이다. 본 연구의 디자인은 대조로서 플라세보를 설정하지 않고 이중맹검법도 아니다. 한방약을 대조약으로 한 비교시험은 한방약 특유의 劑型과 냄새 때문에 플라세보를 만드는 것이 어렵지만, 질이 좀 더 높은 연구를 위해서 이중맹검법도 고려하여야 할 것이다. 「Mori K, Machida S, Yoshida T, et al. Usefulness of Kampo medicine(Hangeshashin-to) in the prevention of irinotecan-induced diarrhea in advanced non-small cell lung cancer. Proceedings of the *American Society of Clinical Oncology* 1999;18:518a, Abstract 1996 CENTRAL ID: CN-00716751」, 「森清志, 廣瀬敬, 町田優 외. 진행 非소세포폐암의 Cisplatin, Irinotecan Hydrochloride에 수반되는 설사에 半夏瀉心湯의 유용성. *암과 화학요법* 1998;25:1159-63. CENTRAL ID:CN-00153138, Pubmed ID:9679578 MOL, MOL-Lib」, 「森清志. 암 화학 치료법에 수반되는 설사에 대한 한방치료 시도-염산irinotecan에 수반되는 설사에 대한 半夏瀉心湯의 유용성-. *Progress in Medicine* 1999;19:886-90.」에 유사한 보고가 있다.

12. 평가자 이름과 평가 날짜 新井信 2007.6.15, 2008.4.1, 2010.6.1

소화관, 간담췌 질환

서지사항

永嶋裕司, 田中宣威, 古川清憲 외. 대장암 수술 후 장관마비에 대한 大建中湯[TJ-100]의 효과. *Progress in Medicine* 1998;18:903-5. MOL, MOL-Lib

1. 목적
   대장암 수술 후 장관마비에 대한 大建中湯의 유효성을 평가
2. 연구디자인
   무작위대조시험[RCT]
3. 실시기관
   日本의대병원 1시설
4. 대상자 특성
   직장암저위전방절제수술을 실시한 18명 75세 이상. 개복력이 있거나 미국 마취학회 분류에서 classⅡ 이상의 합병증이 있는 경우는 제외시켰다.
5. 중재/치료
   Arm 1: 쯔무라 大建中湯 엑기스 과립 7.5g/일을 따뜻한 물 20cc에 용해시켜 Levin 튜브로 주입(Levin 튜브 제거 후에는 경구 투여), 8명
   Arm 2: 비투여 10명
6. 주요 평가항목
   가스배출, 배변까지의 시간, X선불투과 마커를 사용한 transit time study(상부소화관 통과시간, 대장 통과시간, 全腸 통과시간)
7. 주요 결과
   가스배출, 배변까지의 시간, 상부소화관 통과시간, 대장 통과시간, 全腸 통과시간 중에 가스배출까지의 시간, 상부소화관 통과시간과 全腸 통과시간은 Arm 1이 Arm 2에 비하여 짧고, 이 가운데 상부소화관 통과시간에서는 유의차가 나타났다.
8. 결론
   大建中湯은 대장암 수술 후의 장관 통과시간을 단축시키고 장관마비를 개선하는 데에 유용하다고 판단되었다.
9. 한방고찰
   없음
10. 논문 속의 안전성 평가
    언급 없음
11. 평가자 의견
    본 논문은 대장암 수술 후 장관마비에 대한 大建中湯의 효과를 평가한 보고이다. 大建中湯[한방약]의 X선불투과 마커를 사용한 transit time study보고는 많지 않으므로 이 점은 평가할 만하다. 앞으로는 증례수를 늘려 검토가 이루어지길 바란다.
12. 평가자 이름과 평가 날짜　及川哲郎 2008.9.19, 2010.6.1

소화관, 간담췌 질환

서지사항 • • •
高垣有作, 川崎貞男, 駒井宏好 외. 복부대동맥류 수술 후 장관마비에 있어서 大建中湯의 장관연동 개선효과. *일본 임상외과학회 잡지* 2000;61:325-8 J-STAGE

1. 목적
복부대동맥류 수술 후 장관마비에 있어서 大建中湯의 장관연동개선에 대한 유효성 및 안전성 평가

2. 연구디자인
무작위대조시험RCT

3. 실시기관
실시 시설에 관한 언급 없음(저자는 병원 심장혈관 외과)

4. 대상자 특성
같은 시기에 대기적 수술을 실시한 非파열성 신동맥 하복부 대동맥류 21명

5. 중재/치료
Arm 1: 大建中湯 7명
Arm 2: 대조군(微溫湯) 7명
Arm 3: 판테놀panthenol 7명
大建中湯군에서는 微溫湯 20㎖에 용해시킨 大建中湯 5g을 수술 다음 날부터 Levin 튜브로 1일 3회 주입하고 30분간 Levin 튜브를 묶어둔다. 대조군은 微溫湯 20㎖만 같은 방식으로 주입하고, 판테놀군에서는 微溫湯 20㎖ 주입과 판테놀(100mg/day)을 경정맥으로 투여한다.

6. 주요 평가항목
복부팽만 정도, 장연동음 유무, 가스배출의 유무, 복부 X선촬영으로 소장가스 유무

7. 주요 결과
대조군과 판테놀군에서는 微溫湯주입 직후에 장잡음이 들리지 않았지만, 大建中湯군에서는 주입 직후부터 모든 증례에서 들렸다. 가스배출 출현시기는 大建中湯군에서 수술 후 3.1±0.8일, 대조군에서 5.1±1.3일, 판테놀군에서 3.7±0.8일로 大建中湯군과 판테놀군에서 유의하게 빨리 가스배출이 있었다($p<0.05$). 양자 사이에서 유의한 차이는 없었다. 소장가스 소실 시기는 大建中湯군에서 수술 후 3.3±1.4일, 대조군에서 6.1±1.2일, 판테놀군에서 6.3±2.8일로 大建中湯군은 대조군과 판테놀군에 비하여 유의하게 빨리 소장가스가 소실되었다($p<0.05$). 경구섭취재개 후에 장관연동 저하로 인한 ileus 증상이 발생한 증례는 없었다.

8. 결론
大建中湯의 경구투여는 非파열성 복부대동맥류 수술 후의 장관 연동저하를 개선하는 데에 유효하다.

9. 한방고찰 없음

10. 논문 속의 안전성 평가 大建中湯투여로 인한 부작용은 없었다.

11. 평가자 의견
복부대동맥류는 동맥경화가 원인인 점에서 고령자에게 많이 나타나고 환자의 희망에 의한 선택적 수술 성적이 양호하므로 고령자들도 적극적으로 수술을 한다. 이 때 문제가 되는 수술 후의 조기 섬망을 방지하기 위하여 조기 보행, 조기 경구섭취 재개가 중요하다. 이를 위해서는 초기부터 장관연동의 회복이 나타나는 大建中湯의 투여가 임상에서 유용하다. 본 연구에서는 3군으로 평가가 이루어졌지만, 표준치료법인 판테놀과의 비교대조시험이 일반적이라고 할 수 있다. 그리고 각 군들의 대상 증례수가 적기 때문에 앞으로는 연구디자인과 증례수를 재검토할 필요가 있다.

12. 평가자 이름과 평가 날짜 新井信 2007.6.15, 2008.4.1, 2010.6.1

소화관, 간담췌 질환

서지사항 • • •

大籔久則, 松田昌三, 栗栖武 외. 유착성 ileus 발증례에 대하여 randomized trial에 의한 大建中湯의 평가. *Progress in Medicine* 1995;15:1954-8. 醫中誌 Web ID: 1996096061

1. 목적

유착성 ileus 발증례에 대한 大建中湯의 유효성을 평가

2. 연구디자인

무작위대조시험(봉투법)RCT-envelope

3. 실시기관

兵庫縣立 淡路병원 1시설

4. 대상자 특성

유착성 ileus로 입원하여 Levin 튜브를 삽입한 53명, 교액성 ileus는 제외시켰다.

5. 중재/치료

Arm 1: 大建中湯 5g(제약회사 불명)을 微溫湯 30cc에 용해시켜 Levin 튜브로 주입 후, 微溫湯 30cc로 관장, 1일 3회 28명

Arm 2: 微溫湯 60cc를 Levin 튜브를 통하여 주입, 1일 3회 25명

6. 주요 평가항목

가스배출까지의 시간, 보존적 치료에서의 경쾌율, 긴 튜브이행률, 수술 이행률

7. 주요 결과

보존적치료에서의 경쾌율은 Arm 1이 Arm 2에 비하여 높았다(p=0.0595). 긴 튜브이행률, 수술 이행률은 Arm 1이 Arm 2에 비하여 낮은 경향이었다.

8. 결론

유착성 ileus 발증례에 대하여 大建中湯은 시도해 볼만한 치료법이라고 생각된다.

9. 한방고찰

없음

10. 논문 속의 안전성 평가

언급 없음

11. 평가자 의견

본 논문은 유착성 ileus 발증례에 대한 大建中湯의 임상효과를 평가한 것이다. 증례수는 적고 유의차가 나타나기 직전의 결과이었지만, 大建中湯의 임상적 유용성은 보여주었다고 생각된다.

12. 평가자 이름과 평가 날짜 及川哲郎 2008.9.19, 2010.6.1

소화관, 간담췌 질환

서지사항

石井史, 飯塚文瑛, 長廻紘 외. 과민성 장증후군에 대한 TJ-10 柴胡桂枝湯과 TJ-60 桂枝加芍藥湯의 치료효과 비교 및 궤양성 대장염에 대한 TJ-114柴苓湯의 치료효과 검토. *Progress in Medicine* 1993;13:2893-900.

1. 목적 과민성 장증후군IBS에 대하여 柴胡桂枝湯과 桂枝加芍藥湯의 유효성을 비교 평가

2. 연구디자인 무작위대조시험RCT

3. 실시기관 실시 시설에 관한 언급 없음(저자는 東京여자의과대학 부속소화기병센터 내과)

4. 대상자 특성

임상적으로 IBS로 진단을 받은 환자 46명. 단 평가에 영향을 미칠 것으로 보이는 약제(항콜린제, 정신안정제 등)을 1주 이내에 투여한 경우, 소화관에 기질적 질환을 합병한 경우, 세균감염을 수반하는 경우는 제외하였다.

5. 중재/치료

Arm 1: 쯔무라 柴胡桂枝湯 엑기스 과립 7.5g/일, 2주일 투여, 23명

Arm 2: 쯔무라 桂枝加芍藥湯 엑기스 과립 7.5g/일, 2주일 투여, 23명

6. 주요 평가항목

심와부통, 하복부통, 식욕부진, 복부팽만감, 정체감, 설사, 변비, 설사 변비의 교대, 가스증상 · 복명, 잔변감

7. 주요 결과

4단계 평가를 하고 투여 전과 투여 2주 후에 비교 검토를 하였다. 투여 약제별로는 Arm 1은 23명 중에 9명(39%), Arm 2는 23명 중에 17명(74%)이 유효 이상이었다. 배변에 의한 병형분류에서는 Arm 2에서 어느 병형에서도 유효 이상의 비율은 50% 이상이고, 특히 교대형에서는 86%이었다. 증상에 따른 유형에서는 Arm 2에서는 심와부통, 하복부통, 식욕부진을 호소하는 柴胡桂枝湯유형에서 유효 이상은 60%, 설사, 변비, 설사 변비의 교대형, 복부팽만감, 정체감, 가스증상 · 복명, 잔변감을 호소하는 桂枝加芍藥湯유형에서 75%이었지만, Arm 1에서는 어느 유형에서도 유효는 50% 이하이었다. 증상의 항목별 개선율에서는 Arm 1에서는 심와부통에 50%의 개선율이 인정되고, 다른 증상은 20~30%이었다. Arm 2에서는 설사와 변비의 교대, 하복부통, 설사, 변비, 복통팽만감에서 50%이상의 개선율이 나타났다.

8. 결론

桂枝加芍藥湯은 IBS의 진단이 확정되면 증 혹은 병형에 구애받지 않고 처방하여도 충분히 효과를 얻을 수 있다. 桂枝加芍藥湯은 IBS의 약물요법의 하나로서 항콜린제와 항불안제 등과 동등한 위치를 차지한다고 보고 특히 교대형에서는 권장할 수 있는 약제이다.

9. 한방고찰

연구디자인으로서 柴胡桂枝湯과 桂枝加芍藥을 무작위로 배정하였지만, 결과 해석을 할 때에는 임상증상에서 柴胡桂枝湯유형과 桂枝加芍藥유형으로 분류하여 평가하고 있다.

10. 논문 속의 안전성 평가 언급 없음

11. 평가자 의견

본 논문은 2가지의 다른 임상연구를 하나의 보고로 정리한 것이지만, 후반의 궤양성 대장염에 대한 柴苓湯의 치료효과에 대한 평가는 무작위 대조시험이 아니므로 이번 구조화초록에서 제외하였다. IBS에 대한 桂枝加芍藥湯의 유효성을 논한 논문은 많지만, 임상적으로 감별을 필요로 하는 柴胡桂枝湯과 비교 검토한 점을 높이 평가한다. IBS는 심신증이라고 보고 있기때문에 효과 항목으로서 소화기증상뿐만 아니라 심리적 항목과 전신증상도 평가하면 좋다. 그리고 난치성 IBS도 존재하므로 치료력 등도 고려하면 좋을 것이다. 임상적으로 유용한 내용이므로 계속해서 연구가 이루어지길 바란다.

12. 평가자 이름과 평가 날짜 新井信 2008.10.21, 2010.1.6, 2010.6.1

소화관, 간담췌 질환

서지사항

佐々木大輔, 上原聰, 樋渡信夫 외. 과민성 장증후군에 대한 桂枝加芍藥湯의 임상효과 - 다시설 공동 무작위 배당군간 비교임상시험 -. *임상과 연구* 1998;75:1136-52. 醫中誌 Web ID: 1998224171 MOL, MOL-Lib

1. 목적

桂枝加芍藥湯의 과민성 장증후군에 대한 유효성과 안전성에 관한 평가

2. 연구디자인

이중맹검 무작위대조시험DB-RCT

3. 실시기관

東北대학 의학부 부속병원 제 3내과, 東海대학 의학부 부속병원 제 6내과, 九州대학 의학부 부속병원 심료내과 등 대학의학부 20시설, 병원 53시설, 진료소 3시설(합계 76시설)

4. 대상자 특성

1993년 7월부터 1995년 11월 사이에 참가 시설에서 과민성 장증후군으로 진단받고, 구두 혹은 문서로 동의를 얻은 15세 이상 75세 미만의 환자 286명. 단 유당불내증인 경우, 평가에 영향을 미칠만한 합병증이 있는 경우, 심장·간장·신장·혈액 등심한 합병증이 있는 경우, 임신 혹은 임신했을 가능성이 있는 경우, 수유중인 경우, 담당의사가 시험참가가 부적당하다고 판단한 경우는 제외시켰다.

5. 중재/치료

Arm 1: 카네보 桂枝加芍藥湯 엑기스 과립 6.0g/일 3分服 148명

Arm 2: 플라세보(소량의 桂枝加芍藥湯 엑기스함유 과립) 138명

6. 주요 평가항목

배변이상 소견(변의 성상, 배변 횟수, 잔변감), 소화기증상(복통, 복부팽만감, 가스증상, 복명, 식욕부진, 오심구토, 속쓰림, 트림), 임상검사(혈액학적검사, 혈액생화학적검사, 뇨검사), 이학검사(혈압, 체중, 부종 유무와 정도)

7. 주요 결과

투여 4주 후, 효과가 충분히 나타나지 않은 경우에는 8주 후에 평가하였다. 최종 전반개선도에서는 양군 사이에 유의한 차이는 없었지만, 복통개선도에서는 「중등도개선」 이상의 개선율에서 桂枝加芍藥湯군은 대조군에 비하여 개선되는 경향이 보였다(p=0.051). 복통개선도의 병형별 층별해석에서는 설사형에서 桂枝加芍藥湯 투여군에 개선경향이 보였고(p=0.090), 「중등도개선」 이상의 개선율은 桂枝加芍藥湯 투여군에서 유의하게 우수하였다(p=0.037). 배변 이상 소견 및 소화기증상은 양군 사이에 유의한 차이는 없었다. 부작용은 桂枝加芍藥湯 투여군에서 13명 중 17건, 대조군에서 6명 중 7건이 있었다.

8. 결론

桂枝加芍藥湯은 과민성 장증후군의 복통에 대하여 특히 설사형에 유효하고 안전한 약제이다.

9. 한방고찰 없음

10. 논문 속의 안전성 평가

「안전하다」라고 평가된 안전률은 桂枝加芍藥湯 투여군에서 124명 중의 110명(88.7%), 대조군에서 108명 중 98명(90.7%)으로 양군 사이에서 통계적 유의한 차이는 없었다.

11. 평가자 의견

본 연구는 다시설 공동 무작위 배당군간의 비교임상시험으로 디자인이 잘 된 임상연구이다. 桂枝加芍藥湯은 효과 발현이 비교적 빠른 약제이기 때문에 임상적으로는 효과 출현시기 등도 검토할 필요가 있을 것이다. 그리고 체격이나 체질과의 유효성 관계 등 한방적 고찰도 같이 이루어지면 더욱 좋은 연구가 될 것이다.

12. 평가자 이름과 평가 날짜 新井信 2008.10.22, 2010.1.6, 2010.6.1

소화관, 간담췌 질환

서지사항

石岡忠夫. 고령자의 이완성 변비에 대한 潤腸湯과 麻子仁丸의 체력 차이를 고려한 비교효과. *한방의 임상* 1996;43:1431-7.

1. 목적

고령자의 이완성 변비에 대한 潤腸湯과 麻子仁丸의 유효성 비교평가

2. 연구디자인

무작위대조시험(cross over)RCT-cross over

3. 실시기관

특별 요양 노인 복지시설 1시설

4. 대상자 특성

통상적인 상태에서는 배변이 없고 이완성 변비라고 진단을 받은 32명(남성 8명, 여성 24명)

5. 중재/치료

Arm 1: 쯔무라 潤腸湯 엑기스 과립 7.5g/일 3分服 → 쯔무라 麻子仁丸 엑기스 과립 7.5g/일 3分服 14명

Arm 2: 쯔무라 麻子仁丸 엑기스 과립 7.5g/일 3分服 → 쯔무라 潤腸湯 엑기스 과립 7.5g/일 3分服 17명

탈락 1명을 제외한 31명을 대상으로 평가. 시험 개시 2주 후에 wash out 없이 약제를 교대로 하여 2주 더 경과를 관찰하였다.

6. 주요 평가항목

배변처치(완하제투여 및 관장시행)의 횟수

7. 주요 결과

배변처치가 불필요한 경우를 저효, 횟수가 감소한 경우를 유효, 처치불변을 무효로 하였다. 유효율은 潤腸湯 61.3%, 麻子仁丸 74.2%로 麻子仁丸이 우수한 경향을 나타내었다($p<0.1$). Arm 1과 Arm 2와의 비교에서 2가지 약제의 투여순에 따른 효과의 차이는 없고, 모두 麻子仁丸에서 효과가 뛰어났다($p<0.05$). 체력중정도의 증례에서는 양쪽 약제의 유효율에 차이는 없고, 체력이 떨어진 증례에서는 麻子仁丸이 潤腸湯이 비하여 우수하였다($p<0.01$). 潤腸湯은 체력 정도에 관계없이 유효율이 나타났지만, 麻子仁丸은 체력이 떨어진 증례에서의 유효율이 체력중정도의 유효율에 비하여 우수하였다($p<0.05$).

8. 결론

고령자의 이완성변비에 대하여 潤腸湯과 麻子仁丸은 부작용도 적어 유효한 약제이다. 특히 麻子仁丸은 체력이 떨어진 증례에 유효하다.

9. 한방고찰

체력 차이를 기준으로 하여 체력 중정도와 체력이 떨어진 증례로 분류하여 평가하였다.

10. 논문 속의 안전성 평가

투약 전후에 유의하게 총콜레스테롤($p<0.01$)와 Na($p<0.05$)이 증가하고, UAuric acid가 저하($p<0.01$)되었다. 탈락한 1명은 潤腸湯으로 배변이 지나치다고 호소하여 다른 약제로 바꾸었다. 자타각증상에 이상은 없었다.

11. 평가자 의견

임상적으로 분류하여 사용하기가 어려운 潤腸湯과 麻子仁丸에 관해서 한방적 평가도 도입하고, cross over법을 사용하여 평가한 가치있는 논문이다. 그러나 cross over법에서 wash out을 설정하지 않았기 때문에 각각의 약제에 대한 효과를 평가하기에는 부적절하다. 그리고 좀 더 연구의 질을 높이기 위해서는 한방적인 체력 분류 기준을 제시하고 경험적으로 이루어지고 있는 배변처치를 표준화하여 객관적으로 효과판정을 실시하는 등의 방법론을 고려할 필요가 있을 것이다. 임상적으로는 매우 흥미로운 내용이므로 좀 더 질을 높여 연구가 진행되길 바란다.

12. 평가자 이름과 평가 날짜 新井信 2008.11.9, 2010.6.1

소화관, 간담췌 질환

서지사항

三好秋馬, 正宗研, 福富久之 외. 새로운 판정 기준에 따른 쯔무라 大黃甘草湯 엑기스 과립(의료용)TJ-84의 변비증에 대한 임상효과. *소화기과* 1996;22:314-28. 醫中誌 Web ID: 1996228578

1. 목적 大黃甘草湯의 변비증에 대한 이중맹검비교 임상시험에서 大黃甘草湯은 플라세보와 비교하여 변비에 유효한 약제이지만 유용성(내용은 불분명)은 없었다는 보고를 바탕으로 동일한 대상 환자와 시험 결과에 대하여 새로운 판정 기준을 설정하여 변비증에 대한 大黃甘草湯의 약효를 재검토

2. 연구디자인 이중맹검무작위대조시험DB-RCT

3. 실시기관 東京여자의과대학 제2병원 제2내과, 東海대학 의학부 제6내과, 京都대학 의학부 제1내과 등 대학의학부7시설, 병원 19시설(합계 26시설)

4. 대상자 특성

배변 횟수가 주 3회 이하로 변비로 인한 증상을 수반하여 치료를 필요로 하며 임상시험에 대한 승낙을 받은 156명. 단 연령 15세 이하인 경우, 기질적 질환에 근거한 변비증, 고혈압증 진단을 받은 경우, 고도의 부종이 나타나는 경우, 임신 및 수유기의 여성 및 임신 증후가 있는 여성, 유당불내증인 경우, 심한 합병증이 있는 경우, 기타 주치의가 본 시험 대상으로서 부적절하다고 판단한 경우는 대상에서 제외시켰다.

5. 중재/치료 Arm 1: 쯔무라 大黃甘草湯 엑기스 과립 상용량(엑기스분말 1.5g/일 함유) 7.5g 3分服 53명
Arm 2: 쯔무라大黃甘草湯 엑기스 과립 저용량(엑기스분말 0.5g/일 함유) 7.5g 3分服 49명
Arm 3: 플라세보(부형제만) 7.5g 3分服 54명

6. 주요 평가항목 배변개선도, 전반개선도(자타각증상), 유효성, 안전성, 유용성(종합적 판단)

7. 주요 결과

시험 약제의 지나친 효과를 고려한 새로운 판정기준에 따라 투여 2주 후에 판정하였다. 탈락은 10명 있었고, Arm 1은 47명, Arm 2는 49명, Arm 3은 50명으로 합계 146명을 대상으로 해석하였다. 최종적인 전반개선도는 현저한 개선이 각각 43.2%, 31.7%, 27.7%, 중등도개선이 36.8%, 24.4%, 14.9%으로, 3군 사이에서 유의차가 나타났다($p<0.05$). Arm 1과 Arm 3의 사이에 유의차가 있고($p<0.01$), 상용량군에서 개선율이 높았다. 또한 상용량군에서는 유효성($p<0.001$)과 유용성($p<0.01$)도 높게 나타났다.

8. 결론

大黃甘草湯은 플라세보와 비교하여 최종 전반개선도, 유효성, 유용성(종합적 판단)에서 유의하게 우수하고, 변비증에서 유효하며 유용한 약제라는 것이 확인되었다. 안전성에 대해서도 2주 투여로 안전성이 높은 약제라는 점을 시사하였다.

9. 한방고찰 없음

10. 논문 속의 안전성 평가

「전혀 문제 없음」은 Arm 1에서 91.5%, Arm 2에서 93.9%, Arm 3에서 96.0%이었다. 「약간 문제 있음」은 각각 8.5%, 6.1%, 0%, 「문제 있음」은 0%, 0%, 4.0%를 포함하여 3군 사이에서 유의한 차이가 없었다. 임상검사치의 이상 변동은 1명도 없었다.

11. 평가자 의견

본 논문은 「三好秋馬, 正宗研, 福富久之 외. 쯔무라 大黃甘草湯 엑기스 과립(의료용)TJ-84의 이중맹검법으로 변비증에 대한 임상효과. *소화기과* 1994;18:299-312. 醫中誌 Web ID:1994189708」의 내용을 새로운 진단기준으로 재검토한 것이다. 그리고 「原澤茂, 三好秋馬. 변비증에 대한 한방치료의 재평가 大黃甘草湯TJ-84의 유용성. *소화기암* 1996;6:271-7. 醫中誌 Web ID:1997060417」과 같은 유사한 보고가 있다. 디자인이 잘 된 임상연구로 상당히 가치가 높은 논문이다. 효과가 지나친 증례에 대하여 한방적 고찰이 있으면 보다 내용이 충실할 것이다. 다른 한방제제에 관해서도 이처럼 질이 우수한 임상근거가 작성되길 바란다.

12. 평가자 이름과 평가 날짜 新井信 2008.11.10, 2010.6.1

소화관, 간담췌 질환

서지사항 • • •

西澤芳男, 西澤恭子, 後藤그레이씨廣惠 외. 九味檳榔湯의 고령 투석환자 만성변비에 대한 전향적prospective 다시설 무작위 비교시험. *한방연구* 2004;(388):132-8. 醫中誌 Web ID: 2004202082

1. 목적

고령 투석환자 만성변비에 대한 九味檳榔湯의 유효성과 안전성 평가

2. 연구디자인

무작위대조시험RCT

3. 실시기관

진료소, 기타 大阪府

4. 대상자 특성

15년 동안 75세 이상의 고령 투석환자 318명

5. 중재/치료

Arm 1: 고타로 九味檳榔湯 엑기스 과립 6.0g/일 3分服/일 160명

Arm 2: 마그네슘Magnesium 약 2.0g/일 3分服/일 158명

시험 기간은 9개월

6. 주요 평가항목

배변 행위 횟수, 병용 하제서양약 사용량

7. 주요 결과

Arm 1에서는 배변 행위 횟수도 병용 하제 사용량도 모두 Arm 2에 비하여 유의하게 개선되었다. 그리고 배변 행위 수반증상도 유의하게 개선되었다.

8. 결론

고령 투석환자 만성변비에 대하여 九味檳榔湯은 배변 횟수 및 병용 하제 사용량 모두 마그네슘 약보다 유효하였다.

9. 한방고찰

없음

10. 논문 속의 안전성 평가

九味檳榔湯 투여군은 마그네슘 약 투여군보다도 부작용이 적었다(자료 언급은 없음). 검사 소견 이상은 없었다.

11. 평가자 의견

다시설로 되어 있지만 연구 검사 시설이 아닌 실제로 본 임상시험이 이루어진 진료시설이 명기되어 있지 않다. 15년 동안의 장기간에 걸쳐 318명을 대상으로 9개월 간의 전향적prospective 무작위시험을 실시한 것이다. 참가한 318명 중에 탈락 증례와 해석 증례수에 대한 언급이 없다. 九味檳榔湯은 하제로서의 작용은 강력하지 않다. 서양약 하제와의 병용에서는 고령 투석환자 만성변비에 九味檳榔湯은 마그네슘 약보다 유효하며 안전성도 높다는 점을 시사하였다. 그러나 마그네슘Magnesium제제는 신장애환자에게는 신중하게 투여하여야 하고 高마그네슘Magnesium혈증을 초래할 위험이 있기 때문에 일반적으로 혈액투석환자에게는 신중하게 사용해야 한다. 이러한 면에서 병용한 서양약 하제 종류 및 투약량에 대한 언급이 없는 것이 아쉽다.

12. 평가자 이름과 평가 날짜 岡部哲郎 2007.6.15, 2008.4.1, 2010.6.1

소화관, 간담췌 질환

서지사항 • • •

高橋久雄, 丸山勝也. 알콜성 간장애에 대한 한방약의 임상. *의학의 진보* 1993;167:811-4. MOL, MOL-Lib

1. 목적

小柴胡湯과 小柴胡湯合茵蔯五苓散의 알콜성 간장애에 대한 유효성 평가

2. 연구디자인

무작위대조시험RCT

3. 실시기관

종합병원 1시설

4. 대상자 특성

입원 치료 중인 알코올 의존증환자 49명

5. 중재/치료

Arm 1: 小柴胡湯군, 쯔무라 小柴胡湯 엑기스 과립 7.5g/일, 24명

Arm 2: 小柴胡湯合茵蔯五苓散군, 쯔무라 小柴胡湯 엑기스 과립, 쯔무라 茵蔯五苓散 엑기스 과립 각 7.5g/일, 25명

각 군 3개월간 투여

6. 주요 평가항목

자각증상(식사부진, 구토증, 권태감 등), 간기능 성적

7. 주요 결과

자각증상은 양군 모두 개선되었으나 유의한 차이는 없었다. 간기능 검사에서는 양군 모두 개선되었고, ALP는 茵蔯五苓散 합방군에서 저하되었다.

8. 결론

小柴胡湯 및 小柴胡湯合茵蔯五苓散은 알코올성 간장애의 자각증상과 간기능 이상을 개선한다.

9. 한방고찰

없음

10. 논문 속의 안전성 평가

언급 없음

11. 평가자 의견

복수의 한방약으로 RCT를 시행한 점에서 의의있는 논문이다. 단, 대조군이 없다는 점, 입원중이어서 금주의 효과가 있다는 점(저자도 지적하고 있다)에서 임상적 의의는 한정적이라고 할 수 있다.

12. 평가자 이름과 평가 날짜 小暮敏明 2008.8.8, 2010.6.1

소화관, 간담췌 질환

서지사항 • • •

Hirayama C, Okumura M, Tanikawa K, et al. A multicenter randomized controlled clinical trial of Sho-Saiko-To in chronic active hepatitis. *Gastroenterologia Japonica* 1989;24:715-9. CENTAL ID:CN-00064736, Pubmed ID: 2691317, 醫中誌 Web ID: 1991224424

1. 목적

小柴胡湯의 만성 활동성 간염에 대한 유효성과 안전성 평가

2. 연구디자인

이중맹검 무작위대조시험DB-RCT

3. 실시기관

대학병원 7시설, 종합병원 31시설

4. 대상자 특성

1년 이내에 간생검에서 만성 활동성 간염으로 진단받은 222명

5. 중재/치료

Arm 1: 小柴胡湯군:카네보 小柴胡湯 엑기스 세립(1g 당 小柴胡湯 엑기스 0.9g을 함유) 3포 3分服 투여, 12주 이상 투여 116명

Arm 2: 플라세보군:플라세보 세립(1g 당 小柴胡湯엑기스 0.09g을 함유) 3포 3分服 투여, 12주 투여 106명

6. 주요 평가항목

간기능 검사, HBe항원 · HBe항체계

7. 주요 결과

2군 사이에 유의차가 나타난 것은 AST, ALT이고, 12주 후에 小柴胡湯군에서 저하되었다. 단, 24주 후에는 거의 같은 수치를 나타내었다. HBe항원은 小柴胡湯군에서 4명/27명, 위약군에서 5명/32명이 음성화되었다. HBe항체는 小柴胡湯군에서 3명/26명, 위약군에서 2명/33명이 양성이었다. 2군 사이에 통계학적인 유의한 차이는 없었다.

8. 결론

小柴胡湯은 위약에 비하여 유의하게 간기능 이상을 개선한다.

9. 한방고찰

없음

10. 논문 속의 안전성 평가

부작용은 小柴胡湯 10명, 위약 3명에게 있었다. 중지가 필요한 부작용은 小柴胡湯 4명(전신권태감 1명, 구토증 1명, 설사 1명, 혀 저림 1명)에게 있었다. 그러나 시험 중에 뇨검사와 혈압에 변동은 없었다.

11. 평가자 의견

다시설에서 DB-RCT를 시행하였다는 점은 극찬할 만하다. 小柴胡湯의 유효성경과 24개월을 객관적으로 평가할 수 있었다고 생각된다. 층별해석에서는 간기능 이상 개선효과는 B형에서 특히 현저하게 나타났다. 그리고 조직학적으로는 경증군에서 뛰어났다는 점은 임상적으로는 의의가 있다(보조 논문:平山千里, 奧村恂, 谷川久一 외. 다시설 이중맹검시험으로 만성 활동성 간염에 대한 小柴胡湯의 임상 효과. *간담췌* 1990;20:751-9. 醫中誌 Web ID:1991006763).

12. 평가자 이름과 평가 날짜 小暮敏明 2008.8.8

소화관, 간담췌 질환

서지사항 • • •

平山千里, 奧村恂, 谷川久一 외. 다시설 이중맹검시험으로 만성 활동성 간염에 대한 小柴胡湯의 임상 효과 : 혈청효소활성의 변동. *간담췌* 1992;25:551-8. 醫中誌 Web ID: 1993125235

1. 목적

小柴胡湯의 만성 활동성 간염에 대한 유효성 평가

2. 연구디자인

이중맹검 무작위대조시험DB-RCT

3. 실시기관

42시설

4. 대상자 특성

1년 이내에 간생검에서 만성 활동성 간염으로 진단 받은 환자 222명. 非B형 123명, B형 99명

5. 중재/치료

Arm 1: 카네보 小柴胡湯 엑기스 세립(1g 당 小柴胡湯 엑기스 0.9g을 함유) 6g/일, 12주 투여. 116명

Arm 2: 위약(1g 당 小柴胡湯 엑기스 0.09g을 함유) 6g/일, 12주 투여. 106명

6. 주요 평가항목

자각증상, 간기능 검사(절대치, %, 7단계로 개선도평가)

7. 주요 결과

혈청 AST, ALT는 小柴胡湯군이 위약군에 비하여 12주째에 유의하게 저하되었다. γ-GTP는 군들 사이에서 유의한 차이는 없었다. 前値로부터의 백분율에서는 AST, ALT에서 12주 후에 小柴胡湯군에서 유의하게 저하되었지만($p<0.05$), γ-GTP는 양군 사이에 차이는 없었다. 개선도에서는 ALT에서 小柴胡湯군에서 유의하게 높았지만($p<0.05$), AST, γ-GTP에는 군들 사이에서 유의한 차이는 없었다.

8. 결론

小柴胡湯은 만성 활동성 간염의 혈청 AST, ALT, γ-GTP 활성을 저하시킨다.

9. 한방고찰

없음

10. 논문 속의 안전성 평가

탈락 증례(小柴胡湯군 2명, 위약군 6명)의 언급은 있지만, 부작용에 대한 언급은 없다.

11. 평가자 의견

다시설에서 위약을 대조로 하여 DB-RCT를 시행한 점은 높이 평가할 만하다. 간조직과 좀 더 장기적인 성과항목까지 언급하면 임상적 의의는 더욱 높아지는 연구가 될 것이다.

12. 평가자 이름과 평가 날짜 小暮敏明 2008.8.8, 2010.6.1

소화관, 간담췌 질환

서지사항 • • •

佐佐木大輔, 須藤利之, 國兼誠 외. 만성 간염에 대한 카네보 柴苓湯 엑기스 세립의 유용성 검토 - 봉투법 비교시험으로 조사 -. *Progress in Medicine* 1989;9:2923-37. 醫中誌 Web ID: 1991131916

1. 목적

柴苓湯의 만성 간염에 대한 유효성과 안전성 평가

2. 연구디자인

무작위대조시험(봉투법)RCT-envelope

3. 실시기관

대학병원 1시설, 종합병원 20시설

4. 대상자 특성

임상적으로 만성간염이라고 진단받은 환자 100명

5. 중재/치료

Arm 1: 카네보 柴苓湯 엑기스 세립 8.1g/일, 12주 투여. 53명

Arm 2: proheparum 6T/일, 12주 투여. 47명

6. 주요 평가항목

간기능 검사, HBsAg, 신체소견간종대 등, 자각증상, 혈액 · 생화학검사. 각 항목을 5단계의 개선도로 표시하고, 안전도도 고려하여 종합적인 유용도로 평가

7. 주요 결과

GOT, GPT, γ-GTP, ALPalkaline phosphatase, Ch-Echolinesterase, ZTTzinc sulfate turbidity test, 총빌리루빈bilirubin, 총콜레스테롤, TG, Tp, 알부민, HPThepaplastin test는 군들 사이에서 유의차가 보이지 않았다. 전반개선도 및 유용도에서 柴苓湯군은 proheparum군에 비교하여 유의하게 개선되었다($p<0.05$).

8. 결론

柴苓湯은 만성 간염에 유용한 약제라는 점이 시사되었다.

9. 한방고찰

없음

10. 논문 속의 안전성 평가

柴苓湯군에서 1명에게 현기증과 피로감, 1명에게 빈혈, 3명에게 구토증이 나타났다.

11. 평가자 의견

다시설에서의 RCT를 시행하였다는 점은 극찬할 만하다. 단 평가법이 현재 별로 사용하지 않은 유용도 · 전반개선도 등이기 때문에 임상적으로 다룰 경우에는 주의가 필요하다. 저자들은 GOT, GPT가 높은 증례에서 특히 柴苓湯군에서 개선도가 높게 나타났다고 언급하고 있다.

12. 평가자 이름과 평가 날짜 小暮敏明 2008.8.8, 2010.6.1

소화관, 간담췌 질환

○ 서지사항 • • •

多羅尾和郞. C형 만성 간염에서 간암진행에 대한 간보호요법 영향. *임상소화기내과* 2007;22:961-9.

1. **목적 비호**

C형 만성 간염환자의 발암 억제에 대한 간보호요법의 유효성 평가

2. **연구디자인**

무작위대조시험RCT

3. **실시기관**

실시 시설에 관한 언급 없음(저자는 1 전문병원)

4. **대상자 특성**

C형 간경변증Child A의 156명

5. **중재/치료**

Arm 1: ALT 80이하를 목표.

Stronger NeoMinophagen CSNMC(40~100㎖를 2~3회/주) Ursodeoxycholic acidUDCA, 小柴胡湯, 十全大補湯(제약회사 불명) 등의 단독 투여. 그 후 2~3개월 안에 목표를 달성하지 못하면 SNMC + UDCA, UDCA + 十全大補湯, UDCA + 小柴胡湯 등의 2제 투여. 2제를 투여하여도 목표를 달성하지 못하면 SNMC + UDCA + 小柴胡湯, SNMC + UDCA + 十全大補湯으로 하였다. 어느 것을 선택할지에 관한 언급은 없다. 78명

Arm 2: UDCA, SNMC, 小柴胡湯, 十全大補湯 증례 중에서 가장 ALT수치가 저하된 1제만을 투여한다. 투여 약제와 투여량, 투여 인원수 등에 대한 언급은 없다. 50명

6. **주요 평가항목**

간암의 발생

7. **주요 결과**

다제 병용군에서는 단독 투여군에 비하여 간암발생률이 억제되었다.

8. **결론**

한방약을 포함한 다제 병용 간보호요법은 C형 만성간염에서 발암억제에 유효하다.

9. **한방고찰**

없음

10. **논문 속의 안전성 평가**

언급 없음

11. **평가자 의견**

C형 만성 간염환자의 암발증을 억제하는 효과적인 치료이다. 그러나 구체적으로 디자인 등에 대하여 기술되어 있지 않고, 치료 선택과 단일약제 사용시의 각 처방들의 인원수 등이 정확하게 언급되어 있지 않기 때문에 어느 치료가 효과가 뛰어났는지 알기 어렵다. 좀 더 이해하기 쉬운 형태의 디자인으로 된 보고를 기대한다.

또한 중간 보고로서 다음과 같은 것이 있다.

「多羅尾和郞, 澁谷明隆, 大川伸一 외. 항염증요법으로 간암발생 예방 연구: C형 간경변증CHILD A에서는 ALT 80단위 미만을 의식한 다제 병용요법도 포함한 항염증요법은 유효한가: 1제 투여 요법과의 비교 검토. *神奈川縣암센터 연보* 2003;19:92」.

「多羅尾和郞. C형 만성 간염 및 간경변에서 지속 염증과 간암발생에 관하여. *神奈川의학회잡지* 2008;33:115-8.」

12. **평가자 이름과 평가 날짜** 小暮敏明 2009.1.26

소화관, 간담췌 질환

서지사항

樋口清博, 渡邊明治. 간경변증례에 있어서 十全大補湯의 간암 억제효과 검토. *Methods in Kampo Pharmacology* 2000;5:29-33.

1. 목적

간경변에 대한 十全大補湯투여에서 간세포암의 예방효과를 평가

2. 연구디자인

무작위대조시험(봉투법)RCT-envelope

3. 실시기관

富山의과 약과대학 부속병원 내과

4. 대상자 특성

B형 및 C형 간염 바이러스로 인한 간경변 환자 72명(B형 14명, C형 58명).
단 시험 개시부터 반년 이내에 간암이 발생한 증례는 제외시켰다.

5. 중재/치료

Arm 1: 十全大補湯군(B형 8명, C형 18명)
Arm 2: 비사용군(B형 6명, C형 39명)

6. 주요 평가항목

Kaplan-Meier법으로 누적생존곡선Long-rank test(Mantel-Cox test)
Kaplan-Meier법으로 간세포암 발생의 누적 해저드hazard 곡선Long-rank test(Mantel-Cox test
간암 발생기준은 영상을 중심으로 한 임상진단에서 간암소견이 나온 최초시점으로 한다.

7. 주요 결과

간경변 전체에서의 누적생존곡선은 양군에서 유의한 차이는 없었지만(Chi-square=3.167, p=0.0751), 十全大補湯군에서는 생명 예후가 양호한 경향으로 나타났다. 간경변 전체에서의 간세포암 발생의 누적 해저드(hazard)곡선에서는 十全大補湯 사용군이 비사용군에 비하여 유의하게 적었다(Chi-square=5.832, p=0.0157). C형 간경변만 보더라도 十全大補湯 사용군이 비사용군에 비하여 유의하게 적었다(Chi-square=4.197, p=0.0405).

8. 결론

간경변에 대한 十全大補湯의 투여로 간세포암발생이 억제되는 면이 시사되었다.

9. 한방고찰

없음

10. 논문 속의 안전성 평가

언급 없음

11. 평가자 의견

간세포암은 간염바이러스를 기초 질환으로 하는 경우가 많아서 본 시험은 귀중한 보고라고 할 수 있다. 봉투법으로 분류된 무작위대조시험이라고 평가하였다. 十全大補湯의 투여법과 맹검화의 유무에 관한 정보가 있으면 임상적으로 더욱 유익한 보고가 되었을 것이라고 생각된다.

12. 평가자 이름과 평가 날짜 鶴岡浩樹 2007.6.15, 2008.4.1, 2010.6.1

소화관, 간담췌 질환

서지사항

樋口清博, 清水幸裕, 安村敏 외. 임상연구 - 十全大補湯으로 간암발생 억제효과의 검토: 간경변증례를 대상으로. 간담췌 2002;44:341-6. 醫中誌 Web ID: 2002240679 MOL, MOL-Lib

1. 목적 간경변에 대한 十全大補湯투여로 간세포암의 예방 효과를 평가

2. 연구디자인 무작위대조시험(봉투법)RCT-envelope

3. 실시기관 富山의과 약과대학 부속병원 내과

4. 대상자 특성

B형 및 C형 간염바이러스로 인한 간경변 환자 52명

단 시험 개시부터 1년 이내에 간암이 발생한 증례는 제외시켰다.

그리고 小柴胡湯, 인터페론Interferon을 사용한 경우는 제외하였다.

5. 중재/치료

Arm 1: 十全大補湯군(B형 8명, C형 15명, B + C형 1명)

Arm 2: 비사용군(B형 5명, C형 22명, B + C형 1명)

6. 주요 평가항목

Kaplan-Meier법으로 누적생존곡선Long-rank test(Mantel-Cox test), Bleslow Gehan-Wilcoxon test, Peto-Peto-Wilcoxon test

Kaplan-Meier법으로 간세포암 발생의 누적 해저드hazard곡선Long-rank test(Mantel-Cox test), Bleslow Gehan-Wilcoxon test, Peto-Peto-Wilcoxon test

간암발생의 기준은 영상을 중심으로 한 임상진단에서 간암 소견이 나온 최초의 시점으로 하였다.

7. 주요 결과

간경변 전체에서의 누적생존곡선에서 Long-rank testMantel-Cox test, Bleslow Gehan-Wilcoxon test, Peto-Peto-Wilcoxon test로 검정을 실시하면 十全大補湯군과 비사용군에서 각각 Chi-square가 각각 4.066, 6.467, 5.217(P값 0.0438, 0.0190, 0.0224)로 十全大補湯군에서 유의하게 생명 예후가 양호하였다. C형 간경변 누적생존곡선에서는 양군 사이에 유의차가 없었지만, 十全大補湯군에서 생명 예후는 양호한 경향을 보였다. 간경변 전체에서의 간세포암 발생 누적 해저드hazard곡선에서는 Chi-square 5.265, 5.578, 5.921(P값 0.0218, 0.0182, 0.0150)로 十全大補湯군에서 간세포암 발생이 유의하게 적었다. C형 간경변만 보면 Bleslow Gehan-Wilcoxon test, Peto-Peto-Wilcoxon test에서 十全大補湯 사용군이 비사용군에 비하여 유의하게 적었다(Chi-square 4.659, P값 0.0309, 0.0342).

8. 결론

간경변에 十全大補湯을 투여함으로써 간세포암발생의 억제를 시사하였다.

9. 한방고찰 없음

10. 논문 속의 안전성 평가 언급 없음

11. 평가자 의견

간세포암은 간염바이러스를 기초 질환으로 하는 경우가 많아서 본 시험은 귀중한 보고라고 할 수 있다. *Methods in Kampo Pharmacology*(2000;5:29-33)에 발표된 시험과 동일한 시험으로 생각된다. 이전 조사에서는 제외된 간암 발생이 반년 이내인 것에 비해, 본 조사는 1년 이내, 小柴胡湯과 인터페론Interferon을 투여한 환자를 제외하는 등 포함기준을 까다롭게 하였기 때문에 참가자수는 감소하였다. 그리고 다채로운 검정법이 부가되어 이전 조사보다 유의한 결과를 얻을 수 있었다. 대조군에 위약을 설정하거나 맹검화가 이루어졌다면 결과를 더욱 신뢰할 수 있었을 것이다. 임상적으로 유의한 결과이다.

12. 평가자 이름과 평가 날짜 鶴岡浩樹 2007.6.15, 2008.4.1, 2010.6.1

소화관, 간담췌 질환

서지사항

田尻仁, 古座岩宏輔, 澤田敦 외. 소아의 非A非B 만성 간염에서 小柴胡湯의 유효성(소아의 非A非B 간염과 小柴胡湯). *일본소아동양의학연구회 회지* 1996;12:12-7.

1. 목적

小柴胡湯의 소아 · 非A非B 만성 간염에 대한 유효성 평가

2. 연구디자인

무작위대조시험(봉투법)RCT-envelope

3. 실시기관

대학병원 1시설

4. 대상자 특성

6개월 이상 간기능 이상이 나타난 증례에서 기존에 알려진 간장애를 일으키는 바이러스HAV, HBV, CMV, EBV가 나타나지 않은 환자. HCV양성환자 6명을 포함.

5. 중재/치료

Arm 1: 小柴胡湯 투여군: 쯔무라 小柴胡湯 엑기스 과립 7.5g/일을 기본/연령 고려. 6개월 이상 투여. 5명

Arm 2: 자연경과관찰군. 6개월 관찰 후 小柴胡湯을 6개월 이상 투여. 5명

6. 주요 평가항목

GPT, GOT, 혈청 네옵테린Neopterin, 가용성 IL-2수용체, HCV-RNA

7. 주요 결과

GOP, GPT는 2 및 6개월 후에 小柴胡湯군에서 유의하게 저하되었다. 혈청 네옵테린은 투여군에서 측정할 수 있었던 3명이 1개월 후에 상승하였다. 가용성 IL-2수용체도 1개월 후만에 상승하였다. GPT가 저하된 1명에게는 HCV-RNA는 그대로 양성상태이었다.

8. 결론

小柴胡湯은 C형 만성 간염을 포함한 소아의 非A非B 만성 간염에 대하여 간기능 개선작용이 있다.

9. 한방고찰

없음

10. 논문 속의 안전성 평가

언급 없음

11. 평가자 의견

임상시험이 적은 소아의 만성 간염에 대한 한방약의 임상효과를 해석하였다는 점에서 시사하는 바가 큰 논문이다. 증례수가 적어 군들간의 비교가 충분히 이루어지지 못한 점이 유감스럽다.

12. 평가자 이름과 평가 날짜 小暮敏明 2008.8.8, 2010.1.6

소화관, 간담췌 질환

서지사항 • • •

水谷保幸, 今井純生, 渡邊英明 외. 폐결핵치료에 있어서 柴胡桂枝湯의 사용 - 간기능장애에 대한 검토 -. *道南의학회지* 1994;29:247-9.

1. 목적

폐결핵의 화학요법으로 일어난 간기능장애에 대해 柴胡桂枝湯의 유효성 평가

2. 연구디자인

무작위대조시험(봉투법)RCT-envelope

3. 실시기관

병원 4시설

4. 대상자 특성

리팜피신rifampicin을 포함한 다제 화학요법치료를 받은 폐결핵환자 첫회 치료 증례 38명

5. 중재/치료

Arm 1: 柴胡桂枝湯(제약회사 불명) 7.5g 3分服/일 8주 21명

Arm 2: 비투여군 17명

6. 주요 평가항목

혈청 GOT치 및 GPT치

7. 주요 결과

해석 증례는 33명이었다. Arm 1의 GOT 수치 혹은 GPT 수치의 이상치 빈도는 각각 27.8% 및 37.9%이었다. Arm 2에서는 각각 6.7% 및 20.0%이었다. GOT와 GPT 수치는 모두 Arm 1에서 Arm 2보다 이상치가 나타난 증례가 많았지만, 양군 사이에 유의한 차이는 없었다.

8. 결론

柴胡桂枝湯은 폐결핵의 화학요법제로 인한 간기능장애에 유효하지 않았다.

9. 한방고찰

고찰에서 언급하고 있다.

10. 논문 속의 안전성 평가

언급 없음

11. 평가자 의견

봉투법으로 군이 배정된 점에서 랜덤화 유지가 약해진 면이 많지만, 본 임상시험으로 柴胡桂枝湯이 폐결핵의 화학요법제의 부작용인 간기능장애를 방지하는 데에 무효하다는 점을 나타낸 것은 흥미롭다. 랜덤화의 분류방법의 개선 및 증례수 증가 등을 고려한 무작위 랜덤화비교시험이 실시되길 기대한다.

12. 평가자 이름과 평가 날짜 岡部哲郎 2008.8.21, 2010.6.1

소화관, 간담췌 질환

서지사항

關正威, 藤岡正志, 羽田野隆 외. Oddi괄약근에 대한 小柴胡湯 · 五苓散 · 當歸芍藥散 작용의 차이 - 수술 중에 담도내압측정을 통한 연구 -. *일본동양의학잡지* 1993;43:395-402.

1. 목적

小柴胡湯, 五苓散, 當歸芍藥散의 Oddi괄약근에 대한 작용 평가

2. 연구디자인

무작위대조시험RCT

3. 실시기관

대학병원 1시설

4. 대상자 특성

담낭결석증으로 입원하여 담낭 적출 수술을 받은 환자 49명

5. 중재/치료

Arm 1: 쯔무라 小柴胡湯 엑기스 과립 7.5g/일, 수술 전날까지 6.6.±4.2일 투여. 8명

Arm 2: 쯔무라 五苓散 엑기스 과립 7.5g/일, 수술 전날까지 7.8.±6.0일 투여. 12명

Arm 3: 쯔무라 當歸芍藥散 엑기스 과립 7.5g/일, 수술 전날까지 8.2.±6.3일 투여. 5명

Arm 4: 대조군: 병동내에서 안정만 취함. 24명

6. 주요 평가항목

담도 내압(기초압: BP, 관류압: PP, 감퇴시간: T)

7. 주요 결과

관류량 0.1㎖/초에서는 BP, PP는 4군 사이에 차이가 없었다. 감퇴곡선에서는 小柴胡湯에서만 유의차가 나타나, 대조군에 비하여 $T_{1/2}$, $T_{1/4}$, $T_{1/5}$이 단축되었다($p<0.02\sim0.05$). 관류량 0.5㎖/초에서 PP는 小柴胡湯과 五苓散군에서 대조군과 비교하여 유의하게 높았다. 감퇴곡선에서는 小柴胡湯에서만 유의한 차이가 나타나고 대조군에 비하여 $T_{1/4}$, $T_{1/5}$이 단축되었다($p<0.01$).

8. 결론

小柴胡湯 및 五苓散은 담도내압감수역치의 저하작용, 小柴胡湯은 Oddi근의 신속한 이완작용을 가진다.

9. 한방고찰

없음

10. 논문 속의 안전성 평가

언급 없음

11. 평가자 의견

4군으로 나누어 담도내압을 엔드 포인트로 한 임상시험으로 시사하는 바가 크다. 저자들은 결론 부분의 결과로부터 담즙울체 방지효과를 추측하고 있다.

12. 평가자 이름과 평가 날짜 小暮敏明 2008.8.8, 2010.6.1

소화관, 간담췌 질환

서지사항 • • •

高木俊二. 五苓散 및 當歸芍藥散의 수술 전 복용으로 담석증 혹은 담낭폴립환자의 요중 6-keto-prostaglandin F1 α배설량 증가작용에 관하여. *화한의약학회지* 1992;9:32-9.

1. 목적

담석증 내지 담낭폴립환자의 요중 6-keto-prostaglandin F1α 배설량에 대한 五苓散 및 當歸芍藥散의 효과 평가

2. 연구디자인

무작위대조시험RCT

3. 실시기관

대학병원 1시설

4. 대상자 특성

담낭결석증 혹은 담낭폴립으로 담낭 적출 수술을 받은 환자 29명(모두 여성)

5. 중재/치료

Arm 1: 쯔무라 五苓散 엑기스 과립군, 6명

Arm 2: 쯔무라 當歸芍藥散 엑기스 과립군, 6명

Arm 3: 쯔무라 小柴胡湯 엑기스 과립군, 6명

각 군은 엑기스 과립 7.5g 식전 복용, 수술 전의 투여 기간 5~6일

Arm 4: 대조군(지속적으로 약물을 복용하지 않은 군), 11명

6. 주요 평가항목

뇨중 PGE1 및 6 keto PGF1α 배설량

7. 주요 결과

요중의 PGE1배설량은 모든 과정을 거쳐 각 방제군과 대조군에서 유의한 차이가 보이지 않았다. 요중의 6 keto PGF1α 배설량은 五苓散에서 수술 후 1, 5~7일째에($p<0.05$), 當歸芍藥散에서 수술 후 1, 3~7일째에 유의하게 수치가 높았다($p<0.02$~0.001). 小柴胡湯군은 대조군과 유의한 차이는 없었다. 그리고 五苓散과 當歸芍藥散군 사이에 유의한 차이는 없었다.

8. 결론

담낭 적출 수술의 수술 전 五苓散 및 當歸芍藥散 투여는 수술 후의 요중 6 keto PGF1α 배설량을 증가시킨다.

9. 한방고찰

없음

10. 논문 속의 안전성 평가

언급 없음

11. 평가자 의견

4군으로 나누어 RCT를 시행한 것은 극찬할 만하다. 임상적인 성과 항목과의 관련을 평가하면 임상적 의의가 보다 높아질 것으로 생각된다.

12. 평가자 이름과 평가 날짜 小暮敏明 2008.8.8, 2010.6.1

소화관, 간담췌 질환

서지사항 • • •

岡林孝弘, 田中紀章, 折田薰三. 폐색성황달감황 처치 후 감황률에 미치는 한방제제 茵蔯蒿湯의 효과. *일본임상외과학회잡지* 1998;59:2495-500. 醫中誌 Web ID: 1999080276 J-STAGE

1. 목적

폐색성황달감황 수술 후의 환자에 대한 茵蔯蒿湯의 감황촉진작용을 평가한다.

2. 연구디자인

무작위대조시험(봉투법)RCT-envelope

3. 실시기관

岡山대학 의학부 제1외과 및 관련 병원 14시설

4. 대상자 특성

폐색성황달환자로 경피경담관 배액drainage(PTCD) 등의 감황처리를 받은 24명

①15세 미만, 80세 이상, ②경구섭취 불가능, ③심한 간경변과 합병증이 있는 사람, ④기타 주치의가 부적당하다고 판단한 경우는 제외

5. 중재/치료

Arm 1: 배액drainage단독군 13명

Arm 2: 배액drainage + 쯔무라 茵蔯蒿湯 엑기스 과립 7.5g/일, 3分服, 11명(해석대상은 10명, 탈락이유 언급 없음)

6. 주요 평가항목

총빌리루빈Bilirubin치, 직접빌리루빈치, 1일 답즙량을 측정, 清水의 계산식에 근거한 감황율로 비교검토. 식욕부진, 전신 권태감의 추이에 관해서는 4단계 평가로 비교 검토

7. 주요 결과

茵蔯蒿湯 병용군에서 감황률이 유의하게 높았다. AST, ALT, ALP, γ-GTP는 양군 모두 개선을 나타내고, 茵蔯蒿湯 병용군이 훨씬 양호하였지만, 양군 사이에 유의한 차이는 보이지 않았다. 식욕부진에 있어서는 배액 개시 초기에 茵蔯蒿湯병용군이 유의하게 개선되었지만, 2주 이후에는 배액 단독군에서도 자각증상이 개선되었기 때문에 유의한 차이를 인정하지 않았다.

8. 결론

茵蔯蒿湯에는 감황촉진효과가 있고, 자각증상의 개선효과도 있었기 때문에 감황처치 후 폐색성황달에 유효하다.

9. 한방고찰

생약학적 측면의 고찰로서 인진호에 들어가 있는 6, 7-demethyl-esculetin, capillrisin 및 山梔子에 포함된 geniposide의 이담작용에 관하여 언급하고 있다.

10. 논문 속의 안전성 평가

유해 사상은 없었다.

11. 평가자 의견

본 논문에서는 茵蔯蒿湯의 감황작용에 관하여 논하고 있다. 빌리루빈치의 비교에서는 茵蔯蒿湯으로 인한 감황작용 촉진은 미약하지만, 그에 따른 Grade 3(감황이 비교적 불량군)이 없어진다는 사실은 중요하다고 생각된다. 작용기전을 포함하여 앞으로도 계속된 보고가 기대된다.

12. 평가자 이름과 평가 날짜 中田英之 2009.1.1, 2010.1.6, 2010.6.1

소화관, 간담췌 질환

서지사항 • • •

Watanabe S, Yokoyama Y, Oda K, et al. Choleretic effect of inchiinkoto, a herbal medicine, on livers of patients with biliary obstruction due to bile duct carcinoma *Hepatology Research* 2009;39:247-55 Ichushi Web ID: 2009201648

1. 목적

담관암에 의한 담즙통과장애에서 인진호탕의 담즙분비 촉진약으로서 약효 평가

2. 연구디자인

무작위대조시험RCT

3. 세팅

名古屋대학 외과, 筑波대학 소화기내과, 和歌山대학 전통의학 연구부문

4. 대상자 특성

2005년 12월부터 2006년 6월 사이에 폐문부의 침윤을 동반한 담낭암과 담관암으로 인해 담낭절제수술예정인 31명의 환자가 등록하였다. 그 중 4명은 복막파종으로 시험개복수술을 하여 제외시켰다.

5. 중재/치료

Arm 1: 인진호탕군(쯔무라 인진호탕 엑기스 과립 7.5g/일 수술 전 1주일 이상(평균 21일) 투여), 13명

Arm 2: 대조군(인진호탕 비투여군), 14명

6. 주요 평가항목

MRP2, MRP3, MRP4의 mRNA 발현량 및 단백 정량

7. 주요 결과

간장에서의 MRP2, 3, 4의 mRNA 발현은 두 군에서 차이가 없었다. MRP2, 3, 4 단백은 MRP2, 3이 유의하게 증가하였다. 수술 후 혈중 총빌리루빈, 직접빌리루빈, ALT는 두 군에서 차이가 없었다.

인진호탕을 복용하는 일부 환자는 경피적 담도 Drainage를 실시하여 인진호탕 복용 전후 담즙 속의 빌리루빈 농도를 비교했을 때 빌리루빈 농도가 상승하였다.

8. 결론

인진호탕은 담관암으로 인한 폐색성 담즙울체에 MRP2 단백을 증가시킴으로써 치료에 도움이 될 가능성이 있다.

9. 한방 고찰

없음

10. 논문 중 안정성평가

인진호탕 투여에 따른 중대한 부작용은 없었다.

11. 평가자 의견

MRP2 단백은 담즙산 배출에 관여하는 Transporter이지만, MRP2의 mRNA 발현에 변화가 없이 MRP2 단백이 증가한다는 사실은 흥미롭다. 단, 경피적 담도 Drainage에 의한 담즙 속의 빌리루빈 배출을 인진호탕군에서 확인한다면 인진호탕군, 대조군 양쪽에서 확인되었더라면 좀 더 확실한 자료가 되었을 것이다. 또한 각 Transporter에 관한 유전자 발현 데이터에서 대조군이 언급되어 있지만, 대조군 배경에 대해서는 논문에서 다루지 않는 등, 여기저기에 미비한 점들이 보인다.

이들 연구방법에 관한 문제점들도 있지만, 임상에서 인진호탕 복용으로 MRP2 단백량이 증가한다는 사실을 보여준 매우 유의한 연구이다.

12. 평가자 이름과 평가 날짜 中田英之 2010.6.1

소화관, 간담췌 질환

서지사항

奧野聰子, 平山果興子, 井上潤一 외. 임상경험 수술 후 오심・구토PONV에 대해 육군자탕으로 예방치료 *麻酔* 2008;57:1502-9. CENTRAL ID: CN-00668598 Pubmed ID: 19108494 MOL, MOL-Lib

1. 목적 수술 후 오심・구토에 대한 육군자탕의 유효성 평가

2. 연구디자인 무작위대조시험RCT

3. 세팅 병원 1시설

4. 대상자 특성 부인과질환 복강경 수술 환자 142명

5. 중재/치료

Arm 1: 쯔무라 육군자탕 엑기스 과립, 수술 당일 아침 2.5g 복용, 수술 중 쯔무라 육군자탕 좌약 2개 직장내 투여(좌약 1개에 쯔무라 육군자탕 1.5g 함유), 수술 2일째(다음날)와 3일째(다다음날)에 쯔무라 육군자탕 엑기스 과립 7.5g/일 복용, 91명

Arm 2: 비투여군, 51명

6. 주요 평가항목

수술 후 오심・구토 발생률, 오심・구토 점수 추이, 수술 후 식사섭취량 외

7. 주요 결과

수술 후 오심・구토 발생률은 두 군 사이에 유의한 차이는 없었다. 오심・구토 점수 추이에서 각 시기의 점수는 두 군 사이에 유의한 차가 없었다. 그렇지만, 육군자탕 투여군에서는 수술 3일째에 구토 점수는 歸室時, 수술 당일, 수술 다음날보다 점수가 모두 유의하게 낮았고, 수술 다음날 점수는 歸室時보다 유의하게 낮았다. 이에 비하여 비투여군에서는 수술 3일째 점수가 수술 다음날보다 유의하게 낮은 것 외에는 유의한 차이가 없었다. 수술 후 식사섭취량은 육군자탕 투여군에서는 수술 3일째 아침에는 저녁과 같은 정도로 섭취할 수 있게 되었는데, 비투여군에서는 수술 3일째 점심까지 유의하게 낮았다. 한편, 각 시기의 오심・구토 점수 및 수술 후 식사 섭취량에서는 두군 사이에 유의한 차이는 없었다.

8. 결론

주술기에 육군자탕을 투여하는 것은 수술 후 오심과 구토의 발생빈도를 저하시키지 않는다. 하지만 육군자탕이 오심과 구토를 경감시키고, 식사섭취량을 조기에 회복시키는 데에 유효하다는 가능성을 시사하였다.

9. 한방 고찰

없음

10. 논문 중 안정성평가

언급 없음

11. 평가자 의견

본 연구는 주술기의 여러 증상에 대한 한방약 효과를 평가한 최초의 보고로, 복용이 불가능할 때는 좌약을 사용하였다. 결과적으로 유의한 차이는 없었지만, 육군자탕 유효성은 시사하였다. 논문에서 무작위자체와 그 방법에 관한 언급이 없는 점은 개선되어야 할 것이다. RCT 논문작성 지침인 CONSORT 성명에 준하여 연구계획을 작성해야 한다. 저자도 지적하고 있지만, 육군자탕을 적어도 수술 1주일 전부터 예방적으로 복용하면 좀 더 차이가 나타났을 가능성이 있다. 또한 좌약의 경우, 투여량이 아무래도 많지 않기 때문에 위장관을 통해 육군자탕을 투여하는 것도 생각해 봤지만, 관을 뺄 때에 구토를 유발할 수 있다는 점을 경계하여 수술 당일은 좌약을 사용하였다. 그러나 이 좌약은 보통 사용하지 않고, 또 지금까지 이러한 연구가 없었기 때문에 좌약에 대한 임상근거도 거의 없다. 앞으로 외과계 의사, 마취과 의사들에 의한 추가 평가가 기대된다.

12. 평가자 이름과 평가 날짜 元雄良治 2010.6.1

소화관, 간담체 질환

서지사항
久保宣博, 内田雄三, 秋吉毅 외. 일레우스에 대한 大建中湯의 효과 - 다시설에서 검토 -. *Progress in Medicine* 1995;15:1962-7. 醫中誌 Web ID: 1996096062

1. 목적
일레우스에 대한 大建中湯의 유효성 및 안전성을 다시설에서 평가

2. 연구디자인
무작위 대조시험(봉투법)RCT-envelope

3. 실시기관
大分의대병원을 중심으로 한 14시설

4. 대상자 특성
수술 후에 단순성 유착성 일레우스가 발현한 경우로 담당의가 롱튜브 사용을 필요로 한다고 판단한 경우(제외 기준: 청폐 간골수에 고도의 장애가 있는 경우, 심한 합병증이 있는 경우, 기타 주치의가 부적당하다고 판단한 경우) 30명

5. 중재/치료
Arm 1: 쯔무라 大建中湯 엑기스 과립 5g을 따뜻한 물 20cc에 용해시켜 Levin 튜브로 주입 1일 3회 5일 이상 투여 18명
Arm 2: 쯔무라 大建中湯 엑기스 과립 비투여 12명

6. 주요 평가항목
자각증상(복통, 오심 · 구토, 설사, 전신권태감, 식욕부진, 복부팽만감), X선상, 배변 · 가스배출까지의 시간, 일레우스관 제거와 경구섭취 개시까지의 기간, 수술 이행률, 주치의 판정에 의한 일레우스 개선도, 복부 소견 · 자각 증상개선도, 전신 개선도, 유용도

7. 주요 결과
배변, 가스배출까지의 시간, 일레우스관제거까지의 시간, X선에서 변화, 수술이행률 등은 양군 사이에 유의차가 없다. 복부 팽만감, 오심 · 구토의 자각증상 개선도는 Arm 1이 Arm 2에 비하여 유의하게 높았다. 주치의 판정에 의한 장일레우스 개선도는 Arm 1에서 94.4%, Arm 2에서 66.7%이었다.

8. 결론
수술 후의 유착성 일레우스에 대하여 大建中湯은 안전하면서 유용한 약제라고 판단되었다.

9. 한방고찰
없음

10. 논문 속의 안전성 평가
부작용은 1명도 나타나지 않았다. 개괄안전도 94.4%

11. 평가자 의견
본 논문은 「永嶋裕司, 田中宣威, 古川清憲 외. 대장암 수술 후 장관마비에 대한 大建中湯TJ-100의 효과. *Progress in Medicine* 1998;18:903-5.」「大籔久則, 松田昌三, 栗栖茂 외.유착성 일레우스 발증례에 대한 randomized trial에 따른 大建中湯의 평가. *Progress in Medicine* 1995;15:1954-8.」과 같이 유착성 일레우스 발증례에 대한 大建中湯의 임상 효과를 평가한 것이다. 증례수가 적고 유의차가 나타나지 않았지만, 大建中湯의 임상적 유용성은 엿볼 수 있다. 그렇게 어려운 일이 아니므로 비투여군에서도 대조약을 설정하여 검토하여야 할 것이다.

12. 평가자 이름과 평가 날짜 及川哲郎 2008.9.19, 2010.1.6, 2010.6.1

소화관, 간담췌 질환

서지사항

Itoh T, Yamakawa J, Mai M, et al. The effect of the herbal medicine Dai-kenchu-to on post-operative ileus. *The Journal of International Medical Research* 2002;30:428-32. CENTRAL ID: CN-00410068, Pubmed ID: 12235926

1. 목적

大建中湯의 수술 후 일레우스에 대한 효과와 수술 후의 상태개선에 대한 유효성 평가

2. 연구디자인

무작위 대조시험RCT

3. 실시기관

병원 1시설(金澤 암연구소)

4. 대상자 특성

복부 수술 후의 환자 153명 중 수술 후 일레우스가 발생한 24명

5. 중재/치료

Arm 1: 大建中湯 15.0g 13명

Arm 2: 위약(복용량, 복용 횟수는 같음) 11명

약제 투여 기간 14일간(경구)

6. 주요 평가항목

장폐색(Ileus)에 대한 수술의 유무, 일레우스 재발률

7. 주요 결과

大建中湯군은 위약군에 비하여 수술 후 일레우스에 대하여 유의하게 수술을 피할 수 있게 되었다. 그리고 통계학적으로는 유의하지 않았지만, 大建中湯군은 일레우스 재발률을 저하시키는 경향을 보였다.

8. 결론

大建中湯은 복부 수술 후의 일레우스에 대하여 부작용이 없으면서 경제적이며 非침습적인 치료약이다.

9. 한방고찰

없음

10. 논문 속의 안전성 평가

언급 없음

11. 평가자 의견

수술 후 일레우스에 대한 大建中湯의 유효성을 평가한 RCT이다. 본 연구는 수술 후 일레우스에 대한 치료법이 확립되어 있지 않은 현 상황에서 임상적으로 의의가 크다고 할 수 있다. 결론에서 안전성과 경제성에 대해서도 언급하고 있지만, 본 논문 중에는 이에 대한 언급은 눈에 띄지 않는다. 그리고 대상 환자의 원질환과 수술 방법에 따른 효과의 차이와 안전성 및 경제성에 관한 평가가 이루어지면 더욱 좋은 연구가 될 것이다.

12. 평가자 이름과 평가 날짜 新井信 2007.6.15, 2008.4.1, 2010.6.1

소화관, 간담췌 질환

서지사항

岡林孝弘, 三村久, 折田薫三. 수술 후 간장애에 대한 小柴胡湯TJ-9의 유용성. *Progress in Medicine* 1989;9:851-5.

1. 목적

小柴胡湯의 수술 후 간장애에 대한 유효성과 안전성 평가

2. 연구디자인

무작위 대조시험(봉투법)RCT-envelope

3. 실시기관

대학병원 1시설, 종합병원 14시설

4. 대상자 특성

수술 전 간기능에 이상이 없었던 간담췌질환 이외의 전신마취 수술 증례에서 수술 후 2~8주 사이에 간기능 이상이 나타난 환자 46명

5. 중재/치료

Arm 1: 쯔무라 小柴胡湯 엑기스 과립 2.5g × 3회/일, 20명

Arm 2: 글리시리진Glycyrrhizin 제제 글리사이론(Glycyron) 3T × 3회/일, 26명

6. 주요 평가항목

자각증상 개선도, 간기능 개선도, 전반 유용도, 안전도

7. 주요 결과

자각증상 개선도는 양군 모두 개선되었으나, 두 군 사이에 유의한 차이는 없었다. 간기능 개선도 · 전반적 유용도는 두 군 모두 양호하였으나 두 군 사이에 유의한 차이는 없었다. GOT, GPT, LDH, ALP, γ-GTP, ZTT도 모두 저하되었으나, 두 군 사이에 유의한 차이는 보이지 않았다. GOT, GPT, ALP, γ-GTP는 약간 저하가 小柴胡湯군에서 빠른 경향이었다. T-Bil, BUN은 수술 후에도 이상치가 나타나지 않았다.

8. 결론

小柴胡湯은 수술 후 간기능 이상에 대하여 유효하며 안전한 치료약이고, 그 효과는 글리치론Glycyron과 같다.

9. 한방고찰

없음

10. 논문 속의 안전성 평가

小柴胡湯군에서도 부작용은 없었다.

11. 평가자 의견

小柴胡湯의 수술 후 간기능 이상에 대한 효과에 관하여 글리치론을 대조약으로 하여 RCT로 증명한 점은 임상적으로 의의가 크다. 안전성에 관해서는 증례가 20명으로 적기 때문에 앞으로 다수의 증례를 통한 재평가가 이루어지길 바란다.

12. 평가자 이름과 평가 날짜 小暮敏明 2008.8.8, 2010.6.1

소화관, 간담췌 질환

서지사항 • • •

薄場彰, 高令山, 元木良一. 수술 후 간장애에 대한 小柴胡湯의 효과 - 특히 수술 전 투여효과와 中醫변증에 대한 검토 -. *일본동양의학잡지* 1992;43:1-12.

1. 목적

외과 수술 후의 간장애에 대한 小柴胡湯의 유효성 평가

2. 연구디자인

무작위대조시험RCT

3. 실시기관

福島縣立의과대학 제 1외과 시설

4. 대상자 특성

호흡기 및 소화기외과 수술을 받은 환자 66명

5. 중재/치료

Arm 1: 小柴胡湯(제약회사 불명) 5.0g, 수술 전 7~33일간, 16명

Arm 2: 小柴胡湯(제약회사 불명) 5.0g, 수술 전 8~45일간, 수술 후 11~45일간, 17명

Arm 3: 비투여군 33명

6. 주요 평가항목

전신권태감, 식욕부진, 전신상태, 혈액생화학

7. 주요 결과

수술 후 2주째의 간기능 GPT치는 Arm 1이 53.6±26.40 IU/l, Arm 2가 36.95±16.95 IU/l, Arm 3이 91.3±61.84 IU/l로 Arm 3에 비하여 Arm 1($p<0.01$) 및 Arm 2($p<0.01$)에서는 유의하게 저하되었다. 4주 후 및 6주 후에도 역시 Arm 3에 비하여 Arm 1 및 Arm 2에서는 유의하게 GPT치가 저하되었다. GOT치 및 γ-GPT치에 관해서도 같은 결과를 얻었다. 직접 빌리루빈bilirubin수치에서도 수술 후 2주 동안에 Arm 3은 0.80±0.80mg/dℓ로 상승한 것에 비하여 Arm 1에서는 0.36±0.24mg/dℓ($p<0.01$), Arm 2는 0.48±0.44mg/dℓ($p<0.05$)로 상승하지 않고 서로 유의한 차이를 나타내었다. 전신권태감, 식욕부진, 전신상태도 Arm 3에 비하여 Arm 1, Arm 2에서는 양호하였다.

8. 결론

小柴胡湯은 수술 후의 간장애 경감에 유효하였다.

9. 한방고찰

각 군의 증례를 수술 전의 證과 小柴胡湯의 유효성을 비교 검토하였다.

10. 논문 속의 안전성 평가

부작용은 없었다.

11. 평가자 의견

본 논문은 小柴胡湯이 외과 수술 후의 간장애에 대하여 유효하다는 사실을 보여주고 있다. 小柴胡湯의 예방적 투여에서도 수술 후 간장애에 유효하였다. 본 시험에서는 수술 침습의 복잡성과 질환의 다양성 때문에 증후와 小柴胡湯의 유효성을 대응시키는 것은 곤란하다고 생각한다. GOT 수치의 변화에서는 환자의 증후와 소시호탕의 유효성은 관계없는 것 같지만, 앞으로는 좀 더 단순화된 증례를 통하여 비교 시험에 의한 검토가 이루어지길 기대한다.

12. 평가자 이름과 평가 날짜 岡部哲郎 2008.8.22, 2010.6.1

소화관, 간담췌 질환

서지사항

Endo S, Nishida T, Nishikawa K, et al. Dai-kenchu-to, a Chinese herbal medicine, improves stasis of patients with total gastrectomy and jejuna pouch interposition. *American Journal of Surgery* 2006;192:9-13. CENTRAL ID: CN-00556925, Pubmed ID: 16769267

1. 목적

전체위절제술, 空腸間置再建 수술 환자의 소화관 배출능과 운동능에 대한 大建中湯의 영향을 평가

2. 연구디자인

무작위 대조시험(cross over)RCT- cross over

3. 실시기관

대학병원 1시설

4. 대상자 특성

위암으로 전체위절제술, 空腸間置再建術을 받은 환자 17명, 평균 연령 62세

5. 중재/치료

Arm 1: 처음에 大建中湯(제약회사 불명) 15g/일 1일 3分服 식전 2주 투여
그 후 2주의 wash out, 10명

Arm 2: 처음에 2주 무투약으로 경과 관찰
그 후 大建中湯(제약회사 불명) 15g/일 1일 3分服 2주 투여, 7명

6. 주요 평가항목

소화기증상, 소화관 배출능, 소화관 운동능, QOL수정판 Wisick grading scale을 사용

7. 주요 결과

상복부 팽만감과 불쾌감, 복통 등을 포함한 식후의 정체증상은 大建中湯 투여 후에 유의하게 개선되었다. ^{111}In 및 ^{99m}Tc를 사용한 신티그램scintigraphy에서는 空腸 pouchy로부터의 배출능은 액체식($p<0.01$), 고형식($p=0.015$) 모두 大建中湯 투여 후에 유의하게 촉진되었다. 그리고 6명의 환자에게 pouchy의 소화관 내압측정을 하였더니 大建中湯투여 전에 비하여 투여 후에는 pouchy의 운동능수축시간이 유의하게 증가되었다($p=0.028$).

8. 결론

大建中湯은 전체위절제술, 空腸間置再建術 후의 환자에게 소화관 배출능과 운동능을 촉진하고 환자의 QOL을 개선시킨다.

9. 한방고찰

없음

10. 논문 속의 안전성 평가

언급 없음

11. 평가자 의견

본 논문은 전체위절제술, 空腸間置再建術 후 환자의 소화관 배출능과 운동능에 대한 大建中湯의 영향을 평가한 보고이다. 소수의 증례를 cross over 디자인으로 평가하여 정밀도가 높은 결과를 얻었다. 특히 환자의 자각증상뿐만이 아니라 비교적 침습성이 높은 방법도 사용하여 소화관 배출능과 운동능에 대해서도 검토한 점은 높이 평가할 만하다.

12. 평가자 이름과 평가 날짜 及川哲郎 2008.12.31, 2010.6.1

소화관, 간담췌 질환

서지사항 • • •

長谷部啓子, 町田道郞, 矢田眞理子 외. 아카보즈Acarbose와 桂枝加芍藥湯 병용요법의 유용성에 관하여 - 소화기증상의 경감 효과 검토-. *기초와 임상* 1997;31:3179-86. 醫中誌 Web ID: 1998043002 MOL, MOL-Lib

1. 목적

아카보즈Acarbose와 桂枝加芍藥湯 병용요법의 유용성과 안전성

2. 연구디자인

무작위대조시험quasi-RCT

3. 실시기관

公立昭和병원 1시설

4. 대상자 특성

식사 요법과 운동 요법을 실시하지만, 혈당 콘트롤이 불량한 인슐린 非의존성 당뇨병(NIDDM) 20명

5. 중재/치료

Arm 1: 아카보즈Acarbose(1회 50mg, 1일 3회 식사 직전)과 쯔무라 桂枝加芍藥湯 엑기스 과립(1회 2.5g, 1일 3회 식전)병용 10명

Arm 2: 아카보즈Acarbose 단독 10명

4주 투여

6. 주요 평가항목

자각증상(복부 팽만감, 방귀, 鼓腸, 복통, 복명, 설사, 연변, 변비)를 4단계 스코어로 평가:시험 개시時, 2주 후, 4주 후

7. 주요 결과

자각증상은 2주 후까지는 양군 모두 악화 경향이었지만, 4주 후에는 병용군에서만 설사, 복통이 없었다. 스코어의 합계에서도 단독군은 2, 4주 모두 유의하게 악화되었다. 그러나 병용군은 2주 동안 악화경향을 보이지만, 4주에서는 개시時와 차이가 없었다. 공복시 혈당은 양군 모두 유의한 차이는 없었지만, HbA1c는 병용군에서만 4주 후에 유의하게 개선되었다.

8. 결론

α-GI인 아카보즈Acarbose의 부작용인 소화기증상 경감에 桂枝加芍藥湯 병용은 유용하고, 병용군에서만 HbA1c의 저하가 확인되었다.

9. 한방고찰

없음

10. 논문 속의 안전성 평가

병용군에는 조사 대상의 자각증상에 유의한 악화가 없었다.

11. 평가자 의견

경증의 당뇨병에 사용하는 α-GI인 아카보즈의 부작용으로 발생하는 다양한 복부증상은 이 약제를 계속 복용하지 못하게 하는 원인이 된다. 이 증상을 桂枝加芍藥湯으로 경감~소실시키는 것은 아카보즈를 계속 사용하는 데에 유용하다. 그러나 경증 당뇨병에 대한 약제는 이외에도 많이 개발되어 다른 약제를 선택하는 경우도 늘고 있다. 이 때문에 아카보즈를 계속 사용할수록 한방약 복용도 증가한다는 의견에는 이견도 있다. 그리고 이번 검토에서 단독군의 혈당 강하와 HbA1c의 저하가 유의하지 않다는 것은 이번 검토군의 균일성에 문제가 있을 수도 있다. 이번 결과에서 병용요법은 내당능을 개선하는 효과가 있기 때문에 증례를 선택하여 복용하도록 하는 것은 아카보즈를 계속 사용하는 데에 유용하다고 생각된다. 따라서 앞으로 더욱 발전된 검토가 이루어지길 기대한다.

12. 평가자 이름과 평가 날짜 並木隆雄 2008.12.29, 2010.6.1

소화관, 간담췌 질환

서지사항 • • •

Oka T, Tamagawa Y, Hayashida S, et al. Rikkunshi-to attenuates adverse gastrointestinal symptoms induced by fluvoxamine. *Biopsychosoc Medicine* [Internet]. 2007 November 15 [cited 2008 Dec31];1:21. Available from:http://www.pubmedcentral. nih. gov/articlerender. Fcgi?artid=2204024 DOI:10.1 186/1751-0579-1-21. Ichushi Web ID: 2008214687

1. 목적

항우울제인 fluvoxamine의 소화기계 부작용에 대한 六君子湯의 임상효과를 평가

2. 연구디자인

무작위대조시험RCT

3. 실시기관

산업의과대학병원 1시설

4. 대상자 특성

우울증 환자 50명, 평균 연령 40.2세

5. 중재/치료

Arm 1: fluvoxamine 150㎎(50㎎부터 점진적 증가) + 쯔무라 六君子湯 엑기스 과립 7.5g/일 8주 투여, 25명

Arm 2: fluvoxamine 150㎎(50㎎부터 점진적 증가)/일 단독 8주 투여, 25명

6. 주요 평가항목

소화기증상GSRS, 우울증상SDS

7. 주요 결과

Fluvoxamine에서의 치료 후 모든 소화기증상은 Arm 1(1.97±0.81)이 Arm 2(2.52±0.99)에 비하여 유의하게 가벼웠다. 치료 후의 SDS스코어는 Arm 1과 Arm 2 사이에 유의차가 나타나지 않았다.

8. 결론

六君子湯은 fluvoxamine의 항우울효과에 영향을 미치지 않고, 구토증을 비롯한 소화기계 부작용을 개선시킨다.

9. 한방고찰

없음

10. 논문 속의 안전성 평가

치료 중에 부작용 발현은 Arm 1(6명)이 Arm 2(13명)에 비하여 유의하게 적었다. 특히 구토증은 Arm 1(3명)이 Arm 2(9명)에 비하여 유의하게 적었다.

11. 평가자 의견

본 논문은 우울증의 대표적 치료약 SSRI의 중대한 부작용인 구토증 등 소화기계 부작용을 六君子湯이 경감시켰다는 보고이다. 증례수는 비교적 적지만 디자인이 잘 된 임상시험이고, 한방약의 유용성을 서양의약의 부작용 경감이라는 관점에서 나타낸 중요한 보고라고 생각한다.

12. 평가자 이름과 평가 날짜 及川哲郎 2008.12.31, 2010.6.1

소화관, 간담췌 질환

서지사항 • • •

岡孝和. SNRI milnacipran 유발성 소화기 증상에 대한 육군자탕의 개선효과 및 항우울효과 가능성 *Medical Tribune* 2008;41:82

1. 목적

항우울제 milnacipran의 소화기계 부작용에 대한 육군자탕의 효과 평가

2. 연구디자인

무작위대조시험RCT

3. 세팅

산업의과대학병원 1시설

4. 대상자 특성

우울증 환자 44명

5. 중재/치료

Arm 1: milnacipran 100㎎(최종용량)/일 + 쯔무라 육군자탕 엑기스 과립 7.5g/일 8주 투여, 22명

Arm 2: milnacipran 100㎎(최종용량)/일 단독 8주 투여, 22명

6. 주요 평가항목

소화기증상GSRS 점수, 우울증상SDS 점수

7. 주요 결과

육군자탕 병용군(Arm 1)은 milnacipran 단독군(Arm 2)에 비해 소화기증상, 특히 오심이 유의하게 적었다. 또한 Arm 1에서 치료 후 소화기증상GSRS 중 전소화기증상, 산역류증상, 복통, 소화불량증상 항목에서 치료 전과 비교하여 유의하게 저하되었지만, Arm 2에서는 모든 항목에서 점수에 변함이 없었다. 한편, 치료 8주 후 SDS 점수에서 Arm 1이 Arm 2 보다 유의하게 낮았다(4주 후에는 유의한 차이가 없었다).

8. 결론

육군자탕을 병용하는 것은 milnacipran 유발성 소화기 증상을 억제시키고, 항우울효과를 증강시킬 가능성을 시사하였다.

9. 한방 고찰 없음

10. 논문 중 안정성평가

육군자탕의 안정성에 대한 언급은 없으나 육군자탕을 milnacipran과 병용함으로써 milnacipran의 유해사항, 특히 오심이 유의하게 감소하였다.

11. 평가자 의견

본 논문은 항우울제 SNRI세로토닌, 노르에피네프린 재흡수 저해약인 milnacipran에서 가장 높은 빈도로 나타나는 유해사항인 오심 등 소화기 증상이 육군자탕 병용을 통해 경감되었다는 보고이다. 저자는 2007년 flucoxamineSSRI으로 같은 연구보고를 하였다(Oka T, Tamagawa Y, Hayashida S, et al. Rikkunshi-to attenuates adverse gastrointestinal symptoms induced by flucoxamine *Biopsychosoc Medicine*[Internet]. 2007 November 15 [cited 2008 Dec 31]; 1: 21. Available from:http://www.pubmedcentral .nih.gov/articlerender.fcgi?artid=2204024 DOI:10.1 186/1751-0759-1-21.). Flucoxamine과 육군자탕 병용에서는 SDS에 유의한 차이가 없었던 것에 비해 이번 milnacipranSNRI에서 육군자탕 병용군은 유의하게 SDS가 낮았다. 단, 플라세보 투여가 아닌 비병용군(단독군)을 대조군으로 한 부분이 자각증상을 주체로 하는 결과 평가항목에 영향을 미친 것은 아닐까, 고려할 여지가 있다. 근래 SNRI가 많이 사용되므로 본 연구는 현대의료에서 한방약 병용 의의에 관한 임상근거가 된다.

12. 평가자 이름과 평가 날짜 元雄良治 2010.6.1

피부 질환

서지사항

下田祥由, 橋爪鈴男, 森田昌士 외. 아토피성 피부염에 쯔무라 小柴胡湯의 효과. *피부과에서 한방치료의 현황* 1991;2:15-24.

1. 목적

아토피성 피부염에 대한 쯔무라 小柴胡湯의 유효성과 안전성 및 부신피질 스테로이드외용제의 이탈 · 감량 효과 평가

2. 연구디자인

무작위대조시험RCT

3. 실시기관

대학병원 1시설

4. 대상자 특성

12세 이상의 아토피성 피부염 환자 65명

임신, 임신 가능성이 있는 여성, 수유중인 경우는 제외

5. 중재/치료

부신피질 스테로이드 외용제는 吉草酸 베타메타손Betamethasone(0.12% 린데론Rinderon V 연고 혹은 크림)을 사용하였다. 관찰 기간은 8주로 증상이 개선되면 가능한 바르는 양을 줄이려고 하였다. 부신피질스테로이드의 복용은 금지하였다.

Arm 1: 부신피질스테로이드 24명

Arm 2: 부신피질스테로이드 + 쯔무라 柴胡湯 엑기스 과립 7.5g 3分服, 8주 이상 41명

6. 주요 평가항목

자각증상: 가려움

타각소견: 丘疹, 홍반, 미란, 鱗屑, 浸潤, 肥厚

부신피질 스테로이드: 이탈 가능, 50% 이상 감량, 50% 이하 감량

7. 주요 결과

Arm 2의 2명에게 이탈 가능 증례가 있었다. 감량 가능하였던 것은 Arm 1에서 62.5%, Arm 2에서는 87.0%이었다.

8. 결론

小柴胡湯은 아토피성 피부염을 치료하는 데에 사용하는 부신피질 스테로이드 외용제 감량에 유효하다.

9. 한방고찰

없음

10. 논문 속의 안전성 평가

小柴胡湯 복용 증례에서 2명에게 메슥거림 증상이 있었다.

11. 평가자 의견

예전부터 아토피성 피부염에 대하여 한방약이 유용하다고 듣고는 있지만, 현재 단계에서는 증상이 완해되고 스테로이드호르몬 외용제로부터 이탈할 수 있다는 정도이고, 이들을 수량적으로 표현할 수 없다. 피부 병변의 중증도, 개선목표 등의 정량화, 점수화가 이루어지지 않으면 통계적인 해석은 불가능하다. 앞으로 정량화를 위한 노력이 이루어지기를 기대한다.

12. 평가자 이름과 평가 날짜 藤澤道夫 2008.10.13, 2010.6.1

피부 질환

서지사항

古江增隆, 田中洋一, 小林裕美 외. 氣虛를 띤 아토피성 피부염환자에게 카네보 補中益氣湯의 효과 - 다시설 이중맹검법에 의한 검토 -. *알레르기* 2005;54:1020 MOL, MOL-Lib

1. **목적**
   아토피성 피부염에 대한 補中益氣湯의 유효성 평가
2. **연구디자인**
   무작위대조시험RCT
3. **실시기관**
   대학병원 3시설
4. **대상자 특성**
   氣虛를 띤 아토피성 피부염 환자 77명
5. **중재/치료**
   Arm 1: 補中益氣湯군. 카네보 補中益氣湯 엑기스 과립 7.5g 2分服 복용, 37명
   Arm 2: 플라세보군. 플라세보 7.5g 2分服 복용, 40명
   두 군 모두 24주 투여하여 관찰하였다.
6. **주요 평가항목**
   피진 평가 점수(일본 피부과 학회 중증도 분류), 스테로이드 및 타크로리무스tacrolimus 水和物 외용량의 변화
7. **주요 결과**
   스테로이드 및 타크로리무스 水和物 외용량은 유의하게 補中益氣湯군에서 감소하였다. 그러나 피진 평가 점수에서는 補中益氣湯군에서 개선되는 경향이 보였지만, 플라세보군과 유의한 차이는 없었다.
8. **결론**
   補中益氣湯은 아토피성 피부염 환자의 스테로이드 및 타크로리무스 水和物 외용량을 감소시키는 효과가 있다.
9. **한방고찰**
   참가자로서 아토피성 피부염 환자를 등록할 때에 氣虛가 있다는 조건을 설정하였다. 氣虛 스코어의 추이에 각 군들 사이에서는 유의차가 없었다.
10. **논문 속의 안전성 평가**
    안전성혈액생화학검사를 포함을 평가하였다고 언급되어 있지만, 그 결과에 대한 언급은 없다.
11. **평가자 의견**
    補中益氣湯의 아토피성 피부염에 대한 보조요법으로서의 유효성을 객관적으로 보여준 논문이다.
12. **평가자 이름과 평가 날짜** 小暮敏明 2007.6.15, 2008.4.1

피부 질환

서지사항

Kobayashi H, Ishii M, Takeuchi S, et al. Efficacy and safety of a traditional herbal medicine, hochu-ekki-to in the long-term management of kikyo delicate constitution patients with atopic dermatitis: A 6-month, multicenter, double-blind, randomized, placebo-controlled study. *Evidence-based Complementary and Alternative Medicine*: eCAM 2008:1-7

1. 목적

아토피성 피부염AD에 수반되는 기허 환자에 대한 보중익기탕의 유효성과 안정성 평가

2. 연구디자인

이중맹검 무작위대조시험DB-RCT

3. 세팅

대학병원 5시설, 종합병원 4시설, 진료소 6시설

4. 대상자 특성

아토피성 피부염에 기허를 수반하는 환자 84명

5. 중재/치료

Arm 1: 크라시에 보중익기탕 엑기스 세립 투여(7.5g × 2/일) 24주 투여, 40명

Arm 2: 플라세보 과립 24주 투여, 44명

두 그룹 모두 외용제 등은 증상에 따라 계속 사용

6. 주요 평가항목

Skin severity score, 외용제스테로이드/타크로리므스tacrolimus 용량

7. 주요 결과

보중익기탕군은 37명, 플라세보군은 40명을 해석하였다. 7명(2명은 피부증상 악화와 두통 출현으로 중지, 5명은 복용 불규칙)이 탈락하였다.

Skin severity score에서, 보중익기탕 투여군은 플라세보군에 비해 24주 후에 유의한 차이는 없지만 개선경향을 보였다. 외용제 용량은 보중익기탕 투여군에서 24주 후에 유의하게($p<0.05$) 감소하였다. 著效率prominent efficacy rate은 보중익기탕군이 플라세보군에 비해 높았고($p=0.06$), 악화율은 낮았다($p<0.05$).

8. 결론

보중익기탕은 기허를 수반하는 아토피성피부염 환자의 피부증상 개선에 유효하고, 국소 외용제의 사용량을 경감시킨다.

9. 한방 고찰

기허가 존재하는 증례에서 AD에 대한 보중익기탕 효과를 평가하였다.

10. 논문 중 안정성평가

보중익기탕 투여군, 플라세보투여군에서 각각 32.5%, 27.3%(유의한 차이 없음)의 유해사항이 나타났다. 보중익기탕군에서는 GPT, IgE, BUN, K, 플라세보군에서는 LDH, GOT, γ-GTP, Hb의 이상치가 관찰되었다. 증상은 양쪽 모두 구역감 같은 경미한 것이었다.

11. 평가자 의견

다시설에서 플라세보를 사용하여 24주 동안 RCT를 시행하고, End point도 객관적인 지표를 사용한 점에서 evidence 수준이 높은 임상연구논문이라고 볼 수 있다. 저자들은 보중익기탕이 12주에서보다 24주에서 현저한 효과를 보인 점을 근거로 遲效性 약제라고 평가하였다. 이 점은 임상응용에서 참고가 될 것으로 생각된다.

12. 평가자 이름과 평가 날짜 小暮敏明 2010.6.1

피부 질환

서지사항

大河原章, 古屋和彦, 栗栖幸惠 외. 노인성 피부 가려움증에 TJ-15, TJ-107의 사용 경험. *西일본피부과* 1991;53:1234-41 醫中誌 Web ID: 1992177261

1. 목적 노인성 피부 가려움증에 대한 黃連解毒湯, 牛車腎氣丸의 유효성과 안전성을 항히스타민histamine제와 비교 평가

2. 연구디자인 무작위대조시험(봉투법)RCT-envelope

3. 실시기관 北海道대학, 關西의과대학, 德島대학, 九州대학, 鹿兒島대학의 5대학과 관련 의료시설, 모두 14시설

4. 대상자 특성

피부 가려움증이라고 진단을 받은 55세 이상의 환자 96명. 제외 기준은 ①감염증, 화농성 피부질환, ②肝 · 腎 · 순환기 · 소화기에 심한 장애, ③시험 2주 전에 스테로이드 복용 혹은 주사, ④시험 1주 전에 very strong 등의 스테로이드 외용제, ⑤기타, 담당의가 부적당하다고 판단한 환자

5. 중재/치료

「虛 · 實」 판정용 스코어표에 따라 환자의 체형, 안색, 근육, 복근 등의 항목을 이용하여 분류

A군: 중-실증형(스코어 10점 이상), B군: 중-허증형(스코어 9점 이하)로 분류

[A군]

Arm 1: 쯔무라 黃連解毒湯 엑기스 과립 7.5g 3分服(매 식전). 6주, 16명(남성 11명, 여성 5명). 證스코어 12.25±1.98.

Arm 2: 항히스타민제(타베질Tavegyl정) 2㎎ 2分服(매 식후). 6주, 16명(남성 10명, 여성 6명). 證스코어 13.05±2.20.

[B군]

Arm 3: 쯔무라 牛車腎氣丸 엑기스 과립 7.5g 3分服(매 식전). 6주, 25명(남성 15명, 여성 10명). 證스코어 6.12±1.50.

Arm 4: 항히스타민제(타베질정) 2㎎ 2分服(매 식후). 6주, 29명(남성 19명, 여성 10명). 證스코어 6.28±1.94

6. 주요 평가항목

자각 소견(가려움의 정도를 3단계 평가), 타각 소견(鱗屑, 건조, 긁은 자국, 비늘같은 피부 정도를 4단계 평가), 전반 개선도(저효, 유효, 약간 유효, 불변, 악화의 5단계 평가)를 시험 개시일, 2주 후, 4주 후, 6주 후에 평가. 부작용, 임상검사소견으로 안전도를 4단계 평가

7. 주요 결과

전반 개선도는 A군에서 黃連解毒湯 투여 증례의 68.8%에 대하여 타베질 투여 증례가 50.0%이고, B군에서는 牛車腎氣丸 투여 증례의 72.0%에 대하여 타베질 투여 증례가 55.2%이었다. A군과 B군을 합하면 타베질 투여 증례 53.3%에 대하여 한방제제 투여 증례에서는 70.0%라는 결과이지만, 유의한 차이는 확인되지 않았다. 자각 소견, 타각 소견의 증상별 전반 개선도, 안전성에서도 유의차가 나타나지 않았다.

8. 결론

黃連解毒湯, 牛車腎氣丸은 노인성 피부 가려움증에 타베질과 같은 효과를 나타낸다.

9. 한방고찰 證스코어로 치료법을 선택한다.

10. 논문 속의 안전성 평가

黃連解毒湯 2명, 牛車腎氣丸 1명에게 위장증상이 있고, 타베질 투여 1명에게 소변량 감소가 나타났다.

11. 평가자 의견

디자인이 잘 된 RCT이다. 證스코어를 사용하여 한방제제의 치료법을 명시한 것은 평가할 만하다. 맹검화가 되어 있으면 더욱 우수한 시험이 되었을 것이다.

12. 평가자 이름과 평가 날짜 鶴岡浩樹 2008.4.10, 2010.6.1

피부 질환

서지사항

飯田利博, 西山千秋, 鈴木啓之. 노인성 피부가려움증에 대한 當歸飮子의 복용과 甘草추출 엑기스 배합 입욕제의 병용효과. *일본동양의학잡지* 1996;47:35-41 CiNii

1. **목적** 노인성 건조피부증에 대한 當歸飮子 복용과 甘草추출 엑기스 배합 입욕제의 병용요법의 유효성 평가
2. **연구디자인** 무작위대조시험RCT
3. **실시기관** 특별요양 노인시설
4. **대상자 특성**
   59세부터 92세의 노인성 건조피부증에 동반하는 노인성 피부 가려움증에서 當歸飮子의 효과가 기대되는 입소자 25명(남성 12명, 여성 13명)
5. **중재/치료**
   Arm 1: A군(4명). 쯔무라 當歸飮子 엑기스 과립 7.5g 3分服(매 식전). 4주 계속 투여.
   Arm 2: B군(5명). 甘草추출 엑기스 배합 입욕제(甘草 추출 엑기스, 호호바油, 탄산수소나트륨) 30g을 200L의 뜨거운 물(39~40도)에 풀어 2일에 1회 입욕. 4주 계속
   Arm 3: C군(4명). 쯔무라 當歸飮子 엑기스 과립 7.5g 3分服(매 식전)과 甘草추출 엑기스 배합 입욕제의 병용(2일에 1회). 4주 계속
   Arm 4: D군(6명). 미치료군
6. **주요 평가항목**
   건조도 측정으로서 표피각질층수분량 측정 장치skicon200 IBS社제조로 수분함유능력 수치를 치료 전, 7일 후, 14일 후, 21일 후, 28일 후, 35일 후에 측정한다. 각 3회 측정하여 평균치를 비교한다. 止痒효과 판정에는 가려움의 판정표(5단계)를 치료 개시일과 4주 후에 실시한다.
7. **주요 결과**
   치료 개시 21일 후의 수분함유능력이 A군(22.09±2.27), B군(18.30±3.01), C군(17.07±3.80)으로 개선되었는데 비하여 D군은 (4.30±0.50). 28일 후에도 A군(17.35±1.87), B군(15.22±2.37), C군(23.06±3.63)으로 높은 수치를 유지하였는데 비하여 D군은 (5.65±1.59). 즉 치료 후 3~4주 후에는 A, B, C군에서 수분함유능력이 3~5배로 상승하여 D군과의 사이에도 유의한 차가 나타났다(모두 $P<0.05$). 치료 중지 후 7일째가 되는 35일 후에는 A군(16.42±2.37), C군(15.97±3.06)으로 수치를 유지한데 반하여 B군에서는 (5.57±0.47), D군(5.77±1.29)와 거의 같은 수치로 치료전으로 되돌아왔다. 止痒효과에 대해서는 피부의 건조개선과 가려움증의 감소가 반드시 일치하지는 않는다는 결과이었다.
8. **결론**
   노인성 건조피부에 대하여 當歸飮子 단독, 甘草추출 엑기스 배합 입욕제 단독, 양자 병용요법은 모두 피부의 건조를 개선시킨다는 사실이 밝혀졌다. 입욕제 단독에서는 사용을 중지함으로써 그 효과가 재빠르게 없어졌다. 건조 개선과 가려움 감소가 반드시 일치하지 않아 가려움의 원인으로서 피부 건조 이외의 요인이 개재한다는 것도 시사하였다.
9. **한방고찰** 없음
10. **논문 속의 안전성 평가**
    경과중 사망한 증례가 1명 있었지만, D군(미치료)이고 개입약과의 인과관계는 없다.
11. **평가자 의견**
    디자인이 우수한 RCT이다. 원문에는 대상란에 「當歸飮子의 복용이 기대되는 남녀」라고 언급되어 있지만, 어떤 환자가 선발되었는지 구체적인 설명이 있으면 독자로서는 훨씬 유익한 보고가 되었을 것이다. 좀 더 대규모의 설정에서 맹검화 등도 고려한 다음 단계의 시험을 기대한다.
12. **평가자 이름과 평가 날짜** 鶴岡浩樹 2008.4.12, 2010.1.6, 2010.6.1

피부 질환

서지사항 • • •

石岡忠夫, 青井禮子. 노인성 피부 가려움증에 八味地黃丸과 푸마르산케토티펜Ketotifen fumarate의 약효 비교. 신약과 임상 1992;41:2603-8.

1. 목적 　노인성 피부 가려움증에 八味地黃丸의 효과를 항알레르기제와 비교
2. 연구디자인 　무작위 대조연구(cross over)RCT-cross over
3. 실시기관 　특별요양 노인시설
4. 대상자 특성

노인성 피부 가려움증이라고 진단 받고 거의 매일밤 가려움증이 나타나는 입소자를 대상으로 하였다. 남성 9명, 여성 23명, 합계 32명. 평균 연령은 78.0±7.9세

5. 중재/치료

Arm 1: 八味地黃丸 선행군. 쯔무라八味地黃丸 엑기스 과립 7.5g 3分服으로 식전 혹은 식후에 2주 투여. 그 후 푸마르산케토티펜Ketotifen fumarate(자디텐Zaditen) 2㎎ 2分服로 약제를 변경하여 2주 투여. 남성 5명, 여성 11명.

Arm 2: 푸마르산케토티펜Ketotifen fumarate 선행군. 같은 약을 2㎎ 2分服로 2주 투여하고, 그 후 쯔무라 八味地黃丸 엑기스 과립 7.5g 3分服으로 식전 혹은 식후에 2주 투여하는 것으로 변경. 남성 4명, 여성 12명.

6. 주요 평가항목

가려움의 중증도 변동을 2주 후, 4주 후에 판정. 중증도는 가려움증으로 수면장애가 일어난다(+++), 참기 힘들지만 잠을 못 잘 정도는 아니다(++), 어떻게든지 참을 수 있다(+), 신경이 쓰이는 정도(±)이다로 4단계 평가.

종합판정으로서 투약 전의 중증도에 상관없이 증상이 완전히 소실된 경우는 「저효」, 확실하게 개선된 경우는 「유효」, 조금이라도 개선된 경우를 「약간 유효」, 개선되지 않은 경우를 「무효」, 증상 악화를 「악화」라고 하였다.

7. 주요 결과

종합 판정은 八味地黃丸에서 저효 11명(34%), 유효 14명(44%), 약간 유효 2명(6%), 무효 5명(16%)으로 유효 이상은 25명(78%). 푸마르산케토티펜에서는 저효 15명(47%), 유효 10명(31%), 약간 유효 4명(13%), 무효 2명(6%), 악화 1명(3%)으로 유효 이상은 25명(78%)이었다. 양자에 유의한 차이는 없었다. 투약 시기에 따른 효과 판정에서는 후행약에서 우의의 결과가 나타났다. 체력이 충실한 군 13명과 체력이 없는 군 19명에서 약효를 비교하면 체력이 없는 군에서 八味地黃丸이 유효한 증례가 유의하게 많았다($P<0.05$). 푸마르산케토티펜에서는 체력과의 관계는 없었다.

8. 결론

노인성 피부 가려움증에 대한 八味地黃丸과 항알레르기제와의 비교는 두 약제 모두 78%의 유효율이 나타났다. 유의한 차이는 없었지만 동등한 효과가 시사되었다. 八味地黃丸에서는 체력이 없는 증례에 대하여 유효하였다.

9. 한방고찰

「증」까지 고려하였다는 기술은 없지만, 「체력이 충실한 군」과 「체력이 없는 군」으로 해석한 점은 참고가 된다.

10. 논문 속의 안전성 평가

양군 모두 부작용은 나타나지 않았다.

11. 평가자 의견

Cross over법을 이용한 RCT이다. 가려움의 중증도가 수면과 관계되므로 푸마르산케토티펜Ketotifen fumarate의 부작용인 졸음이 문제되지만, 같은 약제로 인한 졸음 증상이 나타난 증례는 없었다고 한다. Wash out을 설정하지 않은 것은 유감스럽지만 앞으로의 발전된 연구를 기대한다.

12. 평가자 이름과 평가 날짜 　鶴岡浩樹 2008.4.12, 2010.6.1

피부 질환

서지사항

石岡忠夫. 노인성 피부가려움증에 대한 六味丸과 八味地黃丸의 약효 비교. *Therapeutic Research* 1995;16:1497-504. MOL, MOL-Lib

1. 목적 노인성 피부가려움증에 대한 六味丸의 효과를 八味地黃丸과 비교

2. 연구디자인 무작위 대조시험(cross over)RCT-cross over

3. 실시기관 특별요양 노인시설

4. 대상자 특성 노인성 피부 가려움증이라고 진단을 받고 거의 매일밤 가려움증이 나타난 입원자를 대상으로 하였다. 남성 9명, 여성 22명, 합계 31명. 62~95세(평균 연령은 77.5±9.4세)

5. 중재/치료

Arm 1: 六味丸선행군. 쯔무라 六味丸 엑기스 과립 7.5g 3分服으로 식전 혹은 식후에 2주 투여. 그 후 쯔무라 八味地黃丸 엑기스 과립으로 변경하여 7.5g 3分服으로 식전 혹은 식후에 2주 투여. 남성 4명, 여성 11명.

Arm 2: 八味地黃丸 선행군. 쯔무라 八味地黃丸 엑기스 과립 7.5g 3分服으로 식전 혹은 식후에 2주 투여. 그 후 쯔무라 六味丸 엑기스 과립 7.5g 3分服으로 식전 혹은 식후로 변경하여 2주 투여. 남성 5명, 여성 10명.

6. 주요 평가항목

가려움의 중증도 변동을 2주 후, 4주 후에 판정. 중증도는 가려움증으로 수면장애가 일어난다(+++), 참기 힘들지만 잠을 못 잘 정도는 아니다(++), 어떻게든지 참을 수 있다(+), 신경이 쓰이는 정도(±)이다로 4단계 평가.

종합 판정으로서 투약 전의 중증도에 상관없이 증상이 완전히 소실된 경우는「저효」, 확실하게 개선된 경우는「유효」, 조금이라도 개선된 경우를「약간 유효」, 개선되지 않은 경우를「무효」, 증상 악화를「악화」라고 하였다. 체력의 유무로도 종합 판정을 하였다.

7. 주요 결과

종합 판정은 六味丸에서는 매우 유효 17명(56.7%), 유효 6명(20.0%), 약간 유효 1명(3.3.%), 무효 4명(13.3%), 악화 2명(6.7%)으로 유효 이상은 23명(76.7%)이다. 八味地黃丸에서 매우 유효 18명(60.0%), 유효 6명(20.0%), 약간 유효 2명(6.7%), 무효 4명(13.3%)으로 유효 이상은 24명(80%)이다. 두 가지 약제에 유의한 차이는 나타나지 않았다. 체력이 있는 군 12명에서 두 가지 약제를 비교하면 六味丸으로 인한 저효 8명(66.7%), 유효 3명(25%), 약간 유효 1명(8.3%)이다. 八味地黃丸에서는 매우 유효 4명(33.3%), 유효 5명(41.7%), 무효 3명(25.3%)으로 六味丸의 저효 증례가 많아 유의차가 나타났다($P<0.05$). 체력이 없는 군 18명에서는 六味丸으로 인한 매우 유효 9명(50.7%), 유효 3명(16.7%), 무효 4명(22.2%), 악화 2명(11.1%)이고, 八味地黃丸에서는 저효 14명(77.8%), 유효 1명(5.6%), 약간 유효 2명(11.1%), 무효 1명(5.6%)으로 八味地黃丸의 증례가 많아 유의한 차가 나타났다($P<0.05$).

8. 결론 노인성 피부 가려움증에 대한 六味丸과 八味地黃丸의 효과는 차이가 없었다. 체력이 있는 군에서는 六味丸에서 저효 증례가 많고, 체력이 없는 군에서는 八味地黃丸에서 저효 증례가 많았다.

9. 한방고찰

일반적인 체력 유무와 한방에서 말하는 실과 허는 반드시 일치하지 않지만, 대상자의 체력 유무는 풍선 배구 경기로 결정된다. 이것은 한방엑기스제제의 임상평가 가이드라인의 허약체질 등의 기준과 거의 일치한다고 저자는 기술하고 있다.

10. 논문 속의 안전성 평가 六味丸투여군에서 오심으로 인한 탈락자가 1명인데 해석에 포함시키지 않았다.

11. 평가자 의견

동일 저자에 의한 八味地黃丸 RCT(石岡忠夫, 青井禮子. 노인성 피부가려움증에 대한 八味地黃丸과 푸마르산케토티펜Ketotifen fumarate의 약효 비교. *신약과 임상* 1992:41:2603-8.)의 발전적 시험이다. 앞의 시험과 같이 wash out은 이루어지지 않았다. ITT해석이 아니고 증례수가 적기 때문에 결과에 영향을 미쳤을 가능성이 있다. 앞으로 더욱 발전된 연구 결과가 기대된다.

12. 평가자 이름과 평가 날짜 鶴岡浩樹 2008.4.12, 2010.6.1

피부 질환

서지사항

楠本正明, 藤村保夫, 山田弘子 외. 병동약제사 업무에 있어서 습진 · 피부염군의 가려움증에 대한 약제 효과 검토 - 「가려움」의 스코어표를 사용하여 -. *의약 저널* 1993;29:973-6.

1. 목적

습진 · 피부염군 등의 가려움에 대하여 溫淸飮, 항알레르기제, 항히스타민histamine제의 효과를 비교

2. 연구디자인

무작위대조군 연구RCT

3. 실시기관

일반 병원 피부과 병동

4. 대상자 특성

습진 · 피부염군 등의 가려움증을 수반하는 입원중인 피부 질환 환자 100명(남성 60명, 여성 40명). 질환 내역은 아토피성 피부염 42명, 피지 결핍성 질환 12명, 접촉성 피부염 7명, 건선 7명, 지루성 피부염 6명, 기타 26명. 연령별로는 0~5세 2명, 6~15세 23명, 16세이상 75명.

5. 중재/치료

Arm 1: A군. 한방약 단독투여군. 쯔무라 溫淸飮 엑기스 과립 7.5g/일. 2주. 25명

Arm 2: B군. 항알레르기제 단독투여군. Celtect 2정/일. 2주. 23명

Arm 3: C군. 한방약 + 항알레르기제군. 쯔무라 溫淸飮 엑기스 과립 7.5g/일 + Celtect 2정/일. 2주. 27명

Arm 4: D군. 항히스타민제군. 타베질Tavegyl정/일. 2주. 25명

6. 주요 평가항목

가려움의 정도를 5단계로 점수화(0점: 증상 없음, 1점: 미세한 가려움, 2점: 가벼운 가려움, 3점: 중등도의 가려움, 4점: 격렬한 가려움). 환자가 1시간 간격으로 점수를 직접 기입. 1일의 총득점을 산출하고 입원 1일째, 중간일, 최종일의 점수를 비교.

7. 주요 결과

입원 제 1일째의 총점수 평균은 A군 15.42, B군 15.69, C군 20.33, D군 21.84이다. 중간일은 A군 14.70, B군 12.62, C군 14.88, D군 17.12이다. 최종일은 A군 7.84, B군 8.06, C군 7.07, D군 9.68이다. 각 군에서 제 1일째와 최종일에 유의한 차가 보였다. 네 군에서 입원 제 1째와 최종일의 점수 변화량의 평균은 A군 7.58, B군 7.38, C군 13.59, D군 12.16이고, A군과 C군, A군과 D군, B군과 C군, B군과 D군 사이에서 유의한 차가 보였다. 성별, 질환별, 연령별에서는 유의한 차이는 나타나지 않았다.

8. 결론

각 군에서 입원 제 1일째와 입원 최종일 사이에 가려움을 유의하게 감소시키는 사실이 인정되었다. A군의 한방약 단독과 B군의 항알레르기제 단독군 사이에서, C군의 한방약 + 항알레르기제와 D군의 항히스타민제 사이에서 동등한 효과가 나타났다. A군 B군에 비하여 C군, D군이 止痒효과가 높다는 사실을 알 수 있었다.

9. 한방고찰

溫淸飮뿐만 아니라 證에 따른 다른 한방약과 가려움에 대한 평가도 저자들은 앞으로의 과제로 하고 있다.

10. 논문 속의 안전성 평가 언급 없음

11. 평가자 의견

가려움의 정도를 점수화하고 이것을 성과항목으로 한 RCT이다. 가려움의 정도가 심한 경우(3점 내지는 4점)은 「가려워서 거의 잠을 자지 못함」 등의 내용이 포함되어 있어 항히스타민제와 항알레르기제의 side effect인 졸음에 대한 평가가 이루어졌으면 더욱 유익한 정보가 되었을 것이다. 앞으로의 발전된 연구가 기대된다.

12. 평가자 이름과 평가 날짜 鶴岡浩樹 2008.4.13, 2010.6.1

피부 질환

서지사항
大熊守也. 피부 가려움증을 한방약으로 치료. *화한의약학잡지* 1993;10:126-30.

1. 목적 피부 가려움증에 대한 當歸飮子, 黃連解毒湯의 효과를 평가

2. 연구디자인 무작위대조군연구시험RCT

3. 실시기관 近畿대학 의학부 피부과

4. 대상자 특성

162명의 피부 가려움증 환자(겨울철 습진, 노인허벅지습진, 피지결핍성 습진, 건피증으로 가려움증이 있는 경우, 당뇨병 합병 증례 19명 등)

5. 중재/치료

Arm 1: 제 1군. 68명. 當歸飮子(제약회사 불명) + 쯔무라 黃連解毒湯 엑기스 과립을 각각 7.5g 3分服 식후 복용

Arm 2: 제 2군. 49명. 當歸飮子(제약회사 불명) 단독으로 7.5g 3分服 식후 복용

Arm 3: 제 3군. 10명. 쯔무라 黃連解毒湯 엑기스 과립 단독으로 7.5g 3分服 식후 복용

Arm 4: 제 4군. 35명. 항히스타민제(meguitazine 6㎎ 13명, terfenadine 120㎎ 4명, ketotifen fumarate 2㎎ 14명, oxamide 60㎎ 4명)를 식후 혹은 취침 전에 복용

6. 주요 평가항목

문진으로 가려움의 3단계 평가: 저효(가려움 소실, 혹은 거의 소실), 유효(개선), 무효 · 악화(가려움 불변 혹은 악화)

관찰 기간은 4주 이상이고, 4주 이상 지나 개선의 기미가 보이는 경우, 4주 이내에 내원하지 않게 된 경우는 (단, 저효, 유효는 제외) drop out시켰다.

7. 주요 결과

제1군의 병용 복용에서 저효 25명(66%), 유효 9명(24%), 무효 · 악화 4명(11%), drop out 30명이었다. 이것은 제2군(저효 39%, 유효 29%, 무효 · 악화 32%), 제 3군(저효 13%, 유효 50%, 무효 · 악화 38%)의 한방약 단독 투여보다 유의하게 우수한 성적이었다. 항히스타민(histamine)제 복용의 제4군(저효 37%, 유효 37%, 무효 · 악화 26%)에서는 통계학적인 유의한 차이는 없었다. 그렇지만 제4군에서 졸음 6명, 권태감 2명이 있던 것에 반하여 한방복용에서는 이와 같은 증상은 나타나지 않았다.

8. 결론

피부 가려움증에 대하여 當歸飮子와 黃連解毒湯의 병용요법은 항히스타민histamine제에 뒤지지 않은 유효한 방법이다.

9. 한방고찰

當歸飮子는 음허에, 黃連解毒湯은 實陽에 사용되어 일반적으로 양자를 병용하지는 않는다. 그렇지만 溫淸飮이 黃連解毒湯과 四物湯음허에 사용의 합제라는 점을 고려하면 불합리한 것은 아니라고 저자는 주장하고 있다.

10. 논문 속의 안전성 평가

제 4군의 항히스타민meguitazine제에서 졸음 6명, 권태감 2명이 있었다. 제1군의 當歸飮子와 黃連解毒湯의 병용군에서는 위팽만감이 2명에게 나타났다.

11. 평가자 의견

피부 가려움증에 대한 當歸飮子와 黃連解毒湯 병용요법의 유효성을 보여준 RCT이다. 제1군에서 탈락자drop out가 68명 중 30명이었지만, 이 해석은 ITT해석이 아니었을 가능성이 있다. 보다 더 발전된 연구결과가 기대된다.

12. 평가자 이름과 평가 날짜 鶴岡浩樹 2008.4.14, 2010.6.1

피부 질환

서지사항

大熊守也. 피부 가려움증에 대한 한방요법 - 외용제, 항히스타민histamine 복용 병용. *화한의약학잡지* 1994;11:1302-3.

1. 목적 피부 가려움증에 대한 黃連解毒湯, 當歸飮子, 테르페나딘Terfenadine(항히스타민) 복용, 멘톨Menthol 함유 헤파린Heparin 유사물질 연고 외용의 네 가지 요법에 관하여, 병용요법과 단독 요법에서 유효성을 비교

2. 연구디자인 무작위대조시험RCT

3. 실시기관 近畿대학 의학부 피부과

4. 대상자 특성 피부 가려움증환자 251명

5. 중재/치료

Arm 1: Ⅰ군. 黃連解毒湯(제약회사 불명), 當歸飮子(제약회사 불명)를 각각 7.5g 3分服으로 식후 복용, 테르페나딘 Terfenadine 120㎎ 2分服 복용, 1% 멘톨Menthol 함유 0.3% 헤파린Heparin 유사물질 연고 외용. 44명

Arm 2: Ⅱ군. 黃連解毒湯(제약회사 불명), 當歸飮子(제약회사 불명)를 각각 7.5g 3分服으로 식후 복용, 테르페나딘 120㎎ 2分服 복용. 72명

Arm 3: Ⅲ군. 黃連解毒湯(제약회사 불명), 當歸飮子(제약회사 불명)를 각각 7.5g 3分服으로 식후 복용. 68명

Arm 4: Ⅳ군. 1% 멘톨 함유 0.3% 헤파린 유사물질 연고 외용. 45명

Arm 5: Ⅴ군. 테르페나딘 120㎎ 2分服 복용. 14명

Arm 6: Ⅵ군. 0.3%헤파린 유사물질 연고 외용. 3명

Arm 7: Ⅶ군. 黃連解毒湯(제약회사 불명), 當歸飮子(제약회사 불명)를 각각 7.5g 3分服으로 식후 복용, 1% 멘톨 함유 0.3% 헤파린 유사물질 연고 외용. 5명

투여기간은 언급 없다.

6. 주요 평가항목 가려움의 증상을 3단계 평가(소실 혹은 거의 소실++, 경감+, 불변 혹은 증강−)

7. 주요 결과

Ⅰ부터 Ⅶ군의 ++, +, −, drop out 증례수는 각각 Ⅰ군 14, 9, 2, 19, Ⅱ군 23, 9, 5, 35, Ⅲ군 25, 9, 4, 30, Ⅳ군 7, 9, 9, 20, Ⅴ군 0, 3, 2, 9, Ⅵ군 0, 1, 1, 1, Ⅶ군 1, 1, 1, 2이었다. Ⅰ−Ⅱ, Ⅰ−Ⅲ, Ⅱ−Ⅲ군 사이에서는 유의한 차가 없고, Ⅱ−Ⅳ군(P〈0.05), Ⅲ−Ⅴ(P〈0.01)군 사이에서는 통계학적인 유의한 차가 나타났다.

8. 결론

피부 가려움증에 黃連解毒湯, 當歸飮子, 테르페나딘Terfenadine 항히스타민제meguitazine제 복용, 멘톨Menthol 함유 헤파린Heparin 유사물질 연고 외용을 실시하였지만 92% 유효하였다. 항히스타민제meguitazine제를 제외한 치료군과 유의한 차이는 없었다.

9. 한방고찰 當歸飮子허증, 黃連解毒湯양증의 2제를 병용한다는 것은 불합리한 것이 아니라 실제로 溫淸飮은 黃連解毒湯(陽)과 四物湯허의 합제라고 저자는 주장하고 있다.

10. 논문 속의 안전성 평가

Ⅰ군: 잘 복용하지 못함 5명, Ⅱ군: 잘 복용하지 못함 6명, 피부염 1명, Ⅲ군: 잘 복용하지 못함 5명, Ⅳ군: 피부열감 1명, Ⅴ군 Ⅵ군은 없음, Ⅶ군: 잘 복용하지 못함 1명, 팽만감 3명

11. 평가자 의견

피부 가려움증에 대하여 한방약을 포함한 4제의 단독 · 병용요법을 7군으로 나누어 비교한 RCT이다. 참가자의 기초질환, 연령, 성별 등의 배경인자, 추적기간 등, 기본적인 정보가 언급되어 있지 않기 때문에 평가하기가 어렵다. 앞으로 더욱 발전된 연구를 기대한다.

12. 평가자 이름과 평가 날짜 鶴岡浩樹 2008.4.17, 2010.6.1

피부 질환

서지사항

小林衣子, 大河原章. 만성 습진, 아토피성 피부염에 대한 十味敗毒湯의 치료 효과. *피부과에서 한방 치료의 현황* 1994;5:25-34.

1. **목적** 十味敗毒湯의 만성 습진, 아토피성 피부염에 대한 유효성과 안전성
2. **연구디자인** 무작위 대조군연구(봉투법)RCT-envelope
3. **실시기관** 北海道대학 의학부 부속병원 피부과, 旭川의과대학 부속병원 피부과와 병원 피부과 8시설
4. **대상자 특성** 12세 이상의 만성 습진화폐상 습진을 제외 및 아토피성 피부염환자로 삼출액이 적고 산발성의 적색 발진을 수반한 경증 및 중등도 환자 74명
5. **중재/치료** Arm 1: 쯔무라 十味敗毒湯 엑기스 과립 2.5g을 1일 3회 8주 복용. 35명
Arm 2: 푸마르산케토티펜Ketotifen fumarate 1㎎을 1일 2회 8주 복용. 39명
그리고 스테로이드 외용제는 중등도 이하의 그룹에서 사용을 허가하였다.
6. **주요 평가항목**
가려움 및 피부소견(홍반, 丘疹, 소결절, 태선화, 落屑, 긁은 자국에 관하여 각각 시험 개시일, 1, 2, 4, 6 및 8주 후에 4단계로 나누어 관찰. 시험 개시일의 상태와 비교하여 개선도를 5단계로 평가.
7. **주요 결과**
결과에서는 만성 습진과 아토피성 피부염을 나누어 평가하였다. 참가자들 중에 만성 습진은 Arm 1이 17명, Arm 2가 19명이고, 아토피성 피부염은 Arm 1이 18명, Arm 2가 20명이었다. 만성 습진의 전반 개선도는 Arm 1에서 개선 이상이 64.7%, 경도 개선 이상이 82.4%이고, Arm 2에서 개선 이상이 63.2%, 경도 개선 이상이 84.2%로 양군 사이에 차이는 없었다. 아토피성 피부염의 전반 개선도는 Arm 1에서 개선 이상이 50%, 경도 개선 이상이 88.9%이고, Arm 2에서 개선 이상이 60%, 경도 개선 이상이 90%로 양군 사이에서 차이가 없었다.
8. **결론**
十味敗毒湯은 만성 습진 및 아토피성 피부염에 푸마르산케토티펜과 동등한 유효성이 나타났다.
9. **한방고찰**
十味敗毒湯이 체력 중등도 이상을 사용 목표로 한다는 점에서 비만도와 체격을 고려하여 비만도 0 이상과 비만도 마이너스라도 체격이 근육질인 증례만의 개선율을 해석하였다. 그 결과 Arm 1의 개선 이상이 68.8%, 경도 개선 이상이 93.8%로 유의한 차이는 없지만, Arm 2보다 수치가 높았다.
10. **논문 속의 안전성 평가**
부작용은 Arm 1에서 고혈압으로 1명(2.9%)이 복용을 중지하였다. Arm 2에서는 졸음 3명(7.7%), 백혈구 감소 1명(2.6%), 변비 1명(2.6%)이 있었다.
11. **평가자 의견**
十味敗毒湯의 만성 습진 및 아토피성 피부염에 대한 효과를 푸마르산케토티펜과 비교 검토한 임상연구이다. 일상적 임상에서 자주 접하게 되는 피부과 질환에 대한 한방약의 효과를 평가한 유익한 임상연구이다. 그러나 평가 항목에서 어떤 방식으로 전반 개선도를 산출하였는지에 대한 언급이 없다. 그리고 각 항목의 결과도 흥미롭기 때문에 좀 더 상세한 언급이 요망된다. 그리고 Arm 1에서 「고혈압으로 1증례가 복용을 중지하였다」라는 언급이 있는데, 결과의 전반 개선도에서는 합계 35명으로 탈락한 것으로 되어 있지 않다. 한방의학적 고찰에서도 근육질의 정의가 애매하여 좀 더 자세한 언급이 요망된다. 그러나 十味敗毒湯에 항히스타민제와 동등한 유효성이 증명된 것은 졸음 등의 부작용을 감안하면 十味敗毒湯이 피부과질환에서 중요한 약물이라는 점이 밝혀진 가치있는 임상연구 결과라고 할 수 있다.
12. **평가자 이름과 평가 날짜** 後藤博三 2008.9.12, 2010.6.1

피부 질환

서지사항

久木田淳, 原田昭太郎, 藤澤龍一 외. 乾癬의 스테로이드 외용요법에 있어서 TJ-114(柴苓湯)의 병용 효과의 검토. *임상의약* 1991;7:927-36. CENTRAL ID: CN-00716584, 醫中誌 Web ID:1992091847 MOL, MOL-Lib

1. **목적** 乾癬의 스테로이드 외용요법에 있어서 柴苓湯병용의 유효성을 평가
2. **연구디자인** 무작위대조시험(봉투법)RCT-envelope
3. **실시기관** 防衛의과대학, 昭和대학, 東京慈惠會의과대학, 東京여자의과대학, 東邦대학, 日本대학 등 대학병원 6시설과 병원 피부과 8시설
4. **대상자 특성**

15세 이상의 심상성 건선 환자 104명. 중증도는 고려하지 않았지만 시험 개시時에 약효를 판정할 수 있을 정도의 피부증상이 있는 환자. 제외 기준 ①very strong 이상의 스테로이드 외용제를 시험 개시 2주 전까지 사용, ②심한 합병증, ③임신, 수유중인 환자, ④Etorechinato, 메토트렉사이트Methotrexate의 사용력, ⑤기타, 의사가 부적당하다고 판단한 환자

5. **중재/치료**

Arm 1: A군. 0.12% 吉草酸베타메타손Betamethasone(린데론Rinderon) V 연고 혹은 Betnevate연고) 단독 투여. 1일 2~3회 바르고 문지름. 被髮두부에서는 린데론RinderonVG로션사용. 12주.

Arm 2: B군. 0.12% 吉草酸베타메타손Betamethasone연고 + 쯔무라 柴苓湯 엑기스 과립 9.0g 3分服(매 식전) 복용. 12주.

6. **주요 평가항목**

(1) 가려움, 홍반, 鱗屑, 浸潤 · 肥厚의 각 증상 정도를 5단계 평가(4:고도, 3:중등도, 2:경도, 1:경미, 0:없음). 관찰일은 시험 개시일, 4주 후, 8주 후, 12주 후

(2) 임상 검사: 일반혈액검사CBC, 혈액생화학, 뇨 일반검사를 시험 개시時와 최종 관찰일에 실시

(3) 전반 개선도: 6단계 평가(완치, 현저하게 개선, 상당히 개선, 약간 개선, 불변, 악화) 시험 개시일과 비교하여 각 관찰일에 판정

(4) 안전도: 시험 기간중에 나타난 부작용 및 임상 검사치의 이상치로부터 4단계 평가(1:안전성에 문제 없음, 2:안전성에 다소 문제 있음, 3:안전성에 문제 있음, 4:안전성에 상당히 문제 있음)

(5) 유용도: 전반 개선도와 안전도를 종합적으로 5단계 평가(1:극히 유용, 2:유용, 3:약간 유용, 4:유용하다고 볼 수 없다, 5:바람직하지 않다)

7. **주요 결과**

104명 중 A군 49명, B군 55명이었지만, 「내원하지 않음」, 「복약 불량」 등으로 A군 4명, B군 7명이 제외되어, A군 45명, B군 48명으로 합계 93명이 해석 대상이었다. 중상별 중증도는 개시時에 양군 사이에 차이는 없었지만, B군이 A군보다도 12주 후에 홍반과 鱗屑에서 유의하게 개선되고($p<0.05$), 가려움증, 침윤, 비후에서도 경쾌 경향($p<0.1$)을 보였다. 전반 개선도는 B군이 A군보다도 4주 후에 경쾌 경향이 나타나고($p<0.1$), 12주 후에는 유의하게 개선되었다($p<0.01$). 최종 개선도에서도 A군 52.5%, B군 73.9%로 B군이 우수하였다($p<0.1$). 전반 개선도와 안전도(아래 참고)를 종합적으로 평가한 유용도에서는 A군 44.2%, B군 63.8%로 B군이 우수하였다($p<0.1$).

8. **결론** 乾癬에 대하여 스테로이드외용 단독 투여보다도 柴苓湯의 병용요법이 유효하다는 사실을 시사하였다.
9. **한방고찰** 저자는 한방약의 선택에서 隨證투여가 아닌 병명투여라고 하였다.
10. **논문 속의 안전성 평가** A군에서는 없었고, B군에서는 2명에게 위불쾌-위장증상이 나타났다. 임상 검사에서는 B군에서 1명에게 일과성 간장애가 나타났다.
11. **평가자 의견**

난치성 건선에 대한 시도로서 디자인이 우수한 질이 높은 RCT이다. 맹검화가 되어있지 않기 때문에, 외용과 복용병용의 비교를 위한 아이디어가 요구된다. 앞으로 더욱 발전된 연구 결과를 기대한다.

12. **평가자 이름과 평가 날짜** 鶴岡浩樹 2008.4.20, 2010.6.1

피부 질환

서지사항 • • •
田中信. 담마진에 대한 옥사토마이드Oxatomide의 임상 효과 - 옥사토마이드Oxatomide 30㎎/day와 쯔무라 葛根湯의 병용요법 -. *약리와 임상* 1991;19:5029-31.

1. 목적
葛根湯의 옥사토마이드Oxatomide의 효과 증강과 부작용 경감에 대한 유효성

2. 연구디자인
무작위 대조군연구RCT

3. 실시기관
병원 피부과 1시설

4. 대상자 특성
담마진두드러기 환자 53명

5. 중재/치료
Arm 1: 쯔무라 葛根湯 엑기스 과립 2.5g을 1일 3회 매 식전 7일간 복용. 10명
Arm 2: 쯔무라 葛根湯 엑기스 과립 2.5g을 1일 3회 매 식전과 옥사토마이드 30㎎ 1일 1회 취침 전에 7일간 복용. 22명
Arm 3: 옥사토마이드 30㎎ 1일 2회 아침 · 저녁 식사 후에 7일간 복용. 21명

6. 주요 평가항목
가려움 및 팽진을 정도에 따라 저명 2점, 경도 1점, 없음 0점의 3단계로 각각 점수화하고, 치료 전과 비교하여 개선율을 산출한다. 이것을 바탕으로 종합 평가를 저효, 유효, 무효로 실시하고 아울러 졸음의 유무를 평가한다.

7. 주요 결과
개선율은 Arm 1은 31.6%, Arm 2는 68.2%, Arm 3은 68.8%이었다. 종합 판정에서 유효이상의 비율은 Arm 1은 40%, Arm 2는 82%, Arm 3은 76%로, Arm 1은 Arm 2와 Arm 3에 비하여 유의하게 낮았다. 졸음은 Arm 1과 Arm 2에서는 나타나지 않았고, Arm 3은 10% 나타났다.

8. 결론
葛根湯은 옥사토마이드와 병용함으로써 옥사토마이드의 사용량을 줄이고 졸음을 방지할 수 있다.

9. 한방고찰
없음

10. 논문 속의 안전성 평가
언급 없음

11. 평가자 의견
담마진두드러기에 옥사토마이드 사용시에 葛根湯 병용으로 작용 증강효과와 부작용 경감 작용을 검토한 아이디어가 풍부한 임상 연구이다. 그러나 무작위라고는 하지만 증례수에 차이가 크다. 그리고 탈락 증례도 있으면 언급하여야 한다. 그리고 졸음에 대하여 옥사토마이드를 투여한 2군 중에 Arm 2에서는 취침 전에 투여하고, Arm 3에서는 아침 · 저녁 식후에 투여하였다. 졸음을 자각하는 것은 당연히 깨어 있을 때이므로 Arm 3에서 졸음이 심하게 발생하는 것은 당연하다. 적어도 Arm 3에서도 저녁 식사후의 투약을 취침 전에 해야 했었다고 생각한다. 1일 약가에 관해서도 각 군들을 비교하였는데 葛根湯을 병용함으로써 옥사토마이드 단독 투여보다도 억제되었다고 언급되어 있다. 일반 임상의들이 흥미를 느끼는 점들에 대하여 명확히 한 임상 연구이다.

12. 평가자 이름과 평가 날짜 後藤博三 2008.9.12, 2010.6.1

피부 질환

서지사항
大熊守也. 심상성 좌창의 한방복용, 외용제 병용요법. 화한의약학회지 1993;10:131-4.

1. **목적** 十味敗毒湯·黃連解毒湯의 심상성 좌창에 대한 유효성
2. **연구디자인** 무작위 대조군연구RCT
3. **실시기관** 실시 시설에 관한 언급 없음(저자는 近畿대학 의학부 피부과)
4. **대상자 특성** 심상성 좌창 환자 268명
5. **중재/치료**

Arm 1: 十味敗毒湯(제약회사 불명) 7.5g/일과 黃連解毒湯 7.5g/일을 1일 3회 매 식후 복용에 Clindamycin Lotion을 아침에, 1% 硫酸겐타마이신gentamicin함유 0.12% 吉草酸베타메타손Betamethasone 로션을 오후 혹은 저녁때, 硫酸캠퍼 로션Camphor Lotion을 취침 전에 피진에 외용. 90명

Arm 2: 十味敗毒湯(제약회사 불명) 7.5g/일과 黃連解毒湯 7.5g/일을 1일 3회 매 식후 복용. 91명

Arm 3: 十味敗毒湯(제약회사 불명) 7.5g/일을 1일 3회 매 식후 복용. 55명

Arm 4: 黃連解毒湯(제약회사 불명) 7.5g/일을 1일 3회 매 식후 복용. 20명

Arm 5: Clindamycin Lotion을 아침에, 1% 硫酸겐타마이신gentamicin 함유 0.12% 吉草酸베타메타손Betamethasone 로션을 오후 혹은 저녁때, 硫酸캠퍼 로션Camphor Lotion을 취침 전에 피진에 외용. 12명

관찰기간은 4주 이상

6. **주요 평가항목**

面皰, 小丘疹, 膿疱 등의 피진 총수의 90%가 소실되면 저효, 50~90% 소실된 경우를 유효, 10~50% 소실된 경우를 약간 유효, 10% 이하 소실 혹은 악화된 경우를 무효라고 평가

7. **주요 결과**

저효율은 Arm 1에서 47%, Arm 2에서 52%, Arm 3에서 51%, Arm 4에서 20%, Arm 5에서 8%이었다. Arm 1과 Arm 2, Arm 1과 Arm 3, Arm 2와 Arm 3에서 효과에 유의한 차이는 없었다. 완치 기간에서는 Arm 1이 Arm 2에 비하여 유의하게 짧았다($p<0.001$).

8. **결론**

十味敗毒湯과 黃連解毒湯의 복용과 Clindamycin Lotion, 스테로이드로션, 硫酸캠퍼 로션Camphor Lotion의 병용요법은 심상성좌창의 面皰, 小丘疹, 膿疱 소실에 유효하다.

9. **한방고찰** 없음
10. **논문 속의 안전성 평가** 언급 없음
11. **평가자 의견**

十味敗毒湯과 黃連解毒湯의 심상성 좌창에 대한 효과를 외용제 병용군과 비교 검토한 임상연구이다. 十味敗毒湯과 黃連解毒湯의 복용만으로도 좌창 치료에 유효하지만, 외용제를 병용함으로써 치료기간을 단축시킬 수 있다는 점을 밝힌 흥미로운 임상연구이다. 그리고 본 논문에 무작위화가 이루어지지 않은 미노사이클린minocycline투여군을 추가한 형태로서 「本熊守也. 심상성 좌창에 대한 한방 복용·외용제 병용요법-항생물질 복용·외용 병용요법과의 비교-. *일본동양의학잡지* 1993;44:173-7.」라는 논문이 있다. 본 논문에서는 무작위로 증례를 군별로 나누었다고 언급하였지만, 군들 사이에 증례수의 차이가 나고 탈락증례의 유무에 대해서도 언급하여야 했다. 그리고 「4주 이상 경과 후 개선된 증례와 관찰 기간 4주 이내에서 무효화된 예는 데이터에서 제외한다」라고 하였지만, 참가자수와 결과의 증례수는 동일하기 때문에 이해하기 어려운 부분이다. 그러나 본 연구에서 병용요법의 효과가 시사되어 앞으로 외용제 병용의 플라세보효과도 고려된 임상연구가 기대된다.

12. **평가자 이름과 평가 날짜** 後藤博三 2008.9.12, 2010.6.1

피부 질환

서지사항 • • •

永井弥生, 長谷川道子, 田子修 외. 십전대보탕의 욕창에 대한 효과 검토 *한방과 최신치료* 2009;18:143-9 醫中誌 Web ID: 2009244595

1. 목적

십전대보탕의 욕창에 대한 유효성

2. 연구디자인

무작위대조시험(봉투법)RCT-envelope

3. 세팅

群馬대학 의학부 부속병원 피부과와 관련병원 8시설

4. 대상자 특성

만성기 욕창 환자로 관찰기관 2주 동안 욕창에 변화가 없거나 악화된 환자(연령과 성별에 대한 언급 없음) 28명

5. 중재/치료

Arm 1: 쯔무라 십전대보탕 엑기스 과립 2.5g 1일 3회, 식전 또는 식후에 복용. 단, 체중 35kg 미만인 경우는 1일 2회 복용 12주, 16명

Arm 2: 지금까지의 치료를 유지 12명

6. 주요 평가항목

욕창 長徑×短徑, 면적, 深達度분류, Prealbumin 수치, 혈청 albumin 수치, 림프구수, 예후영양판정지수, 혈청 헤모글로빈 수치, 욕창부 세균배양(-부터 3+ 점수로 평가)를 개시 시, 4주 후, 8주 후, 12주 후에 측정하였다.

7. 주요 결과

욕창 면적은 Arm 1과 Arm 2에서 차이가 없었다. Prealbumin 수치, 예후영양판정지수도 차이가 없었다. 개시 시 또는 경과 중에 메치실린 내성 포도구균이 검출된 증례(Arm 1에서 12명, Arm 2에서 5명)를 점수 비교하면 Arm 1이 Arm 2에 비해 유의하게 개선되었다.

8. 결론

십전대보탕은 욕창의 완치율과 영양상태에는 영향을 미치지 않지만, 메치실린 내성 포도구균 검출율은 개선시킨다.

9. 한방 고찰 없음

10. 논문 중 안정성평가 언급 없음

11. 평가자 의견

만성기 욕창 환자에 대한 십전대보탕 효과를 욕창 개선율, 영양상태, 국소 항균작용 등 다각적으로 평가한 흥미로운 임상연구이다. 대상으로는 해석 가능한 증례가 28명이지만, 탈락자도 포함한 당초 대상자수를 비롯하여 연령, 성별, 원질환, 합병증 유무 등에 대한 언급이 없다. 또한 Prealbumin수치, 예후영양판정지수 외에 혈청 albumin수치, 림프구수, 혈청 헤모글로빈수치를 측정하였으나 결과에 관한 언급이 없다. 즉, 연구결과에 관한 데이터가 논문에 충분히 언급되어 있지 않은데, 좀 더 상세히 언급하는 것이 바람직하다. 결과 항목에서는 Prealbumin수치, 예후영양판정지수는 Arm 1과 Arm 2에서 유의한 차이가 없었고, 차이가 확인되지 않았다고 언급되어 있다. 하지만, 평균치가 Arm 1에서 더 높다는 점에서 요약에는 Arm 1에서 우세하다고만 언급되어 있다. 마땅히 유의한 차이가 없었던 점도 언급해야 한다. 그러나 저자들도 언급한 것처럼 유의한 차이는 없지만 십전대복탕 복용으로 욕창 완치율, Prealbumin수치, 예후영양판정지수는 비복용자에 비하여 경과가 양호할 가능성이 있다. 따라서 앞으로 증례수를 늘리고, 관찰기간을 연장시킴으로써 만성기 욕창 환자에 대한 십전대보탕 유효성이 밝혀질 가능성이 있다.

12. 평가자 이름과 평가 날짜 後藤博三 2010.6.1

근골격 · 결합조직 질환

서지사항 • • •

松浦美喜雄. 만성 류마티스 관절염RA 진료에 있어서 柴苓湯의 효과. *Modern Physician* 1994;14:403-8. 醫中誌 Web ID: 1994187959

1. 목적

유효성이 확립되어 있는 서양약 Lobenzarit를 대조약으로 한 비교시험으로 柴苓湯의 만성 류마티스 관절염에 대한 유효성 평가

2. 연구디자인

무작위대조시험(봉투법)RCT-envelope

3. 실시기관

都立府中병원 류마티스 · 교원병과를 중심으로 한 6시설

4. 대상자 특성

상기 시설에서 진료를 받고 만성 류마티스 관절염이라고 진단 받은 49명. 남성 12명, 여성 37명

5. 중재/치료

Arm 1: 쯔무라 柴苓湯 엑기스 과립(3.0g), 1일 3회, 식전 복용, 16주. 24명

Arm 2: Lobenzarit(80㎎), 1일 3회, 식후 복용, 16주. 25명

6. 주요 평가항목

자각증상에 의한 임상적 개선도 및 부작용을 가미한 임상적 유용도를 약제 투여 16주 후에 평가

7. 주요 결과

柴苓湯군에서 18명 중 7명(38.9%), Lobenzarit군에서 20명 중 3명(15.0%)이 증상 개선되었지만, 양군 사이에 유의한 차이는 없었다. 임상적으로 유용하다고 평가된 것은 柴苓湯군에서 18명 중 7명(38.9%), Lobenzarit군에서 21명 중 4명(19.1%)이어서, 柴苓湯이 유의하게($P<0.05$) 유용성 면에서 우수하다고 판단되었다.

8. 결론

만성 류마티스 관절염의 전신 증상 완화에는 유효성이 확립되어 있는 서양약 Lobenzarit에 비하여 柴苓湯은 동등 이상의 전반 개선도와 유의하게 적은 부작용 발현으로 임상면에서 유용성을 가진다고 생각되었다.

9. 한방고찰

없음

10. 논문 속의 안전성 평가

검사치 이상을 포함한 부작용의 발현은 柴苓湯군에서 13.0%, Lobenzarit군에서 36.0%로 전자가 적은 경향이었다. 柴苓湯으로 인한 부작용은 3명 중 2명은 신기능장애이고, Lobenzarit로 인한 부작용 9명 중 4명은 위장장애이었다.

11. 평가자 의견

본 연구는 positive control을 사용한 비교 시험으로 柴苓湯의 만성 류마티스 관절염에 대한 임상적 유용성 확립에 공헌도가 높다. 단, 자각증상 청취를 중심으로 전반 개선도와 부작용의 발현을 평가하였기 때문에 객관적 지표는 연구 디자인에 포함되어 있지 않다. 바이오마커, 화상, 검사데이터 등의 추이를 도입한 전향적prospective 검증적 연구가 기대된다.

12. 평가자 이름과 평가 날짜 後山尙久 2008.8.13, 2010.6.1

근골격 · 결합조직 질환

서지사항

松多邦雄, 顧旭平, 伊藤幸治 외. 만성 류마티스 관절염에 대한 滋陰降火湯과 스테로이드제 병용의 검토. *한방의학* 1995;19:50-2.

1. 목적 만성 류마티스 관절염에 대한 스테로이드제 사용으로 인한 부작용에 대하여 滋陰降火湯의 감약 효과에 있어서 혈구검사를 중심으로 한 객관적 평가

2. 연구디자인 무작위대조시험RCT

3. 실시기관 東京대학 物療내과, 松多내과의원 2시설

4. 대상자 특성

1992~1993년에 상기 시설에 통원한 만성 류마티스 관절염의 여성들로 1년 이상 프레드니솔론prednisolone(1일량 5~7.5㎎)을 지속적으로 복용한 14명(평균 연령: 61세, 연령폭: 38~76세)

5. 중재/치료

Arm 1: 프레드니솔론(1일량 5~7.5㎎)에 가미하여 쯔무라 滋陰降火湯 엑기스 과립(2.5g), 1일 3회, 식전 복용, 6명

Arm 2: 프레드니솔론(1일량 5~7.5㎎), 8명

6. 주요 평가항목

혈색소, 백혈구, 림프구 등의 혈구 프로토콜protocol 및 CRP, ESR, A/G比로 인한 만성 류마티스 관절염의 활동성 비교 검토. 치료 전후(치료 기간은 증례에 따라 6주~28주)의 평가

7. 주요 결과

대조군에서는 모든 검사 항목에 변화가 없었지만, 滋陰降火湯군에서는 호중구의 비율이 치료 전(75.9±9.0%)에 비하여 치료 후(64.1±8.2%)는 유의하게 저하하였다($P<0.05$). 림프구의 비율(치료 전: 17.3±9.0%, 치료 후:24.3±6.8%)이 유의하게 증가하였다($P<0.05$). 림프구가 1,000/㎕ 이하로 감소한 2명은 滋陰降火湯의 복용으로 배 이상 증가하였다. 만성 류마티스 관절염의 활동성 지표는 대조군, 滋陰降火湯군 모두 변화가 없었다.

8. 결론

스테로이드제 투여로 인한 호중구(%)증가, 림프구(%)감소라는 부작용에 대하여 滋陰降火湯에는 이를 해소시키는 효과가 나타났다.

9. 한방고찰

스테로이드제 부작용은 한방의학중의학적으로는 음허내열상태라고 보기 때문에 滋陰降火湯의 적응이다. 스테로이드 복용 증례에 나타나는 혈구 프로토콜protocol 이상이 滋陰降火湯으로 개선된 사실에서 본 한방약의 면역조정효과가 시사된다.

10. 논문 속의 안전성 평가

스테로이드제 부작용으로서의 고혈압, 비만, 소화성궤양, 자반, 골다골증, 당뇨병, 부종은 대조군에 비하여 발현율이 높아지는 일은 없었다.

11. 평가자 의견

만성 류마티스 관절염 등의 교원병에는 스테로이드제 장기 투여가 실시되는 경우가 많다. 이 때 림프구 비율이 저하되어 1,000/㎕ 이하로 되는 증례도 있어, 임상적으로 외래관리에 지장을 초래하는 경우가 있다. 본 연구에서는 滋陰降火湯의 병용으로 호중구비율이 저하되고 림프구 비율이 증가하여 스테로이드복용으로 인한 부작용 해소 효과를 시사하고 있으며, 실제 진료면에서 도움이 되는 유익한 논문이다. 증례수가 적기 때문인지 만성 류마티스 관절염의 활동성 지표로 한 검사 항목에는 변화가 없고, 스테로이드복용으로 인한 다양한 부작용의 임상적인 개선도 없었다. 앞으로 증례수를 늘려 장기 병용요법에서의 임상적인 효과에 관한 보고가 기대된다.

12. 평가자 이름과 평가 날짜 後山尚久 2008.8.13, 2010.6.1

근골격 · 결합조직 질환

서지사항

西澤芳男, 西澤恭子, 雨宮保憲 외. 양무릎변형성 관절증에 대한 소염진통제와 한방약의 진통효과, 운동 지속 능력과 생활의 질 향상에 대한 비교. *통증과 한방* 1998;8:17-32. 醫中誌Web ID:1999041737

1. 목적 변형성 무릎관절증에 대한 한방약(防己黃耆湯, 修治附子末)과 NSAIDs의 진통효과, QOL, 운동 능력 개선을 비교 검토하고 한방약의 유효성을 평가

2. 연구디자인 무작위대조시험RCT

3. 실시기관 진료소 3시설, 1병원(진료과 불명), 滋賀의과대학 마취과

4. 대상자 특성 무릎관절통과 무릎종창을 수반하는 변형성 무릎관절증 환자 150명(수술적응환자, 스테로이드 치료가 필요한 환자 등 9항목에 걸친 상세한 제외 기준을 설정)

5. 중재/치료

Arm 1: A군. 한방약 단독 사용. 防己黃耆湯(제약회사 불명)(0.125㎎/kg/일) + 修治附子末(제약회사 불명) 투여(15㎎/kg/일)을 6시, 14시, 22시의 공복시에 350㎖의 물로 복용. 남성 2명, 여성 48명, 합계 50명. 평균 연령 65.7±7.3세. 1년간 투여.

Arm 2: B군. NSAIDs와 한방약 병용군. NSAIDs(alminoprofen 600㎎/일) + 防己黃耆湯(제약회사 불명)(0.125㎎/kg/일) + 修治附子末(제약회사 불명)투여(15㎎/kg/일). 남성 4명, 여성 46명, 합계 50명. 평균 연령 65.3±7.8세. 1년간 투여.

Arm 3: C군. NSAIDs 단독 사용. Alminoprofen 600㎎/일 복용. 남성 3명, 여성 47명, 합계 50명. 평균 연령 64.5±8.1세. 1년간 투여.

6. 주요 평가항목

동통 평가는 VAS-P를 매달, Face resting scoreFRS 개시時와 종료시에 평가

QOL평가는 신체적, 정신적, 경제적, 사회적, 약제적 측면에서 VAS로 개시時와 종료시에 평가

운동 기능 평가는 일본 정형외과 학회의 변형성 무릎관절증 치료성적 판정기준 등으로 실시

7. 주요 결과

시험 개시전 VAS-P, Face scale는 군들 사이에서 차이는 없었지만, 1년 간의 복용 치료 후에는 모두 A군>B군>C군 순서로 개선을 나타내었다. 매월 A-C군간, B-C군간에 p<0.01, p<0.05 등 유의차가 나타났다. 종합 QOL 개선은 A군(개선율 202.9±28.5)>B군(개선율 180.6±28.3)>C군(개선율 125.0±11.4)의 순서로 개선되고, A-C군간에서 p<0.01, A-B군간에서도 p<0.01로 유의한 차가 나타났다. 운동 능력도 같은 결과가 나타났다. 3군 사이의 유효율은 A군에서 저효 33명(67.3%), 유효 15명(20.4%), 약간 유효 2명(4.1%), 무효 2명(4.1%), 악화 2명(4.1%), 탈락(이사) 1명으로 유효 이상이 43명(87.8%)이다. B군에서는 저효 15명(31.3%), 유효 8명(16.7%), 약간 유효 5명(10.4%), 무효 3명(6.3%), 악화 17명(35.4%), 탈락(이사) 2명으로 유효 이상이 23명(47.98%)이다. C군에서는 저효 4명(8.3%), 유효 5명(10.4%), 약간 유효 7명(14.6%), 무효 5명(10.4%), 악화 27명(56.8%), 탈락(이사) 2명으로 유효 이상이 9명(18.88%)이다. 유효율에서도 A군>B군>C군의 순서로 개선되고, A-C군간, B-C군간에서 모두 p<0.01로 유의한 차이를 보였다.

8. 결론 고령자의 변형성 무릎관절증 치료에 한방치료는 유효하다는 사실을 시사하였다.

9. 한방고찰 저자는 관절통과 신경통은 「풍습」, 부종은 「몸이 무거움」에 해당한다고 한다.

10. 논문 속의 안전성 평가

부작용, 임상검사 이상치의 발현도는 C군>B군>A군의 순서이다. 건수만 언급하고 내용에 대해서는 언급이 없다.

11. 평가자 의견

난수표를 사용하여 군을 나누는 RCT로 하였다. 맹검화가 이루어지지 않은 것이 아쉽지만 치험이라는 점에서 디자인이 잘 되어 있다. 고령자의 변형성 무릎관절증은 빈도가 높고 NSAIDs의 부작용을 고려하면 한방에 대한 기대가 크다.

12. 평가자 이름과 평가 날짜 鶴岡浩樹 2008.4.24, 2010.6.1

근골격 · 결합조직 질환

서지사항

西澤芳男, 西澤恭子, 吉岡二三 외. 변형성 무릎관절증에 대한 防已黃耆湯加修治附子末의 치료 효과 - Evidence에 대한 시도. Loxoprofen sodium과 10년간 전향적prospective 무작위 비교시험. *Pharma Medica* 2007;25:15-21. 醫中誌Web ID:2008070613 MOL, MOL-Lib

1. 목적 변형성 무릎관절증에 대한 防已黃耆湯加修治附子末의 유효성 평가

2. 연구디자인 무작위대조시험RCT

3. 실시기관 대학병원(京都府立의대 분자병태병리학, 滋賀의대 마취학 통증클리닉, 大阪대학대학원 약학), 기타 병원 5시설

4. 대상자 특성 변형성 무릎관절증 환자 211명, 10년간 치험 종료시의 평균 연령(81.5±3.4)(82.0±3.1)

5. 중재/치료 Arm 1: 防已黃耆湯加修治附子末(제약회사 불명) 투여군(110명): 종료시 연령(81.5±3.4), 남녀비율(8:102)
Arm 2: 록소프로펜loxoprofen 투여군(101명): 종료시 연령(82.0±3.1), 남녀 비율(9:92)
캡슐은 매회 식전 30분에 물 350㎖로 복용

6. 주요 평가항목

운동 능력EC, 슬관절 가동역, 각종 만성 동통CP, 건강 관련 QOLHr-QOL, 아디포넥틴adiponectin, 렙틴leptin, 오렉신orexin을 측정. 슬관절 주위경, 초음파에서의 관절액저류, CT로 關節裂隙감소도, (직접, 간접, 총) 의료비

7. 주요 결과

운동 능력: (지속보행거리, 사면지속보행거리, 지속계단강하계수):
모두 Arm 1이 Arm 2보다 유의하게 많았다(p<0.001).

ADL개선도: (타각운동통, 자발통, 압통, 슬개골 부위 부종, 국소열감, 기타) 각종 만성 동통CP, 건강 관련QOL:
모든 면에서 Arm 1이 Arm 2보다 유의하게 개선되었다(p<0.001).

8. 결론

Arm 1은 Arm 2보다 운동 능력, ADL, 만성 동통, 건강관련 QOL 등의 개선 효과가 모두 유의하게 뛰어났다. 10년간 의료비 총액은 Arm 1이 Arm 2보다 유의하게 적었다.

9. 한방고찰

환자 조합의 선택 기준entry criteria에 증의 개념 : (있음) 「防已黃耆湯加附子의 證에 합치한 변형성 무릎관절증」으로 하였지만, 증 결정의 기준은 명시되어 있지 않다. 저자들은 변형성 무릎관절증 환자는 「防已黃耆湯加附子」의 證을 띤다고 생각하는 것 같다. 제외 기준exclusion criteria, 시험 후 retrospective에 증의 개념 : (없음)

10. 논문 속의 안전성 평가

유해 사상 : Arm 1보다 Arm 2에 유해 사상이 많았다(전항목 p<0.001). 위궤양(0건: 24건), 발진 · 졸음 · 위 불쾌감 · 부종(11건: 348건), 검사치 이상(3건: 417건).

11. 평가자 의견

저자들이 실시한 캡슐에 약제를 담아서 치료약을 식별 불가능하게 하는 방법은 한방약의 이중맹검시험을 실시하는 데 있어서 중요하다. 그러나 본 논문에서는 록소프로펜loxoprofen의 투여량이 언급되어 있지 않다(프린트 미스일까?). 본 논문에서는 「변형성 무릎관절증 환자는 防已黃耆湯加修治附子證」을 띤다는 전제로 하고 있는데, 그것이 Pilot study 로 확인할 수 있으면 이와 같은 치험 디자인은 성립한다. 그러나 그와 같이 병명과 유효한 한방약이 1대1로 대응하는 질환은 극히 적다. 대부분의 질환은 환자 상태에 따라 몇가지의 한방약을 분류하여 사용할 필요가 있다. 그리고 대조약으로 사용한 록소프로펜loxoprofen과 같은 위점막장애, 신장애 등 고령자에게 때로는 치사적인 부작용을 일으키는 약제를 이중맹검으로 장기투여하는 것은 문제가 있다. 그리고 동통성질환의 치료약 치험에서 약제의 투여량을 일정하게 설정하여 증감 · 조정하지 않는 것도 문제이다. 치험 기간에서도 본 질환의 성격상 피험자의 대부분이 고령자인 점에서 10년은 너무 길다. 단기간에 결론을 이끌어야 할 것이다.

12. 평가자 이름과 평가 날짜 星野惠津夫 2009.3.15, 2010.6.1

근골격 · 결합조직 질환

서지사항
西澤芳男, 西澤恭子, 吉岡二三 외. 원발성 쇼그렌증후군Sjögren syndrome 건조증 개선효과에 관한 장기, 무작위 비교시험, 한방약 麥門冬湯과 Bromhexine hydrochloride의 효과 비교시험. *일본타액선학회지* 2002;43:62-6. 醫中誌Web ID:2005101735

1. 목적
원발성 쇼그렌증후군Sjögren syndrome의 건조 증상에 대한 麥門冬湯의 유효성과 안전성 평가

2. 연구디자인
무작위대조시험RCT

3. 실시기관
언급 없음

4. 대상자 특성
원발성 쇼그렌증후군 환자 106명

5. 중재/치료
Arm 1: 麥門冬湯 엑기스 과립 9g/일 55명
Arm 2: Bromhexine hydrochloride 12mg/일 51명
모두 1일 3회 투여, 투여 기간은 1년간 54명

6. 주요 평가항목
건조증상, 타액 · 누액분비량, 염증반응

7. 주요 결과
타액분비량은 모두 증가하였지만, 麥門冬湯군에서 유의하게 증가량이 많았다. 누액분비량은 麥門冬湯에만 유의하게 증가하였다. 건조 증상은 麥門冬湯군에서만 개선되었다. 염증반응은 모두 변화가 없었다.

8. 결론
麥門冬湯은 원발성 쇼그렌증후군Sjögren syndrome의 건조 증상에 유효하면서 안전하고 Bromhexine hydrochloride보다 우수하다.

9. 한방고찰
없음

10. 논문 속의 안전성 평가
부작용, 검사치 이상은 麥門冬湯투여군이 Bromhexine hydrochloride군보다도 적었다(결과 생략되어 건수가 불확실)

11. 평가자 의견
麥門冬湯의 원발성 쇼그렌증후군의 건조 증상에 대한 유효성을 객관적으로 보여준 논문이다.

12. 평가자 이름과 평가 날짜 小暮敏明 2007. 6.15, 2008.4.1

근골격 · 결합조직 질환

서지사항

西澤芳男, 西澤恭子, 吉岡二三 외. 원발성 쇼그렌증후군Sjögren syndrome 타액분비능개선효과에 대한 전향적prospective, 다시설 무작위 이중맹검 시험. *일본타액선학회지* 2004;45:66-74.

1. 목적

원발성 쇼그렌증후군Sjögren syndrome에서 麥門冬湯의 타액분비 저하에 대한 유효성과 안전성 평가

2. 연구디자인

무작위대조시험RCT

3. 실시기관

진료소 2시설, 대학병원 3시설, 종합병원 1시설

4. 대상자 특성

원발성 셰그렌증후군 환자 229명

5. 중재/치료

Arm 1: 麥門冬湯 엑기스 과립 9g/일. 115명
Arm 2: 플라세보(복용량은 같음). 114명
모두 1일 3회 식전 투여, 투여 기간은 6개월간

6. 주요 평가항목

건조 증상, 타액 · 누액분비량, 관절통, 객담량, 레이노 증상, 사지 피부 온도, 염증 반응

7. 주요 결과

타액분비량은 麥門冬湯군에서 증가하였지만 플라세보군에서는 저하되었다. 자각 증상은 麥門冬湯군에서만 개선되었고 플라세보군에서는 불변 혹은 악화되었다. 염증 반응은 麥門冬湯에서만 유의하게 개선되었다.

8. 결론

麥門冬湯은 원발성 쇼그렌증후군Sjögren syndrome의 자각 증상 · 타액 분비 저하에 유효하고 안전하다.

9. 한방고찰

없음

10. 논문 속의 안전성 평가

부작용, 검사치 이상은 麥門冬湯투여군에서 플라세보군에 비하여 건수도 증례수도 모두 적었다. 투약 중지를 해야 할 정도의 심각한 부작용, 검사치 이상은 양군에서 모두 나타나지 않았다(결과가 생략되어 건수가 불확실).

11. 평가자 의견

麥門冬湯의 원발성 쇼그렌증후군의 건조 증상에 대한 유효성을 객관적으로 제시한 논문이다.

12. 평가자 이름과 평가 날짜 小暮敏明 2007. 6.15, 2008.4.1

근골격 · 결합조직 질환

서지사항
西澤芳男, 西澤恭子, 後藤그레이씨廣惠 외. 한방약으로 만성 난치성 질환의 진통효과: 麥門冬湯과 부롬헥신Bromhexine의 이차성 쇼그렌 증후군Sjögren syndrome에 대한 진통효과, 무작위 비교시험. *통증과 한방* 2004;14:10-7. 醫中誌Web ID: 2006260917

1. **목적**
   이차성 쇼그렌증후군Sjögren syndrome에 대한 麥門冬湯의 유효성과 안전성 평가
2. **연구디자인**
   무작위대조시험RCT
3. **실시기관**
   진료소 3시설, 대학병원 3시설
4. **대상자 특성**
   이차성 쇼그렌증후군Sjögren syndrome 환자 847명
5. **중재/치료**
   Arm 1: 麥門冬湯 엑기스 과립 9g/일. 424명
   Arm 2: Bromhexine hydrochloride 12㎎/일. 423명
   모두 1일 3회 식전 투여, 투여 기간은 1년간.
6. **주요 평가항목**
   건조 증상, 타액 · 누액분비량, 관절통, 객담량, 레이노 증상, 사지 피부 온도
7. **주요 결과**
   타액분비량은 모두 증가하였지만 麥門冬湯군에서 유의하게 증가량이 많았다. 가벼운 증례일수록 麥門冬湯에서 유의하게 증가하였지만, 증가율은 중증례에서 높았다. 누액분비량은 麥門冬湯군에서만 유의하게 증가하였다. 건조 증상, 레이노 증상, 관절통, 기침 · 객담량, 사지 피부 온도저하는 麥門冬湯군에서만 개선되었다.
8. **결론**
   麥門冬湯은 이차성 쇼그렌증후군의 건조 증상에 유효하며 안전하고, Bromhexine hydrochloride보다 우수하다.
9. **한방고찰**
   없음
10. **논문 속의 안전성 평가**
    부작용, 검사치 이상은 麥門冬湯투여군이 Bromhexine hydrochloride군보다도 적었다.(결과가 생략되어 건수가 불분명)
11. **평가자 의견**
    麥門冬湯의 이차성 쇼그렌증후군의 건조 증상에 대한 유효성을 객관적으로 보여준 논문이다. 본문에서의 부롬헥신Bromhexine량이 120㎎라고 언급되어 있지만 12㎎의 실수라고 생각된다.
    그리고 본 논문은 예비시험으로서 *일본타액선학회지* 2003;44:65-70. 에 게재되어 있는 임상 시험의 내용을 포괄하고 있다.
12. **평가자 이름과 평가 날짜** 小暮敏明 2007. 6.15, 2008.4.1

근골격 · 결합조직 질환

서지사항

西澤芳男, 西澤恭子, 吉岡二三 외. 한방약, 麥門冬湯과 부롬헥신Bromhexine의 이차성 쇼그렌증후군Sjögren syndrome에 대한 타액분비 증가작용의 다시설, 무작위 비교검토시험. *일본타액선학회지* 2003;44:65-70.

1. 목적

이차성 쇼그렌증후군Sjögren syndrome의 건조 증상에 대한 麥門冬湯의 유효성과 안전성 평가

2. 연구디자인

무작위대조시험RCT

3. 실시기관

언급 없음

4. 대상자 특성

이차성 쇼그렌증후군 환자 756명

5. 중재/치료

Arm 1: 麥門冬湯 엑기스 과립 9g/일. 380명

Arm 2: Bromhexine hydrochloride 12㎎/일. 374명

모두 1일 3회 투여, 투여 기간은 1년간.

6. 주요 평가항목

건조 증상, 타액 · 누액분비량, 관절통, 객담량, 레이노 증상

7. 주요 결과

타액분비량은 모두 증가하였지만, 麥門冬湯에서 유의하게 증가량이 많았다. 누액분비량은 麥門冬湯군에서만 유의하게 증가하였다. 건조 증상, 레이노 증상, 관절통, 기침 · 객담량은 麥門冬湯군에서만 개선되었다. 염증 반응은 모두 변화가 없었다.

8. 결론

麥門冬湯은 이차성 쇼그렌증후군Sjögren syndrome의 건조 증상에 유효하며 안전하고 Bromhexine hydrochloride보다 우수하다.

9. 한방고찰

없음

10. 논문 속의 안전성 평가

부작용, 검사치 이상은 麥門冬湯 투여군이 Bromhexine hydrochloride군보다도 적었다(결과가 생략되어 건수가 불분명).

11. 평가자 의견

麥門冬湯의 이차성 쇼그렌증후군의 건조 증상에 대한 유효성을 객관적으로 보여준 논문이다. 그리고 麥門冬湯의 투여기간 · 투여량과 타액분비량은 서로 관련이 있다는 점에서 용량 의존성의 효과라는 점을 시사한다.

12. 평가자 이름과 평가 날짜 小暮敏明 2007. 6.15, 2008.4.1

근골격 · 결합조직 질환

서지사항 •••

大野修嗣. 면역질환의 한방약 RCT - 쇼그렌증후군Sjögren syndrome의 타액분비장애에 대한 한방약 치료 효과. *한방과 최신치료* 2006;15:134-40. 醫中誌 Web ID:2006203175

1. 목적

쇼그렌증후군Sjögren syndrome의 타액분비량에 대한 유효성

2. 연구디자인

준무작위대조시험quasi-RCT

3. 실시기관

埼玉의과대학 류마티스 · 교원병 외래

4. 대상자 특성

쇼그렌Sjögren환자 64명

5. 중재/치료

Arm 1: 滋潤작용이 있는 한방약 엑기스제제(쯔무라 麥門冬湯 엑기스 과립 단독 9g의 23명, 쯔무라 麥門冬湯 엑기스 과립 9g 合 쯔무라 六味丸 엑기스 과립 7.5g의 3명, 쯔무라 麥門冬湯 엑기스 과립 9g 合 쯔무라 八味地黃丸 엑기스 과립 7.5g의 4명) 3分服/일 隨證투여 32명, 탈락 2명, 해석 30명, 4주

Arm 2: 쯔무라 補中益氣湯 엑기스 과립 7.5g 3分服/일 32명, 탈락 4명, 해석 28명

6. 주요 평가항목

gum test로 타액분비량의 투여 전후 변화

7. 주요 결과

Arm 1에서 타액분비량은 30명 중 27명이 증가하여 평균치도 투여 전 8.2±1.2㎖에서 투여 후 12.0±1.4㎖로 유의하게 증가하였다($p<0.005$). Arm 2에서는 투여 전에 비하여 투여 후에 타액량은 증가하지 않았다. 투여 전후 타액량 분비증가율은 Arm 1이 Arrm 2에 대하여 유의하게 컸다($p<0.005$).

8. 결론

滋潤작용이 있는 한방치료는 이 작용이 없는 한방약에 비하여 타액분비증가에 유효성이 높았다.

9. 한방고찰

한방의학적 판단을 가미한 투여법을 Arm 1에서 실시하였다. 변증기준에서 「腎虛」로 정의하였다. 즉 ①등이 결린다, ②허벅지가 무겁고 발꿈치, 하퇴 외측이 아프다, ③이명, 청력감퇴, ④탈모가 되고 모발에 윤기가 없다, ⑤치아의 동요, 탈락, ⑥성기능 이상발기부전, 몽정의 6항목 중 3항목 이상을 양성으로 하였다. 한방방제의 투여방법은 腎虛가 없으면 麥門冬湯 단독, 腎虛가 있고 냉증이 없는 경우 麥門冬湯合六味丸, 腎虛가 있고 냉증이 있는 경우에는 麥門冬湯合八味地黃丸이었다.

10. 논문 속의 안전성 평가

언급 없음

11. 평가자 의견

본 논문은 수증치료 관점을 고려할 흥미깊은 준랜덤화 비교 임상시험으로 높이 평가할 만하다. 쇼그렌증후군Sjögren syndrome의 타액분비량에서 滋潤작용이 있는 한방약이 대조군으로서 보제인 補中益氣湯에 비하여 증가시킨다는 점을 나타내었다. 이 과정에서 腎虛의 개념도 선택기준으로 하여 합방을 포함한 3가지 한방제제를 사용한 Arm을 설정하고 있다. 이 Arm의 30명 중 23명(77%)이 맥문동탕 단독투여이다. 앞으로 보다 명확한 RCT, 또는 플라세보나 양약을 대조군으로 한 디자인 등이 기대된다.

12. 평가자 이름과 평가 날짜 並木隆雄 2009.3.17, 2009.8.1, 2010.6.1

근골격 · 결합조직 질환

서지사항

前島貞裕, 片山容一. 척추 · 척수질환 1. 경부척추관 협착증 병변에 대한 수술 후의 한방 요법. *한방과 최신치료* 2004;13:232-6. 醫中誌 Web ID: 2004301321

1. 목적

경부척추관 협착증 병변의 수술 후 잔존 증상에 대한 八味地黃丸, 牛車腎氣丸, 修治附子末의 유효성 평가

2. 연구디자인

무작위대조시험RCT

3. 실시기관

대학병원 1시설

4. 대상자 특성

외과 치료를 시행한 경부척추관 협착증 병변환자로 수술 후에 증상이 남은 24명

5. 중재/치료

Arm 1: 八味地黃丸을 2개월간 투여

Arm 2: 牛車腎氣丸을 2개월간 투여

Arm 3: 牛車腎氣丸 + 修治附子末 1.0g을 2개월간 투여

각 군 모두 수술 효과에 차이가 없고, 수술 후 2개월째부터 투여를 개시하였다.

원저에 상세하게 언급되어 있지 않다.

6. 주요 평가항목

자각 증상Pain · Paresthesia : VASVisual analogue scale

7. 주요 결과

Pain에 관해서는 VAS로 인한 개선율은 八味地黃丸 24.8%, 牛車腎氣丸 + 修治附子末 45.5%이었다. 八味地黃丸과 牛車腎氣丸 + 修治附子末에서는 후자가 유의하게 뛰어났다. Paresthesia에 관한 개선율은 각각 21.4%, 24.2%, 28.5%로 각 군들 사이에 차이는 없었다.

8. 결론

요추질환 수술 후의 잔존 증상에 대하여 八味地黃丸, 牛車腎氣丸, 牛車腎氣丸 + 修治附子末은 유효하고 修治附子末투여군에서 유효성이 높았다.

9. 한방고찰

없음

10. 논문 속의 안전성 평가

세 군 모두 부작용은 나타나지 않고 탈락 증례도 없었다(결과가 생략되어 건수가 불분명).

11. 평가자 의견

요추질환 수술 후의 잔존 증상에 대하여 한방약이 치료법의 하나라는 것을 보여준 논문이다. 저자들은 附子의 용량이 많은 편이 효과가 높다는 점에서 메커니즘으로서 附子의 Opioid Receptor에 대한 작용을 추측하고 있다.

12. 평가자 이름과 평가 날짜 小暮敏明 2007.6.15, 2008.4.1, 2010.6.1

근골격 · 결합조직 질환

서지사항

林泰史, 才藤榮一, 高橋修. 요부척추관 협착증에 대한 八味地黃丸의 유용성. *Geriatric Medicine* 1994;32:585-91.

1. 목적

八味地黃丸의 요부척추관 협착증에 대한 유효성과 안전성

2. 연구디자인

무작위대조시험RCT

3. 실시기관

실시 시설에 관한 언급 없음(저자는 東京都 재활병원)

4. 대상자 특성

요추X선상에서 척추관에 협착이 보이고, 좌골신경 혹은 그 가지의 압통 · 방산통 · 신경압박에 기인한 증상이 확인된 척추관 협착증환자 27명

5. 중재/치료

Arm 1: 쯔무라 八味地黃丸 엑기스 과립 7.5g/일을 8주 복용. 19명

Arm 2: 동일 양의 프로피온산propionic acid(상세한 내용 불명)을 8주 복용. 8명

6. 주요 평가항목

요부운동통, 하지의 당기는 느낌, 냉감 등의 자각 증상, 요배부긴장, 보행 개시時부터 間歇跛行발현까지의 시간, 앞으로 숙였을 때 손가락 끝과 지면과의 거리 등 타각적 소견, 체력, 안색, 상기 등의 한방소견, 혈액 · 요검사, 좌우 경골신경 F파 잠복시간, 혈중 Substance P 농도, 혈중 β엔돌핀 농도 측정

7. 주요 결과

요통, 요부운동통, 하지의 당기는 느낌 등, 자각증상은 모든 항목에서 Arm 1은 Arm 2에 비하여 유의하게 개선되었다. 타각 소견에서는 間歇跛行발현시간이 Arm 1은 Arm 2에 비하여 유의하게 개선되었다($p=0.03$). 좌우의 경골신경 F파잠복시간은 양군 모두 유의한 변화는 없었다. 혈중 Substance P 농도, 두 군 모두 혈중 β엔돌핀 농도도 두 군 모두 유의한 변화는 없었다.

8. 결론

八味地黃丸은 척추관 협착증의 자각증상 개선에 유효하였지만, 객관적 평가법에서는 개선되지 않았다.

9. 한방고찰

Arm 1의 군내에서 냉증이 없는 증례가 냉증이 중등도부터 고도의 증례에 비하여 유의하게 개선례가 많이 나타났다($p=0.001$).

10. 논문 속의 안전성 평가 양군 모두 부작용 발현은 없었다.

11. 평가자 의견

八味地黃丸이 척추관 협착증에 대하여 효과가 있는가를 자각증상뿐만 아니라 객관적 평가를 이용하여 검토한 획기적인 임상연구이다. 서문에서 랜덤으로 증례를 분류하였다고 언급하였지만, 방법에서는 환자를 내원 순서로 Arm 1과 Arm 2로 분류하였다는 언급이 있다. 또한 해석된 증례수에서 Arm 1이 19명, Arm 2가 8명으로 되어 있기 때문에 어떻게 무작위로 환자를 군 분류 하였는지 자세하게 언급해 주길 바란다. 이와 같이 대조군으로서 사용한 프로피온산의 투여량과 투여방법에 대한 언급이 없고, 자각증상에서 전혀 효과가 없다는 점에서 투여량에 대하여 자세히 언급해 주길 바란다. 그러나 자각증상만이 아니라 척추관 협착증에 대한 한방약의 효과를 객관적인 평가방법으로 사용한 점은 뛰어난 시도라고 평가할 만하다. 이번에 얻은 지견을 바탕으로 증례수를 늘려 연구를 계속하면 훌륭한 임상연구가 될 것이다.

12. 평가자 이름과 평가 날짜 後藤博三 2008.9.13, 2010.6.1

근골격 · 결합조직 질환

서지사항

前島貞裕, 片山容一. 척추 · 척수질환 1.경부척추관 협착증 병변에 대한 수술 후의 한방요법. *한방과 최신치료* 2004;13:232-6. 醫中誌Web ID: 2004301321

1. 목적

요부척추관 협착증에 수반하는 만성 요통에 대한 牛車腎氣丸, 修治附子末의 유효성 평가

2. 연구디자인

무작위대조시험RCT

3. 실시기관

대학병원 1시설

4. 대상자 특성

수술 적응이 없는 요부척추관 협착증에 수반하는 만성 요통 환자 89명

5. 중재/치료

Arm 1: 서양약군: NSAIDs, 프로스타글란딘prostaglandin E_2제제, 비타민B_{12}제제, H_2-blocker를 투여. 29명

Arm 2: 牛車腎氣丸 단독 투여군. 30명

Arm 3: 牛車腎氣丸 + 修治附子末 2.0g 투여군. 30명

각 군은 모두 3개월간 투여하였다. 이외의 내용은 원저에는 언급되어 있지 않다.

6. 주요 평가항목

요통과 하지의 Paresthesia : VASVisual analogue scale

7. 주요 결과

요통은 각 군에서 6.7, 6.5, 6.8에서 각각 3.5, 4.5, 3.2로 감소하였다. 하지의 Paresthesia는 각 군들 사이에서 5.6, 5.7, 5.9에서 각각 4.2, 3.9, 3.2로 감소하였다. 각 군들 사이에서 치료 효과에 유의한 차이는 없었다.

8. 결론

요부척추관 협착증에 수반되는 만성요통, 하지의 Paresthesia에 대하여 牛車腎氣丸, 修治附子末은 유효하다. 그 효과는 일반 서양약의 치료 효과와 동등하다.

9. 한방고찰

없음

10. 논문 속의 안전성 평가

양군 모두 부작용은 없고 탈락 증례도 없었다(결과가 생략되어 건수가 불분명).

11. 평가자 의견

요부척추관 협착증에 대하여 한방약이 치료법의 하나라는 것을 보여준 논문이다. 치료의 선택폭이 확대된다는 점에서 임상적 의의가 높다고 할 수 있다.

12. 평가자 이름과 평가 날짜 小暮敏明 2007. 6.15, 2008.4.1

근골격 · 결합조직 질환

서지사항 • • •

玉川進, 小川秀道. 요통증에 대한 芍藥甘草湯과 五積散의 효과. *통증과 한방* 1997;7:83-5.

1. 목적 급성요통증이른바 삔 허리에 대한 芍藥甘草湯의 임상 효과 평가

2. 연구디자인 무작위대조시험RCT

3. 실시기관 旭川의과대학 부속병원, 市立稚内병원 통증클리닉 외래 2시설

4. 대상자 특성

상기 시설에서 급성 요통증으로 진단을 받은 발증 1주일 이내의 70명. 남성 44명, 여성 26명

5. 중재/치료

Arm 1: 0.125% 부피바카인bupivacaine으로 인한 경막외블럭, 침치료, 습포제에 가미하여 쯔무라 芍藥甘草湯 엑기스 과립(2.5g), 1일3회, 식전 복용, 2주 투여 35명

Arm 2: 0.125% 부피바카인으로 인한 경막외블럭, 침치료, 습포제, 2주 35명

6. 주요 평가항목

요통의 자각증상 개선을 3단계로 평가. 요통이 현저하게 감약 : 저효, 요통은 남아 있지만 일상 생활 개선 : 유효, 요통은 경감하여도 생활에 지장을 초래 : 무효

7. 주요 결과

芍藥甘草湯군에서는 저효 10명, 유효 18명이었는데 반하여 대조군에서는 저효 8명, 유효 12명이었다(유의차 없음). 그러나 무효 증례는 대조군의 15명에 대하여 芍藥甘草湯군에서는 불과 7명이었다. 본 논문에서는 상기의 연구디자인 외에 한방의학적인 관점에서 상열하한을 호소한 만성 요통환자 5명에 대하여 五積散을 투여하였는데 3명의 저효와 2명의 유효가 있었다.

8. 결론

소위 삔 허리에 있어서 근육긴장을 목표로 하여 증 진단을 하지 않고 芍藥甘草湯을 투여했을 때에 대조군에 비하여 유효성이 높다는 인상에서 대증요법적인 임상사용이 가능하다고 생각한다.

9. 한방고찰

芍藥甘草湯은 白芍藥과 甘草의 2가지로 이루어지고 평활근을 강력하게 완화시킨다.

10. 논문 속의 안전성 평가

甘草로 인한 코르티코이드corticoids 유사작용의 경험은 없었다고 하지만, 그 이외의 언급은 없다.

11. 평가자 의견

급성 요통의 대표인 삔 허리치료에 관한 한방의학적 시도이다. 삔 허리치료를 할 때에 국소 마취약을 사용한 경막외블럭이 시행되지만, 약 반수는 효과가 약하여 치료에 저항한다. 그 때문에 NSAIDs의 복용이 병용되지만, 위장 증상의 부작용이 있어 어쩔 수 없이 휴약을 하게 되는 경우가 있다. 이들의 구제책으로서 이번 저자들은 근이완작용이 강한 芍藥甘草湯을 임상 응용하여 대조군보다도 무효 증례가 적다는 인상을 받았다. 隨證치료가 아니라 對症요법을 통하여 일정 효과를 얻을 수 있었던 것은 임상가들로서는 힘과 용기를 얻을 수 있는 결과이다. 유감스럽게도 이번 연구에서는 경막외블럭과 침치료, 습포제만의 대조군에서도 저효한 증례가 있고 유효율에 차이가 없었기 때문에 효과가 높은 치료법의 조합과의 비교 시험이었을 가능성이 있다. 다음에는 단순한 연구디자인(예를 들면 습포제와의 비교 시험)에서 芍藥甘草湯의 명확한 임상효과가 검증되길 바란다. 본 논문에서는 隨證에 따른 만성 요통의 五積散치료 성적도 언급되어 있는데 만족할만한 치료성적이다. 이런 점에 비추어 요통에 있어서 실제적인 한방약을 이용한 임상 대응에 관하여 앞으로 더욱 발전된 연구 결과를 기대한다.

12. 평가자 이름과 평가 날짜 後山尙久 2008.8.13, 2010.1.6, 2010.6.1

근골격 · 결합조직 질환

서지사항

太田博明, 牧田和也. 요통 - 산부인과 전문의가 여성의 요통으로 가장 많다고 하는 부정수소에 관련된 요통을 중심으로 -. *치료* 1995;77:1646-57
MOL, MOL-Lib

1. 목적
   갱년기 여성의 부정수소로서의 요통에 대한 桂枝茯苓丸 및 附子와의 병용에 관한 임상적 평가
2. 연구디자인
   무작위대조시험RCT
3. 실시기관
   東京여자의과대학 갱년기 외래 1시설
4. 대상자 특성
   상기 시설 갱년기 외래 진료중인 여성 요통 환자 37명
5. 중재/치료
   Arm 1: 桂枝茯苓丸(제약회사 불명)(2.5g), 1일 3회, 식전 복용, 3개월, 14명
   Arm 2: 桂枝茯苓丸(제약회사 불명)(2.5g)에 생약 修治 附子末(제약회사 불명)(0.17g), 1일 3회, 식전 복용, 3개월, 23명
6. 주요 평가항목
   요통 증상(4단계)이 치료 12주 후에 2단계 이상의 개선이 나타난 경우를 저효, 1단계 개선을 유효로 평가
7. 주요 결과
   桂枝茯苓丸 단독군의 저효 증례가 21.4%, 유효 증례가 14.3%인데 반하여 桂枝茯苓丸 · 修治附子末 병용군의 저효 증례, 유효 증례는 각각 26.1%, 34.8%이었다.
8. 결론
   갱년기 여성의 요통은 桂枝茯苓丸 단독 투여에 비하여 修治附子末을 병용하면 증상 개선율이 높다는 점에서 구어혈 한방약의 단독 투여보다도 진통소염작용이 있는 생약인 附子의 병용이 임상적으로 유용하다고 할 수 있다.
9. 한방고찰
   없음
10. 논문 속의 안전성 평가
    언급 없음
11. 평가자 의견
    갱년기 여성의 부정수소로서 요통에는 다양한 발증요인이 있다. 그러므로 염증 존재라든가 혈류장애 등을 요통이라는 증상과 일률적으로 인과관계를 성립시킬 수 없다. 따라서 그 치료에는 치료자의 다양한 방법이 요구된다. 본 연구에서는 갱년기 부정수소 여성의 가장 많은 병태인 어혈을 치료하는 桂枝茯苓丸을 기본으로 동통제거와 혈류개선에 작용하는 附子를 조합한 치료를 행하여, 양호한 성적을 얻을 수 있었던 것은 수많은 임상가에게 참고가 될 것이다. 어혈 진단에 맞춘 구어혈제 선택과 냉증의 존재를 고려한 附子末의 병용 등, 몇가지 한방의학적 이론을 연구 프로토콜protocol에 도입하였을 때에 어떤 성적이 나올지 흥미롭다. 더욱 많은 증례를 수집하고 바이오마커 등을 측정하여 현대 과학적인 방향성을 가진 연구 접근이 기대된다.
12. 평가자 이름과 평가 날짜 後山尙久 2008.8.13, 2010.6.1

근골격 · 결합조직 질환

서지사항 • • •

中村哲郎, Souza ACA, 大內尉義 외. 요통증에 대한 牛車腎氣丸의 효과. *제4회 東京 내과한방연구회 강연 내용집* 1989;4:24-9.

1. 목적

고령자의 요통증에 대하여 牛車腎氣丸의 염산Tiaramide와의 효과 비교와 안전성 평가

2. 연구디자인

무작위대조시험(봉투법)RCT-envelope

3. 실시기관

東京대학 부속병원 노인과 1시설

4. 대상자 특성

상기 시설에 통원중이고 요통이 있는 고령자 25명. 남성 3명, 여성 22명(60~87세)

5. 중재/치료

Arm 1: 牛車腎氣丸(제약회사 불명)(2.5g), 1일 3회, 식전 복용, 11명

Arm 2: 염산Tiaramide(100㎎), 1일 3회, 식후 복용, 7명

Arm 3: 牛車腎氣丸(제약회사 불명)(2.5g), 1일 3회, 식전 복용에 염산Tiaramide(100㎎)를 더함, 1일 3회, 식후 복용, 7명

투여기간 : 4주

6. 주요 평가항목

요통 등의 자각증상 개선도를 4단계로 평가

7. 주요 결과

요부의 저림, 경직에 관해서는 牛車腎氣丸이 효과가 있고, 안정시의 요통, 방산통에 관하여서는 염산Tiaramide가 효과가 있었다(유의차 검정 없음). 운동시의 동통에 관한 효과에서는 起座時, 前屈時, 後屈時, 뒤척일 때의 동통 경감에 관하여 牛車腎氣丸은 염산Tiaramide와 동등하든가 그 이상의 효과가 나타났다(유의차 검정 없음). 요통의 중증도 개선은 모든 군에서 나타났지만, 3군 사이에서의 유의한 차이는 없었다.

8. 결론

고령자의 요통에 있어서 안정시 동통에는 牛車腎氣丸의 효과는 나타나지 않았지만, 운동에 따른 동통에 관해서는 牛車腎氣丸은 염산Tiaramide에 비하여 동등 혹은 좀 더 강력한 효과가 나타났다.

9. 한방고찰

없음

10. 논문 속의 안전성 평가

3명에게 부작용이 나타났다. 牛車腎氣丸 투여에서 기분 불쾌감(투여중지), 식사 부진 증상이 나타나고, 염산Tiaramide에서 식사부진이 나타났지만, 식사부진은 계속 투여하는 중에 소실되었다.

11. 평가자 의견

고령자의 요통에는 腎陽虛 병태가 존재하여 예전부터 牛車腎氣丸의 유효성이 보고되었다. 본 연구에서는 효과가 인정된 서양약치료와 거의 동등한 효과가 나타남으로써 牛車腎氣丸의 유효성을 재확인하였다. 증례수가 적어 군들 사이에 충분한 비교가 이루어지지 않은 점이 아쉽지만, 앞으로 증례수의 집적에 따른 「증」의 평가를 포함한 임상연구가 기대된다.

12. 평가자 이름과 평가 날짜 後山尙久 2008.8.16, 2010.6.1

근골격 · 결합조직 질환

서지사항 • • •

王曉東, 吉田健, 本田健一 외. 廢用증후군환자에 대하여 十全大補湯, 八味地黃丸 병용투여로 인한 면역조절작용에 관한 검토. 한방의학 2006;30:65-7. 醫中誌Web ID: 2006283912

1. 목적

廢用증후군환자에 대한 十全大補湯, 八味地黃丸병용의 유효성

2. 연구디자인

무작위대조시험(봉투법)RCT-envelope

3. 실시기관

市中병원 1시설

4. 대상자 특성

장기 침상생활, 튜브를 통한 영양공급

5. 중재/치료

Arm 1: 쯔무라 十全大補湯 엑기스 과립 2.5g과 쯔무라 八味地黃丸 엑기스 과립 2.5g, 각각 1일 2회 13명, 24주

Arm 2: 비한방약투여 15명

6. 주요 평가항목

검사항목: 헤모글로빈, 검뇨는 0, 4, 8, 12, 16, 20, 24주

CD4, CD8, CD4/CD8, 호중구탐식능, 면역글로블린IgM, IgG, IgA, 0, 12, 24주

7. 주요 결과

CD4/CD8, CD4는 Arm 1이 Arm 2보다 12주에서 유의하게 상승하였지만, 24주에서는 차이가 보이지 않았다. 호중구탐식능, 면역글로블린 등은 변화가 없었다.

8. 결론

CD4/CD8, CD4가 투여 후 12주에서 상승 증례가 많았다.

9. 한방고찰

없음

10. 논문 속의 안전성 평가

언급 없음

11. 평가자 의견

두 종류의 한방약 병용에 따른 면역조절작용을 림프구의 표면마커 CD4, CD8로 검토한 논문이다. 12주에서는 CD4/CD8, CD4의 상승이 있었지만, 24주에서 본래 상태로 되돌아온 점은 면역 상태가 원 상태로 되돌아온 것인지, 조절된 것인지를 평가하는 디자인이 필요하다.

12. 평가자 이름과 평가 날짜 並木隆雄 2009.3.12, 2010.6.1

근골격 · 결합조직 질환

서지사항

太田博明, 根本謙. 난소완전적출 후 골밀도 감소증에 대한 활성형 비타민D3와 쯔무라 桂枝茯苓丸의 동시 병용 투여 효과. *한방의학* 1989;13:173-9.

1. 목적
갱년기세대 여성의 골밀도 감소에서 桂枝茯苓丸의 비타민D3와의 병용효과에 대한 객관적 평가

2. 연구디자인
무작위대조시험RCT

3. 실시기관
東京전력병원 산부인과 1시설

4. 대상자 특성
상기 시설에서 MD법 종합 평점이 4점 이상으로 나타난 난소적출 후 골밀도 감소증이라고 진단을 받은 30명

5. 중재/치료
Arm 1: 쯔무라 桂枝茯苓丸 엑기스 과립(2.5g) 1일 3회 식전 복용에, 알파칼시돌Alfacalcidol(0.5μg), 1일 2회, 식후 복용, 6명
Arm 2: 알파칼시돌Alfacalcidol(0.5μg), 1일 2회, 식후 복용, 6명
Arm 3: 알파칼시돌Alfacalcidol(0.5μg), 1일 2회, 식후 복용에 프레마린Premarin(0.625mg), 1일 1회, 식후 복용 혹은 Metharmon F, 1일 3회, 식후 복용, 7명
Arm 4: 약물투여 없이 경과만 관찰, 11명

6. 주요 평가항목
MD법에 인한 골밀도(골피질폭지수, 골수질폭, 골피질과 골수질 밀도지표, 골피질 밀도지표, 단위 길이당 골밀도지표 5항목의 각 실측치 평균 증감율로 판정)을 투여 전과 투여 10개월에서 비교. 골대사 마커로서는 혈청 Alkaline PhosphataseAL-P, 혈청Ca, P농도를 투여 전과 투여 10개월에서 비교

7. 주요 결과
桂枝茯苓丸 · 비타민D3 병용군은 투여로 유의하게(P〈0.05) 골밀도가 증가하고, 비타민D3 단독군과 약제 비투여군에 비하여 유의하게(P〈0.05) 골밀도가 증가하였다. 그리고 桂枝茯苓丸 · 비타민D3 병용군에서는 혈청AL-P, Ca농도가 유의하게(P〈0.05) 증가하고, 호르몬군에서는 혈청Ca 농도가 증가하였다(P〈0.05).

8. 결론 桂枝茯苓丸 · 비타민D3 병용은 난소결락여성의 골밀도 감소에 대하여 억제, 개선효과가 나타났다.

9. 한방고찰
난소적출로 인한 심신 부조에는 氣상충, 어혈, 수독 병태가 존재한다. 그 조정에 桂枝茯苓丸을 사용함으로써 식욕 증진에 수반하는 Ca섭취량 증가, 장관에서의 흡수량 증가, 운동량 증가를 가져왔다. 이들이 종합적, 간접적으로 골밀도를 증가시켰다고 생각한다.

10. 논문 속의 안전성 평가 언급 없음

11. 평가자 의견
구어혈제의 대표인 桂枝茯苓丸은 수독과 기체도 개선하기 때문에 갱년기여성의 부정수소 치료에 많이 사용된다. 본 연구에서는 난소적출증례에 비타민D3를 보조약으로 병용하면 골밀도를 증가시킨다는 결론을 얻었다. 골다공증의 예방, 치료는 장기간을 필요로 하기 때문에 桂枝茯苓丸과 같은 한방약은 최적이라고 할 수 있다. 단지, 부정수소로 내원하는 갱년기 여성에게는 허증이 과반수를 차지하기 때문에 그 때에 隨證요법으로 인한 桂枝茯苓丸의 선택필요성이 있는지에 관하여는 앞으로 연구가 계속되길 바란다.

12. 평가자 이름과 평가 날짜 後山尙久 2008.8.16, 2010.6.1

근골격 · 결합조직 질환

서지사항 • • •

太田博明, 根本謙. 1 α-hydroxyvitamin D3와 한방약의 병용투여를 통한 난소적출 후 골밀도 감소의 억제효과 - 桂枝茯苓丸과 當歸芍藥散의 비교 검토 -. *산부인과 한방연구의 진보* 1990;7:65-70.

1. 목적

갱년기세대여성의 골밀도 감소에 대한 한방약의 비타민 D3와의 병용효과에서 桂枝茯苓丸과 當歸芍藥散의 비교 평가

2. 연구디자인 무작위대조시험RCT

3. 실시기관 東京전력병원 산부인과 1시설

4. 대상자 특성 상기 시설에서 MD법 종합 평점이 4점 이상으로 나타난 난소적출 후 골밀도 감소증이라고 진단을 받은 30명

5. 중재/치료

Arm 1: 알파칼시돌Alfacalcidol(0.5μg), 1일 2회, 식후 복용, 6명

Arm 2: 알파칼시돌(0.5μg), 1일 2회, 식후 복용에 쯔무라 桂枝茯苓丸 엑기스 과립(2.5g), 1일 3회, 식전 복용, 6명

Arm 3: 알파칼시돌(0.5μg), 1일 2회, 식후 복용에 쯔무라 當歸芍藥散 엑기스 과립(2.5g), 1일 3회, 식전 복용, 6명

Arm 4: 약물투여 없이 경과만 관찰, 12명

6. 주요 평가항목

MD법으로 골밀도(골피질폭지수, 골수질폭, 골피질과 골수질 밀도지표, 골피질 밀도지표, 단위길이당 골밀도 지표 5항목의 각 실측치 평균 증감율로 판정)을 투여 전과 투여 10개월에서 비교

7. 주요 결과

桂枝茯苓丸 · 비타민D3 병용군은 비타민D3 단독군과 약제 비투여군에 비하여 유의하게(P〈0.05) 골밀도가 증가하였다. 그러나 當歸芍藥散 · 비타민D3 병용군과의 사이에 차이는 없었다. 當歸芍藥散 · 비타민D3 병용군은 골피질폭지수에서 비타민D3 단독군과 약제 비투여군에 비하여 증가하는 경향이 있었지만 유의한 차이는 없었다.

8. 결론

桂枝茯苓丸 · 비타민D3 병용은 난소적출 여성의 골밀도 감소에 대하여 억제, 개선효과가 나타났다. 當歸芍藥散 · 비타민D3 병용군에서도 개선되는 경향이 나타났다.

9. 한방고찰

난소적출증상으로 인한 심신 부조에는 氣상충, 어혈, 수독 병태가 존재한다. 그 조정을 위하여 한방약을 사용함으로써 식욕 증진에 따른 Ca섭취량의 증가, 장관에서의 흡수량 증가, 운동량 증가를 가져왔다. 이들이 종합적, 간접적으로 골밀도를 증가시켰다고 생각된다. 桂枝茯苓丸과 當歸芍藥散의 구성생약의 차이로서 桂枝의 PGE2와 사이토카인(cytokine), 그리고 牡丹皮의 면역부활작용을 각각 매개로 한 골대사 개선작용이 존재할 가능성을 시사하였다.

10. 논문 속의 안전성 평가

언급 없음

11. 평가자 의견

본 연구에서는 난소적출증례에 비타민D3을 보조약으로 한방약을 병용하면 골밀도가 증가한다는 결론을 얻었다. 실증에는 桂枝茯苓丸, 허증에는 當歸芍藥散이 투여되었지만 두 약물 모두 본 연구의 결과에서는 골다공증의 예방, 치료에 사용 가능성을 시사하고 있어 갱년기 및 노년기 의학에 대한 공헌이 크다고 생각한다. 桂枝茯苓丸의 효과가 약간 좋았던 점을 생약 조성에서 약리학적으로 고찰하였지만, 앞으로의 연구에서는 한방의학이론에 근거한 연구 프로토콜protocol을 도입하여 한방의료의 골대사와 골질 개선에 대한 작용기전을 명확하게 해주길 바란다.

12. 평가자 이름과 평가 날짜 後山尙久 2008.8.16, 2010.6.1

근골격 · 결합조직 질환

서지사항

金井成行. 골다공증에 대한 加味歸脾湯의 효과. *일본동양의학잡지* 1998;49:59-66 CiNii

1. 목적

갱년기 이후의 골다공증여성에 加味歸脾湯투여로 갱년기지수, 골량 및 빈혈개선효과의 객관적 평가

2. 연구디자인 준무작위대조시험quasi-RCT

3. 실시기관 近畿대학 동양의학 연구소 1시설

4. 대상자 특성 상기 시설에서 후생성현 후생노동성 골다공증 진단기준에 준하여 골다공증이라고 진단을 받고 1993년부터 2년간 추적 가능한 여성 83명(59~84세)

5. 중재/치료

Arm 1: 알파칼시돌Alfacalcidol(1㎍), 1일 1회, 아침 식사 후 복용에 잘토프로펜Zaltoprofen(80 ㎎), 1일 3회, 식후 복용

Arm 2: 加味歸脾湯(제약회사 불명)(2.5g), 1일 3회, 식후 복용에 잘토프로펜(80 ㎎), 1일 3회, 식후 복용

Arm 3: 잘토프로펜Zaltoprofen(80㎎), 1일 3회, 식후 복용

6. 주요 평가항목

CXD법으로 골밀도, 혈구계산과 간략 갱년기지수로 효과를 평가. 치료 전, 치료 1년, 2년 후

7. 주요 결과

비타민D, 加味歸脾湯군에서는 대조군에 비하여 1년 후에 유의하게($P<0.05$) 골량이 증가하였다. 2년 후에는 비타민D군에서 더욱더 골량이 증가한 것에 대하여 加味歸脾湯군에서는 별 변화가 없었다. 적혈구수, 망상적혈구수는 加味歸脾湯군에서는 대조군에 비하여 1년 후에 유의하게($P<0.05$) 증가하였지만, 역시 2년 후에는 변동이 없었다. 갱년기지수에서는 비타민D군, 대조군에 비하여 加味歸脾湯군에서는 1년 후에 유의하게($P<0.05$) 저하되었다. 골량과 갱년기지수의 변화율에는 약하지만, 유의하게 양의 상관관계가 나타났다($P<0.05$). 그리고 加味歸脾湯으로 골량이 증가한 군에서는 골량감소군과 비교하면 갱년기지수의 저하와 빈혈이 개선되었다.

8. 결론

골다공증의 여성에게 加味歸脾湯의 투여는 골량을 증가시킬 뿐만 아니라, 빈혈 개선과 갱년기지수의 저하라는 임상적인 효과를 가져온다는 사실이 판명되었다.

9. 한방고찰

「증」으로 인한 방제선택은 이루어지지 않았다. 加味歸脾湯의 효과는 전신상태 개선에서 개체 활성화가 이루어지고, 이차적으로 골밀도가 증가하였다고 생각된다.

10. 논문 속의 안전성 평가

언급 없음

11. 평가자 의견

加味歸脾湯은 예전부터 갱년기여성의 부정수소와 빈혈 개선을 목적으로 처방되었는데, 본 연구에서도 그 효과가 밝혀졌다. 골밀도에 관해서 본 연구에서는 비타민D의 절반 정도의 증가효과가 있다고 생각해도 좋지만, 加味歸脾湯이 폐경 이후의 여성 골량에 좋은 영향을 미친다는 결과는 반드시 임상에 응용되길 바란다. 일반적으로 수많은 골다공증 관련 문헌에서 비타민D의 효과는 개인차가 크다. 이를 평균하면 골량 유지 효과는 있지만 증가 효과는 바랄 수 없다는 것이 현재의 일치된 의견이다. 그렇기 때문에 골다공증이라는 진단에서는 加味歸脾湯 단독 투여보다도 여러 약제와의 병용이 바람직하므로 증례를 수집하여 서양약과의 병용요법에 대한 연구 검토가 이루어지길 바란다.

12. 평가자 이름과 평가 날짜 後山尙久 2008.8.20, 2010.1.6, 2010.6.1

비뇨기, 생식기 질환 | 갱년기장애 포함 |

서지사항

吉川德茂, 伊藤拓, 酒井糾 외. 巢狀 · 微小 mesangium 증식이 있는 소아기 IgA腎症에서 柴苓湯치료의 prospective control study. *일본신장학회지* 1997;39:503-6. CENTRAL ID: CN-00143175, Pubmed ID: 9283216

1. 목적
柴苓湯의 巢狀 · 微小 mesangium 증식을 보이는 소아기 IgA腎症에 대한 유효성 및 안전성 평가

2. 연구디자인
무작위대조시험(봉투법)RCT-envelope

3. 실시기관
神戶대학 보건학과, 北理대학 腎센터, 北海道대학 소아과 16시설, 병원 소아과 9시설

4. 대상자 특성
15세 이하의 巢狀 · 微小 mesangium 증식을 보이는 IgA腎症으로 진단을 받은 新規 증례 101명

5. 중재/치료
Arm 1: 쯔무라 柴苓湯 엑기스 과립 9.0g 3分服/일(체중 40kg 이상), 6.0g 2分服/일(체중 20~40kg), 3.0g 2分服/일(체중 20kg 이하) 2년간, 50명

Arm 2: 비투여군 51명

6. 주요 평가항목
치료 개시時와 종료시의 1일 뇨단백량, 이른 아침의 혈뇨 정도, 腎기능

7. 주요 결과
Arm 1에서 1일 뇨단백량은 해석 증례 46명의 평균이 치료시작 때 0.39±0.31g/일에서 치료 끝날 때 0.25±0.21g/일까지 감소하였다(p=0.05). Arm 2의 해석증례 48명의 평균은 시험 종료시 0.43±0.56g/일과 시작 때 0.41±0.48g/일을 비교하여 변화가 없었다. 이른 아침 尿潛血 정도도 Arm 1에서 시작 때 2.3±1.0에서 끝날 때 1.0±1.1로 유의하게 감소하였다(p<0.0001). 그러나 Arm 2에서는 시작 때 2.1±1.1로 끝날 때 1.8±1.8로 변화가 없었다. 뇨소견의 정상화율은 Arm 1에서 46%로서 Arm 2의 10%에 비하여 유의한 차이를 보이며 높았다(p<0.001).

8. 결론
柴苓湯이 單狀 · 微小 mesangium 증식을 보이는 IgA腎症에 유효성이 나타났다.

9. 한방고찰
없음

10. 논문 속의 안전성 평가
부작용은 없었다.

11. 평가자 의견
봉투법은 일본에서는 랜덤화유지가 약해지는 경우가 많다. 본 연구는 柴苓湯이 巢狀 · 微小 mesangium 증식을 보이는 소아기 IgA腎症의 조기 치료법으로서 유효하다는 사실을 시사하고 있다. 46%의 증례에서 뇨 소견이 정상화되었다는 것은 흥미롭다.

12. 평가자 이름과 평가 날짜
岡部哲郎 2008.8.22, 2010.1.6, 2010.6.1

비뇨기, 생식기 질환 | 갱년기장애 포함 |

서지사항

猿田享男, 小西孝之助. 신질환에 대한 한방약의 효과 - 柴苓湯을 중심으로 -. *21세기의 의료와 한방* 1994:157-65.

1. 목적

성인 IgA腎症에 대한 柴苓湯의 유효성 및 안전성 평가

2. 연구디자인

무작위대조시험(봉투법)RCT-envelope

3. 실시기관

慶應대학 의학부내 내과, 관련시설

4. 대상자 특성

16세 이상의 IgA腎症환자 44명

5. 중재/치료

Arm 1: 柴苓湯(제약회사 불명) 9g 3分服/일 24주 22명

Arm 2: 염산딜라제프Dilazep hydrochloride 300㎎ 3分服/일 24주 22명

6. 주요 평가항목

뇨단백 배설량, 뇨침사 적혈구수, 크레아티닌 클리어런스Creatinine clearance

7. 주요 결과

뇨단백 배설량은 Arm 1에서는 해석 증례 13명의 평균치는 약제 투여 전의 2.1±0.4g/일에서 투여 후 24주에는 1.5±0.3g/일로 투여 전에 비하여 유의하게 감소하였다($p<0.01$). Arm 2에서는 해석 증례 12명의 평균치는 투여 전이 2.2±0.7g/일로 24주 후에는 1.9±0.4g/일로 투여 전과 비교하여 유의한 감소는 나타나지 않았다. 혈청알부민농도, 콜레스테롤수치, 크레아티닌 클리어런스에는 유의한 변동은 없었다.

8. 결론

柴苓湯은 성인 IgA腎症의 뇨단백 배설량을 감소시켰다.

9. 한방고찰

없음

10. 논문 속의 안전성 평가

두 군 모두 부작용은 없었다.

11. 평가자 의견

봉투법은 일본에서는 랜덤화유지가 약해지는 경우가 많다. 본 연구는 柴苓湯이 성인 IgA腎症의 뇨단백 배설량감소에 대하여 유효하다는 점을 시사하고 있다. 앞으로 증례수의 증가와 배당방법을 고려한 무작위대조시험이 실시되기를 바란다.

12. 평가자 이름과 평가 날짜 岡部哲郎 2008.8.25, 2010.6.1

비뇨기, 생식기 질환 | 갱년기장애 포함 |

서지사항
吉川德茂, 伊藤拓, 武越靖郞 외. 소아 스테로이드반응성 네프로제 증후군, 柴苓湯 병용증례에서 초기 스테로이드치료 기간과 재발- prospective control study. *일본신장학회지* 1998;40:587-90. CENTRAL ID: CN-00158912, Pubmed ID: 9893457, 醫中誌 Web ID: 1999105890

1. 목적
柴苓湯 병용의 소아 스테로이드반응성 네프로제 증후군에 있어서 초기 스테로이드 치료기간의 재발에 대한 영향 평가

2. 연구디자인
무작위대조시험(봉투법)RCT-envelope

3. 실시기관
神戸대학 보건학과, 北海道대학 소아과, 慶應대학 소아과병원, 병원 35시설

4. 대상자 특성
발증시에 지속된 혈뇨, 신기능장애, 고혈압이 없고, 임상증상에서 조직형이 미소변화형이라고 생각되는 소아기발증 네프로제 증후군 221명

5. 중재/치료
Arm 1: 프레드니솔론prednisolone 2mg/kg/일 3分服/일 4주, 1.3mg/kg/2일 1회 복용 4주, 109명
Arm 2: 프레드니솔론prednisolone 2mg/kg/일 3分服/일 4주, 2mg/kg/2일 1회 복용 8주, 1.5mg/kg/2일 1회 복용 2주, 1mg/kg/2일 1회 복용 2주, 0.5 mg/kg/2일 1회 복용 2주, 112명
Arm 1과 Arm 2의 전원에게 카네보 柴苓湯 엑기스 과립을 체중 40kg 이상에서는 8.1g 3分服/일, 체중 20~40kg에서는 5.4g 2分服/일, 체중 20kg이하에서는 2.7g 2分服/일을 매일 투여

6. 주요 평가항목
재발율, 頻回 재발율

7. 주요 결과
Arm 1에서는 109명 중에 스테로이드반응성 네프로제로 2년간 관찰한 증례가 88명, Arm 2에서는 83명이었다. Arm 1에서는 재발율은 70%, 빈회재발율은 21%이고, Arm 2에서의 재발율은 65%, 빈회재발율 24%로 두 군 사이에 재발율 및 빈회재발율 모두 유의한 차이는 보이지 않았다.

8. 결론
柴苓湯 병용의 소아 스테로이드반응성 네프로제 증후군에 대한 초기 스테로이드치료기간은 재발율에 영향을 미치지 못하였다.

9. 한방고찰
없음

10. 논문 속의 안전성 평가
부작용으로 스테로이드 8주 투여군에서 가벼운 정도의 간장애가 1명, 18주 투여군에서 알레르기성 방광염이 1명 있었다. 그렇지만 투여를 중지하자 모두 경과가 좋아졌다.

11. 평가자 의견
봉투법은 일본에서는 랜덤화유지가 약해지는 경우가 많다. 본 연구는 柴苓湯 병용으로 스테로이드 8주 투여군과 18주 투여군에서 두 군 사이에 재발율의 차이는 없었다. 저자도 지적하고 있지만 Arm 1처럼 단기 스테로이드 투여군에서의 빈회재발율이 다른 보고에서는 35~40%로 Arm 1의 21%는 이들에 비해 낮다. 결론을 확인하는 데에는 柴苓湯 비투여군과 비교할 필요가 있다. 그리고 랜덤화의 배당방법을 고려한 무작위대조시험이 실시되길 바란다.

12. 평가자 이름과 평가 날짜 岡部哲郎 2008.8.25, 2010.6.1

비뇨기, 생식기 질환 | 갱년기장애 포함 |

서지사항 • • •
木下博之, 金谷治定, 山本省一 외. 상부요로결석에 대한 체외충격파 결석파쇄 수술 후의 한방제제에 의한 배석촉진효과 검토. *西일본비뇨기과* 1993;55:61-6.

1. 목적
芍藥甘草湯병용 猪苓湯合四物湯의 상부요로결석에 대한 체외충격파 결석파쇄 수술 후의 배석촉진효과 평가

2. 연구디자인
무작위대조시험RCT

3. 실시기관
병원 1시설

4. 대상자 특성
상부요로결석에 대한 체외 충격파 결석파쇄 수술 후 환자 61명(72결석)

5. 중재/치료
Arm 1: 쯔무라 芍藥甘草湯 엑기스 과립 5g/일, 쯔무라 猪苓湯合四物湯 엑기스 과립 7.5g/일, 3개월 이상 35결석
Arm 2: 비투여군 37결석

6. 주요 평가항목
누적배석율

7. 주요 결과
Arm 1의 누적배석율은 30일 후, 90일 후에 각각 65.7%, 82.9%이었다. Arm 2에서는 47.2%, 61.1%로 Arm 1은 Arm 2에 비하여 유의하게 높았다($p<0.05$). 결석 부위에서는 腎盂·腎杯결석, 신우뇨관이행부결석에서는 Arm 1이 Arm 2에 비하여 배석율이 높았다.

8. 결론
芍藥甘草湯병용 猪苓湯合四物湯은 상부요로결석에 대한 체외 충격파 결석파쇄 수술 후의 배석촉진에 유효하였다.

9. 한방고찰
고찰에서 언급하고 있다.

10. 논문 속의 안전성 평가
부작용은 없었다.

11. 평가자 의견
본 연구는 芍藥甘草湯병용 猪苓湯合四物湯의 상부요로결석에 대한 체외 충격파 결석파쇄 수술 후의 배석촉진에 유효하다는 사실을 시사하는 귀중한 임상시험이다. 한방의 隨證치료에 의한 RCT를 실시하면 보다 높은 유효성이 검증될 것이다. 앞으로의 연구가 기대된다.

12. 평가자 이름과 평가 날짜 岡部哲郎 2008.8.26, 2010.6.1

비뇨기, 생식기 질환 | 갱년기장애 포함 |

서지사항 • • •

Kobayashi M, Naya Y, Kino M, et al. Low dose tamsulosin for stone expulsion after extracorporeal shock wave lithotripsy: Efficacy in Japanese male patients with ureteral stone *International Journal of Urology* 2008;15:495-8. Ichushi Web ID: 2008254384

1. 목적

요관결석환자의 체외충격파 결석파괴수술 후, 저용량 tamsulosin 및 저령탕의 배석효과 평가

2. 연구디자인

무작위대조시험RCT

3. 세팅

千葉대학병원 비뇨기과 및 병원 비뇨기과 2시설

4. 대상자 특성

4 ㎜ 이상의 요관결석이라고 진단받고 체외충격파 결석파괴수술을 받은 환자 102명

5. 중재/치료

Arm 1: tamsulosin 0.2 ㎎/일 체외충격파 결석파괴수술 제1일부터 배석까지 투여, 38명

Arm 2: 쯔무라 저령탕 엑기스 과립 7.5g/일 체외충격파 결석파괴수술 제1일부터 배석까지 투여, 30명

Arm 3: 비투여군, 34명

6. 주요 평가항목

결석 배설을 복부단순X선, 초음파 검사로 평가

7. 주요 결과

Arm 1, Arm 2, Arm 3의 무결석률은 각각 84.21%, 90%, 88.24%로 유의한 차이는 보이지 않았다. 배석에 필요한 기간은 Arm 1에서 15.55±6.14일, Arm 2에서 27.74±25.36일, Arm 3에서 35.47±53.70일이었다. Arm 1은 Arm 2(p=0.0116) 및 Arm 3(p=0.0424)에 비하여 유의하게 배석에 필요한 기간이 짧았지만, Arm 2, Arm 3 사이에는 유의한 차이는 없었다(p=0.4982).

8. 결론

체외 충격파 결석파괴수술 후, tamsulosin 투여는 요관결석의 결석배설기간을 단축시키는 데에 유효하다는 점을 시사하였다.

9. 한방 고찰

없음

10. 논문 중 안정성평가

언급 없음

11. 평가자 의견

본 연구는 α1-수용체 차단제인 tamsulosin이 체외충격파 결석파괴수술 후 요관결석 배설기간 단축에 유효하다는 사실을 증명하였다. 한편 뇨량을 증가시켜 요관결석 배설을 촉진시킨다고 생각된 저령탕은 효과가 없었다. 같은 형태의 시험에서 저령탕군이 유의하게 배석기간을 단축시킨다는 보고가 다수 있다. 저령탕 효과는 증례수를 좀 더 늘려 평가할 필요가 있다.

12. 평가자 이름과 평가 날짜 岡部哲郎 2010.6.1

비뇨기, 생식기 질환 | 갱년기장애 포함 |

서지사항

西澤芳男, 西澤恭子, 吉岡二三 외. 과활동성 방광의 건강관련 생활의 질 개선에 대한 牛車腎氣丸과 propiverine hydrochloride의 전향적 prospective 무작위 비교시험. *한방과 최신치료* 2007;16:131-42. 醫中誌 Web ID: 2007260946

1. 목적

牛車腎氣丸과 propiverine hydrochloride의 과활동성 방광에 대한 유효성 및 안전성 평가

2. 연구디자인

무작위대조시험RCT

3. 실시기관

실시 시설에 관한 언급 없음(저자는 西澤클리닉, 京都府立의과대학 분자병태병리학, 滋賀의과대학 마취과)

4. 대상자 특성

45세 이상의 과활동성 방광환자 704명

5. 중재/치료

Arm 1: 牛車腎氣丸(제약회사 불명) 力價 4.5g/일 1년간 352명

Arm 2: propiverine hydrocholoride 力價 60㎎/일 1년간 352명

6. 주요 평가항목

과활동성방광 증상(요의 절박감, 주간 빈뇨, 야간 빈뇨, 소변 지림)

QOL(동통, 발기부전, 냉감 등)

7. 주요 결과

시험 개시후 1개월간은 Arm 2가 Arm 1에 비하여 유의하게 과활동성 방광증상이 개선되었다. 2개월 이후에는 Arm 1이 Arm 2에 비하여 유의하게 과활동성 방광증상이 개선되었다. 그 밖의 수반증상 및 QOL도 시험 종료 시에는 Arm 1이 Arm 2에 비하여 유의하게 개선되었다.

8. 결론

牛車腎氣丸은 과활동성 방광에 유효하다는 사실을 시사하였다.

9. 한방고찰

없음

10. 논문 속의 안전성 평가

부작용의 출현건수는 Arm 1에서 4건, Arm 2에서 375건이었다.

11. 평가자 의견

본 연구는 牛車腎氣丸이 과활동성 방광에 대하여 유효하다는 사실을 시사하였다. 그리고 수반증상 및 QOL의 개선효과도 시사하였다. 본 임상시험은 1997년부터 2006년까지의 약 10년간에 걸쳐서 704명의 과활동성 방광환자에 대한 전향적 prospective 무작위 비교시험이다. 1년간의 시험기간 동안 탈락증례는 언급되어 있지 않다. 그리고 저자들은 8시설에 소속되어 있다고 하였지만, 실제로 어느 시설에서 본 임상시험이 이루어졌는지에 대한 언급이 없다. 랜덤화의 방법에 대해서도 언급이 없다. 이러한 점을 고려하여 앞으로의 연구가 이루어지길 기대한다.

12. 평가자 이름과 평가 날짜 岡部哲郎 2008.11.28, 2010.6.1

비뇨기, 생식기 질환 | 갱년기장애 포함 |

서지사항 • • •

鳥羽研二. 고령자 만성 요로감염증의 예후와 숙주면역기능에 대한 한방제제 투여 시도. *제8회 東京 내과한방연구회 강연 내용집* 1993;8:31-42.

1. 목적 小柴胡湯의 고령자에 대한 면역기능개선효과 평가

2. 연구디자인 무작위대조시험(봉투법)RCT-envelope

3. 실시기관 東京대학 의학부 노년병학 1시설

4. 대상자 특성 요로감염증이 없는 외래 환자 17명 및 요로감염증이 있는 입원 환자 14명

5. 중재/치료

Arm 1: 小柴胡湯(제약회사 불명) 3개월 요로감염증이 없는 외래 환자 8명

Arm 2: 비투여군 요로감염증이 없는 외래 환자 9명

Arm 3: 小柴胡湯(제약회사 불명) 3개월 요로감염증이 있는 입원 환자 10명

Arm 4: 비투여군 요로감염증이 있는 입원 환자 4명

6. 주요 평가항목

호중구기능, 림프구기능, 영양지표, 감염증지표

7. 주요 결과

Arm 1에서는 투여 1개월 후의 호중구 수퍼옥사이드Superoxide 산생능이 투여 전에 비교하여 유의하게 증가하였다($p<0.05$). Arm 1에서는 補體도 투여 전에 비하여 유의하게 증가하였다($p<0.01$). Arm 1에서는 PHA자극림프구의 Torichiumchimijin 흡수능도 小柴胡湯투여 3개월 후에 투여 전에 비하여 유의하게 증가하였다($p<0.001$). 인터루킨Interleukin2 생산능도 Arm 1에서는 투여 후에 유의하게 증가하였다($p<0.05$). 혈청 γ-글로브린Globulin도 Arm 1에서는 투여 후에 IgA($p<0.01$), IgG($p<0.05$) 모두 투여 전에 비하여 유의하게 증가하였다. Arm3에서는 小柴胡湯 투여 후에 호중구의 수퍼옥사이드Superoxide 산생능, 補體, PHA자극림프구의 Torichiumuchimijin흡수능, 인터루킨Interleukin2 생산능, γ-글로브린도 투여 전에 비하여 증가하지 않았다. Arm 3에서는 소변의 세균배양도 小柴胡湯 투여 전후에 변화가 없었다. 영양지표(혈청 총단백, 알부민, 콜린에스테라제Cholinesterase, 총콜레스테롤)에 관해서는 Arm 1, Arm 2 모두 유의한 증가는 없었다.

8. 결론

小柴胡湯은 요로감염증이 없는 고령자의 면역기능을 일부 개선한다는 사실을 시사하였다.

9. 한방고찰

없음

10. 논문 속의 안전성 평가

부작용은 없었다.

11. 평가자 의견

봉투법은 일본에서는 랜덤화유지가 약해지는 경우가 많다. 본 연구에서는 小柴胡湯은 요로감염증이 없는 고령자의 면역기능을 일부 개선하였지만, 요로감염증이 있는 고령자의 면역기능은 개선시키지 않는다는 사실을 시사하였다. 그리고 小柴胡湯 투여로 영양상태는 개선되지 않았던 사실을 나타냈다. 요로감염증이 있는 입원 환자에게 혈청알부민저하 등 영양상태불량이 나타난다고 저자도 지적하듯이 小柴胡湯은 고령자의 영양상태개선에는 무효라는 사실을 시사하였다. 이에 대해 隨證치료로 보제의 적용을 생각할 수 있다. 隨證치료를 통한 RCT의 결과가 기대된다. 그리고 본 논문의 일부는「鳥羽研二. 고령자 만성 요로감염증. *代射* 1992:29 suppl:350-4.」에 발표되었다.

12. 평가자 이름과 평가 날짜 岡部哲郎 2008.8.26, 2010.6.1

비뇨기, 생식기 질환 | 갱년기장애 포함 |

서지사항
大川順王, 戎野庄一, 渡邊俊幸. 비뇨기과질환과 한방. *제23회 일본 의학회 총회 세트라이트 심포지움, 일본 동양의학회 임상 한방연구회 강연 내용집* 1992:22-39.

1. 목적
   猪苓湯 및 猪苓湯合四物湯의 하부요로 부정수소에 대한 유효성 평가
2. 연구디자인
   무작위대조시험(봉투법)RCT-envelope
3. 실시기관
   和歌山縣立의과대학 비뇨기과 1시설
4. 대상자 특성
   하부요로 부정수소를 가진 환자 364명
5. 중재/치료
   Arm 1: 猪苓湯(제약회사 불명) 4주 150명
   Arm 2: 猪苓湯合四物湯(제약회사 불명) 4주 152명
   Arm 3: 플라세보 4주 61명
6. 주요 평가항목
   잔뇨감, 배뇨 후 불쾌감, 야간 빈뇨, 배뇨통
7. 주요 결과
   해석 증례는 Arm 1에서 137명, Arm 2에서는 134명, Arm 3이 50명이었다. 잔뇨감 등을 점수화하여 부정수소를 수치로 비교하였다. Arm 1은 Arm 3에 비하여 하부요로 부정수소에 대하여 유의하게 유효하였다($p<0.02$). Arm 2도 Arm 3에 비하여 유의한 유효성이 나타났다($p<0.05$). Arm 1 및 Arm 2의 2군 사이에 유의한 차이는 없었다.
8. 결론
   猪苓湯 및 猪苓湯合四物湯의 하부요로 부정수소에 대한 유효성이 시사된다.
9. 한방고찰
   없음
10. 논문 속의 안전성 평가
    언급 없음
11. 평가자 의견
    봉투법으로 배당이 이루어진 점에서 랜덤화의 유지가 약해진 측면이 많다. 본 임상시험으로 猪苓湯 및 猪苓湯合四物湯이 하부요로 부정수소에 대하여 유효하다는 사실이 나타났다. 앞으로 랜덤화의 배당방법 개선, 좀 더 객관적인 평가항목을 사용한 통계학적 처리, 그리고 대조군의 증례수 증가 등을 고려한 무작위 랜덤화비교시험이 실시되길 바란다.
12. 평가자 이름과 평가 날짜 岡部哲郎 2008.8.28, 2010.6.1

비뇨기, 생식기 질환 | 갱년기장애 포함 |

서지사항

布施秀樹, 酒本護, 岩崎雅志 외. 요로부정수소에 대한 猪苓湯 및 八味地黃丸의 효과. 비뇨기외과 1995;8:603-9. MOL, MOL-Lib

1. 목적

기질적 요로질환이 없는 빈뇨, 배뇨통, 잔뇨감을 가진 환자에 대하여 猪苓湯과 八味地黃丸의 증상 경감 효과

2. 연구디자인

무작위대조시험(봉투법)RCT-envelope

3. 실시기관

대학병원 1시설, 병원 3시설

4. 대상자 특성

기질성 배뇨장애를 제외한(만성 전립선염은 포함) 요로부정수소를 호소하는 환자 23명.

해석 증례는 20명으로 猪苓湯군은 9명의 모든 증례가 신경성빈뇨이고, 八味地黃丸군은 2명이 만성 전립선염, 9명이 신경성빈뇨이었다.

5. 중재/치료

유효성은 자각증상에 근거하여 4주 후에 주치의 판정

Arm 1: 쯔무라 猪苓湯 엑기스 과립(의료용) 7.5g 3分服/일 9명

Arm 2: 쯔무라 八味地黃丸 엑기스 과립(의료용) 7.5g 3分服/일 11명

6. 주요 평가항목

자각증상: 주간 배뇨 횟수, 야간 배뇨 횟수, 배뇨통, 잔뇨감, 배뇨시 불쾌감

7. 주요 결과

주간 배뇨 횟수는 두 군 모두 투여 전에 비하여 유의하게 감소하였다. 야간 배뇨 횟수도 두 군 모두 감소하였다. 그러나 주간 · 야간 배뇨 횟수는 Arm 2가 Arm 1보다 조기에 효과가 나타났다. 배뇨통, 잔뇨감, 배뇨시 불쾌감도 개선경향을 보였지만, 양군에 차이는 없었다. 주치의 판정으로 유용성은 Arm 1에서 88.9%이고, Arm 2에서 100%이었다.

8. 결론

요로부정수소에 대하여 猪苓湯, 八味地黃丸은 유용하였다.

9. 한방고찰

없음

10. 논문 속의 안전성 평가

언급 없음

11. 평가자 의견

한방약과 한방약의 효능비교이다. Eviprostat약초 엑기스 제제 발매 1967년, 써니틴Cernitin(Cernitin pollen extract)발매 1969년, bladderon발매 1979년, 프로스탈prostal 발매 1981년, 하르날harnal 발매 2005년. 대조군 약은 1995년 당시에 있었다고 생각된다. 그리고 기초질환이 만성 전립선염 2명, 신경성빈뇨 18명으로 편중되어 있다는 점은 좀 생각해볼 문제이다.

12. 평가자 이름과 평가 날짜 藤澤道夫 2008.10.14, 2010.6.1

비뇨기, 생식기 질환 | 갱년기장애 포함 |

서지사항

Aoki Y, Ueda K, Tsutani K, et al. The influence of formula Ma-huang-fu-zi-xi- Xin-Tang Mao-bushi-saishin-to; Mbst on the results of urodynamic studies. *Journal of Traditional Medicine* 2001;18:203-9. 醫中誌 Web ID: 2002139756 CiNii

1. **목적**

 麻黃附子細辛湯 1회투여로 요류량에 대한 효과

2. **연구디자인**

 무작위대조시험(cross over) RCT-cross over

3. **실시기관**

 名古屋市立대학 비뇨기과 및 관련 시설

4. **대상자 특성**

 젊은 남성 자원봉사자(평균 연령 38.0세) 13명, 남성 고령자(평균 연령 64.5세) 6명

5. **중재/치료**

 Arm 1: 4주의 휴약 기간을 두고 제 1코스는 고타로 麻黃附子細辛湯 2캡슐, 제 2코스는 플라세보 2캡슐
 Arm 2: 2군은 순서를 반대로 하여 투여

6. **주요 평가항목**

 투여 3시간 후의 最大 尿流量率, 평균 요류량율, voiding efficiency

7. **주요 결과**

 약제 순서에 상관없이 3시간 후의 최대 요류량율, 평균 요류량율, voiding efficiency에 유의한 차이는 없었다. 그리고 고령자의 麻黃附子細辛湯 투여 전후의 최대 요류량율, 평균 요류량율, voiding efficiency에도 유의한 차이는 없었다.

8. **결론**

 麻黃附子細辛湯의 1회 투여는 젊은이뿐만 아니라 고령자의 요류량에 영향을 미치지 않는다는 사실을 시사하였다.

9. **한방고찰**

 없음

10. **논문 속의 안전성 평가**

 언급 없음

11. **평가자 의견**

 남성 고령자에서는 전립선비대로 배뇨장애가 있는 증례가 많고 麻黃 등 ephedrine함유제제가 증상을 악화시킨다고 보고하고 있다. 본 연구는 麻黃附子細辛湯의 1회 투여에서는 고령자의 요류량에 악영향을 미치지 않는다고 한다. 그러나 본 연구는 1회 투여의 결과이고 통상 한방약은 일정기간 투여한다. 본제 투여에 대한 평가는 일정기간 투여한 후의 임상 시험 결과가 나올 때까지 보류하기로 한다.

12. **평가자 이름과 평가 날짜** 岡部哲郎 2007.6.15, 2008.4.1, 2010.6.1

비뇨기, 생식기 질환 | 갱년기장애 포함 |

서지사항

酒本護, 岩崎雅志, 風間泰藏 외. 八味地黃丸 및 猪苓湯의 전립선 비대증에 대한 효과 검토. *제13회 비뇨기과 한방연구회 강연집* 1996:7-14.

1. 목적

전립선 비대증환자에 대한 八味地黃丸 및 猪苓湯의 유용성 평가

2. 연구디자인

무작위대조시험(봉투법)RCT-envelope

3. 실시기관

대학병원 1시설, 병원 3시설

4. 대상자 특성

1992년 5월부터 1994년 4월까지 전립선 비대증환자 53명

5. 중재/치료

8주 투여. 배뇨장애 치료약 병용금지

Arm 1: 쯔무라 八味地黃丸 엑기스 과립 의료용 7.5g 3分服/일 27명(해석 증례 15명)

Arm 2: 쯔무라 猪苓湯 엑기스 과립 의료용 7.5g 3分服/일 26명(해석 증례 14명)

6. 주요 평가항목

투여 전후의 자각증상, 타각소견

7. 주요 결과

해석 제외 증례는 Arm 1에서 12명으로 그 중 2명은 증상이 악화되었고, Arm 2에서는 12명으로 대부분 내원을 중지하였다. 자각 증상에서는 八味地黃丸은 배뇨 개시의 지연, 배뇨 시간의 연장, 오줌 발 저하, 잔뇨감 및 2시간 이내의 배뇨 등 6항목에서 개선되었다. 猪苓湯은 배뇨 시간의 연장 및 잔뇨감의 2항목에서 투여 전후를 비교하여 유의하게 개선되었다. 타각 소견에서는 八味地黃丸($p<0.01$), 猪苓湯($p<0.05$) 모두 최대 및 평균 요류량율에서 투여 전후를 비교하여 유의하게 개선되었다.

8. 결론

주치의 판정에서는 두 군 모두 80%의 유용성을 인정하고 있다. 제외 증례가 모두 무효였다고 하더라도 40%가 유용하였다고 생각하면 전립선 비대증에 수반하는 자각증상의 개선에 어느 정도 유용하다고 생각할 수 있다.

9. 한방고찰

없음

10. 논문 속의 안전성 평가

八味地黃丸에서 1명에게 식욕 저하, 猪苓湯에서는 2명에게 각각 졸음, 위부 불쾌감이 있었다.

11. 평가자 의견

요지 및 고찰에서 살펴보면 본 논문의 목적은 배뇨장애 치료약(항안드로겐androgen제, α-Blocker, 식물엑기스, 아미노산제제 등)에 병용하는 약제로서 한방약이 유용한지 어떤지에 대하여 배뇨장애 치료약을 병용하지 않고, 개개의 한방약 투여 전후에서 효과를 조사한 것이다. 결과는 상기 목적에 부합하는 양호한 효과가 나타났고, 八味地黃丸 및 猪苓湯은 병용약으로서 의미있는 약제라고 할 수 있다. 그러나 방법론, 해석 방법에서 八味地黃丸과 猪苓湯의 효과에 대한 비교를 하였는데, 이 비교를 위해서 군 배당에 랜덤화가 이루어졌다. 결과로서 유의한 차이는 없었지만, 요지 · 고찰에서 두 군의 효과 비교에 대하여 언급하지 않았다. RCT논문으로서 평가를 한다면 배뇨장애 치료약군을 설정했어야 한다고 생각한다.

12. 평가자 이름과 평가 날짜 藤澤道夫 2008.10.13, 2010.1.6, 2010.6.1

비뇨기, 생식기 질환 | 갱년기장애 포함 |

서지사항

堀場優樹, 加藤忍, 田中利幸 외. 牛車腎氣丸의 만성 전립선염에 대한 유용성 검토 - 본제와 ciprofloxacin의 오픈 비교 시험-. *현대 동양의학* 1994;15:37-44.

1. 목적

牛車腎氣丸의 만성 전립선염에 대한 유효성 및 안전성 평가

2. 연구디자인

무작위대조시험(봉투법)RCT-envelope

3. 실시기관

병원 1시설

4. 대상자 특성

만성 전립선염환자 58명

5. 중재/치료

Arm 1: 쯔무라 牛車腎氣丸 엑기스 과립 7.5g 3分服/일 4주 15명

Arm 2: 시프로플로사신ciprofloxacin 400㎎ 2分服/일 4주 15명

Arm 3: 쯔무라 牛車腎氣丸 엑기스 과립 7.5g 3分服/일, 시프로플로사신ciprofloxacin 400㎎ 2分服/일 4주 14명

Arm 4: 세라티오팝타아제Serratiopeptase 30㎎ 3分服/일 4주 14명

6. 주요 평가항목

자각증상, 전립선 촉진소견, 전립선 압출액검사

7. 주요 결과

해석 증례는 Arm 1에서 14명, Arm 2에서 13명, Arm 3에서 9명, Arm 4에서 12명으로 합계 48명이었다. 자각증상 개선율은 2주째에 Arm 1에서 60.0%, Arm 2에서 54.5%, Arm 3에서 68.1%, Arm 4에서 33.3%이었다. 4주 후에는 Arm 1에서 80.0%, Arm 2에서는 66.7%, Arm 3에서는 71.4%이었다. 2주 후의 전립선 촉진소견에서 개선율은 Arm 1에서 21.5%, Arm 2에서는 10.0%, Arm 3에서는 14.3%, Arm 4에서는 20.0%이었다. 4주 후에는 Arm 1에서 28.6%, Arm 2에서 11.1%, Arm 3에서 44%이었다. 2주 후의 전립선 압출액 중의 백혈구 消長으로 본 유효율은 Arm 1이 12.5%, Arm 2가 11.1%, Arm 3이 28.6%, Arm 4에서 12.5%이었다. 4주 후에는 Arm 1에서 30%, Arm 2에서 12.5%, Arm 3에서는 16.7%이었다. 주치의 판정에 의한 유효율은 Arm 1이 85.7%, Arm 2이 63.6%, Arm 3이 88.8%, Arm 4가 25%이고 Arm 1은 Arm 4에 비하여 유의하게 유효성을 나타냈다($p<0.05$). Arm 3도 Arm 4에 비하여 유의하게 유효성을 나타냈다($p<0.05$).

8. 결론

牛車腎氣丸은 만성 전립선염에 대하여 유효하다는 사실이 시사된다.

9. 한방고찰

고찰에서 언급하고 있다.

10. 논문 속의 안전성 평가

시프로플로사신 투여군 6명, 牛車腎氣丸 1명으로 합계 7명에게 가벼운 부작용이 나타났다. 소화기증상 3명, 중추신경증상 3명, 알레르기증상 1명이었다. 牛車腎氣丸에 의한 부작용은 입이 부러튼다고 하는 환자가 1명 있었다.

11. 평가자 의견

봉투법으로 배당이 이루어져 랜덤화의 유지가 약해진 점이 많지만, 본 임상시험으로 牛車腎氣丸은 만성 전립선염에 대하여 유효하다는 점을 나타내었다. 앞으로 랜덤화의 배당 방법 개선, 평가 항목 결과의 통계학적 처리, 객관적 평가항목 도입, 증례수 증가 등을 고려한 무작위대조시험이 기대된다.

12. 평가자 이름과 평가 날짜 岡部哲郎 2008.8.28, 2010.6.1

비뇨기, 생식기 질환 | 갱년기장애 포함 |

서지사항 • • •
石塚修, 山西友典, 後藤百萬 외. LUTS: 새로운 임상근거, 한방제제의 임상효과, 우차신기환을 중심으로 *Urology View* 2009;7:81-4 Ichushi Web ID: 2009114396

1. 목적
전립선 비대증에 과활동성방광을 수반하는 환자의 하부요로증상에 대한 우차신기환의 유효성과 안정성 평가

2. 연구디자인
무작위대조시험(cross over)[RCT-cross over]

3. 세팅
다시설(信州대학 비뇨기과 외 5개 대학 비뇨기과)

4. 대상자 특성
전립선 비대증에 과활동성방광을 수반하는 환자로 8주 동안 염산 tamsulosin 복용 후에도 빈뇨, 요의절박감이 있는 80세 미만 남성 18명

5. 중재/치료
Arm 1: 염산 tamsulosin 0.2㎎/일, 우차신기환(제약회사 불명) 7.5g/일 병용 4주 후, 염산 tamsulosin 0.2mg/일 단독투여 4주, 9명
Arm 2: 염산 tamsulosin 0.2㎎/일 단독투여 4주 후, 염산 tamsulosin 0.2mg/일, 우차신기환(제약회사 불명) 7.5g/일 병용 4주, 9명

6. 주요 평가항목
과활동성방광증상(주간배뇨횟수, 야간배뇨횟수, 요의절박감, 요실금횟수), 전립선비대증 증상(International Prostate Symptom Score[IPSS], 잔뇨량), KHQ[King's Health Questionnaire], QOL계수

7. 주요 결과
주간배뇨횟수, 야간배뇨횟수, 요의절박감 모두 유의한 차이가 없었다(각각 p=0.225, p=0.882, p=0.348). 요실금횟수도 유의한 차이를 보이지 않았지만, 병용군에서 개선경향이 나타났다(p=0.090). IPSS(p=0.563) 및 잔뇨량(p=0.846)을 비교하여도 유의한 차이는 확인되지 않았다. KHQ도 병용군과 비병용군에서 차이는 없었다. 단, QOL 계수는 병용군에서 유의하게 개선되었다(p=0.008).

8. 결론
전립선비대증 치료에 염산 tamsulosin을 사용한 후에도 과활동성방광증상이 나타나는 환자에게 우치신기환 병용으로 요의절박감은 개선시키지 못했으나 QOL은 개선되었다.

9. 한방 고찰 고찰에서 다루고 있다.

10. 논문 중 안정성평가
우차신기환 투여 증례에 위부불쾌감 1명, 설사 1명이 있었다.

11. 평가자 의견
본 연구는 α1-수용체 차단제인 tamsulosin 투여 후에 과활동성 방광증상이 나타나는 전립선비대증에 우차신기환을 병용함으로써 배뇨횟수나 요의절박감은 개선되지 않았지만 QOL은 개선되었다고 한다. 우차신기환은 한방의학에서는 야간 빈뇨에 유효하다고 알려져 있다. 저자가 고찰에서 다룬 寒熱과 虛實 등 한방의학 진단기준(證)에 따른 감별진단을 시행하고 우치신기환의 적용례를 선택하여 투여하면 유효성을 확인할 수 있을 것으로 본다. 새로운 디자인으로 임상시험이 이루어지길 기대한다.

12. 평가자 이름과 평가 날짜 岡部哲郎 2010.6.1

비뇨기, 생식기 질환 | 갱년기장애 포함 |

서지사항

平松正義, 前原郁夫, 高橋勝 외. 남성 불임환자에 대한 柴胡加龍骨牡蠣湯, 補中益氣湯 치료의 경험. 한방의학 1993;17:246-8.

1. 목적

柴胡加龍骨牡蠣湯, 補中益氣湯의 단독 투여에서 남성 불임환자의 정자 프로필 개선효과에 대한 객관적 평가

2. 연구디자인

무작위대조시험RCT

3. 실시기관

東北대학 부속병원 비뇨기과, 기타 합계 4시설

4. 대상자 특성

1990년 2월~1992년 3월에 상기 시설에서 정자결핍증(정자 농도 20×10^6/㎖ 미만) 혹은 정자 무력증(운동율 50% 미만)으로 진단받은 28명

5. 중재/치료

Arm 1: 쯔무라 柴胡加龍骨牡蠣湯 엑기스 과립(2.5g), 1일 3회, 식전 복용, 12주 12명

Arm 2: 쯔무라 補中益氣湯 엑기스 과립(2.5g), 1일 3회, 식전 복용, 12주 16명

6. 주요 평가항목

정자 농도, 정자 운동율, 정자 운동능 지수SMEI 및 LH, FSH, 테스토스테론testosterone, 프로락틴prolactin의 측정. 효과 판정 기준을 사용한 전반개선도 평가. 이러한 효과를 치료 전, 치료 4, 8, 12주 후에 평가.

7. 주요 결과

두 약제 모두 정자 농도에 변화는 없었지만, 정자 운동율은 양쪽 모두 유의하게 증가하였다. 정자 운동능 지수SMEI는 두 약제에서 치료 8주 후에는 유의하게 증가하였지만, 補中益氣湯군에서는 12주 후에 치료 전과 같은 수준으로 되었다. 각종 호르몬검사에서는 변화가 없었다. 정자 농도에서 현저한 개선증례는 柴胡加龍骨牡蠣湯군에서 41.7%, 補中益氣湯군에서 18.8%이고, 정자 운동율에서 柴胡加龍骨牡蠣湯군에서 41.7%, 補中益氣湯군에서 50.0%이었다. 전반개선도에서는 개선 이상이 柴胡加龍骨牡蠣湯에서는 75.0%, 補中益氣湯에서는 37.5%로 나타났다.

8. 결론

남성 불임증의 정자 프로필 개선에 柴胡加龍骨牡蠣湯과 補中益氣湯은 단독 투여로 좋은 효과를 얻을 수 있었다.

9. 한방고찰

없음

10. 논문 속의 안전성 평가

언급 없음

11. 평가자 의견

남성 불임증에 대한 효과적인 치료법은 오늘날에 이르러서도 확립되어 있지 않다. 본 연구는 한방의료 도입 효과를 나타내고 있어 임상에 직결된 결론을 얻었다. 전반적인 효과와 정자 프로필에 대한 개선은 양호한데, 특히 柴胡加龍骨牡蠣湯에서는 정자농도가 20×10^6/㎖ 이상, 정자 운동율이 30% 이상 개선된 경우가 40%에 이르렀다. 이러한 결과를 통하여 실제 치료면에서는 인공수정이 실시 가능한 증례의 증가와 자연임신에 대한 기대율 상승이 전망된다. 그러나 隨證요법에서의 성적과 대조군에 대한 랜덤화비교시험이 아니기 때문에 진정한 약제 효과를 반영하고 있다고는 할 수 없다. 약제의 작용기전을 고찰하기 위해서도 앞으로는 적어도 허실증과 柴胡證, 腎虛 유무로 약제 선택을 고려한 연구 프로토콜이 기대된다.

12. 평가자 이름과 평가 날짜 後山尙久 2008.8.20, 2010.6.1

비뇨기, 생식기 질환 | 갱년기장애 포함 |

서지사항
風間泰藏. 남성 불임. *Current Therapy* 1988;6:1683-6.

1. **목적**
남성 불임증 치료에서 補中益氣湯과 칼리크레인kallikrein(칼리디노게나제kallidinogenase)의 유용성과 안전성 비교시험
2. **연구디자인** 무작위대조시험(봉투법)RCT–envelope
3. **실시기관** 富山의과 약과대학 의학부 부속병원 비뇨기과 1시설
4. **대상자 특성**
1987년 1월~1988년 1월에 상기 시설에서 남성 불임증으로 진단을 받은 증례 중에 정자수 10–40×10⁶/㎖의 42명(탈락 증례 10명 포함)
5. **중재/치료**
Arm 1: 補中益氣湯(2.5g), 1일 3회, 식전 복용, 16명
Arm 2: Carnaculin캡슐(칼리디노게나제kallidinogenase 150IU), 1일 3회, 식후 복용, 16명
투여기간: 12주(최장 36주)
6. **주요 평가항목**
정자 농도, 정자 운동수, 운동 정자율 등의 정자 프로필을 치료 전, 치료 12주에 평가. 정자 농도, 운동율은 각각 20×10⁶/㎖, 20% 이상의 증가로 유효 평가
7. **주요 결과**
정자 농도는 補中益氣湯, 칼리디노게나제kallidinogenase의 두 군에서 증가하고, 각각의 유효율은 56.3%, 25.0%이었다. 운동율의 유효성은 각각 25.0%, 18.8%이었다. 여기에 더하여 총 운동정자수의 유효율 모든 면에서도 補中益氣湯이 칼리디노게나제를 상회하였다. 그러나 두 군 사이의 유의한 차이는 없었다.
8. **결론**
補中益氣湯의 남성 불임증에 대한 사용은 치료성적이 양호하고 부작용도 없다는 사실에서 임상적 유용성이 시사된다.
9. **한방고찰**
「증」을 감안한 약물처방을 이용한 연구는 아니지만, 말초혈관 확장작용, 지질대사 개선작용, 단백질합성 촉진작용, 면역부활작용 등의 종합적인 작용이라고 생각할 수 있다.
10. **논문 속의 안전성 평가**
補中益氣湯 투여군에서도 칼리디노게나제 투여군에서도 부작용은 없었다.
11. **평가자 의견**
지금까지, 남성 불임증에 사용되어 유효성이 보고된 서양약 kalliginogenase와의 비교시험에서 補中益氣湯이 부작용도 없고 양호한 임상 성적을 보였다. 이 점은 치료 수단이 확립되어 있지 않은 남성 불임증에 대하여 약물치료의 하나의 지침이 되는 귀중한 연구보고이다. 그렇지만 데이터를 자세히 보면 정자 운동율이 반드시 모든 증례에 양호한 결과를 가져오지는 않았기 때문에 개인차에 「증」의 중요성을 생각하게 한다. 그리고 연구 기간이 12주로 짧아서인지, 일단 불임치료의 최종 목표인 임신 도달 증례가 없고, 임신을 가능하게 하는 정자의 질개선에 관한 고찰을 할 수 없었다. 동양의학적 「증」의 개념을 도입한 補中益氣湯의 효과가 높은 증례의 진단과 본 약제의 효과가 낮은 증례의 특징 등을 알고 싶다. 앞으로 補中益氣湯 치료 증례의 정자 프로필 개선도와 임신율과의 관계, 「증」을 중심으로 한 연구 프로토콜에서 본래 한방의학적 이론을 가미한 진정한 補中益氣湯의 남성 불임증 치료효과에 관한 연구를 기대한다.
12. **평가자 이름과 평가 날짜** 後山尚久 2008.8.20, 2010.6.1

비뇨기, 생식기 질환 | 갱년기장애 포함 |

서지사항 • • •

井上雅晴. 유선증의 한방치료 - 加味逍遙散 -. *한방의학* 1994;18:238-41.

1. 목적

유선증의 치료약으로서 加味逍遙散의 유효성 평가

2. 연구디자인

무작위대조시험(봉투법)RCT-envelope

3. 실시기관

일본 적십자사 의료센터 乳腺 외래

4. 대상자 특성

유방진찰, 초음파검사, 맘모그래피의 소견에서 유선증이라고 진단받은 281명

5. 중재/치료

Arm 1: 쯔무라 加味逍遙散 엑기스 과립 7.5g 3分服 4주 투여 169명

Arm 2: 쯔무라 桂枝茯苓丸 엑기스 과립 7.5g 3分服 4주 투여 39명

6. 주요 평가항목

식욕, 배변, 추위를 잘 타는지 더위를 잘 타는지, 냉증 유무, 월경, 호르몬제 유무, 설진, 복진 등으로 실증, 중간증, 허증으로 분류하고, 유선증 증상인 유방통, 유선종류의 증상 변화에 관하여 유효, 무효 판단을 환자의 의견을 기준으로 판정하여 비교검토.

7. 주요 결과

加味逍遙散과 桂枝茯苓丸 사이에는 유효성에 유의한 차이는 없었다.

8. 결론

桂枝茯苓丸, 桃核承氣湯 등의 구어혈제는 실증에 해당하는 방제이므로 加味逍遙散을 포함함으로써 치료 선택의 폭이 넓어진다.

9. 한방고찰

유선증은 구어혈제를 빈용하지만, 간기울결의 한 증상이라고 보는 유방통 등과도 증상이 겹치므로 柴胡劑의 하나인 加味逍遙散도 중요하다.

10. 논문 속의 안전성 평가

유해 사상은 나타나지 않았다.

11. 평가자 의견

본 논문에서 하나의 주장은 실증용에는 桂枝茯苓丸을 사용하지만 加味逍遙散과 같은 중간증에서 허증용 방제도 필요하다는 점이다. 이와 같은 생각에서 시험을 시행한 것은 유의하다고 생각한다. 그렇지만 이 주장에 해답을 찾기 위해서는 대조군으로서 선택한 桂枝茯苓丸군에 허증 환자가 배당되고 또한 이것이 무효라는 것이 필수조건이 되어야 한다. 그러나 유감스럽게도 본 시험에서 「加味逍遙散군」 대 「桂枝茯苓丸군」을 3:1로 불균등하게 배분된 탓에 桂枝茯苓丸군의 허증이 0이었다. 이대로는 저자의 주장은 성립되지 않는다. 저자가 주장하는 허증군에서 동일한 시험을 실시하고, 加味逍遙散의 유용성을 보여 주는 보고를 기대한다.

12. 평가자 이름과 평가 날짜 中田英之 2009.1.10, 2010.6.1

비뇨기, 생식기 질환 | 갱년기장애 포함 |

서지사항 •••
井上雅晴. 유선증의 한방요법 - 四逆散에 관하여 -. *한방의학* 1990;14:132-6.

1. 목적
   유선증의 치료약으로서 四逆散의 유효성 평가
2. 연구디자인
   무작위대조시험(봉투법)RCT-envelope
3. 실시기관
   일본 적십자사 의료센터 乳腺 외래
4. 대상자 특성
   1988년 7월부터 1989년 6월까지 유방진찰, 초음파검사, 맘모그래피의 소견으로 유선증이라고 진단받은 220명
5. 중재/치료
   Arm 1: 四逆散군 쯔무라 四逆散 엑기스 과립 7.5g 3分服 111명
   Arm 2: 桂枝茯苓丸군 쯔무라 桂枝茯苓丸 엑기스 과립 7.5g 3分服 41명
   Arm 1: Arm 2=3:1로 배당
   4주 후에 제 1차 효과 판정을 하여 이 시점에서 증상이 완전히 소실된 증례는 치료 종료, 약간 개선 경향이 보이는 증례는 4주 더 같은 약제를 투여하였다. 전혀 개선 경향이 보이지 않은 증례는 穿刺흡인세포 검사를 실시하여 악성이 아닌 것을 확인한 다음에 Arm 1에는 桂枝茯苓丸을 투여하고, Arm 2에는 四逆散을 투여하여 8주 후에 최종 효과 판정을 실시하였다.
6. 주요 평가항목
   식욕, 배변, 추위를 잘 타는지 더위를 잘 타는지, 냉증 유무, 월경, 호르몬제 유무, 설진, 복진 등으로 실증, 중간증, 허증으로 분류. 유선증의 증상인 유방통, 유선종류의 증상 변화에 관하여 유효, 무효의 판단은 환자의 의견을 기준으로 판정하여 비교검토.
7. 주요 결과
   탈락 예 68명
   四逆散과 桂枝茯苓丸의 사이에서 유의한 차이는 없었다.
8. 결론
   명확한 결론은 나오지 않았다.
9. 한방고찰
   유선증은 구어혈제를 빈용하지만, 간기울결의 한 증상이라고 생각되는 유방통 등 증상이 중복되기 때문에 柴胡劑의 하나인 四逆散도 중요하다.
10. 논문 속의 안전성 평가
    유해 사상은 없었다.
11. 평가자 의견
    본 논문은 桂枝茯苓丸, 桃核承氣湯, 當歸芍藥散과 같은 한방적으로 어혈치료 처방이 주류인 것에 대하여 계통이 다른 四逆散이 유효한지 어떤지를 조사한 것이다. 이 시험의 비교대조군으로서 桂枝茯苓丸을 설정하였지만, 桂枝茯苓丸의 유효성이 확립된 것은 아니기 때문에 결과가 아주 애매해져 알기 힘들게 되었다. 그리고 저자가 주장하는 치료의 선택폭을 넓힌다는 점에서 四逆散을 검증한 것이라면 각각의 적용에 관해서도 좀 더 깊이 있는 다음 연구가 이루어지길 기대한다.
12. 평가자 이름과 평가 날짜 中田英之 2009.1.10, 2010.6.1

비뇨기, 생식기 질환 | 갱년기장애 포함 |

서지사항

井上雅晴. 유선증에 대한 通導散의 치료 효과. *일본동양의학잡지* 1993;43:517-21.

1. 목적

유선증의 치료약으로서 通導散의 유효성 평가

2. 연구디자인

무작위대조시험(봉투법)RCT-envelope

3. 실시기관

일본 적십자사 의료센터 乳腺 외래

4. 대상자 특성

1990년 7월부터 1991년 6월까지 유방진찰, 초음파검사, 맘모그래피 소견에서 유선증으로 진단받고 중간증에서 실증으로 진단된 248명

5. 중재/치료

Arm 1: 通導散 쯔무라 通導散 엑기스 과립 7.5g 3分服 4주 투여 150명

Arm 2: 桂枝茯苓丸군 쯔무라 桂枝茯苓丸 엑기스 과립 7.5g 3分服 4주 투여 33명

Arm 1: Arm 2=4:1로 배당

6. 주요 평가항목

유방통 자각 소실, 유선腫瘤의 소실율로 비교한다. 腫瘤 축소에 관해서는 예외적으로 현저하게 축소된 경우를 유효로 하고 있어서 명확하지는 않다.

7. 주요 결과

탈락 예 65명

通導散의 유효율은 중간증과 실증 사이에서 유효성에 차이는 없고, 桂枝茯苓丸과의 검정결과에 대한 언급이 없다.

8. 결론

명확한 결론은 나오지 않았다.

9. 한방고찰

어혈에 관하여 역사적 배경을 고찰하였다.

10. 논문 속의 안전성 평가

설사 복통 등으로 20명(14%)의 환자가 탈락하였다.

11. 평가자 의견

본 논문은 實證에 桂枝茯苓丸을 사용하고 있지만, 좀더 치료의 선택폭을 늘리기 위해서 通導散을 시도하였다고 설명하고 있다. 그리고 그 적용에 관하여 중간증(중간 정도의 키에 적당히 살이 찜, 유방이 발달되어 있다. 복벽의 긴장은 약간 약함에서 강함, 식욕이 있다, 배변도 보통에서 秘結기미, 월경 정상)과 실증을 일반 기준(자세한 언급 없음)에 근거하여 나누고 있다. 한 명의 의사가 진단하였기 때문에 오류가 없다는 주장이지만, 진단의 폭이 커서 이해하기 힘들다. 결과적으로 중간증과 실증 사이에 차이가 없다는 것은 처음부터 제대로 중간증과 실증이 분류되지 않았든가, 그렇지 않으면 이와 같은 분류 방법이 의미가 없었던지, 이유가 명확하지 않다. 본 논문에서 通導散으로 유효한 증례가 있다는 사실은 이해할 수 있었지만, 앞으로 이 문제를 명확히 하여 다음에 계속하여 보고가 이루어지길 기대한다.

12. 평가자 이름과 평가 날짜 中田英之 2009.1.10, 2010.6.1

비뇨기, 생식기 질환 | 갱년기장애 포함 |

서지사항

井上雅晴. 유선증에 대한 桃核承氣湯의 치료 효과. *일본동양의학잡지* 1992;42:415-8.

1. 목적

유선증의 치료약으로서 桃核承氣湯의 유효성 평가

2. 연구디자인

무작위대조시험(봉투법)RCT-envelope

3. 실시기관

일본 적십자사 의료센터 乳腺 외래

4. 대상자 특성

1989년 7월부터 1990년 6월까지 유방진찰, 초음파검사, 맘모그래피의 소견에서 유선증이라고 진단받은 196명

5. 중재/치료

Arm 1: 桃核承氣湯군 桃核承氣湯 7.5g(제약회사 불명) 3分服 103명

Arm 2: 桂枝茯苓丸군 桂枝茯苓丸7.5g(제약회사 불명) 3分服 22명

Arm 1: Arm 2=4:1로 배당

4주 후에 제 1차 효과 판정을 실시하고 이 시점에서 증상이 경쾌해진 증례는 유효로서 치료를 종료하였다. 약간 개선 경향이 보인 증례는 4주 더 같은 약제를 투여하고 8주 후에 최종 효과 판정을 실시하였다. 그리고 제 1차 효과 판정시에 전혀 치료 효과가 나타나지 않은 증례는 무효로서 치료를 종료하였다.

6. 주요 평가항목

유방통자각, 유선종류로 비교하면서도 주관적인 효과의 유무로 결과를 나타내기 때문에 판단 기준이 명확하지 않다.

7. 주요 결과

탈락 예 71명

桃核承氣湯의 유효율은 桂枝茯苓丸과의 사이에서 검정결과에 대한 표기는 없다.

8. 결론

명확한 결론은 나오지 않았다.

9. 한방고찰

생약적인 측면에서 고찰을 하였다.

10. 논문 속의 안전성 평가

설사 복통 등으로 13명(11%)의 환자가 탈락하였다.

11. 평가자 의견

본 논문은 유선증환자에 있어서 桃核承氣湯이 유효하다는 점을 보고한 것이다. 그렇지만 桂枝茯苓丸과 桃核承氣湯은 유효성에 차이가 없고, 桃核承氣湯이 설사 등의 문제를 절반 가까이 안고 있다는 점이 보고 되었다. 결론으로서 桂枝茯苓丸이 아닌 桃核承氣湯을 적극적으로 선택한 것에 대한 언급이 없기 때문에 논문의 목적을 알기 어렵다. 桃核承氣湯의 사용 적용에 관하여 좀 더 깊이 있는 연구를 하여 다음 보고를 기대한다.

12. 평가자 이름과 평가 날짜 中田英之 2009.1.10, 2010.6.1

비뇨기, 생식기 질환 | 갱년기장애 포함 |

서지사항 • • •
織部和宏, 西田欣廣. 자궁탈수 수술 후의 불쾌감에 대한 八味地黃丸의 효용. *월간 한방요법* 2006;10:282-8.

1. 목적
자궁탈수 수술에 수반하는 수술 후의 불쾌감에 대하여 八味地黃丸 투여로 인한 개선과 QOL향상에 대한 평가

2. 연구디자인
무작위대조시험RCT

3. 실시기관
독립 행정법인 국립병원기구 大分의료센터 산부인과 1시설

4. 대상자 특성
2005년 12월~2006년 3월에 상기 시설에서 자궁탈수에 대한 補中益氣湯의 투여가 효력이 없어 膣式자궁탈근치술을 실시한 19명

5. 중재/치료
Arm 1: 쯔무라 八味地黃丸 엑기스 과립(2.5g), 1일 3회, 식전 복용, 12명
Arm 2: 약물 무투여, 7명

6. 주요 평가항목
八味地黃丸 개시時, 1, 2주 후의 1일 뇨 횟수와 평균 잔뇨량

7. 주요 결과
두 군 사이에서 뇨의 횟수에 유의한 차이는 없지만, 잔뇨량은 투여군에서 유의하게 저하하였다(투여 1주: 21±2.3㎖ vs. 13±4.2㎖, P〈0.05, 투여 2주: 12±1.7㎖ vs. 8.3±1.5㎖, P〈0.05). 그리고 八味地黃丸투여 2주에서 복증으로 小腹不仁이 존재한 증례는 존재하지 않는 증례보다도 잔뇨량이 더욱 감소하였다(8.3±1.5㎖ vs. 5.3±2.5㎖, P〈0.05).

8. 결론
자궁탈수에 대한 수술 후의 八味地黃丸 투여는 수술 후 早期에 조직회복을 돕고, 환자의 QOL을 높일 가능성이 있다. 특히 小腹不仁이 존재하는 증례에서는 효과가 높다.

9. 한방고찰
자궁탈수는 예전부터 補中益氣湯의 유효성이 거론되었지만, 최근 영양상태 관점에서는 「증」이 합치하지 않은 증례가 많아, 현대의료에서는 재고의 여지가 있다. 자궁탈수 수술 후에 잔뇨량의 감소효과가 높은 八味地黃丸은 방광 및 그 주위 조직의 회복에 위력을 발휘한다고 생각된다.

10. 논문 속의 안전성 평가
八味地黃丸의 복용에 따른 부작용 발현은 없었다.

11. 평가자 의견
본 연구는 고령사회에서 한방의료의 존재와 활용 방법을 논한 것이다. 자궁탈수의 치료는 수술, 자궁탈수 교정 페서리 pessary, 약물이 있지만 이들 모두 완치율은 높지 않기 때문에 임상가들이 고민을 많이 하게 되는 질환이다. 본 연구에서는 한방의학적으로 小腹不仁의 복증을 인정한 증례는 수술 후에 八味地黃丸의 잔뇨량 감소에 대한 효과가 높다는 사실을 밝히고 있다. 이와 같은 임상적 접근이 자궁탈수 재발에 예방 효과가 있는 것인지, 腎虛의 불명확한 「증」에서 자궁탈수의 치료법에 어떻게 한방을 응용해 갈 것인지 등, 앞으로 본 연구와 같은 동서 융합을 목표로 한 치료법에 관하여 더욱더 도전해 주길 바란다.

12. 평가자 이름과 평가 날짜 後山尙久 2008.12.12

비뇨기, 생식기 질환 | 갱년기장애 포함 |

서지사항 • • •

岩淵愼助. 芎歸膠艾湯으로 기능성 자궁출혈의 지혈효과 - 서양약 지혈제와의 비교-. *일본동양의학잡지* 2000;50:883-90. 醫中誌 Web ID: 2000172969 CiNii

1. 목적

기능성 자궁출혈에 대한 芎歸膠艾湯의 유효성과 안전성 평가

2. 연구디자인

준무작위대조시험quasi-RCT

3. 실시기관

산부인과 개업의(山形현)

4. 대상자 특성

기능성 자궁출혈 환자 200명을 배당. 해석수는 183명

5. 중재/치료

Arm 1: 쯔무라 芎歸膠艾湯 엑기스 과립 투여 9.0g 7일 투여, 100명, 해석 93명

Arm 2: 트라넥사믹산Tranexamic acid(Transamin 3정), 카르바조크롬Carbazochrome · VK합제(Ophthalm K 3정) 7일 투여, 100명, 해석 90명

6. 주요 평가항목

시험적 자궁내막 소파 후 지혈까지의 일수

7. 주요 결과

芎歸膠艾湯 투여군의 지혈까지 일수는 4.29±1.54일로 트라넥사믹산, 카르바조크롬 · VK합제 투여군의 5.45±2.13일에 비하여 유의하게 단축되었다. 7일까지의 지혈을 유효례로 하면 芎歸膠艾湯 투여군은 유효율 94.6%로 트라넥사믹산, 카르바조크롬 · VK합제투여군의 72.2%에 비하여 유의하게 유효율이 높았다. 그 내역을 보면 허증 · 허실 중간 증에서는 芎歸膠艾湯 투여군이 유의하게 지혈까지의 일수가 짧았지만, 실증에서는 유의한 차이가 없었다.

자궁내막상에서는 증식기와 단순형 증식증인 경우에는 芎歸膠艾湯 투여군이 유의하게 지혈에 이른 일수가 단축되고, 정지기, 위축기와 증식기 분비기 혼재와 분비기에서는 유의한 차이는 없었다.

8. 결론

芎歸膠艾湯은 지혈제 트라넥사믹산, 카르바조크롬 · VK합제에 비하여 기능성 자궁출혈의 지혈에 유효하다.

9. 한방고찰

투여 개시時에는 실시하지 않았지만, 투여 후에 망진과 복진으로 허실 판정을 실시하였다. 증의 검토에서 허실에 관계없이 사용하고, 유효한 약방이라고 결론을 내렸다.

10. 논문 속의 안전성 평가

芎歸膠艾湯 투여군 중, 32세의 증례에서 1포 복용 후에 기분이 나빠지고 2포째부터 위부 불쾌감과 구토증이 있었기 때문에 4포를 복용한 후에 중지하고 다른 약으로 교체한 1명이 있었다.

11. 평가자 의견

서양의학에서도 기능성 자궁출혈의 원인은 다양하다. 그리고 한방의학에서도 그 기전은 단순하지 않다. 芎歸膠艾湯은 그 중의 衝任虛損이라는 하나의 病機에 대응한 약물과 지혈제를 조합한 방제이다『금궤요략』. 이 방제가 유효 증례와 무효 증례가 존재한다는 것은 기전의 다양성을 보여주고 있다. 본 연구는 진료 순서로 배당한 준무작위연구이지만, 芎歸膠艾湯은 기능성 자궁출혈에 일정 정도의 유효성을 시사하고 있다.

12. 평가자 이름과 평가 날짜 岡部哲郎 2007.6.15, 2008.4.1, 2010.6.1

비뇨기, 생식기 질환 | 갱년기장애 포함 |

서지사항
Kotani N, Oyama T, Sakai I, et al. Analgesic effect of a herbal medicine for treatment of primary dysmenorrheal-a double-blind study. *American journal of Chinese Medicine* 1997;25:205-12. CENTRAL ID: CN-00143317, Pubmed ID: 9288368

1. 목적

當歸芍藥散의 월경 곤란증 개선효과에 관한 이중맹검시험

2. 연구디자인

무작위대조시험DB-RCT

3. 실시기관

실시 시설의 언급 없음(저자들은 弘前대학 의학부 마취과)

4. 대상자 특성

1년 이상, 월경 곤란증을 겪고 있고 「기허」스코어가 30점 이상, 「陰」스코어 30점 이상, 「어혈」스코어 30점 이상의 여성 중에 정형외과적 이상이 없고 저용량 경구피임약Oral Contraceptives 및 항불안약을 복용하고 있지 않은 여성 40명(각 군 20명씩)

5. 중재/치료

먼저 월경 주기 2사이클의 관찰 기간을 두고 계속하여 치료 기간을 2사이클, 추적조사 기간을 2사이클, 합계 6사이클(반년간)을 관찰한다.

Arm 1: 當歸芍藥散(제약회사 불명) 1회 2.5g, 1일 3회 7.5g 복용(치료 기간의 3~4사이클 동안 복용)

Arm 2: 플라세보군(치료 기간의 3~4사이클 동안 복용)

6. 주요 평가항목

Visual Analogue ScaleVAS 및 디클로페낙나트륨Diclofenac sodium의 사용량

7. 주요 결과

當歸芍藥散 사용군에서 유의하게 월경곤란증이 개선되었다($p<0.01$).

8. 결론

한방적 지표인 「기허」, 「음」, 「어혈」을 진단기준으로 도입함으로써 當歸芍藥散의 적용환자를 구별하여 진통효과를 얻을 수 있다.

9. 한방고찰

각 스코어의 유용성을 논하고는 있지만, 한방의학적인 관점에서는 고찰을 하지 않았다.

10. 논문 속의 안전성 평가

참가자 전원에게 유해사상은 발생하지 않았다.

11. 평가자 의견

본 논문은 월경곤란증 진단에 한방 진단계의 하나인 「기허」, 「음」, 「어혈」스코어를 도입한 것으로 當歸芍藥散의 적용 환자를 밝히려는 시도라고 할 수 있다. 통증을 경감시켜 진통제의 사용량을 줄이는 것도 중요하지만, 진통제가 무효인 환자에게 동일한 효과가 나타나는가, 나아가서는 桂枝茯苓丸이나 芍藥甘草湯의 적용 환자는 무엇이 다른가 등 앞으로 계속된 연구성과가 기대된다.

12. 평가자 이름과 평가 날짜 中田英之 2008.1.1, 2010.6.1

비뇨기, 생식기 질환 | 갱년기장애 포함 |

서지사항

田中榮一, 齊藤英和, 廣井正彥. 갱년기여성의 부정수소에 대한 한방약의 치료 - 한방 단독요법과 Tofisopam 병용요법과의 임상효과를 비교 -. *한방진료* 1997;16:22-4

1. 목적

桂枝茯苓丸 단독투여와 자율신경 조정제와의 병용투여를 통한 임상효과의 비교 평가

2. 연구디자인

무작위대조시험RCT

3. 실시기관

小國町立병원 산부인과 1시설

4. 대상자 특성

1994년 4월~1995년 9월에 상기 시설에서 갱년기 부정수소라고 진단을 받고 통원한 여성 43명

5. 중재/치료

Arm 1: 쯔무라 桂枝茯苓丸 엑기스 과립(2.5g), 1일 3회, 식전 복용, 21명

Arm 2: 쯔무라 桂枝茯苓丸 엑기스 과립(2.5g), 1일 3회, 식전 복용에 Tofisopam(50㎎)을 가미하여 1일 3회, 식후 복용, 22명

6. 주요 평가항목

중증도 판정은 간략 갱년기지수SMI로 하였다. 임상효과 판정은 치료 후의 SMI가 25점 이하로 되면 저효로 평가하고, 25점 이하가 되지 않아도 치료 전에 비하여 35점 이상의 저하, 6~34점의 저하가 나타난 경우를 각각 유효, 약간 유효로 평가하였다. 임상효과 발현에 걸린 기간을 치료 개시부터 1주 이내, 2주 이내 및 4주 이내의 3단계로 평가하였다.

7. 주요 결과

桂枝茯苓丸 단독투여군(21명) 및 Tofisopam 병용군(22명)에서는 저효, 유효가 각각 33.3%, 28.6% 및 40.9%, 36.4%로 두 군 사이에는 차이가 없었다. 임상효과의 발현시기는 桂枝茯苓丸 단독투여군 및 Tofisopam 병용군에서 1주 이내, 2주 이내가 각각 14.3%, 33.3% 및 36.45, 40.9%이었다(유의차 검정은 없음)

8. 결론

갱년기여성의 부정수소에 대하여 桂枝茯苓丸과 Tofisopam의 병용투여를 실시하면 병용군에서는 임상효과가 빨리 나타난다는 것을 알 수 있어, 병용요법의 임상적 유용성을 시사하였다.

9. 한방고찰

없음

10. 논문 속의 안전성 평가

Tofisopam병용군에서 2명에게 졸음 증상이 나타났다.

11. 평가자 의견

갱년기 부정수소 증후군에 대하여 桂枝茯苓丸 단독보다도 Tofisopam의 병용요법이 효과 발현기간의 단축에 공헌한다는 결론은 일각이라도 빠른 증후개선을 원하는 갱년기여성들에게 희망을 줄 수 있어 본 연구는 실제 임상에 기여한다고 할 수 있다. 그러나 한방의료에서 가장 중요한 「증」을 감안한 증례 선택이 아니기 때문에 마치 Tofisopam이 갱년기여성의 부정수소에 효과가 있다는 인상이 강하다. 즉, 桂枝茯苓丸의 「증」의 환자를 대상으로 한 RCT시험이라면 한방 단독요법의 진정한 유효성과 자율신경 조정제와의 병용효과에 대하여 밝혀질 것이라고 생각한다. 본 연구는 한방 四診과 隨證요법을 통하지 않더라도 「갱년기 부정수소」라는 임상소견으로 桂枝茯苓丸을 처방함으로써 60% 유효 이상의 치료효과를 얻을 수 있었고, 약 반수가 2주 이내에 증상 개선을 자각한다. 여기에 Tofisopam의 병용을 실시한다면 더욱더 임상효과를 얻을 수 있을 것이라는 점을 나타내고 있다. 일반 진료의에게는 많은 도움이 될 것이라고 생각한다.

12. 평가자 이름과 평가 날짜 後山尙久 2008.8.27, 2010.6.1

비뇨기, 생식기 질환 | 갱년기장애 포함 |

서지사항
寒川慶一, 荻田幸雄. 갱년기장애와 약용인삼. *치료학* 1994;28:57-62.

1. **목적** 갱년기장애에 대하여 홍삼末과 當歸芍藥散의 임상효과 및 양자 병용에 의한 임상효과를 평가
2. **연구디자인** 무작위대조시험(봉투법)RCT-envelope
3. **실시기관** 大阪시립대학 산부인과 1시설
4. **대상자 특성**
상기 시설에서 갱년기장애로 진단을 받고 통원한 113명 및 부정수소가 있지만 진료는 받지 않은 갱년기여성 124명
5. **중재/치료**
[연구 1] 갱년기장애에 대한 치료효과
Arm 1: 정관정 홍삼末을 1일 6g(분복, 복용 시간에 관한 상세한 언급이 없음), 83명
Arm 2: 고타로當歸芍藥散料 엑기스 세립, 1일 9g 복용(분복, 복용시간에 관한 상세한 언급이 없음), 30명
Arm 3: 정관정 홍삼末, 1일 6g 복용에 추가로 當歸芍藥散 1일 9g 복용(분복, 복용시간에 관한 상세한 언급이 없음), (Arm 1, 2에서 4주 투여 후의) 61명
[연구 2] 갱년기장애로 인한 진찰예비군에 대한 예방효과
Arm 1: 정관정 홍삼末, 1일 3g 복용(분복, 복용시간에 관한 상세한 언급은 없음), 36명
Arm 2: 정관 홍삼末, 1일 6g 복용(분복, 복용시간에 관한 상세한 언급은 없음), 20명
Arm 3: 고타로當歸芍藥散料 엑기스 세립, 1일 9g 복용(분복, 복용시간에 관한 상세한 언급이 없음), 34명
Arm 4: 홍삼末, 1일 3g 복용에 추가로 고타로當歸芍藥散料 엑기스 세립 1일 9g 복용(분복, 복용시간에 관한 상세한 언급이 없음), 34명
6. **주요 평가항목** 임상 증상을 쿠퍼먼Kupperman 지수 치료에 의한 감소율이 80% 이상을 저명개선, 80~60%을 중간정도 개선, 60~30%을 경도개선, 30% 이하를 불변으로 하여 효과판정을 하였다. 연구 1은 4주의 치료기간으로 평가. 연구 2는 8주를 투여하여 평가하였다.
7. **주요 결과**
연구 1: 當歸芍藥散 단독 투여(10.0%)에 비하여 홍삼末 단독(18.1%) 혹은 양자의 병용투여(19.7%)에서는 유의하게 저명개선 증례가 많았다(P<0.05). 중간정도 개선 증례에서는 각각의 단독 투여(33.3%, 28.9%)에 비하여 양자의 병용투여(47.5%)에서는 그 비율이 높았다(P<0.01).
연구 2: 홍삼末 단독 투여에서는 1일 3g투여군이 6g투여군보다도 유효율이 높은 경향을 보였다. 홍삼末의 1일 6g투여군(5.0%)에 비하여 當歸芍藥散병용군(32.4%)에서는 저명개선 증례가 현저하게 증가하였지만, 증례수가 적어 유의한 차이는 없었다.
8. **결론** 갱년기장애에 대하여 홍삼末은 그 증상을 개선하고 當歸芍藥散과의 병용요법은 그 효과를 더욱 높일 가능성을 시사하였다.
9. **한방고찰** 없음
10. **논문 속의 안전성 평가** 언급 없음
11. **평가자 의견**
본 연구는 홍삼末의 갱년기장애 여성들에 대한 치료효과뿐만 아니라 예방효과의 존재를 결론 냄으로써 한방제제의 폭넓은 임상응용을 보여주었다. 단, 대상으로 한 부정수소 증례에 홍삼을 필요로 한 기허가 그 병태를 형성하고 있었던지, 혹은 當歸芍藥散의 병용을 필요로 하는 어혈, 혈허 혹은 수독이 어느 정도 있었는지에 관해서는 언급이 없다. 앞으로 한방의학적인 병태를 고려한 연구가 이루어지기를 기대한다.
12. **평가자 이름과 평가 날짜** 後山尙久 2008.8.27, 2010.6.1

비뇨기, 생식기 질환 | 갱년기장애 포함 |

서지사항 • • •

太田博明. 갱년기장애치료에 있어서 한방요법과 호르몬 보충요법의 관계. *산부인과한방연구의 진보* 2001;18:21-9. 醫中誌 Web ID: 2002170744

1. 목적

갱년기장애의 치료법으로서 HRT와 한방치료의 비교 평가

2. 연구디자인

무작위대조시험RCT

3. 실시기관

실시 장소에 관한 언급 없음(저자는 東京여자의과대학 산부인과교실)

4. 대상자 특성

폐경 후 혹은 난소적출 후 갱년기증상을 가진 96명

5. 중재/치료

Arm 1: HRT결합형 에스트로겐(Estrogen 0.625mg 및 酢酸 Medroxyprogesterone 2.5mg 혹은 5mg) 50명

Arm 2: 한방요법 46명(桂枝茯苓丸 19명, 加味逍遙散 11명, 牛車腎氣丸 8명, 當歸芍藥散 2명, 桃核承氣湯 2명, 歸脾湯 2명, 女神散 2명)

원저에 상세한 언급 없음

6. 주요 평가항목

慶應式 중고령자 건강유지 외래조사표의 스코어를 사용하여 투여 개시 전, 투여 개시 1개월 후, 6개월 후, 12개월 후의 조사결과를 비교하였다. 0~10점을 경증, 10~20점을 중간정도, 20~30점을 중증으로 하여 중증→중간정도, 중간정도→경증, 경증에서 스코어 감소가 2/3의 경우에 개선으로 평가하였다.

7. 주요 결과

HRT로 혈관운동신경증상, 신경질, 요배통, 우울, 불면, 두통의 6증상은 1개월로 개선되었다. 한방치료에서는 1개월로 개선된 증상은 없고, 혈관운동신경증상, 권태감, 요배통, 신경질의 4증상은 6개월로 개선되었다. 그리고 요배통은 牛車腎氣丸에서만 유효하였다.

8. 결론

상기, 화끈거림, 발한, 억울, 불면에 관해서는 HRT가 치료 효과에서 우수하였고, 권태감 · 냉증에 관해서는 한방요법이 효과면에서 우수하였다.

9. 한방고찰

이번 연구에서는 桂枝茯苓丸군이 19명, 加味逍遙散 11명, 當歸芍藥散이 2명인 것은 허증자가 적었기 때문이라고 고찰하였다.

10. 논문 속의 안전성 평가

언급 없음

11. 평가자 의견

한방약과 HRT의 특성을 개략적으로 설명한 논문이다. 한방치료를 실시하는 데 있어서는 증상을 고려하면서 좀 더 유효한 분야에서 투여가 이루어지도록 권하고 있다. 앞으로 좀 더 세분화된 디자인으로 개개 한방약에 대한 연구 보고가 이어지길 기대한다.

12. 평가자 이름과 평가 날짜 中田英之 2008.4.1, 2010.6.1

비뇨기, 생식기 질환 | 갱년기장애 포함 |

서지사항 • • •

高松潔. 갱년기장애에 대한 한방요법의 유용성 검토 - 3대 한방 부인약의 무작위투여에 따른 효과 비교 -. *산부인과 한방연구의 진보* 2006;23:35-42. 醫中誌 Web ID: 2006288782

1. 목적

갱년기장애에 대한 한방요법과 호르몬 보충요법의 효과 비교 및 3대 부인 한방약의 非隨證요법에 의한 유효성 평가

2. 연구디자인 준무작위대조시험quasi-RCT

3. 실시기관 東京여자의과대학병원(1), 慶應대학병원(2), 산부인과 2시설

4. 대상자 특성 (1) 2000년 11월~2002년 1월에 갱년기장애로 통원한 여성 70명

(2) 1993년 1월~2000년 12월에 갱년기장애로 통원한 여성 100명

5. 중재/치료

호르몬요법HRT과 한방의 임상효과를 비교 연구

Arm 1: 쯔무라 當歸芍藥散 엑기스 과립, 쯔무라 加味逍遙散 엑기스 과립, 혹은 쯔무라 桂枝茯苓丸 엑기스 과립(2.5g), 1일 3회, 식전 복용, 4~8주, 70명

Arm 2: 프레마린Premarin(0.625g), 프로베라provera(2.5mg), 1일 3회, 식후 복용, 4~8주, 연속 병용요법. 110명 3대 부인 한방약의 非隨證요법을 통한 유효성 연구

Arm 1: 쯔무라 當歸芍藥散 엑기스 과립(2.5g), 1일 3회 식전 복용, 4~8주, 23명

Arm 2: 쯔무라 加味逍遙散 엑기스 과립(2.5g), 1일 3회 식전 복용, 4~8주, 23명

Arm 3: 쯔무라 桂枝茯苓丸 엑기스 과립(2.5g), 1일 3회 식전 복용, 4~8주, 24명

6. 주요 평가항목

慶應式 중고령자 건강유지 외래조사표를 사용하여 환자의 자기기입방식으로 증상의 유무 및 그 개선 상태를 조사하였다. 중증도는 4단계로 평가하였다.

7. 주요 결과

종합적 결과로서 HRT와 한방요법은 거의 동등하였지만(효과가 있다는 회답율은 HRT 78.0%, 한방요법은 68.6%), 효과의 정도는 HRT가 뛰어났다(중증도의 2단계 이상 개선율이 HRT는 83.0%, 한방요법은 21.4%). 非隨證투여에 의한 세 종류 한방처방간 차이는 없었다(효과가 있다는 회답율은 當歸芍藥散: 65.2%, 加味逍遙散: 74.0%, 桂枝茯苓丸: 70.8%). 증상별로 검토한 결과 홍분을 잘하고, 우울, 안절부절, 불안감, 고민 등의 정신증상에 효과가 높았다.

8. 결론

동일 조사표를 사용한 검토에서 한방요법은 갱년기장애의 치료에 일정한 효과가 나타났다. HRT와 비교하여도 자각증상의 완화율은 거의 동등하고 특히 정신적 증상에 효과가 높다는 사실을 알 수 있었다.

9. 한방고찰 없음

10. 논문 속의 안전성 평가 언급 없음

11. 평가자 의견

본 논문에서 HRT에 비하여 한방요법은 증상개선 정도가 약 4분의 1이라는 점, 세 종류 한방약의 임상효과가 거의 같다는 점은 「갱년기장애」라는 병명투여로 인한 非隨證에서 한방치료성적의 한계를 잘 보여주고 있다. 다시 한번 갱년기장애치료에는 수증요법이 필수라는 점을 재인식시켜 준 귀중한 연구이다. 제 1저자의 다음과 같은 유사한 논문이 발표되었다. 「高松潔, 武者稚枝子, 岡野浩哉, 외. 갱년기장애에 대한 한방요법의 유용성 검토. *산부인과 한방연구의 진보* 2002;19:111-16. 醫中誌 Web ID: 2002193391」「高松潔. HRT와 한방. *일본 갱년기의학회 잡지* 2004;12:155-7.」「高松潔, 牧田和也, 田邊清男 외. HRT와 한방. *임상검사* 2004;48:877-84.」「高松潔, 田邊清男. 갱년기장애와 한방. *산부인과 치료* 2004;89:408-15. MOL, MOL-Lib」

12. 평가자 이름과 평가 날짜 後山尙久 2008.4.1, 2008.12.20, 2010.6.1

비뇨기, 생식기 질환 | 갱년기장애 포함 |

서지사항 • • •

荻田幸雄, 藤本征一郎, 後山尙久 외. 桂枝茯苓丸의 非엑기스화 제제 「TK-061」의 갱년기 제증상에 대한 효과 - 테이코쿠桂枝茯苓丸 엑기스 과립과의 비교 검토 -. *임상부인과산과* 2002;56:799-810. 醫中誌 Web ID: 2003004448

荻田幸雄, 藤本征一郎, 後山尙久 외. 생약으로 제조된 桂枝茯苓丸의 非엑기스화 제제「TK-061」- 갱년기 제증상에 대한 효과 검증 -. *산과와 부인과* 2002;69:953-62. 醫中誌 Web ID: 2003004359 MOL, MOL-Lib

1. **목적** 非엑기스화 桂枝茯苓丸의 엑기스제제 桂枝茯苓丸과의 동등 비교시험
2. **연구디자인** 무작위대조시험[RCT]
3. **실시기관** 1999년 11월부터 2001년 3월까지의 1년 5개월간, 大阪시립대학 의학부 산부인과, 北海道대학 의학부 산부인과, 大阪의과대학 산부인과, 기타 20시설
4. **대상자 특성** 갱년기장애라고 진단을 받고 BMI 20이상, 체지방율 35% 미만, 시험 개시전 4주 이내에 호르몬 보충요법을 받지 않은 환자 193명(적합 증례는 158명)
5. **중재/치료** Arm 1: 非엑기스화 桂枝茯苓丸[TK-061]을 1회 6정, 1일 3회, 18정 복용
   Arm 2: 테이코쿠桂枝茯苓丸 엑기스 과립[TKK-25]를 1회 2.5g, 1일 3회, 7.5g 복용
6. **주요 평가항목**
   SMI[간략 갱년기지수]의 개선도를 개선도 판정표[5단계 평가]에 근거하여 유효성을 평가
   어혈스코어 개선도
   혈중 호르몬농도의 변화
   유해 사상 조사
7. **주요 결과**
   TK-061은 유효율 55.8%, TKK-25의 유효율은 51.0%로 TK-061이 TKK-25에 비하여 비열등성을 나타냈다.
   어혈스코어는 투여 후에 경시적으로 저하되고, 8주째에는 두 군이 같은 정도로 감소하였다.
   혈중 호르몬 농도는 E2, FSH, LH 모두 투여 전과 비교하여 변동은 없었다.
   부작용 발생율은 TK-061에서 22.4%, TKK-25에서 23.2%로 두 군에서 차이는 없었다. 그리고 이러한 부작용은 자연 소실 혹은 대증요법으로 경감할 수 있는 것으로 인과관계에서 부정할 수 없다는 수준으로 그친다.
8. **결론**
   TK-061은 주요 평가 항목인 간이 갱년기지수의 개선도에 관하여 TKK-25에 비하여 동등 이상으로 유효하다는 사실이 나타났다. 어혈스코어에서도 마찬가지로 개선되었다. 그리고 TK-061과 TKK-25는 모두 내분비계에 크게 영향을 미치지 않았다.
9. **한방고찰** 없음
10. **논문 속의 안전성 평가**
    유해 사상의 발현율은 非엑기스화 桂枝茯苓丸 투여군이 22명(22.4%), 桂枝茯苓丸 엑기스 과립 투여군이 23명(23.2%)이었다. 두 군 모두 심한 유해 사상은 없었다. 부작용의 발현율은 非엑기스화 桂枝茯苓丸 투여군이 12명(12.2%), 桂枝茯苓丸 엑기스 과립 투여군이 9명(9.1%)이었다. 개괄안전도에서 안전하다고 판단된 非엑기스 桂枝茯苓丸 투여군이 79명(80.6%), 桂枝茯苓丸 엑기스 과립 투여군이 88명(88.9%)이었다.
11. **평가자 의견**
    非엑기스화제제 桂枝茯苓丸의 치험 보고이다. 엑기스화 제제와 동등한 시험이기는 하지만, 엑기스제, 非엑기스화 환제 모두 갱년기증상을 개선시킨다는 사실을 보여 주었다는 점에서 유의하다고 생각된다. 아쉬운 점은 본 논문 중의 적합군에서 엑기스제보다도 유효하다는 점을 시사한 환제의 약가수재가 없다는 부분이다. 非엑기스화 桂枝茯苓丸의 환제를 이용할 경우, 지금은 OTC약으로만 구입할 수 있다.
12. **평가자 이름과 평가 날짜** 中田英之 2008.4.1, 2010.6.1

비뇨기, 생식기 질환 | 갱년기장애 포함 |

서지사항

Koike K, Ohno S, Takahashi N, et al. Efficacy of the herbal medicine Unkei-to as an adjunctive treatment to hormone replacement therapy for postmenopausal women with depressive symptoms. Clinical Neuropharmacology 2004;27:157-62. CENTRAL ID: CN-00490860, Pubmed ID: 15319700

1. 목적

억울을 수반하는 갱년기 증후군에 대한 溫經湯의 유효성 평가

2. 연구디자인

무작위대조시험(cross over)RCT-cross over

3. 실시기관

대학병원 1시설, 진료소 1시설

4. 대상자 특성

호르몬 보충요법으로 관해되지 못하고 억울 증상을 수반한 갱년기 증후군의 여성 24명

5. 중재/치료

Arm 1: 6개월간 溫經湯 엑기스 과립 7.5g/일-1개월 wash out-6개월간 當歸芍藥散 엑기스 과립 7.5g/일

Arm 2: 6개월간 當歸芍藥散 엑기스 과립 7.5g/일-1개월 wash out-6개월간 溫經湯 엑기스과립 7.5g/일

Arm 1, 2 모두 호르몬 보충요법은 계속 실시

6. 주요 평가항목

Self-Rating Depression ScaleZSDS, State-Trait Anxiety InventorySTAI-1, 2

7. 주요 결과

溫經湯 투여 3개월에서 ZSDS, STAI-1, 2가 유의하게 개선되고 6개월 투여까지 효과는 지속되었다. 그리고 溫經湯 투여는 當歸芍藥散 투여와 비교하여 3개월 후, 6개월 후에 모두 ZSDS, STAI-1, 2가 유의하게 개선되었다.

8. 결론

호르몬 보충요법에서 충분한 효과를 얻을 수 없고, 억울증상을 수반한 갱년기 증후군에 대하여 그 보조요법으로서 溫經湯은 유효하다. 그 효과는 當歸芍藥散보다 우수하였다.

9. 한방고찰

없음

10. 논문 속의 안전성 평가

두 군 모두 부작용은 나타나지 않았다.

11. 평가자 의견

當歸芍藥散과 溫經湯의 cross over 시험이고, 전후의 2군에 관해서 무작위로 배당되었다. 메카니즘으로서 溫經湯의 CINC분비증강작용을 들고 있다.

12. 평가자 이름과 평가 날짜 小暮敏明 2007.6.15, 2008.4.1

비뇨기, 생식기 질환 | 갱년기장애 포함 |

서지사항 • • •

樋口毅, 柞木田礼子, 阿部和弘 외. 호르몬 보충요법, 가미소요산 투여로 갱년기장애에 대한 효과 비교 *산부인과한방연구의 걸음* 2009; 26: 18-23 醫中誌 Web ID: 2009197632

1. 목적

갱년기장애 치료법에서 호르몬 보충요법HRT과 가미소요산의 효과 차이점 및 병용효과 평가

2. 연구디자인

무작위대조시험(봉투법)RCT-envelope

3. 세팅

弘前대학 의학부 부속병원, 기타 青森현 내 8시설

4. 대상자 특성

상기 시설에서 갱년기 장애 진단을 받고 치료를 희망한 30명

5. 중재/치료

Arm 1: 쯔무라 가미소요산 엑기스 과립(2.5g), 1일 3회, 식전 복용 8주, 10명

Arm 2: 결합형 에스트로겐 제제 혹은 17β 에스트라디올 첩부제(자궁이 있는 경우에는 醋酸메드록시 프로게스테론 병용)(HRT 군) 8주, 9명

Arm 3: Arm 1+Arm 2(병용군), 11명

6. 주요 평가항목

치료 개시 시, 4, 8주째 다음 항목에서 점수 비교

①자기평가식 억울성 척도(SDS), ②해밀턴 불안척도(HAS), ③피츠버그 수면질문표PSQI, ④일본산부인과학회작성 갱년기 증상 평가표

7. 주요 결과

HAS 점수는 가미소요산 단독 투여군에서는 투여 4주에서 HRT 투여군과 병용군에 비해 유의하게 저하되었다. SS, PSQI, 일본산과부인과학회작성 갱년기증상 평가표로 3군을 비교하면 유의한 차이는 없었다.

8. 결론

갱년기장애 치료법으로서 HRT와 가미소요산의 분류사용에 근거가 될 만한 명료한 방향성을 제시하진 못했다.

9. 한방 고찰

없음

10. 논문 중 안정성평가

언급 없음

11. 평가자 의견

본 연구는 가미소요산이 시호제로서 작용하는 중추신경계 억제에 주목하여, 항우울작용, 항불안작용 검토를 중심으로 임상에서 사용하는 평가 스케일을 이용하여 HRT 효과와 비교한 것으로, 나름 평가할 가치는 있다. 단, 본 연구에서는 변증 없이 가미소요산을 투여했을 때의 성적을 제시하면서 HRT보다도 불안증상에는 효과가 높다는 기존 임상현장에서의 인상과 일치하는 것은 특별히 새로울 것은 없다.

앞으로 연구에서 적어도 임상의들이 비교적 진단에 혼란을 겪지 않은 '시호증', '어혈증'으로 한정시켜 증례를 늘려 같은 방식으로 검토를 시행하여 HRT와 분류사용에 관한 지침이 작성되기를 바란다. 또한 갱년기장애 표준적 치료에 가미소요산 병용 제언에 관해서도 과학적 접근으로 도전해주길 바란다.

12. 평가자 이름과 평가 날짜 後山尚久 2010.6.1

비뇨기, 생식기 질환 | 갱년기장애 포함 |

서지사항 • • •

Ushiroyama T, Ikeda A, Sakuma K, et al. Comparing the effects of estrogen and an herbal medicine on peripheral blood flow in post-menopausal women with hot flashes:hormone replacement therapy and Gui-zhi-fu-ling-wan, a Kampo medicine. *The American Journal of Chinese Medicine* 2005;33:259-67. CENTRAL ID: CN-00528621, Pubmed ID: 15974485

1. 목적

桂枝茯苓丸과 호르몬 보충요법HRT의 안면홍조와 냉증에 대한 유효성 비교

2. 연구디자인

무작위대조시험RCT

3. 실시기관

실시 시설의 언급 없음(저자들은 大阪의과대학 산부인과)

4. 대상자 특성

만성질환의 과거력이 없고, 과거 3개월 이내에 호르몬 보충요법을 받지 않은 46세부터 58세의 폐경 여성으로 관동맥 이상, 혈전성질환, 뇌경색, 고혈압, 신질환, 알레르기질환이 없는 안면홍조 352명의 환자

5. 중재/치료

Arm 1: 쯔무라 桂枝茯苓丸TJ-25 1회 2.5g, 1일 3회 7.5g 복용

Arm 2: 프레마린Premarin 0.625g과 프로베라provera 2.5㎎ 1일 1회 복용

6. 주요 평가항목

레이저 도플러Laser Doppler장치로 턱, 손가락끝, 발가락끝의 3군데에서 말초혈류량을 측정하여 치료 전후에서 비교. 유효성을 판정한다.

7. 주요 결과

HRT, 桂枝茯苓丸 모두 턱 및 손가락끝에서 혈류는 저하되었다. 발가락끝은 桂枝茯苓丸이 혈류를 증가시키고, HRT는 혈류에 변화가 없었다.

8. 결론

안면홍조에 냉증을 수반한 환자에게 있어서 특히 하지 냉증에 관하여 桂枝茯苓丸이 유효하다. HRT는 냉증 개선에 유효하지 않았다. 안면홍조의 개선효과는 HRT와 桂枝茯苓丸 모두 효과가 나타났지만, 桂枝茯苓丸에서 좀 더 개선 효과가 높았다.

9. 한방고찰

없음

10. 논문 속의 안전성 평가

언급 없음

11. 평가자 의견

본 논문은 HRT와 桂枝茯苓丸의 비교시험이다. 안면홍조, 냉증을 혈류측정하여 데이터화하였다는 점에서 객관성이 높다고 볼 수 있다. 안면홍조가 없는 환자군에서는 각 약제의 약효가 어떻게 다른지 등에 관하여서도 흥미가 있다.

12. 평가자 이름과 평가 날짜 中田英之 2008.4.1

비뇨기, 생식기 질환 | 갱년기장애 포함 |

서지사항 • • •

松尾亞伊, 小池浩司, 保科有希 외. 호르몬요법에 저항을 보이는 갱년기의 우울 · 불안증상에 대한 溫經湯의 유효성 검토. *산부인과 한방연구의 진보* 2005;22:70-4. 醫中誌 Web ID: 2005235338
小池浩司. 여성 한방의료에서 나의 연구 처방 4. 갱년기의 우울증상과 溫經湯. *산부인과 치료* 2006;92:784-6. MOL, MOL-Lib

1. 목적

호르몬 보충요법에 저항성이 있는 우울증환자에 대한 한방약의 유용성을 확인한다.

2. 연구디자인

무작위대조시험(cross over)RCT-cross over

3. 실시기관

실시 시설의 언급 없음(저자는 金澤대학 의학부 산부인과 교실)

4. 대상자 특성

갱년기 외래 환자로 6개월의 HRT로 개선되지 않은 우울 증상 환자 24명

5. 중재/치료

Arm 1: 6개월간 HRT(에스트라디올estradiol 제제 1매/2일 【용량 언급 없음】과 medroxyprogesterone 1일 5㎎ 10일간 투여)와 쯔무라 溫經湯TJ-106 7.5g을 1일 3회의 병용. 12명

Arm 2: 6개월간 HRT(에스트라디올estradiol 제제 1매/2일 【용량 언급 없음】과 medroxyprogesterone 1일 5㎎ 10일간 투여)와 當歸芍藥散TJ-23 7.5g을 1일 3회의 병용. 12명.

6개월 후에 1개월간의 휴약기간을 두고 두 Arm을 교체한다.

6. 주요 평가항목

6개월간의 溫經湯 및 當歸芍藥散의 병용으로 SDS, STAI스코어 변화

7. 주요 결과

溫經湯 병용군에서 유의하게 SDS 우울스코어가 저하되었다(p〈0.01: 검정 방법에 대한 언급이 없음).
STAI의 불안 상태 및 특성 불안 스코어가 유의하게 개선되었다(p〈0.01: 검정 방법에 대한 언급이 없음).

8. 결론

HRT와 溫經湯의 병용요법은 HRT치료 저항성의 우울에 유효하다.

9. 한방고찰

없음

10. 논문 속의 안전성 평가

언급 없음

11. 평가자 의견

이 문헌은 「Koike K, Ohno S, Takahashi N, et al. *Clinical Neuropharmacology* 2004;27:157-62. Efficacy of the herbal medicine Unkei-to as an adjunctive treatment to hormone replacement therapy for postmenopausal women with depressive symptoms.」으로서 발표한 것이 본래 논문이다. 갱년기장애 치료로서의 호르몬 보충요법저항성의 우울, 불안 증상에 溫經湯이 유효하다는 사실은 의미가 있다. 단, 호르몬 보충요법 저항성의 우울 · 불안증상이라는 정의에는 약간 위화감이 있고, 우울 · 불안증상에 대한 치료로서 평가한다면 항우울약, 항불안약과의 비교 검토가 있으면 좀 더 한방약의 특성을 분명히 설명할 수 있지 않을까하고 생각한다. 그리고 3개월 복용으로 효과는 6개월 지속되었다는 언급(본문 중에)이 있는데 cross over 비교의 1개월 휴약으로 충분하였는가하는 의문도 남아 있다. 앞으로의 연구가 기대된다.

12. 평가자 이름과 평가 날짜 中田英之 2008.4.1, 2009.4.8, 2010.6.1

비뇨기, 생식기 질환 | 갱년기장애 포함 |

서지사항 • • •

Ushiroyama T, Sakuma K, Nosaka S. Comparison of effects of vitamin E and wen-jing-tang(unkei-to), an herbal medicine. On peripheral blood flow in post-menopausal women with chilly sensation in the lower extremities:a randomized prospective study. *American Journal of Chinese Medicine* 2006;34:969-79. CENTRAL ID: CN-00577271, Pubmed ID: 17163586

1. 목적

溫經湯과 비타민E가 말초혈류에 미치는 효과를 비교 평가한다.

2. 연구디자인

무작위대조시험RCT

3. 실시기관

大阪대학 산부인과

4. 대상자 특성

하지 냉증을 호소하는 42세부터 61세까지의 3개월 이내에 호르몬 보충요법을 받지 않은 폐경 여성 환자 180명

5. 중재/치료

Arm 1: 溫經湯군(쯔무라 溫經湯 엑기스 과립 7.5g/일) 8주(60명 중 해석 58명)

Arm 2: 비타민E군(tocopherol nicotinate 600㎎/일) 8주(60명 중 해석 55명)

Arm 3: 무치료군 8주(60명 중 해석 48명)

6. 주요 평가항목

문진을 이용한 4단계 평가와 도플러Doppler로 턱아래, 가운데 손가락, 가운데 발가락의 혈류 비교

7. 주요 결과

문진에 의한 냉증의 자각평가에서는 溫經湯군에서 유의하게 개선되었다. 도플러Doppler로 실시한 혈류 평가에서는 하지말초의 혈류 개선효과가 비타민E군과 溫經湯군의 두 군에서 나타났다. 가운데 손가락의 혈류에 관해서는 비타민 E군은 유의하게 혈류를 증가시켰지만, 溫經湯군에서는 원래 중지의 혈류가 좋은 군에서는 억제적으로 작용하고 혈류가 나쁜 군에서는 개선적으로 작용하였다.

8. 결론

溫經湯은 냉증의 개선약으로서 비타민E보다 뛰어나다.

9. 한방고찰

없음

10. 논문 속의 안전성 평가

특별한 문제는 없었다.

11. 평가자 의견

본 논문은 溫經湯과 비타민E의 말초혈류 개선효과를 비교 검토한 것이다. 溫經湯군은 비타민E와 달리 냉증도 개선하면서 상기증이 있는 군에 대해서 열을 식히는 효과가 있다고 설명하고 있다. 따라서 한방약의 특색을 잘 이해할 수 있는 논문이다.

12. 평가자 이름과 평가 날짜 中田英之 2009.1.10, 2010.6.1

비뇨기, 생식기 질환 | 갱년기장애 포함 |

서지사항 • • •

安井敏之, 苛原稔, 青野敏博 외. 배란장애환자에 대한 클로미펜Clomifene · 當歸芍藥散 병용요법의 유용성 검토. 일본 불임학회잡지 1995;40:83-91.

1. 목적

희발 월경, 무배란 주기증, 제1도 무월경에 대한 클로미펜Clomifene 단독요법과 클로미펜 · 當歸芍藥散 병용요법의 유용성 비교에 관한 객관적 평가

2. 연구디자인 무작위대조시험(봉투법)RCT-envelope

3. 실시기관 德島대학 부속병원 산부인과와 그 관련 병원을 포함한 13시설

4. 대상자 특성

1992년 1월~1994년 3월에 상기 시설에서 희발 월경, 무배란 주기증, 제1도 무월경으로 진단 받고 통원 중인 93명

5. 중재/치료

Arm 1: 클로미펜 50mg을 월경 5일째부터 5일간 식후 복용. 배란하지 않으면 1주기마다 1일 1정씩 증량, 52명

Arm 2: 클로미펜 50mg을 월경 5일째부터 5일간 식후 복용하면서 쯔무라 當歸芍藥散 엑기스 과립(2.5g), 1일 3회, 식전 복용을 추가. 배란이 없으면 클로미펜을 1주기마다 1일에 1정식 증량, 41명.

6. 주요 평가항목

기초 체온의 고온상(10일 이상 지속)의 확인, 혹은 황체기 중기의 프로게스테론Progesterone 농도(10mg/mℓ 이상 상승)로 배란, 임신을 판정. 혈중 LH, FSH, 에스트라디올Estradiol, 프로게스테론 농도 측정으로 내분비환경 개선을 판정. 3주기 이상 치료로 평가.

7. 주요 결과

증례별 배란율, 주기별 배란율, 증례별 임신율에는 클로미펜 단독요법과 當歸芍藥散과의 병용요법 사이에 유의한 차이는 없었다. 치료에 의하여 임신한 증례에서는 임신에 이르기까지의 주기수가 클로미펜 단독요법(3.82주기째)에 비하여 當歸芍藥散과의 병용요법(1.86주기)에서 유의하게(P〈0.05) 짧았다. 치료 주기에서 두 군의 뇌하수체 호르몬농도, 에스트라디올 농도, 발육 난포수, 경관 점액량, 황체기 중기의 자궁내막두께, 기초 체온에서 고온상 지속 일수에는 유의한 차이가 없었다. 배란 전기의 프로게스테론 농도 및 프로게스테론/에스트라디올 농도비율은 모두 클로미펜 단독요법이 當歸芍藥散과의 병용요법에 비하여 높았다(P〈0.05).

8. 결론

희발 월경, 무배란 주기증, 제1도 무월경에 대한 클로미펜 단독요법에 비하여 클로미펜 · 當歸芍藥散의 병용요법에서 배란율의 개선은 없었다. 그렇지만 임신을 촉진시키는 효과가 나타나서 當歸芍藥散의 난소에 있어서 성호르몬 시정효과를 시사하였다.

9. 한방고찰 없음

10. 논문 속의 안전성 평가 언급 없음

11. 평가자 의견

본 연구는 정확한 방법으로 월경 주기 이상에 효과가 있다는 것이 증명된 클로미펜을 positive control로 한 當歸芍藥散의 병용요법의 유효성 평가이다. 그 결과 임신에 이르는 기간을 단축할 수 있다는 임상 실천에 직결되는 positive 결론을 얻었다. 원인 질환을 세분화하여 새로운 검토를 실시하면 임신 희망의 월경 주기 이상 여성에 대한 當歸芍藥散의 서양의학적인 관점에서의 적응을 결정하는 데 보다 더 공헌할 것이다. 클로미펜 · 當歸芍藥散병용을 當歸芍藥散證과 非證으로 나눈 세부항목해석에 의한 생리적 데이터와 내분비 데이터의 비교검토를 기대한다.

12. 평가자 이름과 평가 날짜 後山尙久 2008.8.28, 2010.6.1

산전, 산후 질환

서지사항

Ushiroyama T, Araki R, Sakuma K, et al. Efficacy of the kampo medicine Xiong-Gui-Jiao-Ai-Tang, a traditional herbal medicine, in the treatment of threatened abortion in early pregnancy. *American Journal of Chinese Medicine* 2006;34:731-40. CENTRAL ID: CN-00457564, Pubmed ID: 17080540

後山尙久, 佐久間航, 野坂櫻 외. 자궁 출혈을 수반한 절박유산에 대하여 芎歸膠艾湯의 임상 효과. *산부인과 한방연구의 진보* 2006;23:100-3. 醫中誌Web ID: 2006303253

1. 목적

자궁 출혈을 수반한 절박유산의 치료약으로서 芎歸膠艾湯의 유효성 평가

2. 연구디자인

무작위대조시험RCT

3. 실시기관

연구시설에 대한 언급 없음(저자들은 大阪의과대학 산과, 高槻적십자병원 산부인과 소속)

4. 대상자 특성

자궁 출혈로 내원하여 절박유산으로 진단 받은 72명

5. 중재/치료

Arm 1: 안정과 쯔무라 芎歸膠艾湯TJ-77 1회 2.5g 1일 3회 투여군 36명

Arm 2: 안정과 hCG(5,000U 격일 투여)군 36명

6. 주요 평가항목

EFSEco free space의 크기, 지혈까지의 일수

7. 주요 결과

통계 해석은 카이2승검정과 Wilcoxon's signed-rank test를 실시하여 분석

지혈까지 걸린 일수가 芎歸膠艾湯에서 유의하게 짧았다($p<0.0001$).

EFS소실에 걸린 일수가 芎歸膠艾湯에서 유의하게 짧았다($p<0.0001$).

치료 7일째에 EFS가 芎歸膠艾湯에서 유의하게 적었다($p<0.0001$).

8. 결론

芎歸膠艾湯TJ-77은 자궁 출혈을 수반한 절박유산증례에서 지혈까지의 기간을 단축한다.

9. 한방고찰

절박조산에 芎歸膠艾湯이 유효한 이유를 구성 생약 측면에서 고찰한다. 當歸 芍藥 川芎의 보혈효과와 阿膠 艾葉의 지혈제로서의 효과를 논하여 그 유효성을 설명하였다.

10. 논문 속의 안전성 평가

언급 없음

11. 평가자 의견

본 논문은 절박조산환자의 EFS가 한방치료로 유의하게 빨리 소실되는 것을 소개하고 있다. 절박조산 치료는 원칙적으로 안정밖에 없고 유효한 치료법이 확립되어 있지 않기 때문에 본 논문에서의 芎歸膠艾湯의 효과는 주목할 만하다. 단, 최종적인 성과 항목인 태아 사망율에 관해서는 유의한 차이가 없다. 그러므로 현시점에서는 芎歸膠艾湯의 유효성은 한정적이고 ,입원 기간 단축 등 환자의 QOL향상에 도움이 된다고 생각하는 것이 좋을 것 같다.

12. 평가자 이름과 평가 날짜 中田英之 2008.4.1, 2010.6.1

산전, 산후 질환

서지사항 • • •

水野正彥, 佐藤和雄, 森崇英 외. 절박조산 관리에서 쯔무라 當歸芍藥散 · 염산리토드린Ritodrine hydrochloride 병용요법의 임상평가. 산과와 부인과 1992;59:469-80.

1. 목적

절박조산 관리에 있어서 當歸芍藥散 · 염산리토드린Ritodrine hydrochloride 병용요법에 대한 유용성의 객관적 평가

2. 연구디자인 무작위대조시험(봉투법)RCT-envelope

3. 실시기관 東京대학 부속병원 산부인과를 대표로 전국의 36시설

4. 대상자 특성 1989년 6월~1990년 8월에 상기 시설에서 절박조산(임신 24주 0일~37주 0일 미만)으로 진단 받고 頸管開大度3.5㎝ 미만, 진퇴도 80% 미만이었던 147명

5. 중재/치료

Arm 1: 쯔무라 當歸芍藥散 엑기스 과립(2.5g), 1일 3회, 식전 복용을 염산리토드린UT 투여 개시 전 또는 개시와 동시(前투여군), 78명

Arm 2: 쯔무라 當歸芍藥散 엑기스 과립(2.5g), 1일 3회, 식전 복용을 염산리토드린UT로 인한 부작용 출현 후 개시(後투여군), 69명

6. 주요 평가항목

자궁 수축, 임신 주 연장으로 개선도를 5단계 평가. 모체 심박수, 태아 심박수 및 UT부작용 증상에 따른 부작용에 대한 효과를 5단계 평가. 분만시, 신생아, 산욕기 소견 및 임상검사 소견으로 안전성을 3단계 평가. 임상적 유효성과 안전성으로 유용도를 5단계 평가

7. 주요 결과

後투여군에 비하여 前투여군에서는 UT滴下속도를 유의하게 높일 수 있었다. UT투여 1시간에서의 자궁수축억제가 前투여군에서는 유의하게 강했다. 절박조산의 주요 증상 변화에는 두 군 사이에 유의한 차이는 없었다. UT투여로 인한 심계항진은 투여 2시간 후에 前투여군에서는 20% 이상 나타나지 않았지만, 後투여군에서는 10% 미만으로 유의한 차이가 나타났다($P<0.0001$). 심박수증가, 떨림, 혈압 하강, 두통, 안면홍조에 관해서도 마찬가지로 유의한 차이를 보였다. 만기 분만 증례는 前투여군에서 71.8%, 後투여군에서 62.5%이었다. 분만 형식은 두 군에 차이가 없었다. 신생아 소견, 산욕기 소견에 관하여 두 군에 차이는 없었다.

8. 결론 當歸芍藥散은 염산리토드린의 부작용을 경감시켰다. 따라서 염산리토드린을 충분히 투여할 수 있어 좀 더 강력한 자궁수축억제 효과를 발휘한다고 판명되었다.

9. 한방고찰 없음

10. 논문 속의 안전성 평가 부작용 발생빈도, 부작용 증상에 대한 언급이 없지만, UT투여로 생긴 부작용의 경감효과가 當歸芍藥散병용으로 전후투여군 각각에서 86%, 90%로 나타났다.

11. 평가자 의견

안태작용이 있다고 하는 當歸芍藥散에는 서양치료의 대표인 염산리토드린 치료 중에 생긴 부작용을 경감 혹은 부작용 발생을 억제하여 염산리토드린의 고농도 유지요법을 가능하게 한다는 사실을 본 연구는 밝혔다. 이런 점에서 동서의료의 융합이 어떻게 임상에 기여하는가를 명확하게 말해주고 있다. 단, 본래의 한방의학적인 안태약에 대한 생각은 임신 판명과 동시에 복용하기 시작하는 것이다. 그러므로 임상적으로 절박조산이라고 진단받은 경우는 미병이 아니고 已病이므로 當歸芍藥散의 효과는 이미 약해져 있다고 생각하여야 할 것이다. 따라서 안태약의 모체와 안전한 분만, 건강한 태아에 관한 공헌도 연구에 있어서는 앞으로 임신전기1st trimester에서부터 연구프로토콜을 작성하여 RCT방법으로 시도가 이루어지길 바란다.

12. 평가자 이름과 평가 날짜 後山尙久 2008.9.10, 2010.6.1

산전, 산후 질환

서지사항 • • •

多久島康司, 猪口博臣. 산욕 관리에서 芎歸調血飮의 유용성 검토 - 말레인산 메칠에르고메트린Methylergometrine maleate과의 비교(제1보) -. Progress in Medicine 2001;21:1535-42. 醫中誌 Web ID: 2002032923 MOL, MOL-Lib

1. 목적
산욕관리에서 芎歸調血飮의 유용성 평가

2. 연구디자인
준무작위대조시험quasi-RCT

3. 실시기관
실시 장소에 관한 언급 없음(저자는 町立大和 종합병원 산부인과 소속)

4. 대상자 특성
임신 36주 이후의 정상 분만으로 1,000㎖를 넘는 이상 출혈이 없는 産褥婦 47명. 芎歸調血飮군 23명. 말레인산 메칠에르고메트린Methylergometrine maleate군 24명

5. 중재/치료
Arm 1: 太虎堂 芎歸調血飮EK-230 1회 1포(2.0g) 1일 3회 복용

Arm 2: metenarin(0.125㎎) 1회 1정, 1일 3회 복용

6. 주요 평가항목
증상별 개선도: 산후 1일째부터 5일째까지의 자궁체적, 子宮底長, 하복부통, 유즙 분비량을 두 군에서 비교

부작용: 부작용 증상에 대하여 언급

7. 주요 결과
통계해석은 t검정과 카이2승검정, Wilcoxon signed rank test를 사용하여 해석.

자궁체적, 子宮底長은 두 군에 유의한 차이가 없었다.

하복부통은 산후 1일째($p<0.0028$), 2일째($p<0.0005$), 4일째($p<0.0232$)로 芎歸調血飮이 유의하게 적었다.

유즙분비는 산후 3일째($p<0.0345$), 4일째($p<0.0368$), 5일째($p<0.0177$)로 유의하게 芎歸調血飮이 많았다.

안전성은 metenarin 복용군에서 자궁수축통이 심하여 계속 복용에 부담을 가진 증례가 2명 있었지만, 芎歸調血飮군에서는 부작용이 없었다.

8. 결론
芎歸調血飮은 말레인산 메칠에르고메트린을 대체할 수 있다.

9. 한방고찰
없음

10. 논문 속의 안전성 평가
말레인산 메칠에르고메트린 투여군에서는 하복부통자궁수축통이 심하여 계속 복용하기가 곤란하다고 호소하는 증례가 2명 있었다. 芎歸調血飮군에서의 부작용은 없었다.

11. 평가자 의견
말레인산 메칠에르고메트린을 산후에 관습적으로 사용하는데 비판적인 의견도 있다. 현시점에서는 자궁복고부전 등의 증례를 제외하고 산후 산모에게 관습적으로 투여하는 것은 삼가하고 있다. 따라서 부작용이 적은 芎歸調血飮의 효과를 논한 본 논문의 의미는 크다. 그렇지만 본 논문에서는 유아의 빠는 자극, 유방 마사지의 자궁수축효과, 유즙분비 촉진효과에 관한 검토가 없다. 芎歸調血飮 복용이 어느 정도 유효한가에 관해서는 진일보된 검토가 기대된다.

12. 평가자 이름과 평가 날짜
中田英之 2008.4.1, 2010.6.1

산전, 산후 질환

서지사항

佐久間航, 後山尙久, 明瀨大輔 외. 산욕기 정신 신체기능의 조정에 있어서 芎歸調血飮의 임상 효과. *산부인과의 진보* 2002;54:80-6. 醫中誌 Web ID: 2002151144 MOL, MOL-Lib

Ushiroyama T, Sakuma K, Souen H, et al. Therapeutic effects of Kyuki-chouketsu-in in restoring postpartum physical condition. *The American Journal of Chinese Medicine* 2003;31:437-44. CENTRAL ID: CN-00457564, Pubmed ID: 12943174

1. 목적

산욕기에 있어서 정신 신체 이상에 대한 芎歸調血飮의 유효성과 안전성을 평가

2. 연구디자인

무작위대조시험(봉투법)RCT-envelope

3. 실시기관

大阪의과대학 부속병원 및 그 관련 시설

4. 대상자 특성

정상 분만을 한 171명

5. 중재/치료

Arm 1: 카네보 芎歸調血飮 세립 6.0g/일을 분만 당일부터 매일 최장 1개월까지 투여, 85명

Arm 2: 에르고메트린Ergometrine을 0.375mg/일 투여, 86명

6. 주요 평가항목

분만 후 1~6일째의 子宮底長, 혈중 헤모글로빈농도, 체온, 유즙분비량을 측정하였다. 그리고 설문조사를 통하여 惡露, 유즙분비, 정신상태에 관하여 비교하였다.

7. 주요 결과

芎歸調血飮 투여군은 분만 후 5일째에 유의한 차이를 가지면서 자궁수축이 양호해지고, 혈중 헤모글로빈농도도 유의한 차이를 보이며 높았다. 또 유즙 평균 분비량은 4일째부터 유의하게 증가하였다. 우울 기분의 자각은 에르고메트린(Ergometrine)군에 비하여 약 절반이었다.

8. 결론

芎歸調血飮은 에르고메트린에 비하여 산욕기에 있어서 부분적으로 정신 신체 이상에 대해서 유효하였다.

9. 한방고찰

고찰에서 芎歸調血飮의 각 구성 생약의 자궁수축작용, 유즙 분비작용, 그리고 정신작용과의 대응에 관하여 언급하고 있다.

10. 논문 속의 안전성 평가

두 군 모두 부작용은 없었다.

11. 평가자 의견

봉투법은 일본에서는 랜덤화의 유지가 약해지는 경우가 많다. 본 연구는 芎歸調血飮이 산욕기에 있어서 정신 신체 이상의 일부에 유효하다는 점을 어느 정도 시사하고 있다. 芎歸調血飮은 별명으로 芎歸補血湯으로 불리는데, 산후 모든 증상, 기혈허손, 비위허약, 혹은 오로불행, 출혈과다, 불규칙 식사, 노기상충 등 다채로운 증상에 유효하다고 한다『만병회춘』.

12. 평가자 이름과 평가 날짜 岡部哲郎 2007.6.15, 2008.4.1, 2010.6.1

산전, 산후 질환

서지사항
和田裕充, 和田啓子, 本山覺. 산후에 芎歸調血飮 투여의 유용성. 산부인과의 세계 2003;55:1057-61. 醫中誌 Web ID: 2004022822

1. 목적
芎歸調血飮의 「산후 조리약」으로서 임상적 유용성의 객관적 평가

2. 연구디자인
무작위대조시험RCT

3. 실시기관
和田산부인과 의원 1시설

4. 대상자 특성
2001년 1월부터 12월말에 상기 시설에서 진찰을 받고, 정상 분만한 산모 60명

5. 중재/치료
Arm 1: 카네보 芎歸調血飮 엑기스 과립EK-230, 1회 1포(2.0g), 1일 3회(식전), 분만 직후부터 분만 2주까지 복용
Arm 2: 말레인산 메칠에르고메트린Methylergometrine maleate(MME), 1회 1정(0.125㎎), 1일 3회(식후), 분만 직후부터 분만 5일까지 복용

6. 주요 평가항목
자궁복고: 産褥 1일째와 4일째의 子宮底長 차이의 측정 및 産褥 1개월째의 惡露 양으로 평가
유즙 분비량: 産褥 4일째의 유즙 분비량 및 분만시 유즙 분비량과의 비교를 지수로 평가
임상 증상: 후진통에 대한 통증을 청취로 평가
약제 복약 순응도: 복약 상황을 듣고서 4단계로 평가

7. 주요 결과
芎歸調血飮군 30명과 MME군 30명의 분만 후 4일째에 子宮底長의 비교(芎歸調血飮:11.4±0.7㎝, MME:11.8±2.8㎝)에서 차이는 없었다. 유즙분비는 산욕 4일째에 유의한 차이는 없었지만, 분만 시를 100으로 하여 이번과 비교한 유즙분비 지수에서는 MME군의 81.7±15.0에 대하여 芎歸調血飮군에서는 136.7±71.0으로 유의한 차이는 없었다. 그렇지만, 芎歸調血飮군에서는 유즙분비 촉진효과가 높은 경향으로 나타났다. 후진통을 고통으로 느끼는 경우는 MME군(46.7%)이 芎歸調血飮군(23.3%)에 비하여 많은 경향이고, 복약 순응도는 芎歸調血飮군이 유의하게 높았다($P<0.001$).

8. 결론
산욕기 여성의 건강 회복, 생리적 기능 등의 몇 가지 증상에 대하여 芎歸調血飮을 복용하는 것은 MME를 복용하는 것에 비하여 임상적으로 유익성이 나타나고, 「산후 조리약」으로서의 사용 의의를 확인할 수 있다.

9. 한방고찰 없음

10. 논문 속의 안전성 평가 언급 없음

11. 평가자 의견
『만병회춘』에 있는 「산후 조리약」으로서의 효과를 객관적 파라미터parameter를 사용하여 검증한 연구가 2002년에 랜덤화 시험으로서 발표되었지만, 본 연구는 그 다음에 이루어진 시험이다. 성적은 거의 기존 논문을 지지하고 있으며, 얻은 성적의 신뢰성도 높다. 이것으로 芎歸調血飮의 임상 효과는 객관적인 데이터에 근거한 형태를 이루게 되었다. 산욕부의 심신 상태는 한방의학적으로는 「기혈허손」이라고 하는데, 그것이 芎歸調血飮의 처방 목표라고 한다. 본 연구의 결과처럼 객관적인 임상 파라미터의 개선을 힌트로 앞으로는 한방의학적 병태 중의 하나인 「기혈허손」의 과학적인 해명에 도전해 주길 바란다.

12. 평가자 이름과 평가 날짜 後山尙久 2008.4.1

산전, 산후 질환

서지사항

成松昭夫, 伊藤淳. 산욕기에 있어서 芎歸調血飮의 유용성. *임상의약* 2001;17:1329-35. 醫中誌 Web ID: 2002057351 MOL, MOL-Lib

1. 목적

산욕기에 있어서 芎歸調血飮의 임상적 유용성에 대한 평가

2. 연구디자인

무작위대조시험RCT

3. 실시기관

小郡제일병원 산부인과 1시설

4. 대상자 특성

2007년 7월~2001년 3월에 상기 시설에서 정상 분만을 한 80명

5. 중재/치료

Arm 1: 분만 후 경구 항생제 5일간 투여, 여기에 추가하여 芎歸調血飮(제약회사 불명)(2.0g), 1일 3회, 식전 복용 4주. 40명

Arm 2: 분만 후 경구 항생제 및 말레인산 메칠에르고메트린Methylergometrine maleate 5일간 투여. 40명

6. 주요 평가항목

분만 후 4주의 자궁수축 불량 증례 빈도, 분만 후 2일째의 포유량(15g/일 이상의 비율), 5일째의 포유량 평가 및 산모우울증maternity blues, 우울의 발생율 평가

7. 주요 결과

두 군 모두 자궁수축 불량 증례, 자궁내 감염증은 없었지만, 한방 복용군에서는 후진통이 유의하게 적었다(P<0.05). 신생아의 체중 감소가 초산부와 전체에서 한방 복용군에서 유의하게 억제되었다(P<0.05). 분만 후의 부정수소 중에 「화끈거림」「頭呆感」에 대하여 芎歸調血飮에서 개선되는 경향이 있었다. 산모우울증 발생율은 두 군에 차이가 없고, 우울병 발증은 어느쪽에도 없었다.

8. 결론

芎歸調血飮은 안전하게 산모의 육체적, 정신적 회복을 촉진하고, 나아가서는 육아의 발육을 촉진한다고 생각할 수 있다.

9. 한방고찰

芎歸調血飮으로 유즙 분비량이 증가하는 것은 구성 생약인 地黃 當歸 香附子 陳皮 烏藥에 의한 자양강장, 체력회복, 유즙 분비촉진에 기인한다고 생각된다. 그리고 香附子 烏藥은 理氣효과를 나타내 산후 우울증을 방지한다고 생각한다.

10. 논문 속의 안전성 평가

언급 없음

11. 평가자 의견

본 연구는 芎歸調血飮의 「산후 조리를 개선한다」라는 『만병회춘』의 조문을 다각적으로 검증한 것이다. 자궁수축의 차이의 판정을 子宮底長 측정을 근거로 하지 않은 점에는 불만이 있지만, 유즙분비에 있어서 포유량을 정확하게 측정한 부분은 평가할 만하다. 산욕부의 건전한 회복은 모든 정신적 요소, 육체적 요소에 대하여 이루어져야 하고, 생체의 여러가지 데이터에 대해서도 검증되어야 한다고 본다. 앞으로의 연구에서 『만병회춘』에 수많이 언급되어 있는 芎歸調血飮의 여러가지 합방, 가미방제에 관한 약효의 과학적인 확인에 도전해 주길 바란다.

12. 평가자 이름과 평가 날짜 後山尙久 2008.12.12, 2010.6.1

산전, 산후 질환

서지사항

Ushiroyama T, Sakuma K, Souen H, et al. Xiong-gui-tiao-xue-yin(Kyuki-chouketsu-in), a traditional herbal medicine, stimulates lactation with increase in secretion of prolactin but not oxytocin in the postpartum period. *American Journal of Chinese Medicine* 2007;35:195-202. CENTRAL ID: CN-00609546, Pubmed ID: 17436360

1. 목적

芎歸調血飮의 산후 유즙분비 촉진효과 및 안전성 평가

2. 연구디자인

무작위대조시험(봉투법)RCT-envelope

3. 실시기관

大阪의과대학병원 1시설

4. 대상자 특성

정상 자연 분만한 부인 82명

5. 중재/치료

Arm 1: 太虎堂의 芎歸調血飮 엑기스 과립카네보 6.0g 3分服/일 6일간 41명

Arm 2: methylergometerine maleate 0.375 ㎎ 6일간 41명

6. 주요 평가항목

유즙 분비량, 프로락틴prolactin의 혈중 농도

7. 주요 결과

Arm 1의 유즙 분비량은 분만 후 4일째에 276.5±21.4g으로 Arm 2의 155.3±61.2g에 비하여 유의하게 증가하였다($p<0.042$). 5일째에도 Arm 2의 245.5±59.4g에 대하여 Arm 1에서는 342.6±43.6g으로 유의한 증가가 나타났다($p<0.038$). 6일째에도 마찬가지로 Arm 2의 293.3±98.5g에 비하여 Arm 1에서는 413.7±68.1g으로 유의하게 증가하였다($p<0.046$). 그리고 분만 후 1일($p<0.037$) 및 6일째($p<0.0024$)의 프로락틴prolactin의 혈중 농도도 Arm 1은 Arm 2에 비하여 유의한 상승이 나타났다.

8. 결론

芎歸調血飮은 산후 유즙 분비량을 증가시킨다는 사실을 시사하였다.

9. 한방고찰

고찰에서 언급하고 있다.

10. 논문 속의 안전성 평가

부작용은 나타나지 않았다.

11. 평가자 의견

봉투법은 일본에서는 랜덤화의 유지가 약해지는 경우가 많다. 본 연구는 芎歸調血飮이 유즙 분비량을 증가시킨다는 점을 시사하였다. 芎歸調血飮은 별명으로 芎歸補血湯이라고 하는데 산후의 모든 질환, 기혈허손, 비위허약, 혹은 惡露不行, 출혈과다, 불규칙 식사, 노기상충 등 다채로운 증상에 유효하다고 한다『만병회춘』.

12. 평가자 이름과 평가 날짜 岡部哲郎 2008.11.27, 2010.6.1

산전, 산후 질환

서지사항

河上祥一, 西村純子, 楳木美智子, 외. 유즙분비 부족감에 대한 한방요법. *산부인과 한방연구의 진보* 2003;20:140-3. 醫中誌 Web ID: 2004068785

1. 목적

유즙분비 부족감에 대하여 유효한 한방약을 평가

2. 연구디자인

무작위대조시험RCT

3. 실시기관

실시 시설에 대한 언급 없음(저자들은 愛育會福田병원 산부인과 소속)

4. 대상자 특성

2000년 9월-2002년 2월까지 산후 4~6일에서 유즙분비 부족감을 호소한 산모 72명

5. 중재/치료

Arm 1: 쯔무라 葛根湯, 1회 2.5g, 1일 3회, 복용
Arm 2: 쯔무라 十全大補湯, 1회 2.5g, 1일 3회, 복용
Arm 3: 카네보 芎歸調血飮, 1회 2.5g, 1일 3회, 복용
Arm 4: 쯔무라 葛根湯과 쯔무라 十全大補湯을 병용하여 각각 1회 2.5g, 1일 3회, 복용
Arm 5: 쯔무라 葛根湯과 카네보 芎歸調血飮을 병용하여 각각 1회 2.5g, 1일 3회, 복용
Arm 6: 쯔무라 桔梗湯 1회 2.5g, 1일 3회, 복용
Arm 7: 유방 마사지

6. 주요 평가항목

설문 조사로 평가
모유량, 乳緊度, 우유 보충, 만족도를 각각 10단계로 평가하여 그 합계점으로 평가

7. 주요 결과

十全大補湯 단독 투여군은 투여 3주 후에 芎歸調血飮 단독 투여군, 葛根湯合十全大補湯군, 桔梗湯군에 비하여 유의하게 고득점을 얻었다. 그러나 유방 마사지군과의 유의한 차이는 없었다.

8. 결론

十全大補湯은 유즙분비 부족감에 대하여 유효하다.

9. 한방고찰

隨證요법에 따른 투여가 바람직하다.

10. 논문 속의 안전성 평가

언급 없음

11. 평가자 의견

본 논문은 한방 방제가 수유기의 유즙분비에 대하여 각각 작용이 다르므로 「隨證치료」가 중요하다는 점을 시사한 점에서 가치가 있다. 그렇지만 본 논문의 주요 요지인 유즙분비 부족을 보완한다는 의미에서 十全大補湯군은 유방 마사지군과의 사이에 유의한 차이를 나타내지 못하였다. 유즙분비를 보완한다는 차원에서 이번 데이터는 충분히 증명하였다고 할 수 없을 것 같다. 유방 마사지와의 병용 등, 앞으로의 연구 성과를 기대한다.

12. 평가자 이름과 평가 날짜 中田英之 2008.4.1, 2010.6.1

산전, 산후 질환

서지사항
伏木弘, 佐伯愛, 鹽崎有宏. 六君子湯TJ-43 병용투여에 의한 임신부 빈혈 치료를 위한 경구 철분제의 부작용 경감 시도. *산부인과 한방연구의 진보* 2003;20:138-9. 醫中誌 Web ID: 2004068784

1. 목적
경구 철분제에 六君子湯을 병용함으로써 임신부 빈혈의 헤모글로빈농도가 개선되는가, 그리고 철분제의 부작용이 경감되는가를 평가

2. 연구디자인
무작위대조시험RCT

3. 실시기관
병원 1시설(산부인과 외래)

4. 대상자 특성
헤모글로빈Hb 11.0g/dl 미만, 헤마토크리트hematocrit(Ht) 33.0% 미만 및 평균 적혈구용적MCV 85μm^2 미만인 임신부(임신 5개월 이상) 120명

5. 중재/치료
Arm 1: 시트르산citric acid 제일철나트륨(50㎎) 2정, 2分服, 六君子湯 7.5g 3分服(14일간), 평균 연령 28.2(20~42)세, 평균 임신 28.7(18~38)주
Arm 2: 시트르산citric acid 제일철나트륨 50㎎ 2정, 2分服(14일간)
평균 연령 28.8(20~38)세, 평균 임신 28.4(18~37)주

6. 주요 평가항목
치료 후의 Hb수치

7. 주요 결과
치료 전과 치료 후의 Hb수치의 상승 정도는 시트르산citric acid 제일철나트륨과 六君子湯의 병용군(Arm 1)에서 0.8(2.4~-0.9)g/dl인 것에 비하여 시트르산 제일철나트륨 단독(Arm 2)에서는 0.3(2.1~-1.2)g/dl로 유의하게 병용군에서 개선되었다(p=0.002). 그리고 병용군에서는 시트르산 제일철나트륨의 복용이 양호하였다.

8. 결론
六君子湯과 경구 철분제의 병용투여는 임신부 빈혈 치료를 위한 경구 철분제의 부작용경감에 유용하다는 점을 시사하였다.

9. 한방고찰
없음

10. 논문 속의 안전성 평가
六君子湯 투여군에서 부작용은 없었다.

11. 평가자 의견
경구 철분제는 소화기계에 부작용이 많아서, 치료를 중단해 버리는 환자도 적지 않다. 六君子湯의 병용으로 철분제를 계속 투여할 수 있다는 본 시험 결과가 보여주는 임상적인 의의는 크다. 연구 디자인은 무작위 배당이 이루어져 RCT라고 하였지만, 맹검화의 유무 등 바이어스bias평가를 위한 정보가 부족하므로 이 이상 평가하는 것은 어렵다. 앞으로 더욱 발전된 연구 결과를 기대한다.

12. 평가자 이름과 평가 날짜 鶴岡浩樹 2007.6.15, 2008.4.1, 2010.6.1

산전, 산후 질환

서지사항 • • •

Ushiroyama T, Sakuma K, Ueki M, Efficacy of the Kampo medicine Xiong-gui-tiao-xue-yin(Kyuki-chouketsu-in), a traditional herbal medicine, in the treatment of maternity blues syndrome in the postpartum period. *The American Journal of Chinese Medicine* 2005;33:117-26. CENTRAL ID: CN-00515344, Pubmed ID: 15844839

1. 목적

芎歸調血飮의 산후우울증maternity blues에 대한 유효성을 확인

2. 연구디자인

무작위대조시험(봉투법)RCT-envelope

3. 실시기관

大阪의과대학병원과 관련 진료소

4. 대상자 특성

임신 중독증, 당뇨병, 조기파수 등의 문제가 없는 단태 정상 분만 후의 산모 268명을 대상으로 하였다.

5. 중재/치료

Arm 1: 카네보 芎歸調血飮 6.0g 3分服 투여 134명

Arm 2: 비투약의 대조군 134명

6. 주요 평가항목

설문 조사로 기분의 흥분도 및 저조도, 5분 이상 우는 경우, 안절부절의 4항목의 유무로 평가

에든버러 산후 우울증 척도에 의한 우울 상태의 유무로 평가

자기판정식 산모우울증 척도에 의한 산모우울증 유무로 평가

7. 주요 결과

산후 3주 이내에서 중간정도 이상의 우울 증상, 5분 이상 우는 행동, 안절부절, 산후우울증의 4항목에서 芎歸調血飮 복용군에서 유의하게 발생 빈도가 저하되었다. 3주 이후 6주에서는 두 군에 유의한 차이는 없었다. 산후우울증은 특히 산후 3일 이내의 발생 빈도가 芎歸調血飮 복용군에서 저하되었다.

8. 결론

芎歸調血飮은 산후의 기분 안정화에 도움이 된다.

9. 한방고찰

없음

10. 논문 속의 안전성 평가

두 군 모두 부작용은 나타나지 않았다.

11. 평가자 의견

본 논문에서는 芎歸調血飮이 古典에 기술되어 있는 것처럼 산후의 산후우울증에 대하여 일정한 효과를 가져온다는 점을 객관적으로 증명한 문헌으로서 의미가 있다. 산후우울증은 산후 3주 이내에 증상이 거의 소실한다고 되어있기 때문에 치료 현장에서는 경과 관찰이라는 것이 현실이다. 산후 관리의 중요성을 설명한다는 의미에서 본 논문의 착안점은 의미가 깊다고 생각한다. 앞으로의 연구 성과가 기대된다.

12. 평가자 이름과 평가 날짜 中田英之 2008.4.1, 2010.6.1

증상 및 증후

서지사항 • • •

西澤芳男, 西澤恭子, 吉岡二三 외. 한방약의 내과질환 급성 동통 개선 효과: 麥門冬湯과 염산포미노벤Fominoben Hydrochloride과의 고령자 급성 기도염증 질환에 기인한 기침에 대한 전향적prospective 다시설 무작위 비교검토 시험. *통증과 한방* 2003;12:13-21. 醫中誌 Web ID: 2006247201

1. 목적

麥門冬湯의 고령자 감염증 후의 지속성 기침에 대한 효과

2. 연구디자인

무작위 대조군연구RCT

3. 실시기관

병원 2시설, 진료소 3시설

4. 대상자 특성

65세 이상으로 감기증후군 후 3주 이상 지속된 심한 건성 기침 환자 2,069명

5. 중재/치료

Arm 1: 쯔무라 麥門冬湯 9.0g 3分服/일 식간 1,039명

Arm 2: 염산포미노벤Fominoben Hydrochloride 160㎎ 3分服/일 식간 1,030명

6. 주요 평가항목

진해효과

타액분비도, 피부온도, 관절통

동통개선도

전반개선도

7. 주요 결과

진해효과, 배담도는 VASVisual analogue scale표시에서 Arm 1이 Arm 2에 비하여 유의하게 우수하였다. 타액분비량, 누액분비량은 Saxon test, Schirmer's test를 실시하고, 관절통은 VAS로 판정하고, 피부온도는 상하지 첩부형 피부온도 측정기Skin temperature indicator로 측정하였는데 Arm 1에서만 복약 전후로 유의하게 개선되었다.

전반적 개선도는 진해효과를 중심으로 하여 Arm 1에서 개선 이상이 89.5%, Arm 2에서 46.9%로 麥門冬湯이 유의하게 유효하였다.

8. 결론

麥門冬湯은 진해효과뿐만 아니라 고령자가 안고 있는 여러 증상에 효과가 나타났다.

9. 한방고찰

없음

10. 논문 속의 안전성 평가

언급 없음

11. 평가자 의견

급성 동통에 관하여 저자들이 개발한 동통도 판정의 Total-disease related symptoms는 저자들의 인용문헌이 있다, 그렇지만 동통도는 제목이므로 이 논문에 자세한 내용을 언급하는 것이 마땅하다. 그리고 전반적 개선도 이외에는 구체적인 인원수가 생략되어 있고 그래프만이므로 이 항목은 평가할 수 없다.

12. 평가자 이름과 평가 날짜 藤澤道夫 2007.6.15, 2008.4.1, 2010.6.1

증상 및 증후

서지사항

常塚宣男. 폐암 수술 후, 遷延性 해수에 대한 맥문동탕의 유용성 검토 *한방과 면역 · 알레르기* 2008;22:43-55

1. 목적

폐암 수술 후, 遷延性 해수에 대한 맥문동탕의 기침 경감효과 평가

2. 연구디자인

무작위대조시험(봉투법)RCT-envelope

3. 세팅

병원 1시설

4. 대상자 특성

2005년 11월부터 2007년 12월까지 폐암 수술 후, 3주 이상 遷延性 해수가 지속되고 분명한 호흡기질환이 나타나지 않아 진해제를 사용하고 있지 않은 외래 환자 32명

5. 중재/치료

투약은 4주 동안 시행

Arm 1: 쯔무라 맥문동탕 엑기스 과립 9.0g/일, 17명

Arm 2: 대조군, 메지콜 90mg/일 또는 아스토민 60mg/일, 15명

6. 주요 평가항목

기침 횟수, QOL 점수SF-36v2 건강조사표

7. 주요 결과

기침 횟수는 Arm 2에서는 복약 5일 후에 유의하게 감소하고, Arm 1에서는 3일 후에 유의하게 감소하였다($p<0.05$). 또 투약 6일 이후 관찰종료 4주 후까지 Arm 1은 Arm 2에 비해 기침 빈도는 유의하게 감소되었다($p<0.05$). 기침 개선효과는 기침 점수에서 보면 복용 4주 전후에는 Arm 1은 평균 7에서 3.76으로 감소하고, Arm 2는 평균 7.2에서 4.58로 감소하였다. Arm 1에서 3명은 기침이 소실되었다. 불응례 5명 중 3명은 프로톤펌프 저해약으로 개선되었다. QOL은 복용 전 상태에서는 국민표준에 비하여 크게 저하되어 있었다. 복용에 따라 Arm 2는 일상역할기능만 유의하게 개선되었지만, Arm 1에서는 전체적 건강 상태, 일상역할기능, 마음의 건강이 유의하게 개선되었다. Arm 1은 Arm 2에 비하여 마음의 건강에서 유의하게 높은 수치가 나타났다.

8. 결론

폐암 수술 후, 遷延性 해수에 대해 맥문동탕은 메지콘, 아스토민에 비해 기침 빈도만이 아니라 QOL의 심리적 건강 항목에서도 유의한 효과를 보였다.

9. 한방 고찰

없음

10. 논문 중 안정성 평가

언급 없음

11. 평가자 의견

맥문동탕으로 기침이 소실된 증례와 프로톤펌프 저해약으로 기침이 개선된 증례가 각각 3명이라는 높은 비율로 나타나 흥미를 느꼈다.

12. 평가자 이름과 평가 날짜 藤澤道夫 2010.6.1

증상 및 증후

서지사항

西惠子, 高田加壽代, 淺野聰美 외. 소아 구토에 대한 五苓散좌약의 효과 - 돔페리돈Domperidone 좌약과의 비교-. *일본병원약제사회잡지* 1998;34:1173-6. MOL, MOL-Lib

1. 목적

소아 구토에 대한 五苓散좌약의 유효성을 돔페리돈Domperidone 좌약과 비교하여 평가

2. 연구디자인

준무작위대조시험quasi-RCT

3. 실시기관

北陸중앙병원 1시설

4. 대상자 특성

구토를 주소로 외래 진찰을 받은 어린이 환자 20명, 輸液 필요한 증례 등은 제외

5. 중재/치료

Arm 1: 五苓散좌약(쯔무라 五苓散 엑기스과립 1g + 호스코 H-15 좌약기제 1mℓ)을 1g, 조사 시행일이 제2, 4주에 해당하는 경우에 직장내 투여 13명

Arm 2: 돔페리돈Domperidone 좌약을 10mg~30mg(체중에 따라 증감), 조사 시행일이 제1, 3, 5주에 해당하는 경우에 직장내 투여 7명

6. 주요 평가항목

투여 후 30분에 메슥거림, 구토의 유무

7. 주요 결과

메슥거림, 구토의 개선도는 Arm 1에서 92.3%, Arm 2에서 71.4%이었다(유의차 없음).

8. 결론

소아 구토에 대한 五苓散좌약의 유용성이 시사되었다

9. 한방고찰

없음

10. 논문 속의 안전성 평가

부작용은 모든 증례에서 나타나지 않았다.

11. 평가자 의견

본 논문은 소아 구토에 대한 五苓散좌약의 효과를 돔페리돈Domperidone 좌약과 비교 검토한 보고이다. 소아를 대상으로 임상연구를 하기 힘든 가운데 자가제제의 五苓散좌약이 효과가 있다는 귀중한 보고이다. 디자인 면에서는 엄밀한 RCT가 아니고 증례수도 적기 때문에 이번에는 명확한 결론을 얻을 수 없었다. 그렇지만 앞으로 좀 더 증례수를 늘리고 디자인을 보완한 다음 연구 결과를 기대한다.

12. 평가자 이름과 평가 날짜 及川哲郎 2008.9.19, 2010.1.6, 2010.6.1

증상 및 증후

서지사항 • • •

吉田正己. 유아 구토에 대한 五苓散좌약의 효과. 동양의학 2000;28:36-8.
吉田政己, 水野淑子, 溝口文子 외. 幼小兒 구토에 대한 五苓散좌약의 유효성에 관하여(제2보) 補中益氣湯좌약과의 이중맹검법. *화한의약학회지* 1991;7:506-7. 醫中誌 Web ID: 1993089053

1. **목적** 유아 구토에 대한 五苓散의 유효성과 안전성
2. **연구디자인** 이중맹검 무작위대조시험DB-RCT
3. **실시기관** 병원 소아과 1시설
4. **대상자 특성**
   소아과 내원 24시간 이내에 3회 이상 구토를 하고, 내원시에도 구토, 메슥거림이 나타난 환자 35명, 1명은 삽입 직후에 배출되었기 때문에 해석 34명(남성 21명, 여성 13명, 연령 1~9세, 평균 3.9세)
5. **중재/치료** Arm 1: 쯔무라 五苓散 1g 함유 자가제제 좌약군 16명(남성 10명, 여성 6명)
   Arm 2: 쯔무라 補中益氣湯 1g 함유 자가제제 좌약군 18명(남성 11명, 여성 7명)
6. **주요 평가항목**
   유효: 구토와 메슥거림이 모두 소실, 약간 유효:구토증이 남아 있지만 구토는 소실, 무효:섭취한 수분을 구토한다는 3단계로 평가
7. **주요 결과**
   환자 배경(연령, 성별, 질환, 구토 횟수, 설사 유무)에 통계학적 차이가 없었다. 五苓散은 유효 12명(75%), 약간 유효 2명, 무효 2명에 비하여 補中益氣湯은 유효 5명(28%), 약간 유효 2명, 무효 11명으로 Arm 1은 Arm 2에 비하여 통계학적 유의차($P<0.05$)가 나타났다.
8. **결론**
   五苓散좌약은 補中益氣湯좌약보다 소아의 구토와 메슥거림에 유효하다.
9. **한방고찰** 없음
10. **논문 속의 안전성 평가** 두 군 모두 부작용은 없었다.
11. **평가자 의견**
   五苓散은 일반적으로 목이 마르고 소변량이 적으며, 메슥거림·구토·복통·두통·부종 등의 증상을 수반하는 水瀉性 설사, 급성위장염 등의 소화기질환에 사용된다. 본 논문은 소아의 급성 구토증에 五苓散의 좌약자가제제을 사용하여 유효성이 나타난 연구이다. 그리고 후술하고 있는 관련 논문에서는 다시설 이중맹검에서의 평가에서도 유용성이 나타났다. 연구기간은 겨울철이기 때문에 대상 질환은 감모성 소화불량, 겨울철 설사증, 어린이 구토증, 감기 등이었다. 일반적으로 구토시에는 경구로 약제투여는 곤란하므로 수액을 맞기 힘든 소아들에게 좌약 투여에 대한 유용성은 높아 임상적으로 기대되는 劑形이다. 본 논문에서 이런 유용성이 나타난 것은 대단히 의미가 있다. 문제점은 무작위 방법 및 통계 방법에 대한 언급이 없는 것을 들 수 있는데 보충이 필요한 부분이다. 그리고 이번 대조약은 다른 한방제제를 이용하였지만 앞으로 placebo를 가지고 비교검토를 하면 더욱 유용할 것이다. 앞으로 발전이 기대되는 평가이다. 그리고 엑기스제는 경구용으로 승인된 것이므로 좌약으로의 사용은 적응외 사용이 된다.
   (관련 논문) 吉田政己. 五苓散좌약의 효과. *일본 소아 동양의학회지* 2003;19:13-7. 醫中誌 Web ID: 2005266312
   다시설에서의 증례집적 연구. 방법과 평가법은 동일함. 전체 참가자수는 87명(남성 43명, 여성 44명, 0~9세, 평균연령 2~4세). 유효 72명, 83%, 약간 유효 2명. 병명별로는 겨울철 유아 설사증 49명 가운데 유효 43명(88%). 감기성 설사증 29명에서 유효 22명(76%), 급성 위장염 5명 가운데 유효 5명(83%) 등으로 질환별 차이는 없었다. 배경에서는 유효, 약간 유효례, 무효례의 비교에서 연령, 구토횟수, 설사유무, 관장유무는 통계학적으로 차이는 없었다.
12. **평가자 이름과 평가 날짜** 並木隆雄 2007.6.15, 2008.4.1, 2009.4.8, 2010.6.1

증상 및 증후

서지사항

五十嵐一郎. 외상 및 수술 후의 하지종창에 대한 한방요법의 임상적 검토. *정형외과* 1993;44:127-31.(일본어)

1. 목적

柴苓湯의 외상 및 수술 후의 하지종창에 대한 유효성과 안전성

2. 연구디자인

무작위 대조군연구RCT

3. 실시기관

병원 정형외과 1시설

4. 대상자 특성

하지 외상 및 변형성질환 등의 치료목적으로 입원한 환자 64명

5. 중재/치료

Arm 1: 쯔무라 柴苓湯 엑기스 과립 3.0g을 1일 3회 식간 또는 식전 복용, 38명

Arm 2: 한방약 비투여, 26명

필요할 때에 진통제는 사용하지만 항종창제는 병용하지 않았다.

6. 주요 평가항목

하지의 종창 측정으로서 좌우의 대퇴 · 하지 · 足部 둘레를 계측하여 종창비를 측정하고, 종창이 소실할 때까지의 기간을 조사

7. 주요 결과

Arm 2의 종창 소실에 필요한 기간은 수술 후 혹은 상처를 입은 후 13~105일, 평균 59.4일 이상이었다. 한편 Arm 1에서는 0~64일, 평균 15.8일이었다. 종창비는 Arm 1은 Arm 2에 비하여 수술 후 1주일부터 6주에서 유의하게 적었다. 그리고 Arm 1 중의 19명은 수술 전부터 柴苓湯을 투여하고 이들의 수술 후 종창 소실까지의 기간은 0~56일, 평균 9.5일로 19명 중 10명은 부종이 발생하지 않았다.

8. 결론

柴苓湯은 외상 및 수술 후의 하지종창에 대하여 유효한 약제이다.

9. 한방고찰

없음

10. 논문 속의 안전성 평가

柴苓湯 투여로 부작용과 전해질 이상은 없었다.

11. 평가자 의견

柴苓湯의 외상 및 수술 후의 하지부종에 대한 유효성을 검토하여 일상 임상에서 유용한 흥미로운 임상연구이다. 그러나 Arm 1과 Arm 2의 부종 소실에 걸린 기간을 보면, Arm 1에는 0일이라는 점에서 부종이 나타나지 않은 증례가 포함되어 있다는 점을 알 수 있다. 그리고 결과에서 수술 전부터 柴苓湯을 투여한 증례에서는「19례 중 10례는 종창이 발생하지 않았다」라고 언급되어 있는데 Arm 1의 38명 중 10명은 처음부터 종창이 없었던 증례라는 것을 알 수 있다. Arm 2의 종창 소실 기간의 최단 기간이 13일이라는 점에서 Arm 2에서는 모든 증례에 종창이 나타났다. 이런 점에서 보면 Arm 1과 Arm 2에는 임상연구 시작 단계에서「종창의 유무」가 아주 크게 편중되었을 가능성이 있다. 임상 연구로서는 수술 전에 종창이 없는 단계에서 배정하든가, 수술 후에 부종이 나타난 증례만을 배정하여야 했다. 그러나 연구의 착안점은 우수하다. 앞으로 증례수를 늘리고 임상연구 시작때 군 배정을 검토함으로써 훌륭한 임상연구로 발전하리라 생각한다.

12. 평가자 이름과 평가 날짜 後藤博三 2008.9.13, 2010.6.1

증상 및 증후

서지사항 • • •

吉田麻美, 北岡治子, 増井義一 외. 당뇨병환자에 있어서 유통성 근경련장딴지 쥐에 대한 芍藥甘草湯의 효과 검토. *신경치료학* 1995;12:529-34.(일본어)

1. 목적

芍藥甘草湯의 당뇨병환자에게 있어서 장딴지 쥐에 대한 유효성과 안전성에 대한 평가

2. 연구디자인

무작위대조시험(봉투법)RCT-envelope

3. 실시기관

대학병원 1시설, 복수의 종합병원

4. 대상자 특성

혈당 콘트롤이 비교적 양호한 NIDDM환자로 주 2회 이상 장딴지 쥐를 호소하는 15명

5. 중재/치료

Arm 1: S군: 芍藥甘草湯 엑기스 과립(제약회사 불명) 7.5g/일, 4주 투여. 10명
Arm 2: E군: 염산에페리손eperisone hydrochloride 150mg/일, 4주 투여. 5명
투여 중지 후, 4주의 관찰 기간을 두고 합계 10주 관찰.

6. 주요 평가항목

장딴지 쥐:횟수, 횟수비로 개선도 5단계, 통증 정도를 각각 4단계로 분류하고 이것을 바탕으로 정도의 개선도를 5단계로 평가

7. 주요 결과

횟수의 개선도는 S군에서 저명개선 20%, 개선 70%, 약간 개선 10%, E군은 개선 60%, 불변 40%이었다. 정도의 개선도는 S군은 저명개선 10%, 개선 40%, 약간 개선 30%, 불변 20%, E군은 약간 개선 40%, 불변 60%이었다.

8. 결론

芍藥甘草湯은 당뇨병환자의 장딴지 쥐에 유효하고, 그 효과는 염산에페리손 이상으로 나타났다.

9. 한방고찰

없음

10. 논문 속의 안전성 평가

芍藥甘草湯군에서 부작용은 나타나지 않았다.

11. 평가자 의견

소수 증례이지만 다시설에서 RCT를 시행한 것은 임상적으로 의의가 있다. 개선도 비교를 위하여 2군간 비교가 불충분한 것이 아쉽다. 부작용에 대해서는 증례수가 적기 때문에 다수의 증례로 재평가가 이루어지길 바란다.

12. 평가자 이름과 평가 날짜 小暮敏明 2008.8.8

증상 및 증후

서지사항

熊田卓, 熊田博光, 與芝眞 외. TJ-68쯔무라 芍藥甘草湯의 근경련(간경변에 동반하는 경우)에 대한 플라세보 대조 이중맹검군 사이의 비교시험. *임상의약* 1999;15:499-523. 醫中誌 Web ID: 1999184114 MOL, MOL-Lib

1. 목적

근경련에 대한 芍藥甘草湯의 유효성 및 안전성의 검토

2. 연구디자인

이중맹검 무작위대조시험DB-RCT

3. 실시기관

전국 대학부속병원 등의 내과 혹은 소화기내과, 합계 23시설

4. 대상자 특성

임상적으로 간경변증이라고 진단을 받은 환자 중, 관찰 기간에 주 2회 이상(2주에 4회 이상)의 근경련이 있는 20세 이상 70세 이하의 환자 126명. 간, 신, 심질환 등의 중대한 합병증, 임신, 간부전 징후, 간세포암 합병, 전해질 이상, 고혈압, 근경련에 대하여 다른 약제로 치료중인 환자는 제외. 그리고 최종 통계 해석 대상자는 부적격 증례 12명, 불완전 증례 13명을 제외한 101명.

5. 중재/치료

Arm 1: 쯔무라 芍藥甘草湯 7.5g 3分服(매 식전) 65명
Arm 2: 플라세보 과립(복용량, 복용 횟수는 동일) 61명
관찰 기간 2주, 약제 투여기간 2주

6. 주요 평가항목

근경련 출현 횟수, 지속 시간, 통증 정도(시험 종료시에 관찰 기간과 비교)

7. 주요 결과

근경련 횟수 개선도 비교에서는「개선」이상의 개선율이 芍藥甘草湯군에서 67.3%이고, 플라세보군의 37.5%에 비하여 유의하게 우수하였다. 그리고 경련 지속 시간과 통증 정도 등을 가미한 최종 전반개선도에서도 개선율은 芍藥甘草湯군이 69.2%이고, 플라세보군의 28.6%에 비하여 유의하게 우수하였다. 유용도는「유용」이상의 유용율이 芍藥甘草湯군에서 63.3%, 플라세보군에서 34.1%으로 芍藥甘草湯군이 유의하게 뛰어났다.

8. 결론

芍藥甘草湯은 근경련의 치료약으로서 유효성 및 안전성이 뛰어난 임상적으로 유용한 한방제제이다.

9. 한방고찰

없음

10. 논문 속의 안전성 평가

부작용 발생율은 芍藥甘草湯군에서 7명(14.3%), 플라세보군에서 2명(4.9%)이었다. 주된 부작용은 芍藥甘草湯 투여군에서는 僞알도스테론Aldosterone증, 플라세보 투여군에서는 소화기증상이었다. 두 군 모두 중대한 부작용은 없었다.

11. 평가자 의견

芍藥甘草湯의 재평가에 관한 원저 논문이다. 芍藥甘草湯에 함유된 甘草는 총량이 많아지면 僞알도스테론증의 출현 빈도도 높아진다. 본 연구에서는 유의한 차이는 없었지만 芍藥甘草湯군에서 부작용이 많이 나타나는 경향이었기 때문에 앞으로 감량 투여로 이루어진 평가가 기대된다. 본 논문은「熊田卓, 桐山勢生, 曾根康博 외. EBM에 근거한 소화기질환의 한방치료 3. 간경변의「장딴지 쥐」에 대한 芍藥甘草湯의 효과. *일본 동양의학잡지* 2003;54:536-8.」와 유사한 보고이다.

12. 평가자 이름과 평가 날짜 新井信 2007.6.15, 2008.4.1, 2010.6.1

증상 및 증후

서지사항

西澤芳男, 西澤恭子, 雨森保憲 외. 牛車腎氣丸과 芍藥甘草湯의 간경변환자의 유통성 근경련에 대한 진통효과와 안전성:다시설 무작위 추출, 비교시험에 의한 효과검토 - 牛車腎氣丸의 간경변증에 따른 유통성 "근경련장딴지 쥐" 에 대한 임상 효과와 안전 -. *통증과 한방* 2000;10:13-8. 醫中誌 Web ID: 2002242334

1. 목적

牛車腎氣丸과 芍藥甘草湯의 간경변증에 따른 유통성 근경련장딴지 쥐에 대한 유효성과 안전성

2. 연구디자인

무작위대조시험RCT

3. 실시기관

언급 없음

4. 대상자 특성

유통성 근경련장딴지 쥐 PMC: painful muscle cramps in the calves 증상을 수반하는 간경변증 환자 75명

5. 중재/치료

Arm 1: 쯔무라 牛車腎氣丸 엑기스 과립GJG 90mg/kg/일 38명

Arm 2: 쯔무라 芍藥甘草湯 엑기스 과립SKT 50mg/kg/일 37명

1, 2 모두 3회로 나누어 복용하고 12주 연속 경구 투여

6. 주요 평가항목

PMC개선도종합 QOL법, VAS-P, Face rating scale, QOLMHAQ, 전반적인 만족도quality of well-being 점수, 정신적 만족도Face scale

7. 주요 결과

GJG투여군은 SKT투여군과 비교하여 PMC개선도, 각종 QOL에서 유의하게 뛰어났다. PMC소실까지의 기간은 GJG군은 SKT군에 비하여 유의하게 짧았다.

8. 결론

牛車腎氣丸은 간경변증에 수반하는 PMC에 유효하며 안전하고, 그 효과는 芍藥甘草湯보다 우수하다

9. 한방고찰

없음

10. 논문 속의 안전성 평가

부작용 증상, 임상검사치 이상AST, LDH, CPK 상승은 牛車腎氣丸 투여군 0명, 芍藥甘草湯 투여군에서 4명에게 나타났는데 복용을 중지하자 개선되었다.

11. 평가자 의견

간경변증에 수반하는 PMC에 대하여 牛車腎氣丸이 제일선택약일 가능성을 시사한 논문이다.

12. 평가자 이름과 평가 날짜 小暮敏明 2007.6.15, 2008.4.1

증상 및 증후

서지사항

吉川裕康, 池内隆夫, 甲斐祥生. 특발성 현미경적 혈뇨에 대한 芎歸膠艾湯과 柴苓湯의 임상효과. *한방과 최신치료* 1997;6:55-8.

1. 목적

특발성 현미경적 혈뇨에 대한 芎歸膠艾湯과 柴苓湯의 유효성과 안전성에 대한 평가

2. 연구디자인

무작위대조시험RCT

3. 실시기관

실시 시설에 관한 언급 없음(저자는 昭和대학 후지카오카병원 및 緣成會横浜종합병원)

4. 대상자 특성

특발성 현미경적 혈뇨 증례에서 자각증상은 없고 導尿로 인한 검뇨에서 혈뇨가 있고(甲斐Kai들의 판단 기준), 비뇨기과 제 검사에서 이상이 나타나지 않은 68명

5. 중재/치료

Arm 1: 쯔무라 芎歸膠艾湯 엑기스 과립 9.0g 3分服/일 4주 26명

Arm 2: 쯔무라 柴苓湯 투여 엑기스 과립 9.0g 3分服/일 4주 19명

Arm 3: 비투여군 23명

6. 주요 평가항목

導尿로 인한 현미경적 혈뇨 정도

7. 주요 결과

Arm 1에서는 저효 34.6%, 개선 38.5%, 불변 23.1%, 악화 3.8%로 Arm 3의 저효 0%, 개선 26.1%, 불변 52.2%, 악화 21.7%에 비하여 유의하게 혈뇨가 개선되었다($p<0.0002$). Arm 2에서도 저효 26.3%, 개선 31.6%, 불변 42.1%, 악화 0%로 Arm 3에 비하여 유의하게 혈뇨가 개선되었다($p<0.0045$). Arm 1과 Arm 2의 2군 사이에서는 혈뇨의 개선에 유의한 차이가 보이지 않았다.

8. 결론

芎歸膠艾湯 및 柴苓湯은 여성의 특발성 현미경적 혈뇨에 대한 유효성을 시사하였다.

9. 한방고찰

고찰에서 언급하였다.

10. 논문 속의 안전성 평가

두 군 모두 부작용은 나타나지 않았다.

11. 평가자 의견

여성의 특발성 현미경적 혈뇨에 대하여 芎歸膠艾湯 및 柴苓湯이 유효하다는 것을 보여준 귀중한 비교 임상시험이다. 저자도 지적하고 있지만, 2종류는 서로 다른 證에 대한 방제이므로 각각 작용기전이 다르다. 隨證치료로 인한 RCT를 실시하면 더욱 유효성이 높아질 것이다.

12. 평가자 이름과 평가 날짜 岡部哲郎 2008.8.26, 2010.6.1

증상 및 증후

서지사항

鈴木康之, 町田豊平, 小野寺昭一 외. 특발성 혈뇨에 대한 柴苓湯의 임상 효과. *비뇨기외과* 1994;7:325-7. 醫中誌 Web ID: 1994241013

1. 목적

특발성 혈뇨에 대한 柴苓湯의 임상 효과를 판정한다

2. 연구디자인

무작위대조군연구RCT

3. 실시기관

東京慈惠의대 비뇨기과, 제 2내과, 기타 2시설

4. 대상자 특성

혈뇨를 주소로 외래 진찰을 받고 특발성 혈뇨라고 진단을 받은 82명의 환자

5. 중재/치료

Arm 1: 대조군(무치료군) 32명

Arm 2: 쯔무라 柴苓湯 엑기스 과립 9.0g/일 28일 50명

6. 주요 평가항목

뇨침사의 결과를 3+, 2+, 1+, ±, −의 5단계 평가

7. 주요 결과

柴苓湯 투여군은 대조군에 비하여 유의하게 개선효과가 나타났다($p<0.01$).

8. 결론

혈뇨에 대하여 柴苓湯은 지혈효과를 기대할 수 있다.

9. 한방고찰

항염증작용 물질로서 小柴胡湯과의 관련성에 관하여 논하였다.

10. 논문 속의 안전성 평가

1명이 메슥거림을 호소하였지만, 다른 문제는 없었다.

11. 평가자 의견

본 논문은 특발성 혈뇨의 치료약으로서 柴苓湯이 유효하다는 가능성을 보여주고 있다. 결정적인 치료방법이 없는 가운데 의의가 있다고 생각한다. 그렇지만 무증후성 혈뇨 치료 의의를 고려하면 보다 적극적으로 신염 예방 등의 관점에서 연구 성과가 있었으면 좀 더 깊은 의미가 있었을 것이다. 앞으로의 연구 성과를 기대한다.

12. 평가자 이름과 평가 날짜 中田英之 2009.1.10, 2010.6.1

증상 및 증후

서지사항

關口由紀, 宮井啓國, 野口和美 외. 八味地黃丸, 淸心蓮子飮의 항HSP60항체에 대한 영향(제2보). *화한의약학회지* 1998;15:326-7. CiNii

1. **목적** 八味地黃丸, 淸心蓮子飮의 항 Heat Shock Protein[HSP]60항체에 대한 영향
2. **연구디자인** 무작위대조시험(cross over)[RCT-cross over]
3. **실시기관** 실시 시설에 관한 언급 없음(저자는 橫浜시립 港灣병원 비뇨기과)
4. **대상자 특성** 빈뇨, 배뇨시 통증, 잔뇨감을 주소로 한 뇨 소견이 정상인 환자 12명
5. **중재/치료**
   Arm 1: 쯔무라 八味地黃丸 엑기스 과립(복용량 불명), 2주 복용. 12명
   Arm 2: 쯔무라 淸心蓮子飮 엑기스 과립(복용량 불명), 2주 복용. 12명
6. **주요 평가항목**
   전신 자각증상과 배뇨에 대해서 International Prostate Symptom Score[IPSS]를 문진으로 평가하고, 채혈로 항HSP60항체를 평가하였다.
7. **주요 결과**
   항HSP60항체의 IgG1은 Arm 1과 Arm 2 모두 투여 전과 비교하여 유의하게 감소하였다. 항HSP60항체의 IgG2는 두 군 모두 변화가 없었다. 요로계의 자각증상 개선도는 전체적으로 Arm 1과 Arm 2 모두 복용 전후에서 변화가 없었지만, 남녀별로 해석하면 Arm 1에서는 남성인 경우에, Arm 2에서는 여성인 경우에 복용 전후에 유의하게 개선되었다. 자각증상의 지속기간이 1개월 이상과 1개월 미만인 환자를 비교 검토하였을 때, 빈뇨 지속시간이 1개월 이상 환자의 경우에는 항HSP60항체의 IgG1은 Arm 1과 Arm 2 모두 투여 전과 비교하여 유의하게 감소하였지만, 1개월 미만인 환자의 경우에는 차이가 없었다. 전신 자각증상과 항HSP60항체[IgG1]의 비교에서는 자신의 성격이 신경질적이라고 답한 군은 다른 군에 비하여 유의하게 항HSP60항체[IgG1]가가 높았다($p=0.028$). 수면에 관해서는 빨리 잠에서 깬다고 답한 군은 회답하지 않은 군에 비하여 유의하게 항HSP60항체[IgG1]가가 높았다($p=0.0074$). 마찬가지로 잠을 잘 잔다고 답한 군은 회답하지 않은 군에 비하여 유의하게 항HSP60항체[IgG1]가가 낮았다($p=0.0300$). 등에 결림을 호소하고($p=0.0390$), 손이 차다($p=0.0472$)고 회답한 군은 다른 군에 비하여 항HSP60항체[IgG1]가가 낮았다.
8. **결론**
   八味地黃丸과 淸心蓮子飮투여 후의 항HSP60항체[IgG1]가의 저하에는 남녀차와 요로 부정수소의 지속기간에 따라 차이가 있었다.
9. **한방고찰** 없음
10. **논문 속의 안전성 평가** 언급 없음
11. **평가자 의견**
   八味地黃丸과 淸心蓮子飮투여로 항HSP60항체에 미치는 영향을 평가한 임상연구이다. 항HSP60항체와 비뇨기 관련 증상과의 관련을 평가한 재미있는 임상연구이다. 그러나 초록 형식의 논문이기 때문에 생략된 부분이 많다. 결과에 크게 영향을 미치는 점으로 wash out에 대한 언급이 없는 점을 들 수 있다. 항HSP60항체 IgG1은 Arm 1과 Arm 2 모두 투여 전에 비하여 유의하게 감소하였다고 결과에 언급되어 있지만, cross over 후 바로 약제를 변경하였다고 하면 항HSP60항체의 IgG1이 어느 한 약제로 저하된 그대로 유지한 것이 된다. Wash out을 어느 정도 두었는가에 대한 언급이 필요하다. 그리고 「Arm 1에서는 남성에서, Arm 2에서는 여성에서 복용 전후에 유의하게 개선되었다」라고 결과에 언급되어 있지만, 남녀 증례수에 대한 언급이 없다는 점 등 때문에 본 연구의 우수한 점을 충분히 표현하지 못하고 있다. 상세한 기록을 통하여 본 연구에 기반을 둔 한방약과 항HSP60항체에 관한 뛰어난 성과를 기대한다.
12. **평가자 이름과 평가 날짜** 後藤博三 2008.9.17, 2010.1.6. 2010.6.1

증상 및 증후

서지사항

松下哲, 上田淸悟, 大內尉義 외. 뇌혈관장애 후유증, 만성 뇌순환부전, 고혈압증의 수반증상에 대한 釣藤散TJ-47의 유용성. *Geriatric Medicine* 1995;33:1333-41. 醫中誌 Web ID: 1996118416

1. 목적 釣藤散의 뇌혈관장애 후유증, 만성 뇌순환부전, 고혈압증의 수반증상에 대한 유효성과 안전성

2. 연구디자인 무작위대조시험(봉투법)RCT-envelope

3. 실시기관 東京대학 의학부 부속병원 노인과, 일본 의과대학 부속병원 노인과와 병원 5시설

4. 대상자 특성

두통, 두중, 현기증 등의 수반증상을 가진 뇌혈관장애 후유증, 만성 뇌순환부전, 고혈압증 환자

5. 중재/치료

Arm 1: 쯔무라 釣藤散 엑기스 과립 2.5g, 1일 3회 식간에 12주 복용. 11명

Arm 2: 딜라젭염산염Dilazep Hydrochloride 50mg, 1일 3회 식간에 12주 복용. 11명

6. 주요 평가항목

자각증상(두통, 頭重, 현기증, 어깨 결림, 동계, 가슴 막힘, 상열감, 이명, 저림, 사지냉감, 피로권태), 정신증후(지남력, 기억력, 불쾌감, 우울상태, 불안 초조, 혼자소리, 의욕 저하), 혈압을 개시時와 4주 후, 8주 후, 12주 후에 평가

7. 주요 결과

Arm 2의 1명이 휘청거림으로 탈락하여 결과 해석은 Arm 1이 11명, Arm 2가 10명으로 하였다. 자각증상과 정신증후의 비교에서는 Arm 1은 Arm 2에 비하여 두통, 頭重, 현기증, 어깨 결림, 우울 상태, 불안 초조의 항목에서 유의하게 개선되었다. 혈압은 앉은 자세에서 Arm 1은 개시時 156/91mmHg에서 12주 후 142/84mmHg로 유의하게 저하되었지만, Arm 2는 개시時 149/84mmHg에서 12주 후 146/82mmHg로 변화가 없고 군들 사이에서도 차이가 없었다. 그러나 혈압의 개선도를 혈압치에 따라서 하강에서 상승까지 4단계로 군을 나눈 평가에서는 12주 후 Arm 1의 혈압 개선도는 Arm 2에 비하여 유의하게 개선되었다.

8. 결론

釣藤散은 딜라젭염산염에 비하여 뇌혈관장애 후유증, 만성 뇌순환 부전, 고혈압증의 수반증상과 혈압강하에 유효성이 나타났다.

9. 한방고찰

허실판정용 실증 스코어를 사용하여 참가자의 허증, 중간증, 실증을 진단하였다. 그러나 참가자의 전증례가 허증이라고 판정되었기 때문에 釣藤散의 허증, 중간증, 실증에 관한 유효성을 평가할 수 없었다. 그리고 釣藤散의 증의 조사항목으로 자각증상과 정신증후에서 평가한 두통, 頭重, 현기증, 어깨 결림, 동계, 가슴 막힘, 상열감, 이명, 지남력 장애, 기억력저하에서 전반개선도를 비교하였지만, 상관관계는 없었다. 혈압 강하도와 실증 스코어 혹은 증의 조사항목과의 사이에서도 상관관계는 없었다.

10. 논문 속의 안전성 평가

Arm 1에서 12주 복용 후, LDH가 경도 상승하였다. Arm 2에서 보행시에 휘청거림 때문에 복약을 중지하였다.

11. 평가자 의견

釣藤散의 뇌혈관장애 후유증, 만성 뇌순환 부전, 고혈압증의 수반증상에 대한 효과를 객관적으로 평가하면서 증을 고려하여 유효성 평가를 시도한 획기적인 임상연구이다. 그러나 증례수가 11명씩으로 증상별 개선도 각 항목에서 증상이 있는 증례가 더욱 줄었다. 이 때문에 유의한 차이가 나타나지 않았을 가능성도 있다. 그리고 대조약으로서 사용한 딜라젭염산염에는 드물지만 두통, 眩暈, 동계 등의 부작용이 있어 조사항목과 중복되기 때문에 대조약으로서 적당하지 않다고 생각된다. 그러나 釣藤散의 유효성이 소수의 증례에서도 밝혀져 우수한 임상연구이다.

12. 평가자 이름과 평가 날짜 後藤博三 2008.9.18, 2010.6.1

증상 및 증후

서지사항

Nishizawa Y, Nishizawa Y, Fushiki S. Analgesic effects on headache in patients with spinal cord injury. *일본두통학회지* 1997;25:23-6. 醫中誌 Web ID: 2000154079

1. **목적** 釣藤散의 척추 손상 환자의 두통에 대한 유효성과 안전성
2. **연구디자인** 이중맹검 무작위대조시험DB-RCT
3. **실시기관** 실시 시설에 관한 언급 없음(저자는 진료소)
4. **대상자 특성** 척추 손상 후 6개월 이상 중간정도 이상의 두통을 호소하는 환자로 인지기능과 협조성에 문제가 없고 두통 이외의 통증이 없는 환자 251명
5. **중재/치료** Arm 1: 클로니딘Clonidine (9~13.5㎍) 33명
   Arm 2: 티자니딘Tizanidine (120~180㎍) 31명
   Arm 3: 釣藤散(제약회사 불명) (90~120㎎) 30명
   Arm 4: 록소프로펜loxoprofen (3.6~4.8㎎) 34명
   Arm 5: 클로니딘Clonidine (9~13.5㎍) + 釣藤散(제약회사 불명) (90~120㎎) 31명
   Arm 6: 티자니딘Tizanidine (120~180㎍) + 釣藤散(제약회사 불명) (90~120㎎) 29명
   Arm 7: 록소프로펜loxoprofen (3.6~4.8㎎) + 釣藤散(제약회사 불명) (90~120㎎) 32명
   Arm 8: 유당(90~120㎎) 31명
   각 약제를 캡슐에 넣어 복용하였다. 어느 경우에도 투여 횟수에 관한 언급이 없고 식전 3시간에 6개월간 복용하였다고 언급되어 있다.
6. **주요 평가항목**
   각종 약제의 복용 전 30분부터 8시간 사이의 두통을 Visual analogue scaleVAS를 사용하여 평가. 각종 약제를 6개월간 투여, VAS, 동통정도, QOL, McGill Pain Questionnire, Verbal descriptor scale를 평가하였다. 그리고 클로니딘 복용한 경우에만 척수액과 혈장속의 클로니딘 농도를 측정
7. **주요 결과**
   Arm 1-8의 6개월 후, 유효성의 해석 대상자는 30, 29, 28, 25, 28, 27, 24, 30명으로 참가자 251명 중 221명을 유효성의 해석 대상으로 하였다. Arm 1과 Arm 5만 대조군에 비하여 유의하게 VAS와 QOL 등이 개선되었다($p<0.01$). 그리고 Arm 5는 Arm 1과 비교하여도 유의하게 개선되었다.
8. **결론** 척추손상환자의 두통에 대하여 釣藤散은 클로니딘의 진통 효과 증강 작용이 인정되었다.
9. **한방고찰** 없음
10. **논문 속의 안전성 평가** 결과에 클로니딘의 부작용에 관한 언급이 있지만, 자세한 내용은 Data not shown으로 되어 있다. 그 외 30명의 탈락자가 6개월 동안에 있었다고 생각되지만 상세한 언급이 없다.
11. **평가자 의견**
    척추 손상 환자의 두통에 대한 각종 약제의 효과를 250명을 대상으로 평가한 임상연구이다. 결과를 그대로 임상에서 응용할 수 있는 유의한 성과이다. 그리고 약제의 투여방법, 부작용, 각종 데이터의 상세한 언급이 있으면 더욱 우수한 논문이 되었을 것이다. 연구방법에 관해서는 효과가 없는 대조약이 많이 사용되었지만 윤리성을 고려하면 좀 더 단기간에서 효과를 관찰하여야 했었다고 생각한다. 그리고 double blind test라고 언급되어 있지만 Arm에 따라서 복용하는 캡슐수가 다를 것이라고 본다. 그러므로 blind화하는 데에 문제가 없었는지 의문이 든다. 언급에서도 각종 약제의 임상연구 결과와 클로니딘 혈중농도와 VAS의 결과가 혼재하고 있어 방법과 결과에서 정확하게 언급하여 주길 바란다. 그러나 연구결과가 많은 점을 시사하고 있기 때문에 釣藤散의 병용효과를 분명히 밝힌 의의 있는 임상연구이다.
12. **평가자 이름과 평가 날짜** 後藤博三 2008.9.22, 201.1.6, 2010.6.1

증상 및 증후

서지사항
關久友, 冲田直, 高瀨貞夫 외. 만성 두통에 대한 吳茱萸湯의 효과. 봉투법으로 桂枝人蔘湯과의 비교. *Pharma Medicine* 1993;11:288-91. 醫中誌 Web ID: 1994170314

1. 목적
   桂枝人蔘湯을 대조약으로 한 吳茱萸湯의 만성 두통에 대한 효과의 유효성과 안전성
2. 연구디자인
   무작위대조시험(봉투법)RCT-envelope
3. 실시기관
   병원 신경내과 1시설
4. 대상자 특성
   만성두통환자 88명
5. 중재/치료
   Arm 1: 吳茱萸湯(제약회사 불명) 2.5g, 1일 3회, 4주 복용. 44명
   Arm 2: 桂枝人蔘湯(제약회사 불명) 2.5g, 1일 3회, 4주 복용. 44명
6. 주요 평가항목
   두통의 중증도를 4단계로 평가
7. 주요 결과
   두통의 중간정도 개선 이상은 吳茱萸湯군 56.8%, 桂枝人蔘湯군 38.6%, 경도 개선 이상은 吳茱萸湯군 79.5%, 桂枝人蔘湯군 61.4%로 두 군 사이에 유의한 차이는 없었다.
8. 결론
   吳茱萸湯은 桂枝人蔘湯군과 같은 정도의 만성 두통에 대한 효과가 나타났다.
9. 한방고찰
   吳茱萸湯은 비만 경향과 변비 경향이 있고 아울러 발에 냉증이 있는 사람에게 유효한 증례가 많다. 桂枝人蔘湯은 마른형으로 연변 경향이 있는 사람에게 유효한 증례가 많은 경향으로 나타났다.
10. 논문 속의 안전성 평가
    Arm 1의 3명에게 γ-GTP, GOT, GPT 의 경도 상승 혹은 땀띠 같은 피진이 나타났다.
11. 평가자 의견
    吳茱萸湯의 만성 두통에 대한 효과를 桂枝人蔘湯을 대조약으로 평가한 임상 연구이다. 통계학적으로 유의한 결과는 아니었지만, 유효군의 證에 대한 평가도 이루어지고, 만성 두통에 대한 한방약의 적응 병태를 명확하게 밝히려고 시도한 점에서 우수한 임상 연구이다. 평가 항목이 두통의 중증도만으로 두 군 사이에서 통계학적인 차이는 없었다. 두통의 빈도와 증상의 소멸기간, 임시 복용약의 사용 빈도 등도 문진에 포함했으면 두통에 대한 吳茱萸湯과 桂枝人蔘湯의 효과의 차이를 좀 더 상세하게 평가할 수 있었을지도 모르겠다. 그리고 약제의 출처와 병용 약제 등 방법에 있어서 더욱 상세하게 언급하여 주길 바란다. 그리고 「증」의 검토에서는 桂枝人蔘湯과의 비교보다 오히려 吳茱萸湯과 桂枝人蔘湯 사용 목표를 명확하게 하려는 평가가 요구된다. 실제 임상 현장에서 임상 연구로서의 플라세보의 사용은 증상을 호소하는 환자에게 실시하기 힘들다. 그렇기 때문에 이런 점을 고려하여 실시한 임상 연구라는 점을 감안하면 가치가 있는 임상 연구라고 할 수 있다.
    그리고 본 임상 연구의 중간 과정이 「關久友, 堅山眞規, 佐原正起 외. 만성 두통에 대한 吳茱萸湯의 효과. 봉투법으로 桂枝人蔘湯과의 비교 검토. *진료와 신약* 1991:28:573-6. 醫中誌 Web ID: 1992103222」에 정리되어 있다.
12. 평가자 이름과 평가 날짜 後藤博三 2008.9.14, 2010.6.1

증상 및 증후

서지사항 • • •

Odaguchi H, Wakasugi A, Ito H, et al. The efficacy of goshuyuto, a typical Kampo(Japanese herbal medicine) formula, in preventing episodes of headache. *Current Medical Research and Opinion* 2006;22:1587-97. CENTRAL ID: CN-00571314, Pubmed ID: 16870083

1. 목적

만성 두통에 대한 吳茱萸湯의 유효성과 부작용

2. 연구디자인

이중맹검 무작위대조시험DB-RCT

3. 실시기관

대학 관련 시설의 두통 외래 3시설

4. 대상자 특성

만성 두통환자로 吳茱萸湯을 4주 복용하고 두통의 중증도와 빈도가 개선된 환자 53명

5. 중재/치료

Arm 1: 쯔무라 吳茱萸湯 엑기스 7.5g/일, 12주 복용. 28명

Arm 2: 플라세보군은 吳茱萸湯과 외견, 맛, 냄새가 비슷한 과립(복용량은 같음), 12주 복용. 25명

6. 주요 평가항목

두통 중증도, 두통 빈도, 냉증 증상, 생리통, 어깨 결림의 정도는 모든 참가자를 대상으로 평가하고, 손발의 체표온도, 피부 혈류, 심부체온, 뇌와 대퇴부의 산소포화도, 승모근의 경직도, 혈중 세로토닌serotonin 농도는 일부 참가자에게 평가

7. 주요 결과

12주 경과 후 Arm 1의 두통 발증 기간은 개시時에 비하여 −2.6일로 유의하게 감소하고, Arm 2의 두통 발증 기간은 개시時에 비하여 −0.3일로 변화가 없다. 따라서 두 군 사이에서는 Arm 1에서 유의하게 개선되었다. 그리고 진통약의 복용 횟수는 Arm 1에서 개시時에 비하여 −2.2회로 유의하게 감소하고, Arm 2에서는 −1.4회로 변화가 없었다. 그러나 두 군 사이에서 차이는 없었다. 이런 경향은 편두통 환자로 한정시킨 참가자에게도 같은 결과가 나타났다. 기타 평가 항목에 관해서는 Arm 1과 Arm 2에서 유의한 변화는 나타나지 않았다.

8. 결론

吳茱萸湯은 만성 두통환자의 두통 발증 빈도를 개선하고 진통약의 복용 횟수를 감소시켰다.

9. 한방고찰

제1단계에서 吳茱萸湯이 유효하였던 참가자만을 추출하여 「吳茱萸湯證」으로 진단하였다. 제2단계에서 각 참가자를 이중맹검무작위대조시험으로 검토했기 때문에 「증」을 염두에 둔 평가이다.

10. 논문 속의 안전성 평가

吳茱萸湯 투여군에서 1명에게 ALT, AST, γ-GTP 가 상승하였지만, 복용 중지 3개월 후에도 개선되지 않아 지방간에 의한 가능성도 생각되었다. 다른 증례에서는 어떠한 부작용도 나타나지 않았다.

11. 평가자 의견

제1단계에서 91명의 만성 두통환자에게 吳茱萸湯을 투여하고, 반응이 있는 53명을 대상으로 하여 이중맹검 무작위대조군 연구를 실시한 임상연구이다. 「증」을 고려한 점에서 획기적인 임상 연구라고 할 수 있다. 두통 이외에 생리통과 어깨 결림에도 吳茱萸湯투여군에서 개선 경향이 보이고, 「吳茱萸湯證」을 명확하게 밝히는 데 있어서 좀 더 많은 증례에서 평가가 이루어지길 바란다. 앞으로도 본 연구와 같은 동양의학적인 임상 연구가 실시되길 기대한다. 그리고 유사 보고로서 「小田口浩, 花輪壽彦. 두통 치료에 상보 대체 의료. *의학의 진보* 2005:215:1137-40, MOL, MOL-Lib」가 있다.

12. 평가자 이름과 평가 날짜 後藤博三 2008.4.1, 2010.6.1

증상 및 증후

서지사항 • • •

長谷川幸清, 水谷靖司, 倉本博行 외. Paclitaxel 투여시 근육통 · 관절통에 대한 芍藥甘草湯, L-Glutamine의 효과. *암과 화학요법* 2002;29:569-74. 醫中誌 Web ID: 2002217069 MOL, MOL-Lib

1. 목적

Paclitaxel 투여시 근육통 · 관절통에 대한 芍藥甘草湯, L-Glutamine의 유효성과 안전성 평가

2. 연구디자인

무작위대조시험(cross over)RCT-cross over

3. 세팅

岡山대학 의학부 산부인과

4. 대상자 특성

1999년 12월부터 2000년 7월까지 PaclitaxelTXL을 포함한 화학요법을 받은 환자 중 grade 2 이상의 근육통 · 관절통이 나타나고, 이후 2코스 이상의 투여가 예정되어 있는 난소암 13명, 자궁경부암 1명, 외음부암 1명, 총 15명. 해석례 12명

5. 중재/치료

Arm 1 : 제 2코스에서 芍藥甘草湯 7.5g/日 3分服, 제 3코스에서는 L-Glutamine 2.0g/日을 3分服, TXL에 병용 투여 7명
Arm 2 : 제 2코스에서 L-Glutamine 2.0g/日 3分服, 제 3코스에서는 芍藥甘草湯 7.5g/日을 3分服, TXL에 병용 투여 8명
통증이 나타난 제1코스TXL 단독투여를 대조군으로 설정.
각 약제는 TXL 투여 1주 전부터 복용시키고, 통증 소실까지 지속하였다.

6. 주요 평가항목

효과판정은 ①pain score 합계, ②근육통 · 관절통의 지속일수, ③grade 2 이상 지속일수, ④진통약의 사용개수, ⑤최종적인 주관적 인상으로 실시했다.

7. 주요 결과

최종적 평가대상은 12명이었다. 근육통 · 관절통의 지속일수 단축이 대조군과 L-Glutamine 투여군 간에 유의한 차이를 보였다. grade 2 이상의 근육통 · 관절통 지속기간 단축이 대조군과 芍藥甘草湯군, 대조군과 L-Glutamine 투여군 간에 각각 유의한 차이를 나타냈다. 芍藥甘草湯 투여군과 L-Glutamine 투여군 간에는 모두 유의한 차이가 없었다.

8. 결론

芍藥甘草湯 및 L-Glutamine은 Paclitaxel 투여시 근육통 · 관절통에 극적인 효과를 보이지는 않았으나, grade 2 통증의 지속기간을 단축시켰다.

9. 한방 고찰

없음

10. 논문 중 안정성평가

L-Glutamine 투여군에서 메슥거림이 1명, 芍藥甘草湯 투여군에서 원인미상으로 복용할 수 없었던 1명이 있었다.

11. 평가자 의견

芍藥甘草湯은 평활근과 골격근 경련에 동반하는 통증에 유효하다. 한편 Paclitaxel 투여시 부작용은 관절통이다. 동통 병태, 병변부위가 芍藥甘草湯의 적용과 차이가 있는 것 같다. 그러나 논문에서는 著效例가 있다고 언급하고 있다. 증례수를 늘릴 뿐만 아니라 유효례와 비유효례의 해석으로 적용 대상을 감별 진단한다면 앞으로 유효성을 확인할 수 있을런지 모르겠다.

12. 평가자 이름과 평가 날짜 岡部哲郎 2007.6.15, 2008.4.1, 2010.6.1

증상 및 증후

서지사항

Satoh N, Sakai S, Kogure T, et al. A randomized double blind placebo-controlled clinical trial of Hochuekkito, a traditional herbal medicine, in the treatment of elderly patients with weakness, N of one and responder restricted design. *Phytomedicine* 2005;12:549-54. CENTRAL ID: CN-00524047, Pubmed ID: 16121514

1. 목적

허약한 고령자에 대한 補中益氣湯의 유효성을 평가

2. 연구디자인

무작위대조시험RCT. 단 補中益氣湯의 반응자만을 대상으로 제한된 디자인, 그리고 N of 1 무작위대조시험

3. 실시기관

富山의과 약과대학 관련 병원 5시설

4. 대상자 특성

이하의 4가지 선택 기준을 충족하는 허약한 고령자 15명(남성 3명, 여성 12명. 연령: 평균±SD 78.4±7.8): ①만성적 소모성질환으로 불쾌감과 식욕부진을 호소하는 환자, ②시험 개시 전 1개월 동안 감염증과 혈관장애를 앓은 적이 없다, ③악성질환도 없다. ④60이상 90세 미만

5. 중재/치료

2주의 탐색 기간에 의한 반응자를 랜덤으로 다음의 3군으로 나누었다.

Arm 1: 補中益氣湯(7.5g 3分服, 식전, 카네보) 6주 투여,휴약 기간 2주, 위약 6주 투여(복용량, 복용 횟수는 같음)

Arm 2: 위약 6주 투여(복용량, 복용 횟수는 같음), 휴약 기간 2주, 補中益氣湯(7.5g 3分服, 식전, 카네보) 6주 투여

Arm 3: 補中益氣湯 6주, 휴약 기간 2주, 補中益氣湯 6주 투여

즉 반응자의 선택 기준은 ①약 복용 순응도 양호, ②환자 자신의 전체적인 평가로 개선, ③임상 증상의 개선, ④주소 이외의 증상 개선의 4항목 중 ①과 ②③④ 중의 하나를 충족한 환자를 대상으로 하였다.

6. 주요 평가항목

SF36, POMS, NK activity, IL-2 producing activity of peripheral lymphocyte, lymphocytes proliferating activity, lymphocytes cell-surface antigens.

7. 주요 결과

SF36에서는 PCSphysical component summary로 補中益氣湯 투여군에서 유의하게 개선되었다($P<0.05$). POMS에서는 6항목 중 4항목(노여움-적의, 권태감, 긴장-불안, 혼란)에서 유의한 차이가 나타났다($P<0.01$, $P<0.05$, $P<0.01$, $P<0.05$). 림프구 표면 항원은 CD3 양성 세포, CD3 CD4 이중 양성세포가 補中益氣湯군에서 유의하게 증가하였다($P<0.05$).

8. 결론

補中益氣湯은 허약한 고령자의 QOL을 개선시키고 면역상태를 활성화시켰다.

9. 한방고찰 없음

10. 논문 속의 안전성 평가

두 군 모두 부작용은 없었다.

11. 평가자 의견

N of 1에 의한 귀중한 RCT이다. N of 1 RCT는 parallel 비교 디자인으로 잘 알려져 있지만, 본 시험은 자기를 대조군으로 한 디자인이다. 즉 환자 자신이 개입되거나 대조군이 되거나 하여 전후 비교한 것이다. 한방 영역에서 N of 1 RCT가 어렵다고 하는데 본 시험은 한방 임상 시험에서 새로운 가능성을 보여 주었다.

12. 평가자 이름과 평가 날짜 鶴岡浩樹 2007.6.15, 2008.4.1, 2010.6.1

증상 및 증후

서지사항 • • •

石岡忠夫. 고령자의 가벼운 足背 부종에 대하여 五苓散과 柴苓湯의 체력 차이를 고려한 효과비교. *한방의 임상* 1997;44:1091-5.

1. **목적** 고령자의 가벼운 足背 부종에 대한 五苓散과 柴苓湯의 유효성을 비교
2. **연구디자인** 무작위대조시험(cross over)RCT-cross over
3. **실시기관** 특별 양호 노인 홈 1시설
4. **대상자 특성**

입원자로 중대한 심장질환은 없고 혈청creatinine수치가 정상 범위내에서 足背에 가벼운 부종이 항상 나타나는 43명(남성 9명, 여성 34명)을 선정하였다. 연령은 66세부터 94세, 평균 연령은 83.1세이었다. 시설내의 고무풍선으로 배구를 하게 하여 체력을 평가하였는데 43명 중에 21명이 체력 중간정도이고 22명이 체력이 떨어진다고 판정하였다.

5. **중재/치료**

Arm 1: 쯔무라 五苓散 엑기스 과립, 7.5g 3分服, 2주 투여. wash out이 없고 쯔무라 柴苓湯 엑기스 과립 9.0g, 3分服, 2주 투여

Arm 2: 쯔무라 柴苓湯 엑기스 과립, 9.0g 3分服. wash out이 없고, 쯔무라 五苓散 엑기스 과립, 7.5g 3分服, 2주 투여

6. **주요 평가항목**

투약 2주 후에 부종 소실증례를 「유효」, 확실하게 감소된 증례를 「약간 유효」, 불변을 「무효」, 1주 후에 증상이 악화되어 이뇨제 투여 증례와 2주 후에 분명하게 악화된 증례를 「악화」로 하였다. 전반과 후반 증상이 같을 경우, 효과는 「동등」으로 하였다.

7. **주요 결과**

五苓散 투여 후, 柴苓湯 투여 3일째에 기관지염으로 입원한 참가자가 1명 있었는데, 이 증례는 五苓散으로만 약효를 평가하였다. 결과적으로 五苓散은 43명, 柴苓湯은 42명에서 약효를 평가하였다. 「약간 유효 이상」의 유효율은 五苓散 67%, 柴苓湯 62%이었지만 유의한 차이는 없었다. 체력 중간정도의 증례에서 五苓散의 유효율은 57%, 柴苓湯의 유효율은 62%로 유의한 차이는 없었다. 체력이 떨어진 증례에서 五苓散의 유효율은 77%, 柴苓湯의 유효율은 62%로 五苓散에 유효한 증례가 많은 경향이었다(P〈0.1).

8. **결론**

고령자의 가벼운 足背 부종에 五苓散과 柴苓湯 모두 「약간 유효 이상」의 증례가 60% 이상을 차지하였다. 특히 五苓散은 체력이 떨어진 증례에서 유효한 증례가 많은 경향이었다.

9. **한방고찰**

「체력이 떨어진다」고 하는 평가는 한방 엑기스 제제의 재평가를 위한 임상 평가 가이드라인에서의 허약체질 정의와 거의 일치하여 한방에서 말하는 허증과 일치하는 증례가 많다고 저자는 언급하고 있다.

10. **논문 속의 안전성 평가**

개개의 증례에서 투여에 따라 이상을 초래한 증례는 없었지만, 전체적으로 칼륨수치가 저하되고 체력이 떨어진 군에서 혈청creatinine 수치가 상승하였다. 자각증상, 타각증상은 없었다.

11. **평가자 의견**

특별 양호 노인 센터에서 실시된 cross over시험이다. Wash out이 없다는 점, 맹검화가 이루어지지 않은 점 등, 연구 디자인에 아쉬운 점도 있다. 그렇지만 앞으로 더욱 발전된 연구 결과가 기대된다.

12. **평가자 이름과 평가 날짜** 鶴岡浩樹 2008.4.25, 2010.6.1

증상 및 증후

서지사항 • • •
Kishida Y, Miki H, Nishii T, et al. Therapeutic effects of Saireito[TJ-114], a traditional Japanese herbal medicine, on postoperative edema and inflammation after total hip arthroplasty. *Phytomedicine* 2007;14:581-6. CENTRAL ID: CN-00609214, Pubmed ID: 17292595

1. 목적
인공 고관절 전치환 수술 후의 수술 후 부종, 염증에 대한 柴苓湯의 유효성 및 안전성 평가

2. 연구디자인
무작위대조연구[RCT]

3. 실시기관
大阪대학 한방의학, 大阪대학 정형외과 2시설, 병원 1시설

4. 대상자 특성
인공 고관절 전치환 수술을 받은 편측성 변형성 고관절증 여성환자 17명

5. 중재/치료
Arm 1: 쯔무라 柴苓湯 엑기스 과립 9.0g/일 수술 전 2일, 수술 후 2주 8명
Arm 2: 비투여군 9명

6. 주요 평가항목
하퇴 · 족관절 · 전족부 둘레, 동통을 포함한 임상평가[Merle d' Aubigne hip score], 혈청 CRP

7. 주요 결과
수술 후 3주간에 Arm 1은 Arm 2에 비하여 하퇴 둘레가 감소하였다. Arm 1에서는 2주 후의 혈청CRP는 8명 중 6명이 음성이었지만, Arm 2에서는 9명 전원이 CRP양성 그대로이었다($p<0.001$).

8. 결론
柴苓湯은 인공고관절 전치환 수술 후의 하퇴부종 및 염증에 유효하다는 사실을 시사하였다.

9. 한방고찰
없음

10. 논문 속의 안전성 평가
柴苓湯 투여군에서 부작용은 없었다. 비투여군은 언급이 없다.

11. 평가자 의견
본 연구는 柴苓湯이 인공 고관절 전치환 수술 후의 하퇴부종에 대하여 유효하다는 것을 시사하였다. 수술 후의 부종 예방에 본 시험에서는 foot pump와 탄력 스타킹을 병용하였다. 그리고 본 시험에서는 수술 후의 염증에 대한 柴苓湯의 유효성도 시사하였다. 본 시험에서는 4일간의 항생물질의 정맥투여에 이어서 4일간의 항생물질 경구투여를 실시하였다. 그리고 非스테로이드계 소염진통제도 수술 후 1주 사용하였지만, 2주 후 대조군의 모든 증례가 CRP양성 그대로이었다. 통상 수술 후 2주 후에는 며칠간의 항생물질투여로 CRP는 음성화될 것이다. 앞으로 증례수를 늘림과 동시에 병용 치료를 줄인 임상시험이 기대된다. 그리고 증례수가 많은 인공 무릎관절 치환술과 인공 골두치환술 증례 등에 대한 비교시험도 기대된다.

12. 평가자 이름과 평가 날짜 岡部哲郎 2008.12.11, 2010.6.1

증상 및 증후

서지사항 •••

Hioki C, Yoshimoto K, Yoshida T. Efficacy of Bofu-tsusho-san, an oriental herbal medicine, in obese Japanese women with impaired glucose tolerance. *Clinical and Experimental Pharmacology and Physiology* 2004;31:614-9. CENTRAL ID: CN-00505762, Pubmed ID: 15479169

1. **목적** 내당능 이상이 있는 일본인 비만 여성에 대한 防風通聖散의 유효성과 안전성
2. **연구디자인** 무작위대조시험RCT
3. **실시기관** 京都府立대학 1시설
4. **대상자 특성** 내당능 장애가 있는 비만 여성(BMI 평균 36.5kg/㎡) 81명, 제외 항목: 신장병, 심장병, 간장병, 대사내분비 질환, 정신질환 및 악성종양이 있는 경우
5. **중재/치료** Arm 1: 쯔무라 防風通聖散 엑기스 과립, 44명, 24주 투여, 해석 41명
   Arm 2: 플라세보placebo, 41명, 24주 투여, 해석 40명
   전원에게 1,200㎉의 저칼로리 식사와 운동 요법(300㎉)을 병용
6. **주요 평가항목**
   투여 전, 12주와 24주에 체중, 체지방률(%), 내장지방량, 피하지방량, 수축기혈압, 확장기혈압, 심박수, 생화학데이터(중성지방, 총콜레스테롤, LDL콜레스테롤, HDL콜레스테롤, 뇨산, HbA1c, 공복시혈당), 허리 둘레와 엉덩이 둘레를 측정. 24주에만 OGTT 2시간 수치와 혈당 2시간까지의 누적, 인슐린량(공복과 2시간 수치), HOMA-IR을 측정 · 계산하였다.
7. **주요 결과**
   허리 둘레의 차이는 개시전에 비하여 두 군 모두 12, 24주에서 저하되었다. Arm 1은 Arm 2와 비교하여 24주에 유의하게 감소하였다. 두 군 모두 24주에서 좀 더 많은 항목에서 유의한 차이를 보이고 있다. Arm 2는 치료 전보다 24주에서만 체중, 체지방율(%), 피하지방량에서 개선되었다. 수축기 혈압, 확장기 혈압, 중성지방, 총콜레스테롤은 12주, 24주 모두 개선되었다. Arm 1에서는 치료 전보다 24주에서 체중, 체지방율(%), 내장지방량, 피하지방량, 수축기 혈압, 확장기혈압, 생화학데이터(LDL콜레스테롤, HDL콜레스테롤, 뇨산, 인슐린량공복과 2시간 수치), OGTT 2시간 수치, HOMA-IR이 개선되었다. 그리고 Arm 1에서는 補正 안정시 대사율은 저하되지 않고 체중과 두 체지방이 저하되었지만 Arm 2는 체중만 감소하고 복부 내장지방은 저하되지 않았다.
8. **결론** 防風通聖散은 내당능 이상이 있는 비만 치료에 유용하다.
9. **한방고찰** 없음
10. **논문 속의 안전성 평가** 두 군 모두 심혈관계 또는 중추신경계에 영향effect을 미치지 않았다.
    어느 쪽도 지방 설사는 없었지만, 防風通聖散 투여군에서 3명이 설사로 중지하였다. 플라세보군에서 1명이 복약 순응도 불량으로 중지하였다.
11. **평가자 의견**
    본 논문은 내당능 이상이 있는 일본인 비만 여성에게 있어서 防風通聖散의 유효성과 안전성을 이중맹검 무작위대조시험으로 검토한 임상근거의 질이 높은 연구이다. 위약군에서도 12주부터 24주에서 감소경향이 나타났지만, 식사 · 운동요법에 가미된 防風通聖散의 효과는 좀 더 강력하게 지속되는 인상이 있다. 식사 · 운동요법을 추가하지 않은 치료에서의 평가도 앞으로 실시하면 좋을 것이다. 그리고 한방적 고찰도 가미된 평가가 이루어지길 바란다.
    관련 문헌:이들 문헌과 「日置智津子. IGT를 수반한 여성 비만증 환자에 대한 防風通聖散의 효과. *Pharma Medica* 2007;25:43-8. 醫中誌 Web ID: 2008035994 MOL, MOL-Lib」와 「Hioki C, Arai M. Bofutsushosan use for obesity with IGT: search for scientific basis and development of effective therapy with Kampo medicine. *Journal of Traditional Medicine* 2007;24:115-27. J-STAGE」는 거의 같은 내용이다.
12. **평가자 이름과 평가 날짜** 並木隆雄 2007.6.15, 2008.4.1, 2009.3.13, 2010.6.1

마취, 수술 후 동통

서지사항

大竹哲也, 加藤이즈미, 齊藤繁 외. 요추 마취 후 두통에 대한 吳茱萸湯 · 五苓散의 효과. *통증클리닉* 1991;12:648-52.

1. 목적

요추 마취 후 두통에 대한 吳茱萸湯 · 五苓散의 유효성

2. 연구디자인

무작위대조시험RCT

3. 실시기관

실시 시설에 관한 언급 없음(저자는 伊勢崎시민병원 마취과 소속)

4. 대상자 특성

American Society of AnesthesiologistsASA분류의 PS I 과 PS II 의 요추 마취 환자 295명

5. 중재/치료

Arm 1: 쯔무라 五苓散 엑기스 과립, 2.5g, 수술 당일 밤, 다음날 아침 · 점심 · 저녁의 4회 복용. 88명

Arm 2: 쯔무라 吳茱萸湯 엑기스 과립, 2.5g, 수술 당일 밤, 다음날 아침 · 점심 · 저녁의 4회 복용. 93명

Arm 3: 한방약 비투여군 114명

그리고 수술 후 상처부위에 인도메타신indomethacin좌약만을 사용하였다.

6. 주요 평가항목

1일째(요추 천자 24시간 후), 2일째, 3일째, 7일째에 요추 마취 후 두통post-lumbar puncture headache(PLPH)을 5단계로 평가

7. 주요 결과

모든 증례의 PLPH 발증율은 21.4%이었다. Arm 1, Arm 2, Arm 3의 비교에서는 1일째만 PLH에 유의한 차이가 나타나고($p<0.05$) Arm 2가 Arm 3에 비하여 유의하게 개선되었다. 그리고 남녀로 나누어 평가한 결과, 여성은 1일째의 Arm 2가 Arm 3에 비하여 유의하게 개선되었다($p<0.05$).

8. 결론

吳茱萸湯은 요추 마취 후와 경막외마취 · 신경 블럭때의 지주막하천자 후의 두통 예방과 경감에 유효하다고 생각한다.

9. 한방고찰

없음

10. 논문 속의 안전성 평가

언급 없음

11. 평가자 의견

요추 마취 후 두통에 대한 吳茱萸湯 · 五苓散유효성을 검토한 흥미로운 임상연구이다. 환자 배경과 인도메타신의 병용 상황, 천자침, 체위 등의 실시 조건에 대한 검토가 충실하고, 디자인이 잘 된 임상 연구라고 생각한다. PLPH의 발증율이 낮고, 시간의 경과와 더불어 감소한다는 점에서 보면 증례수가 적은 점이 통계학적인 유의한 차이가 드러나지 않은 하나의 원인이라고 생각된다. 그리고 한방약의 투여 기간을 PLPH가 지속되는 1주일 정도까지 연장함으로써 1일째 이외의 조사일에서도 Arm 1, Arm 2, Arm 3의 3군 사이에서 차이가 나타날 가능성이 있다. 이와 같이 한정된 증례를 대상으로 한 임상연구에서도 吳茱萸湯의 유효성이 밝혀지고, 앞으로 증례수와 투여 기간을 검토함으로써 더욱 PLPH에 대한 한방약의 유효성을 밝힐 수 있을 것이라고 생각한다.

12. 평가자 이름과 평가 날짜 後藤博三 2008.9.15, 2010.6.1

마취, 수술 후 동통

서지사항
井齋偉矢. 개흉 수술 후 동통과 발한에 대한 한방제제의 효과. *통증과 한방* 1997;7:29-32.

1. **목적**
개흉 수술 후 동통과 발한에 대한 桂枝加朮附湯과 芍藥甘草湯의 효과

2. **연구디자인**
무작위대조시험RCT

3. **실시기관**
병원 1시설

4. **대상자 특성**
폐질환으로 개흉 수술을 받은 환자 20명
(현재 질환은 폐암 19명, 자연기흉 1명)

5. **중재/치료**
3군 전증례에 수술 후 5일간 모르핀morphine 4~6mg/일, 경막외 투여
그리고 인도메타신indomethacin坐劑, 디클로페낙나트륨Diclofenac sodium 坐劑, 염산버프레노파인buprenorphine 坐劑는 환자의 요구에 따라 자유롭게 사용하도록 하였다. 한방약은 수술 후 7일째부터 4주 투여하였다.
Arm 1: 대조군(한방약 없음) 7명
Arm 2: 쯔무라 桂枝加朮附湯 엑기스 과립 7.5g 3分服/일 7명
Arm 3: 쯔무라 桂枝加朮附湯 엑기스 과립7.5g + 쯔무라 芍藥甘草湯 엑기스 과립 7.5g 3分服/일 6명

6. **주요 평가항목**
진통제 투여량, 상처부위 통증, 발한

7. **주요 결과**
진통제坐劑 투여량은 수술 후 3주까지는 3군 모두 감소 경향으로 나타났지만, 4-5주에서는 Arm 1은 거의 변화가 없었고, Arm 2, Arm 3은 그대로 감소하여 Arm 1은 Arm 2, Arm 3에 비하여 유의하게 수치가 높았다. 상처부위 통증은 3군 모두 콘트롤이 잘 되어 Arm 1에서도 진통제를 많이 사용하면 동통은 콘트롤되었다. 발한은 Arm 2에서 제4주째에, Arm 3에서는 제 5주째에 거의 소실되었지만 Arm 1에서는 유의하게 많았다.

8. **결론**
한방제제, 특히 桂枝加朮附湯合芍藥甘草湯을 개흉 수술 후에 사용함으로써 진통제 사용이 감소되고 발한 정도도 저하되었다. 개흉 수술 후에는 이 방제가 권장된다.

9. **한방고찰**
없음

10. **논문 속의 안전성 평가**
부작용은 전혀 없었다.

11. **평가자 의견**
고찰에는 桂枝加朮附湯이 상처부위 통증에, 芍藥甘草湯은 발한에 효과가 각각 있다고 하였는데, 그래프에서도 이런 경향을 알 수 있다.

12. **평가자 이름과 평가 날짜** 藤澤道夫 2008.10.15, 2010.6.1

기타

서지사항

Saruwatari J, Hisaeda S, Higa Y, et al. The in-vivo effect of bakumondo-to[TJ-29], a traditional Japanese medicine used for treatment of chronic airway disease, on cytochrome P450 1A2, xanthine oxidase and N-acetyltransferase 2 activity in man. *Journal of Pharmacy and Pharmacology* 2004;56:1171-7. CENTRAL ID: CN-00490887, Pubmed ID: 15324486

1. 목적

麥門冬湯의 cytochrome P450 1A2, xanthine oxidase와 N-acetyltransferase2에 대한 작용

2. 연구디자인

무작위대조시험(cross over)[RCT-cross over]

3. 실시기관

대학 1시설

4. 대상자 특성

건강한 대학생 26명

5. 중재/치료

Arm 1: 麥門冬湯 9.0g 3分服/일 1주, 2주의 wash out, placebo(복용량, 복용 횟수는 같음) 1주

Arm 2: 플라세보(복용량, 복용 횟수는 같음) 1주, 2주의 휴약 기간, 麥門冬湯 9.0g 3分服/일 1주

6. 주요 평가항목

뇨중의 cytochrome P450 1A2, xanthine oxidase, N-acetyltransferase 2

7. 주요 결과

Arm 1, Arm 2의 뇨중 cytochrome P450 1A2, xanthine oxidase, N-acetyltransferase 2는 baseline에 비하여 1일 후, 7일 후에 유의한 차이는 나타나지 않았다.

8. 결론

Herb-drug상호작용의 Screening Test로서 caffeine test는 안전하고 비침습적인 뇨중 카페인대사산물[cytochrome P450 1A2, xanthine oxidase, N-acetyltransferase 2]의 비율을 측정한 것이다. cytochrome P450 1A2는 테오필린[Theophylline]을 대사하는 간에서 분비되는 효소이고 麥門冬湯은 뇨중 cytochrome P450 1A2, xanthine oxidase, N-acetyltransferase 2 활성에 영향을 미치지 않아 상호작용은 없다고 판단된다.

9. 한방고찰

없음

10. 논문 속의 안전성 평가

麥門冬湯 투여군에 부작용은 없었다.

11. 평가자 의견

직접적인 임상효과 데이터는 아니다.

12. 평가자 이름과 평가 날짜 藤澤道夫 2007.6.15, 2008.4.1

기타

서지사항

Ohnishi N,Yonekawa Y, Fumihara T. et al. Studies on interactionsa between traditional herbal and Western medicines, II. Lack of pharmacokinetic interaction between Shoseiryu-to and carbamazepine in healthy volunteers. TDM연구 1999;16:399-404 醫中誌 Web ID: 2000070928 MOL, MOL-Lib

1. **목적**
   小靑龍湯의 카르바마제핀carbamazepine혈중 농도에 미치는 영향
2. **연구디자인**
   무작위대조시험(cross over)RCT-cross over
3. **실시기관**
   언급 없음(저자는 京都약과대학 병원약학교실 소속)
4. **대상자 특성**
   건강한 성인 남성 4명
5. **중재/치료**
   Arm 1: 쯔무라 小靑龍湯 엑기스 과립, 9.0g/일, 1일 3회 식전 투여, 7일간 복용, 복용도중 4일째 아침에 카르바마제핀 200㎎ 복용. 4명.
   Arm 2: 카르바마제핀carbamazepine 200 ㎎ 복용. 4명
6. **주요 평가항목**
   카르바마제핀carbamazepine 투여전, 투여 1.5, 4, 8, 24, 48, 72시간 후에 채혈을 하여 혈중카르바마제핀 및 그 대사물인 카르바마제핀-10, 11-에폭시드epoxide 농도를 측정
7. **주요 결과**
   小靑龍湯병용 유무에 관계없이 혈중 카르바마제핀 및 그 대사물의 카르바마제핀-10, 11-에폭시드 농도에 있어서 혈중 최대농도, 최대농도 도달시간, 소실 경향, 소실반감기, 혈장중농도 시간곡선화면적, 평균 체류시간에 차이는 나타나지 않았다.
8. **결론**
   小靑龍湯의 복용은 카르바마제핀의 혈중 농도에는 영향을 미치지 않는다.
9. **한방고찰**
   없음
10. **논문 속의 안전성 평가**
    언급 없음
11. **평가자 의견**
    각종 약물로 혈중농도에 영향을 받는 카르바마제핀에 대하여 小靑龍湯의 병용은 영향을 미치지 않는다는 것을 객관적으로 측정한 보고이다. 한약의 유효성에 대한 평가는 아니지만, 임상에서 양약과 한약을 자주 병용하는 데 있어서 유의한 평가라고 생각된다. 그리고 유사보고로서 「米川恭史, 大西憲明, 北野直子 외. 한방약으로 인한 약물상호작용(2): 건강한 사람에게 있어서 小靑龍湯 병용시의 카르바마제핀의 체내 동태학적 특성. *TDM연구* 1999;16:191-2. MOL, MOL-Lib」가 있다.
12. **평가자 이름과 평가 날짜** 後藤博三 2007.6.15, 2008.4.1, 2010.6.1

기타

서지사항 • • •

Isobe H, Yamamoto K, Cyong JC. Effects of Hachimi-jio-gan[Ba-wei-di-huang-wan] on blood flow in the human central retinal artery. *The American Journal of Chinese Medicine* 2003;31:425-35. CENTRAL ID: CN-00457563, Pubmed ID: 12943173

1. 목적 八味地黃丸의 중심망막동맥에 대한 효과

2. 연구디자인 무작위대조시험(cross over)[RCT-cross over]

3. 실시기관 東京대학 1시설

4. 대상자 특성

건강한 사람 12명(남성 6명, 여성 6명, 평균 연령 26.0세)

5. 중재/치료

Arm 1: 八味地黃丸 27g/일 12명

Arm 2: Placebo[Lactose] 27g/일 (복용량은 같음) 12명

두 군 모두 1회 투여

6. 주요 평가항목

초음파 진단장치를 사용하여 중심망막동맥의 수축기 혈류속도, 확장기 혈류속도, 평균 혈류속도와 혈관 저항을 복용 전과 복용 후 15분 간격으로 60분간 측정하였다.

7. 주요 결과

복용 전과 비교하여 Arm 2에서는 중심망막동맥의 수축기 혈류속도, 확장기 혈류속도 및 평균 혈류속도, 혈관 저항은 변화가 없었다. Arm 1에서 혈관 저항은 변하지 않았지만, 수축기 속도는 15분과 45분에서, 확장기 속도는 45분에서, 평균 속도는 30, 45, 60분에서 증가하였다. 그리고 Arm 1과 Arm 2의 비교에서 수축기 혈류속도는 15~60분 모두 유의하게 증가하였다. 확장기 혈류속도에서는 45분에서만 증가하고, 평균 혈류속도에서는 30~60분에서 유의하게 증가하였다.

8. 결론

八味地黃丸군에서는 중심망막동맥의 혈류속도가 증가한다는 사실이 증명되었다.

9. 한방고찰

八味地黃丸이 유용하다고 생각되는 경우(증이 맞는 경우 N=3)와 증이 맞지 않는 경우(N=9)를 비교하였다. 증이 맞는 경우가 15~60분간에서 수축기, 확장기 및 평균 혈류속도에서 모두 빠른 경향을 나타냈다(증례수가 적기 때문에 통계학적 평가는 이루어지지 않았다).

10. 논문 속의 안전성 평가

언급 없음

11. 평가자 의견

八味地黃丸은 이전부터 고령자들에게 의욕저하 개선 등 중추신경에 대한 영향과 눈 증상 개선 등이 보고되었다. 이번 보고에서 중심망막동맥의 혈류 속도가 증가되었다는 점은 시력 개선을 뒷받침할 뿐만 아니라 뇌내의 혈류증가도 예상됨으로써 중추신경에 대한 영향도 추측 가능하다. 그리고 한방적 고찰도 이루어져 증이 일치하는 경우에 혈류 속도 증가가 나타난 점은 평가할 만하다. 앞으로 증례수를 늘려 시도할 필요가 있다. 문제점으로서는 전신혈압 측정이 제시되지 않았기 때문에 혈류속도의 증가가 전신 반응인지 국소 반응인지를 구별할 수 없다. 본 연구는 임상효과에 관한 RCT가 아니라는 점과 1회 투여로 인한 평가라는 점에서 앞으로 장기 복용을 통한 지속적 효과에 대하여 임상연구에서 재검토가 이루어지길 바란다.

12. 평가자 이름과 평가 날짜 並木隆雄 2007.6.15, 2008.4.1, 2010.6.1

기타

서지사항

Hamazaki K, Sawazaki S, Itomura M, et al. No effect of a traditional Chinese medicine, Hochu-ekki-to, on antibody titer after influenza vaccination in man:a randomized, placebo-controlled, double-blind trial. *Phytomedicine* 2007;14:11-4. CENTRAL ID: CN-00576087, Pubmed ID: 16644196

1. 목적 補中益氣湯의 인플루엔자 백신 접종으로 인한 항체 생산에 대한 유효성과 안전성

2. 연구디자인 이중맹검 무작위 대조 비교시험DB-RCT

3. 실시기관 실시 시설에 관한 언급 없음(저자는 富山대학 화한의약학 종합연구소 임상이용분야 소속)

4. 대상자 특성 20~60세의 건강한 자원봉사자 49명 중에 3개월 이내에 다른 한방약, 호르몬치료, 소염진통약을 사용하지 않고 補中益氣湯 사용 목표를 가진 36명

5. 중재/치료

Arm 1: 카네보 補中益氣湯 엑기스 세립 3.75g을 인플루엔자 백신 접종 전날까지 1일 2회, 아침 저녁 식사 전, 14일간 복용. 18명

Arm 2: 플라세보주성분(cane sugar) 3.75g을 인플루엔자 백신 접종 전날까지 1일 2회 아침 저녁 식사 전, 14일간 복용. 18명

6. 주요 평가항목

백신 접종 후 0, 1, 2, 4, 12중에 채혈하여 항인플루엔자 항체가를 적혈구 응집억제반응HI test으로 측정하고, Natural killer활성NK활성을 Cr-release assay로 측정하였다.

7. 주요 결과

대조군 중에 3명이 감기와 설사로, 補中益氣湯군의 1명은 개인적 이유로 각각 탈락하였다. 백신 접종 후의 항체가의 경과는 두 군 사이에서 차이가 보이지 않았다. NK활성의 경과도 두 군 사이에서 차이가 없었다.

8. 결론

補中益氣湯의 인플루엔자 백신 접종 전 14일간의 복용은 인플루엔자 백신 접종으로 인한 항체 생성에 영향을 미치지 않았다.

9. 한방고찰

참가자 중에서 補中益氣湯의 사용 목표인 쉽게 피로를 느끼고, 감기에 잘 걸리고, 감기에 걸리면 잘 낫지 않고, 감염증헤르페스(Herpes)에 걸리기 쉽고, 화농이 잘 되고, 식욕부진, 설사를 잘 하고 식후에 졸음이 오는 등의 증상이 없는 경우는 제외시켰다.

10. 논문 속의 안전성 평가

두 군 모두 부작용은 나타나지 않았다.

11. 평가자 의견

인플루엔자 백신 접종으로 인한 항체 생성에 대하여 補中益氣湯의 유효성과 안전성 평가를 잘 디자인된 이중맹검시험으로 실시된 질 높은 임상연구이다. 이와 똑같이 補中益氣湯의 인플루엔자 백신 접종으로 인한 항체 생성 효과를 평가한 보고가 있다(山口英明 외. 補中益氣湯엑기스의 항인플루엔자 백신 항체 생산 효과에 관한 검토. *한방과 최신치료* 2006;15: 235-7.). 이 논문에서는 백신 접종 후, 1주일 補中益氣湯 복용은 항체 생성에 영향을 미치지 않는다는 결과이었다. 한편, 본 논문의 고찰에 인용한 Takagi들의 보고(Takagi et al. Antibody response of Kampo-hozai after infuluenza B immunization in old mice. *The Japanese Society for Vaccinology* 2002;6:72)에서는 고령 마우스에서 補中益氣湯이 항체 생성 증강에 유효하였다고 보고하였다. 이 점을 고려하면 위의 모든 임상연구가 건강한 사람을 대상으로 하였기 때문에 앞으로는 항체 생성 능력이 저하된 고령자를 대상으로 검토가 이루어지길 기대한다. 그러나 본 연구는 기초연구 결과를 근거로 하여 질 좋은 임상연구에서 유효성을 검토한 보고이다. 따라서 앞으로 한방약을 사용하여 임상 연구를 실시하는 데 있어서 참고할 만한 검토이다.

12. 평가자 이름과 평가 날짜 後藤博三 2008.11.21, 2010.6.1

기타

서지사항

Terashima Y, Hamazaki K, Itomura M, et al. Effect of a traditional Chinese medicine, maobushisaishinto, on the antibody titer after influenza vaccination: A randomized, placebo-controlled, double-blind trial. *Journal of Traditional Medicines* 2007;24:59-66. 醫中誌 Web ID: 2007258196 J-STAGE

1. 목적

麻黃附子細辛湯의 인플루엔자 백신 접종 후의 항체가에 미치는 효과

2. 연구디자인

이중맹검 무작위대조시험DB-RCT

3. 실시기관

대학병원 2시설

4. 대상자 특성

20-71세의 건강한 사람 106명

5. 중재/치료

麻黃附子細辛湯, 플라세보는 고타로 제약회사에서 제공받았다.

인플루엔자 백신A/H1N1, A/H3N2, B 접종 2주 전부터 접종 전날까지 아래의 약제를 복용. 인플루엔자 백신 접종은 인플루엔자 발생 전인 11월 하순에 실시하였다.

Arm 1: 고타로 麻黃附子細辛湯 엑기스 캡슐군(6캡슐/일) 23명

Arm 2: 플라세보군 24명

6. 주요 평가항목

접종 후 0, 1, 2, 4, 12주 후의 혈청 hemagglutination inhibition titer를 측정하였다.

7. 주요 결과

미리 항체가가 80이상은 제외시켜 참가자는 49명이 되었다. 경과 중에 인플루엔자 감염자가 있어 각 군 1명씩 탈락하여 각각 23명과 24명으로 되었다. A/New Caledonia/20/99H1N1, A/New York/55/2004H3N2, B/Shanghai/361/2002바이러스 각각의 항체가는 제4주의 대조군 H3N2항체가 수치가 높게 나타난 것 이외에는 Arm 1과 Arm 2에 유의한 차이는 없었다. 그리고 흡연 유무, 40세에서의 연령별 하위 그룹으로 나누어 분석하였지만, 각 바이러스 항체가의 차이는 없었다.

8. 결론

麻黃附子細辛湯에는 인플루엔자 항체가를 상승시키는 보조제Adjuvant 효과는 없었다.

9. 한방고찰

없음

10. 논문 속의 안전성 평가

언급 없음

11. 평가자 의견

지금까지 동물실험, 고령자에서 麻黃附子細辛湯이 인플루엔자 항체에 대한 보조제 효과가 있다는 보고가 있었다. 이번 논문에서 그 보고에 관하여 검증하였다.

12. 평가자 이름과 평가 날짜 藤澤道夫 2009.1.15, 2010.6.1

기타

◉ 서지사항 • • •

Sato Y, Katagiri F, Itoh H, et al. Bushi-richu-to Raises Calcitonin Gene-related Peptide, Substance P, Somatostatin, and Vasoactive Intestinal Polypeptides Levels in Human Plasma. *Journal of Health Science* 2007;53:615-21. 醫中誌 Web ID: 2008127570 J-STAGE

1. **목적** Gut-regulated peptides농도에서 살펴본 附子理中湯의 작용기전 해명
2. **연구디자인** 무작위대조시험(cross over)[RCT-cross over]
3. **실시기관** 大分의과대학 임상약리학 강좌
4. **대상자 특성**

   상기 시설에서 모집한 건강한 자원봉사자 5명(모두 남성)
5. **중재/치료**

   Arm 1: 상와 附子理中湯 엑기스 세립(카네보)(4.5g)을 100㎖ 물과 함께 복용

   Arm 2: 위약을 100㎖ 물과 함께 복용

   피험자에게는 4주의 휴약 기간 후에 시험약과 위약을 교대로 투여.
6. **주요 평가항목**

   복용 직전, 복용 후 20, 40, 60, 90, 120, 180, 240분 후의 혈중 Calcitonin Gene-related Peptide[CGRP], Substance, Somatostatin, Vasoactive Intestinal Polypeptides[VIP], Motilin농도의 EIA의 측정치
7. **주요 결과**

   남성 자원봉사자에게 附子理中湯의 4.5g 1회 투여로 혈중 CGRP, Somatostatin, VIP농도는 투여 40~60분 후에 유의하게 가장 높게 증가하였다. 한편 Substance P는 투여 후 서서히 증가하여 180분에서 유의하게 피크를 형성하였다. CGRP의 40분 수치에서는 위약(14.9±1.9pg/㎖)에 비하여 5.7배(85.2±58.7pg/㎖)로 유의(P<0.01)하게 증가하였다. Somatostatin의 60분 수치에서는 위약(9.8±2.1pg/㎖)에 비하여 2.1배(20.2±6.1pg/㎖)로 유의(P<0.01)하게 증가하였다. 혈중VIP농도에서도 60분 수치에서 위약(8.3±1.4pg/㎖)의 2배(16.9±7.0pg/㎖)로 농도가 상승하였다(P<0.01로 유의). Substance P는 附子理中湯 투여 180분 후(68.5±18.7pg/㎖)에 위약(34.3±17.9pg/㎖)에 비하여 2배로 농도가 증가하였다. 이에 대하여 Motilin은 附子理中湯복용으로 위약과의 유의한 혈중농도 차이는 복용 후 240분 관찰에서도 나타나지 않았다.
8. **결론**

   附子理中湯복용으로 인한 냉증, 위장 불쾌감, 소화 기능장애 개선은 혈중 CGRP, Somatostatin, VIP 및 Substance P농도 증가를 매개로 하여 나타난다고 추론하였다.
9. **한방고찰**

   附子理中湯의 냄새와 맛이 Gut-regulated peptides의 체내 동태에 영향을 미칠 가능성이 있다고 기술하였다.
10. **논문 속의 안전성 평가**

    언급 없음
11. **평가자 의견**

    본 연구는 어디까지나 소수의 건강한 사람을 대상으로 한 것이지만, 附子理中湯의 작용기전 해명에 일조한 연구성적이다. 附子理中湯은 溫中散寒劑로 그 구성 생약에 강한 散寒 생약인 附子와 乾薑을 포함하고 있어 「냉증」이 있는 환자가 복용 대상이 된다. 그렇지만 본 연구대상의 남성 자원봉사자가 寒證인지 아닌지 확인되지 않는다는 점에서 가장 중요한 부분이 결여되어 있다. 그리고 실제 임상 현장에서 附子理中湯의 대부분 투여 대상은 허약한 여성이다. 이런 점에서 附子理中湯의 실제 임상과 실험적 연구가 어긋나지 않도록 하기 위해서 본 연구와 동일한 study design에서 건강한 여성 및 증상을 가진 여성을 대상으로 隨證임상 연구가 이루어지길 바란다.
12. **평가자 이름과 평가 날짜** 後山尙久 2008.12.19, 2010.6.1

기타

서지사항

Takahashi H, Nakao R, Hirasaka K, et al. Effects of single administration of Rokumi-gan[TJ-87] on serum amino acid concentration of 6 healthy Japanese male volunteers. Journal of Medicine Investigation 2007;54:91-8. 醫中誌 Web ID: 2007295608 J-STAGE

1. **목적** 六味丸의 혈중 아미노산 농도에 미치는 영향
2. **연구디자인** 무작위 대조시험(cross over)[RCT-cross over]
3. **실시기관** 小松島병원 내과
4. **대상자 특성**
   건강한 성인 남성(평균 연령 35.5세) 6명
5. **중재/치료**
   Arm 1: 유당 5g을 1회 9시에 복용. 6명
   Arm 2: Asahi-aminoget 5정(쯔무라 六味丸 엑기스 과립 10g과 거의 같은 양의 아미노산을 함유)를 1회 9시에 복용. 6명
   Arm 3: 쯔무라 六味丸 엑기스 과립 10g을 1회 9시에 복용. 6명
   3개월간의 wash out을 설정하고 상기의 3종을 무작위로 복용
6. **주요 평가항목**
   각종 약물을 복용 전과 복용 후 1, 2, 4, 6시간 후에 채혈하여 혈중의 아미노산을 측정하였다.
7. **주요 결과**
   측정가능한 혈중 아미노산 중에서 Arm 1은 6시간 단계에서 Ala, Gly, Ile는 개시時에 비하여 유의하게 저하하고, Arg, Glu, His, Leu, Lys, Phe, Ser, Val는 변화가 없었다. Arm 2는 6시간 단계에서 Ala, Glu, Gly, Ile, Leu, Ser은 개시時에 비하여 유의하게 저하하였고, Arg, His, Lys, Phe, Val은 변화가 없었다. Arm 3에서는 Ala가 2시간, Gly, Ser은 1시간의 시점에서 개시時에 비하여 유의하게 상승하였다. Arg, Glu, His, Ile, Leu, Lys, Phe, Val은 변하지 않았다. 3군 모두 Asn, Cys, Gln, Met, Pro, Thr, Trp, Tyr은 결정할 수 없었으며, Asp는 측정감도 이하이었다.
8. **결론**
   六味丸의 복용은 거의 같은 양의 아미노산을 함유하고 있는 제제를 복용한 경우보다도 혈중 아미노산 수치를 높게 유지할 가능성이 있다.
9. **한방고찰**
   없음
10. **논문 속의 안전성 평가**
    언급 없음
11. **평가자 의견**
    六味丸에 포함된 아미노산의 혈중 이행을 검토한 흥미깊은 임상연구이다. 六味丸의 복용으로 인한 혈중 아미노산의 변화를 유당 복용시와 거의 같은 양의 아미노산을 함유한 제제와의 cross over 시험으로 평가하였고 연구디자인으로서도 우수하다. 한편 Ala 등의 개시時의 수치는 3군 사이에서 폭이 너무 넓어 아미노산 종류에 따라 측정 오차가 생길 가능성이 시사된다. 개시時 측정치의 다양한 폭을 보정하기 위해서 Fig.1에서는 각 군들의 아미노산 농도 변화율을 제시하고 있지만, a, b, c의 기호에 관한 언급이 없다. 그리고 Arm 2의 아미노산 제제에서는 맥주 효모 등 아미노산 이외의 성분도 포함되어 있어 그들이 흡수에 미치는 영향 등도 고려할 필요가 있을 것이다. 그러나 六味丸의 복용으로 혈중 아미노산이 상승하고 다른 군에서 인정된 경시적인 저하를 억제시켰다는 것은 六味丸의 약리작용을 밝히는 데 있어서 중요한 지견을 제공하였다. 계속하여 각종 방제에 대한 검토가 이루어지길 기대한다.
12. **평가자 이름과 평가 날짜** 後藤博三 2008.11.27, 2010.6.1

기타

서지사항

Qi J, Toyoshima A, Honda Y, et al. Pharmacokinetic study on acetaminophen:interaction with a Chinese medicine. *Journal of medical and dental sciences* 1997;44:31-5. CENTRAL ID: CN-00145359, Pubmed ID: 9385040

1. 목적

아세트아미노펜Acetaminophen의 약물 동태에 미치는 葛根湯의 상호작용에 대한 평가

2. 연구디자인

무작위대조시험(cross over)RCT-cross over

3. 실시기관

실시 시설에 관한 언급 없음(저자는 東京의과치과대학 의학부 예방의학 강좌 소속)

4. 대상자 특성

건강한 자원봉사자 19명

5. 중재/치료

Arm 1: 쯔무라 葛根湯(엑기스함량 1,250㎎)과 PL(아세트아미노펜 150㎎ 함유)를 동시에 1회 복용 19명

Arm 2: PL(아세트아미노펜 150㎎ 함유)를 1회 복용 19명

그리고 휴약 기간은 1주

6. 주요 평가항목

약물 투여 전, 투여 후 0.5시간, 1시간, 2시간, 3시간, 4시간의 혈중 아세트아미노펜APAP수치와 APAP glucuronide수치를 HPLC로 측정하고, 최대 혈중농도(C_{max}), 최대 혈중농도 도달시간(t_{max}), 혈중농도 반감기($t_{1/2}$), 혈중농도 곡선하면적AUC을 산출하였다.

7. 주요 결과

APAP와 APAP glucuronide의 C_{max}, t_{max}, 혈중농도 반감기$t_{1/2}$, AUC의 각각의 항목에서 Arm 1과 Arm 2에 유의한 차이는 없었다.

8. 결론

葛根湯과 아세트아미노펜의 동시 복용은 아세트아미노펜 약물 동태에 영향을 미치지 않는다.

9. 한방고찰 없음

10. 논문 속의 안전성 평가

부작용의 발현은 없었다.

11. 평가자 의견

葛根湯과 아세트아미노펜의 동시 복용을 통하여 아세트아미노펜 혈중 농도를 평가한 임상연구로, 실제 임상 현장에 의거한 임상 연구이다. 그 결과 葛根湯과 PL의 동시 복용은 아세트아미노펜의 부작용 발현에 영향을 미치지 않는다는 사실이 밝혀진 유의한 성과이다. 그러나 논문 속의 자원봉사자를 대상으로 한 다른 시험 결과에서는 12㎎/kg의 APAP와 葛根湯 5g(과립인지 엑기스 原末인지 확실하지 않음)의 동시 복용에서는 葛根湯 동시 복용으로 혈중 APAP수치가 높아졌다고 보고하였다. 그리고 본 논문에서 쥐에게 1주 100㎎/day와 200㎎/day의 葛根湯 투여 후, 10㎎/kg의 APAP를 투여하였을 때, APAP투여 0.25 시간에서만 200㎎/day의 葛根湯 투여군의 APAP농도는 유의하게 증류수 투여군보다 농도가 높았다고 보고하였다. 이처럼 葛根湯과 아세트아미노펜 농도와 투여 기간에 따른 아세트아미노펜 혈중 농도에 관하여 약물 상호작용이 있을 가능성이 있기 때문에 무작위시험에서도 실제 임상에 의거한 葛根湯과 아세트아미노펜의 수차례 투여 결과 등을 평가하면 훨씬 더 우수한 임상연구가 될 것이다. 그러나 일상 용량의 1회 투여에서는 아세트아미노펜의 혈중 농도에 영향을 미치지 않는다는 점이 밝혀진 것은 충분히 평가할만한 결론이라고 생각한다.

12. 평가자 이름과 평가 날짜 後藤博三 2008.9.19, 2010.6.1

기타

서지사항

島倉和朗, 峰下哲, 佐仲雅樹 외. 사람혈청 및 타액 중에 페나세틴phenacetin 동태에 미치는 葛根湯의 영향에 관하여. *임상약리* 1994;25:229-30.

1. 목적

페나세틴phenacetin의 약물 동태에 미치는 葛根湯의 영향에 대한 평가

2. 연구디자인

무작위대조시험(cross over)RCT-cross over

3. 실시기관

대학병원 1시설

4. 대상자 특성

건강한 사람 11명

5. 중재/치료

Arm 1: phenacetin 12㎎/㎏ 6명

Arm 2: phenacetin 12㎎/㎏ + 쯔무라 葛根湯 엑기스 과립 2포(1포당 갈근탕 건조 엑기스 1,250mg 포함) 5명

7일 이상의 wash out을 두고 두 군에서 교차하여 복용하도록 하였다.

6. 주요 평가항목

혈중 및 타액 속의 phenacetin과 그 대사 산물인 acetaminophen, glucuronide농도

7. 주요 결과

Acetaminophen의 Cmax(약물투여 후의 최고혈중농도), AUC(혈중농도-시간곡선하면적:약물의 흡수율과 bioavailability의 지표로서 사용되고, 약물 효과의 강약을 반영하는 하나의 기준)는 혈중, 타액 속 모두 Arm 1과 Arm 2에 유의한 차이는 없었다. 그리고 혈중 및 타액 속의 acetaminophen농도의 경시적 변화를 비교하면 타액 속의 농도는 Arm 2가 Arm 1보다 높은 경향이었지만, 혈중 농도에서는 변화가 없었다.

8. 결론

phenacetin, acetaminophen, glucuronide의 동태에 미치는 葛根湯의 영향은 적다고 생각되었다.

9. 한방고찰

없음

10. 논문 속의 안전성 평가

언급 없음

11. 평가자 의견

본 논문의 취지는 고찰에 "현재, 양약계통의 감기약에 葛根湯 엑기스 등의 한방약을 배합한 종합 한방약이 시판되고 있다. 그리고 그 사용경험에서 양약에 대한 한방약의 유용성을 인정하였다는 보고도 있다."라고 언급되어 있는데, 葛根湯 병용으로 phenacetin의 대사 산물인 acetaminophen의 체내 농도가 상승하는 것을 기대하는 것 같다. 그리고 타액 속의 농도를 측정한 것은 당시 Therapeutic drug monitoring의 검체로서 타액 농도가 주목받고 있었기 때문이다.

12. 평가자 이름과 평가 날짜 藤澤道夫 2008.10.15, 2010.6.1

기타

서지사항 • • •

福島正人. 사람중추신경에 대한 한방약의 작용특성에 관하여 - 뇌파 및 한방 유래 성분의 체내 동태를 지표로 한 柴朴湯, 柴胡加龍骨牡蠣湯에 관한 검토 -. *정신신경학 잡지* 1997;99:355-69.

1. 목적
   柴朴湯 柴胡加龍骨牡蠣湯의 사람중추신경에 대한 작용 평가
2. 연구디자인
   무작위 대조 비교시험RCT
3. 실시기관
   關西의과대학 정신신경과 1시설
4. 대상자 특성
   건강한 성인 남성 12명
5. 중재/치료
   Arm 1: 쯔무라 柴朴湯 엑기스 과립 7.5g 1 × 1일 다음날부터 7.5g 3分服/일 8일간
   Arm 2: 쯔무라 柴胡加龍骨牡蠣湯 7.5g 1 × 1일 다음날부터 7.5g 3分服/일 8일간
   Arm 3: 유당플라세보 3g 1 × 1일 다음날부터 7.5g 3分服/일 8일간
   각 약제들의 투여 간격은 최소 2주의 휴약 기간을 설정하였다.
6. 주요 평가항목
   뇌파의 global field powerGFP
7. 주요 결과
   각 개인들 GFP의 placebo controlled data를 사용하여 약제 투여 전후의 변화지표 수치를 비교하였다. Arm 1에서는 투여 후 1시간에서 δ帶域이 3.24 증가하였다(P<0.01). 그리고 3시간 후에 α_3帶域에 3.20 증가하였다(P<0.01). Arm 2에서는 1, 3, 6시간 후 모두 GFP에 유의한 변화는 나타나지 않았다.
8. 결론
   柴朴湯은 중추신경에 작용한다는 점을 시사하였다.
9. 한방고찰
   대상과 투약 방법에서 언급하고 있다.
10. 논문 속의 안전성 평가
   언급 없음
11. 평가자 의견
   본 논문에서는 건강한 성인 남성에 대하여 柴朴湯은 뇌파의 GFP에 변화를 초래한다는 점을 보여 주었다. 이 점은 GFP가 柴朴湯의 중추신경에 대한 작용의 객관적 지표가 될 수 있다는 사실을 보여주었다. 그리고 저자는 柴朴湯에 대한 반응성에 개체차가 있다는 것도 언급하고 있다. 앞으로 증을 고려한 연구가 기다려진다.
12. 평가자 이름과 평가 날짜 岡部哲郎 2008.8.29, 2010.6.1

기타

서지사항
Hasegawa T, Yamaki K, Nadai M, et al. Lack of effect of Chinese medicines on bioavailability of ofloxacin in healthy volunteers. *International Journal of Clinical Pharmacology and Therapeutics* 1994;31:57-61. CENTRAL ID: CN-00102144, Pubmed ID: 8004359

1. 목적
건강한 사람에게 한방약이 Ofloxacin[OFLX]의 bioavailability에 대한 영향

2. 연구디자인
무작위대조시험(cross over)[RCT-cross over]

3. 실시기관
名古屋대학 1시설

4. 대상자 특성
건강한 남성 7명(23~30세)

5. 중재/치료
Arm 1: OFLX 200mg
Arm 2: OFLX 200mg + 쯔무라 小柴胡湯 엑기스 과립 2.5g
Arm 3: OFLX 200mg + 쯔무라 六君子湯 엑기스 과립 2.5g
Arm 4: OFLX 200mg + 쯔무라 柴苓湯 엑기스 과립 3.0g
1주 간격으로 8시 30분에 물 150mℓ로 복용

6. 주요 평가항목
0.5, 1, 1.5, 2, 3, 4, 6, 8, 12시간 후에 Ofloxacin혈중 농도와 24시간 축뇨에서 농도를 측정, 임상 약리학적 해석(약물동태)을 실시

7. 주요 결과
OFLX의 bioavailability는 2상관에서 유의한 차이는 없다고 계산되었다. 24시간 뇨 중의 OFLX분비는 단독군에서 80.6±3.9%(mean±SEM)에 비하여 小柴胡湯이 79.7±5.1%, 六君子湯이 76.8±2.3%, 그리고 柴苓湯이 80.3±5.3%로 변화가 없었다.

8. 결론
건강한 사람에게 한방약이 Ofloxacin의 bioavailability에 대하여 유의한 변화를 미치지 않았다.

9. 한방고찰
없음

10. 논문 속의 안전성 평가
언급 없음

11. 평가자 의견
평가한 한방약에서는 퀴놀론[Quinolone]대사에 미치는 영향은 적었기 때문에 병용 등의 안전성은 높다고 추측된다. 단, 건강한 사람을 대상으로 한 평가이므로 질병상태 등 특수 상황에서는 달라질 가능성이 있다는 것을 항상 염두에 둘 필요가 있다고 생각된다.

12. 평가자 이름과 평가 날짜 並木隆雄 2008.12.29, 2010.1.6, 2010.6.1

기타

서지사항

Homma M, Oka K, Ikeshima K, et al. Different effects of traditional Chinese medicines containing similar herbal constituents on prednisolone pharmacokinetics. *Journal of Pharmacy and Pharmacology* 1995;47:687-92. CENTRAL ID: CN-00120671, Pubmed ID: 8583374

1. **목적** 小柴胡湯 柴朴湯 柴苓湯의 프레드니솔론prednisolone대사에 대한 영향을 평가
2. **연구디자인** 무작위대조시험(cross over)RCT-cross over
3. **실시기관** 東京약과대학 임상약리학, 東京의과대학 제3내과
4. **대상자 특성**

건강한 남성 22명. 비흡연자, 글루코코티코이드Glucocorticoid대사에 영향을 미치는 약제복용 없음.

5. **중재/치료**

Arm 1: 小柴胡湯군. 무작위로 2군으로 배당하고 개입을 쯔무라 小柴胡湯 엑기스 과립 7.5g 3分服, 3일간, 대조군은 프레드니솔론 10㎎, wash out 기간을 2주로 한 cross over 시험. 연령 21.8±1.2세, 체중 63.8±6.8kg, 6명

Arm 2: 柴朴湯군. 무작위로 2군으로 배당하고 개입을 쯔무라 柴朴湯 엑기스 과립 7.5g 3分服, 3일간, 대조군은 프레드니솔론 10㎎, wash out 기간을 2주. 연령 23.5±1.5세, 체중 61.3±4.5kg, 9명

Arm 3: 柴苓湯군. 무작위로 2군으로 배당하고 개입을 쯔무라 柴苓湯 엑기스 과립 7.5g 3分服, 3일간, 대조군은 프레드니솔론 10㎎, wash out 기간을 2주. 연령 22.4±1.9세, 체중 62.0±7.1kg, 7명

시험 제3일에 프레드니솔론 10㎎을 피험약과 병용

6. **주요 평가항목**

프레드니솔론과 프레드니손prednisone의 혈중농도 곡선하면적area under the curves(AUC)을 투약 전, 투약 후 1, 2, 4, 6시간에 측정

7. **주요 결과**

개입 후의 프레드니솔론의 AUC는 小柴胡湯군에서 0.94-0.78 mghL^{-1}로 유의하게 저하하고(P〈0.05), 柴朴湯군에서 0.92-1.06mghL^{-1}로 유의하게 상승하고(P〈0.01), 柴苓湯군에서는 차이가 나타나지 않았다. 생체 내에서의 스테로이드 대사 효소인 11β-hydroxysteroid dehydrogenase11-HSD활성을 반영하는 프레드니손과 프레드니솔론의 AUC비는 개입 후에 小柴胡湯군에서 상승하고(P〈0.01), 柴朴湯군에서 저하하고(P〈0.01), 柴苓湯군에서는 차이가 나타나지 않았다.

8. **결론**

柴胡劑는 종류에 따라 스테로이드 체내 동태에 각각 다른 영향을 미쳤다. 柴朴湯은 11-HSD활성을 저하시키고, 柴苓湯은 영향을 미치지 않았으며 小柴胡湯은 상승시켰다.

9. **한방고찰**

없음

10. **논문 속의 안전성 평가**

언급 없음

11. **평가자 의견**

한방제제가 스테로이드 치료를 필요로 하는 환자에 대하여 증상을 안정시키고 스테로이드제를 감량시킬 가능성이 있다고 보고 여러가지 시도가 있었다. 본 시험은 각종 柴胡劑를 통하여 스테로이드 체내 동태 영향을 평가한 귀중한 시험이다. 관련 논문으로서 「新妻知行, 福田俊明, 山本忍 외. 프레드니솔론 대사에 미치는 柴朴湯 및 다른 柴胡劑의 효과. *한방과 면역 · 알레르기* 1993;7:43-52.」가 있다. 본 시험에서는 건강한 사람을 대상으로 하였지만, 장래에는 스테로이드사용 환자를 대상으로 한 RCT가 기대된다. 그 때에는 본 시험의 결과가 커다란 의미가 있을 것이다.

12. **평가자 이름과 평가 날짜** 鶴岡浩樹 2008.4.26, 2010.6.1

기타

서지사항 • • •

Hasegawa T, Yamaki k, Muraoka I, et al. Effects of traditional Chinese medicines on pharmacokinetics of levofloxacin. Antimicrobial Agents and Chemotherapy 1995;39:2135-37. CENTRAL ID: CN-00119767, Pubmed ID: 8540731

1. 목적

Levofloxacin[cravit]와 補中益氣湯 六君子湯 十全大補湯을 각각 병용할 때에 약물동태를 조사하여 상호작용에 관한 지견을 얻는다

2. 연구디자인

무작위 대조비교시험(cross over)[RCT-cross over]

3. 실시기관

名古屋대학 의학부 제2내과

4. 대상자 특성

과거력, 일반 생화학검사, 뇨검사에서 이상이 없는 남성 자원봉사자 8명

5. 중재/치료

Arm 1: Levofloxacin 200㎎ 단독

Arm 2: Levofloxacin 200㎎ + 쯔무라 補中益氣湯 엑기스 과립 2.5g

Arm 3: Levofloxacin 200㎎ + 쯔무라 六君子湯 엑기스 과립 2.5g

Arm 4: Levofloxacin 200㎎ + 쯔무라 十全大補湯 엑기스 과립 2.5g

8명 모두 7일간의 휴약 기간을 두고서 Arm 1-Arm 4까지를 실시

6. 주요 평가항목

혈중 및 뇨중의 Levofloxacin농도를 액체 크로마토그래피로 측정

7. 주요 결과

3종류의 한방처방 모두 Levofloxacin의 약물 대사에 영향을 미치는 경우는 없었다.

8. 결론

한약은 약물 동태에 영향을 미치지 않는다. 다른 처방 등을 포함하여 앞으로 검토할 필요가 있다.

9. 한방고찰

없음

10. 논문 속의 안전성 평가

유해 사상은 나타나지 않았다.

11. 평가자 의견

본 논문은 대표적인 항생제의 약물 동태에 미치는 한약의 영향에 관하여 논한 것이다. 한약은 장내 환경에 적지 않은 영향을 미친다는 보고도 있다. 그렇지만 적어도 항생제의 약물 동태에 영향을 미치지 않는다는 점이 밝혀진 것은 실제 진료현장에서 한약이 많이 병용되고 있는 실정을 감안하면 의의가 큰 논문이다.

12. 평가자 이름과 평가 날짜 中田英之 2009.1.10

기타

서지사항

Ohnishi M, Hitoshi K, Katoh M, et al. Effect of a Kampo preparation, byakkokaninjinto, on pharmacokinetics of ciprofloxacin and tetracycline Biological & Pharmaceutical Bulletin 2009;32:1080-4. CENTRAL ID: CN-00704915, Pubmed ID: 19483319 J-STAGE

1. 목적

白虎加人參湯과 항생물질tetracycline 혹은 ciprofloxacin 병용 시, 체내동태에 미치는 영향과 신장 배설능 평가

2. 연구디자인 무작위대조시험(cross over)RCT-cross over

3. 세팅 愛知의과대학 약제부, 名城대학 약제부

4. 대상자 특성 건강한 성인 남성 20명(23~36세, 평균연령 29.3세)

5. 중재/치료

[Study 1]

Arm 1: ciprofloxacin 200㎎ 경구 단독 투여

Arm 2: ciprofloxacin 200㎎ 경구 투여 + 쯔무라 백호가인삼탕 엑기스 과립 3g 병용

ciprofloxacin은 오전 9시에 백호가인삼탕을 물 180ml와 복용한 직후에 복용. Wash-out 기간 7일 후에 Cross over로 단독과 병용을 교대

[Study 2]

Arm 1: tetracycline아크로마이신V 캡슐 250㎎ 경구 단독투여

Arm 2: tetracycline 250㎎ + 쯔무라 백호가인삼탕 엑기스 과립 3g 병용

ciprofloxacin과 같은 방법으로 실시. 각 군의 증례수에 관한 상세한 언급 없음

6. 주요 평가항목

혈장과 뇨 속의 tetracycline과 ciprofloxacin 농도를 HPLC로 측정

7. 주요 결과

Tetracycline과 ciprofloxacin은 모두 백호가인삼탕과의 병용요법에서 단독요법에 비해 혈중최대농도Cmax와 약물혈중농도시간곡선하면적AUC가 유의하게 저하되었다. Ciprofloxacin의 체내 동태 감소는 15%로 tetracycline의 30%와 비교하면 약간 저하되었다. Tetracycline에서는 백호가인삼탕과 병용요법에서 뇨중배설율이 유의하게 저하되었고, ciprofloxacin에서는 유의한 차이가 확인되지 않았다. 이들 항생물질은 모두 신장 배설능에는 영향을 미치지 않았다.

8. 결론

백호가인삼탕은 tetracycline과 ciprofloxacin의 흡수량을 저하시킨다는 점을 시사하였다.

9. 한방 고찰

본 시험은 백호가인삼탕이 열중증熱中症, 열성질환에 사용한다는 점이 실시 전제이다.

10. 논문 중 안정성평가 언급 없음

11. 평가자 의견

본 시험은 백호가인삼탕이 tetracycline계 항생물질과 새로운 키놀론계 항생물질ciprofloxacin의 흡수량을 저하시킨다는 점에 주목하여 시사하는 바가 큰 시험이다. 저자들은 원인으로 백호가인삼탕에 함유되어 있는 Ca2+의 chelate compound형성을 언급하고 있다. 대상자가 소수인 점, 남성만으로 한정시킨 점, 군 배정 인원이 불분명한 점 등 연구 디자인에 문제점도 있다. 그렇지만, 본 시험 결과가 사실이라면 병용요법은 감염증 치료를 지연시킨다는 것을 의미하며, 이는 임상적 인상이 강하다. 실제 감염증 환자를 대상으로 한 RCT 평가를 확인하고 싶지만, 시험 실시에는 윤리적 측면도 고려하지 않을 수 없다. 실시가 어렵다면 증례 대조 연구 등 후향적 연구도 참고가 될 것이다. 보다 더 발전된 연구가 기대된다.

12. 평가자 이름과 평가 날짜 鶴岡浩樹 2010.6.1

기타

서지사항
Ogawa H, Xu F, Uebaba K, et al. Antioxidative Potentiality of a Kampo Formulation Measured by an Ex Vivo Study. *The Journal of Alternative and Complementary Medicine* 2009;15:267-74

1. 목적
건강한 성인을 대상으로 防風通聖散의 항산화작용을 LDL산화의 렉타임lagtime으로 평가

2. 연구디자인
이중맹검 무작위대조시험DB-RCT

3. 세팅
富山대학

4. 대상자 특성
엄격한 혈청지질 기준(180mg/dl 총 콜레스테롤 220mg/dl, 중성지질 170mg/dl, HDL콜레스테롤 40mg/dl, LDL콜레스테롤 140mg/dl) 등을 포함한 조합기준에 따라 38명으로부터 선발된 18명의 건강한 남성(22±3세)을 3군으로 무작위 할당

5. 중재/치료
Arm 1: 카네보 방풍통성산 엑기스 세립 7.5g/일
Arm 2: 카네보 방풍통성산 엑기스 세립 플라세보 7.5g/일
Arm 3: 비타민 E(500㎎/일)과 비타민 C(1,000㎎/일) 혼합 정제

6. 주요 평가항목
2-2' 아조비즈4-methoxy-2,4-dimethyl-valeronitrile에 의한 LDL 항산화작용평가, 항산화작용 평가로서 공역 지엔 생산까지의 lag time, 혈장 에페드린, 혈장 바이칼린, 혈청과산화지질, 혈청Pre지방산, 뇨중 8(OH) dG/creatinine, 혈압, 심박수

7. 주요 결과
플라세보군과 비교하여 유의한 차이는 없었지만, 방풍통성산군에서는 lag time이 연장되는 경향을 확인했다(p=0.08). 한편 뇨중 8(OH) dG/creatinine, 혈청과산화지질은 유의한 변화가 없었다. 방풍통성산군에서는 에페드린의 약리작용으로 교감신경자극작용이 확인되었다.

8. 결론
본 시험으로 방풍통성산의 체계적 항산화작용이 명확히 밝혀지지는 않았지만, LDL 산화에 대한 항산화작용의 가능성을 시사하고 있다.

9. 한방 고찰
없음

10. 논문 중 안정성평가
언급 없음

11. 평가자 의견
방풍통성산의 지질에 대한 항산화작용 가능성을 시사한 이중맹검 무작위대조시험DB-RCT이다. 이중맹검은 Arm 1과 Arm 2에서 이루어졌고, Arm 3는 오픈형태로 제형도 다르기 때문에 DB-RCT로서는 불완전하다. 그러나 내용은 임상적으로 시사하는 바가 크다. 앞으로 고지혈증 환자를 대상으로 표준 약제와 비교하여 실제 end point를 결과로 한 RCT 실시가 기대된다.

12. 평가자 이름과 평가 날짜 鶴岡浩樹 2010.6.1

기타

서지사항 • • •

Yasui T, Yamada M, Uemura H, et al. Changes in circulating cytokine levels in midlife women with psychological symptoms with selective serotonin reuptake inhibitor and Japanese traditional medicine *Maturitas* 2009;62:146-52

1. 목적

갱년기장애에서 불안, 우울 증상에 대하여 加味逍遙散과 Paroxetine에 의한 개선효과 비교

2. 연구디자인

무작위대조시험RCT

3. 세팅

德島대학병원 산부인과

4. 대상자 특성

2005년 11월부터 2007년 10월 사이, 德島대학병원 산부인과 외래 진료에서 갱년기 장애 증상으로 불안, 중간정도의 우울증 환자 76명을 대상으로 하였다. 우울증이 심한 환자는 제외시켰다.

5. 중재/치료

Arm 1: Paroxetine군(Paroxetine 10㎎/일 6개월), 38명

Arm 2: 가미소요산군(쯔무라 가미소요산 엑기스 과립 7.5g/일 6개월), 38명

6. 주요 평가항목

혈중 사이토카인 IL-1β, IL-2, IL-4, IL-5, IL-6, IL-7, IL-8, IL-10, TNF-α, IFN-γ, MCP-1, MIP-1β와 Greene Climacteric Scale로 평가하였다.

7. 주요 결과

Paroxetine 및 가미소요산 두 군은 Greene Climacteric Scale에서 정신적, 신체적, 혈관운동성증상이 개선되었으나 개선율은 Paroxetine가 더 컸다. 혈중 IL-6의 농도는 복용 전후를 비교하면 두 군 모두 유의하게 감소하였고, Greene Climacteric Scale도 확실한 상관관계에 있었다. 그 외 IL-8, MIP-1β, MCP-1도 유의하게 감소하였다.

8. 결론

IL-6는 Paroxetine 및 가미소요산에 공통의 약효발현기전과 관련될 가능성이 있어 치료 지표로서 유용할 수 있다. 가미소요산은 갱년기 증상 개선에 도움이 되지만, 이 작용은 Paroxetine보다 약하다.

9. 한방 고찰

없음

10. 논문 중 안정성평가

Paroxetine군 38명 중 6명이 두통, 구토증, 소화기 증상을 호소하여 탈락되었다. 가미소요산군에서는 1명은 약이 너무 쓰고 설사를 하여 탈락하고, 다른 2명은 효과가 없다는 이유로 탈락하였다.

11. 평가자 의견

계지복령환과 더불어 가미소요산은 갱년기장애 치료에 빈용되는 처방이다. Paroxetine보다 약간 뒤지지만 유용하다고 밝혀진 점은 중요하다. 실제 치료현장에서는 한방 소견에 맞추어 운용되는데, 한방 소견을 반영하여 치료하면 보다 유효성이 높아질 가능성도 있다. 그렇지만 신체, 정신증상 개선이 혈중 IL-6 농도와 상관관계가 있다는 사실은 흥미롭고, 앞으로 이러한 점들이 가미소요산 작용기전 해명으로 이어지길 기대한다.

12. 평가자 이름과 평가 날짜 中田英之 2010.6.1

기타

서지사항 • • •

Inotsume N, Fukushima S, Hayakawa T, et al. Pharmacokinetics of Ephedrine and Pseudoephedrine after oral administration of Kakkonto to healthy male volunteers 임상약리 2009;40:79-83

1. 목적

葛根湯 복용 후, Ephedrine과 Pseudoephedrine의 약물동태 및 복용량에 따른 체내동태 변화

2. 연구디자인

무작위대조시험(cross over)RCT-cross over

3. 세팅

대학 1시설

4. 대상자 특성

23-26세 건강한 남성 10명

5. 중재/치료

실제 흡수량을 살피기 위해 식후 복용 조건에 맞춰 하룻밤 절식 후, 조식 1시간 후에 갈근탕 복용, 4시간 후에 점심식사를 하였다. 채혈은 투여 전 및 투여 후 0, 5, 1, 1, 5, 2, 3, 4, 6, 8, 10, 12시간 후에 시행하였다. 2주 후 복용량을 변경하여 시험하였다.

갈근탕 7.5g에는 Ephedrine 14.43mg, Pseudoephedrine 5.73mg이 함유되어 있다.

Arm 1: 카네보 갈근탕 엑기스 과립 2.5g 복용, 5명

Arm 2: 카네보 갈근탕 엑기스 과립 3.75g 복용, 7명

6. 주요 평가항목

Ephedrine과 Pseudoephedrine의 혈중 농도-시간 곡선의 각 지표

(최고혈중농도C max, 최고혈중농도 도달시간T max, 혈중농도곡선하면적AUC, 평균체류시간MRT, 약물소실속도정수)

7. 주요 결과

Ephedrine과 Pseudoephedrine의 혈청농도는 가스크로마토그래피와 질량분석장치를 조합하여 측정하였다. 정량에는 중수소를 표지로 한 Ephedrine과 Pseudoephedrine을 이용한 표준곡선을 사용하였다. Arm 1에서는 Ephedrine의 C max ng/mL, T max h, AUC ng · h/mL, MRT h, 약물소실속도정수/h의 평균은 각각 22.0, 3.0, 238.5, 9.8, 0.1이고, Pseudoephedrine에서는 8.1, 3.0, 66.8, 7.4, 0.2이다. C max를 보면 Arm 2는 Arm 1에 비해 Ephedrine에서 1.5배, Pseudoephedrine에서 1.58배였다. T max는 Arm 1과 Arm 2에서 유의한 차이는 없었다. AUC는 Arm 2가 Arm 1에 비해 Ephedrine에서 1.3배, Pseudoephedrine에서 1.48배였지만, MRT, 소실속도정수에는 유의한 차이가 없었다.

8. 결론

Ephedrine과 Pseudoephedrine의 체내 동태는 조사범위 내에서는 투여량에 비례하였다.

9. 한방 고찰

없음

10. 논문 중 안정성평가

언급 없음

11. 평가자 의견

갈근탕에 함유되어 있는 Ephedrine과 Pseudoephedrine을 사람의 혈중동태를 조사한 기초 연구이다. 가스크로마토그래피, 질량분석계, 중수소표지 등을 사용하여 고정밀도로 측정하였다.

12. 평가자 이름과 평가 날짜 藤澤道夫 2010.6.1.

기타

서지사항 • • •

新井信, 佐藤弘, 代田文彦. 芍藥甘草湯을 사용하여 대장 내시경 검사시 고통 제거의 검토. *일본동양의학잡지* 1994;44:385-90.

1. 목적

芍藥甘草湯의 대장 내시경 고통에 대한 유효성 평가

2. 연구디자인

무작위 대조비교시험RCT

3. 실시기관

종합병원 1시설

4. 대상자 특성

全대장 내시경 검사를 받은 30~60세의 환자 38명

5. 중재/치료

Arm 1: 芍藥甘草湯군:쯔무라 芍藥甘草湯 엑기스 과립을 검사 전에 5.0g 복용, 18명

Arm 2: 무투여군, 20명

두 군 모두 검사 5분 전에 디아제팜Diazepam 10 ㎎을 근육주사

6. 주요 평가항목

자각증상Visual Pain Score(VPS), 수축기혈압, 심박수, 검사시간

7. 주요 결과

VPS는 투여군에서 4.89±0.42, 무투여군에서 6.20±0.34로 투여군에서 유의하게($P<0.05$) 저하되었다. 수축기혈압, 심박수 및 검사 시간은 두 군 사이에 차이는 없었다.

8. 결론

芍藥甘草湯은 대장 내시경 검사의 고통을 경감시킨다.

9. 한방고찰

없음

10. 논문 속의 안전성 평가

언급 없음

11. 평가자 의견

RCT로 芍藥甘草湯의 대장 내시경 검사의 고통에 대한 효과를 증명하였다는 점은 임상적으로 의의가 있는 논문이다 유당 등으로 플라세보를 복용한 디자인이라면 훨씬 의의가 있었을 것이다.

12. 평가자 이름과 평가 날짜 小暮敏明 2008.8.8

기타

서지사항

今里眞眞, 甲斐俊吉, 小泉浩一, 외. 注腸前처치에 있어서 芍藥甘草湯의 사용 효과. *Therapeutic Research* 1997;18:S505-10. MOL, MOL-Lib

1. 목적

芍藥甘草湯의 注腸前처치에 의한 고통·증상에 대한 유효성 평가

2. 연구디자인

무작위대조시험RCT

3. 실시기관

종합병원 1시설

4. 대상자 특성

注腸X선 검사를 원하여 내원한 환자 60명

5. 중재/치료

Arm 1: 芍藥甘草湯SK군:Broun변법 + 검사 전날 저녁 식사 전, 잠자기 전, 당일 아침에 芍藥甘草湯(제약회사 불명) 2.5g 복용, 30명

Arm 2: Control군:Broun변법, 30명

6. 주요 평가항목

자각증상(설문 조사 방식)

7. 주요 결과

SK군과 대조군에서 자각증상은 각각 다음과 같다. 전날밤부터의 복통:그렇게 심하지 않다. 96.7%, 46.7%, 전날밤부터의 수면:평소처럼 86.7%, 6.7%, 내원할 때의 괴로움:문제는 없었다 90%, 66.7%, 이전과 비교: 이전보다 편안함 66.7%, 0%이었다. 배변 횟수는 SK군에서는 당일 0~6시의 횟수를 억제시켰다.

8. 결론

芍藥甘草湯은 注腸검사의 前처치에 수반되는 고통을 경감시켰다.

9. 한방고찰

없음

10. 논문 속의 안전성 평가

언급 없음. 단 SK군은 검사 자체에도 악영향은 미치지 않았고, 바륨 부착은 오히려 양호하였다고 보고하고 있다.

11. 평가자 의견

다수의 증례로 RCT를 시행하여 芍藥甘草湯의 注腸검사 前처치에 수반되는 고통에 대한 효과를 평가할 수 있었던 점은 높이 평가할 만하다. 자각증상을 수치화하여 두 군 비교를 자세히 하였으면 보다 더 임상 근거를 잘 이해할 수 있을 것이라고 생각한다.

12. 평가자 이름과 평가 날짜 小暮敏明 2008.8.8, 2010.6.1

기타

◆ 서지사항 • • •

横田廣夫, 金澤寬, 近藤高志, 외. 대장 내시경 검사 前처치법의 새로운 시도. 한방방제 大黃甘草湯의 검토. *Therapeutic Research* 1989;10:1637-43.

1. 목적

大黃甘草湯을 통한 대장 내시경 검사 前처치법의 임상적 평가

2. 연구디자인

무작위대조비교시험RCT

3. 실시기관

종합병원 1시설

4. 대상자 특성

하부소화관 증상을 호소하여 대장 내시경 검사를 받은 60명

5. 중재/치료

Arm 1: 大黃甘草湯DK군 쯔무라 大黃甘草湯 엑기스 과립 7.5g/일, 2일 전부터 복용, 30명

Arm 2: 대조군 Broun 변법, 30명

6. 주요 평가항목

장관내 세척도(3단계), 종합 평가(검사의의 인상도:4단계)

7. 주요 결과

장관내 세척도는 DK군에서 Good 90%, Fair 10%, Poor 0%, 대조군에서는 Good 30%, Fair 60%, Poor 10%이었다. 종합 평가에서는 DK군에서 excellent 83.3%, good 6.7%, fair 10%, poor 0%이었다.

8. 결론

大黃甘草湯을 이용한 대장 내시경 전처치법은 Broun변법에 비하여 세척도에서 우수하고, 유용한 전처치법이다.

9. 한방고찰

없음

10. 논문 속의 안전성 평가

메슥거림 등의 증상은 DK군에서 메슥거림 · 구토 · 복통은 없고, 팽만감 1명, 대조군은 메슥거림 6명, 구토 2명, 복통 6명, 팽만감 1명으로 DK군이 우수하였다.

11. 평가자 의견

大黃甘草湯으로 대장 내시경의 前처치법을 개발하여 기존 방법과 비교하여 RCT를 시행한 점은 높이 평가할 만하다. 두 군 사이에서 비교가 충분히 이루어지지 못하였으므로 앞으로 통계학적 평가를 가미하여 연구가 이루어지기를 바란다.

12. 평가자 이름과 평가 날짜 小暮敏明 2008.8.8, 2010.6.1

기타

서지사항 • • •
齊田芳久, 高瀨眞, 奧村千登里, 외. 대장 내시경 前처치에 있어서 芍藥甘草湯 병용의 유효성에 관하여 - prospective randomized trial -. *일본대장검사학회지잡지* 2003;20:34-7. 醫中誌 Web ID: 2005123565

1. 목적
대장 내시경 前처치로서 폴리에틸렌 글리콜polyethylene glycol 액PEG의 병용약으로서 芍藥甘草湯의 유효성 평가

2. 연구디자인
무작위대조시험(봉투법)RCT-envelope

3. 실시기관
실시 시설에 관한 언급 없음(저자는 東邦鎌谷병원 대장과 소속)

4. 대상자 특성
2000년 11월부터 2001년 3월까지 대장 내시경 검사 시행 예정에 있는 환자 중에 동의를 받은 70명

5. 중재/치료
Arm 1: 芍藥甘草湯 7.5g 3分服(A군) 37명
Arm 2: 무처치군(B군) 33명
A군에서는 검사 전날 낮부터 시험약을 복용. 검사는 경험이 풍부한 대장 내시경 전문의 1명이 실시

6. 주요 평가항목
검사 당일의 배변 횟수, 배변 소요시간, 전처치에 수반되는 복통의 유무와 정도, 메슥거림 · 구토 유무와 정도, 前처치 상태 찌꺼기, 맹장까지의 삽입시간.

7. 주요 결과
배변 횟수, 배변 시간은 각각 A군 6.9±2.5회, 234±36분, B군 7.6±3.4회, 171±30분으로 A군에서 횟수가 감소하고, 배변 소요 시간이 연장되었지만, 유의한 차이는 없었다. 복통 발현율, 복통 스코어는 각각 A군 11%, 0.6±0.4, B군 12%, 0.5±0.4로 두 군 사이에 차이는 없었다. 메슥거림은 A군33%, B군12%로 A군에서 많았지만, 메슥거림 스코어에서는 차이가 없었다. 전처치 스코어, 맹장까지의 삽입 시간은 A군0.9±0.8, 7.9±5.4분, B군 0.7±0.8, 7.9±5.5분으로 두 군 사이에 차이는 없었다.

8. 결론
대장 내시경 전처치로서 芍藥甘草湯과 PEG병용은 전처치 세정효과를 약간 억제하는 경향이 있으며, 메슥거림이 나타날 가능성이 시사되어 유효하면서 우수한 병용약으로서는 적절하지 않다.

9. 한방고찰
없음

10. 논문 속의 안전성 평가
언급 없음

11. 평가자 의견
대장 내시경 전처치에서 충분한 장관 세정 효과를 얻기 위해서는 PEG를 대량 복용하여야 한다. 그러나 그 효과와 환자의 수용성을 생각하였을 경우, 반드시 유용한 前처치법이 있다고 할 수 없는 것이 현 상황이다. 본 연구는 이런 점에서 유의하지만, 이 임상 연구의 질을 더욱 높이기 위해서는 대상을 무처치군으로 하지 않고 장관 운동에 관여하지 않은 플라세보군으로 해야 한다고 생각한다. 다른 유용한 병용 약제가 없기 때문에 유용한 방법에 대한 개발도 포함하여 앞으로 검토가 계속되기를 바란다.

12. 평가자 이름과 평가 날짜 新井信 2007.2.23, 2007.10.30, 2010.6.1

기타

서지사항 • • •

相正人. 대장 내시경 검사에 있어서 腸管管腔內 직접 산포에 의한 芍藥甘草湯의 진경제로서의 유용성 ~ 芍藥甘草湯과 Peppermint Oil과 비교 검토 ~ . Medical tribune 인터넷속보DDW 2005:10-1

1. **목적**
   芍藥甘草湯 직접 산포에 의한 大腸攣縮에 대한 유효성 평가
2. **연구디자인**
   무작위 대조비교시험RCT
3. **실시기관**
   대학병원 1시설
4. **대상자 특성**
   폴립검사를 비롯하여 screening 목적으로 대장 내시경 검사를 시행하게 된 환자 131명
5. **중재/치료**
   Arm 1: 芍藥甘草湯군. 쯔무라 芍藥甘草湯 엑기스 과립 0.5g을 생식액에 용해하여 50㎖(농도 10g/l)로 한 것
   Arm 2: Peppermint Oil군. Peppermint Oil 0.4㎖을 솔비탄Sorbitan 지방산 에스터ester 0.05g과 함께 물에 용해하여 50㎖(농도 8㎖/l)로 한 것
   Arm 3: 生食군
   각 군 모두 왼쪽으로 누운 자세에서 CF를 실시하고 항문에서 20~25㎝의 위치까지 내시경을 삽입한 후 내시경 선단에서 1㎝를 유지하면서 收縮輪에 분사
6. **주요 평가항목**
   收縮輪의 내강 면적(각 약제의 분무 전후 3분 동안 收縮輪의 수축 이완 운동을 디지털 비디오로 녹화 기록하여 화소 수치로서 표시), 확장 면적-시간곡선의 밑面積
7. **주요 결과**
   芍藥甘草湯군, Peppermint Oil군 모두 생식군에 비하여 유의하게 내강 면적이 확대되었다. 확장면적-시간곡선의 下面積의 수치도 모두 생식군에 비교하여 유의하게 컸다. 芍藥甘草湯과 Peppermint Oil군 간 차이는 없었다.
8. **결론**
   芍藥甘草湯은 Peppermint Oil과 동등한 대장벽 이완작용을 가진다.
9. **한방고찰**
   없음
10. **논문 속의 안전성 평가**
    언급 없음
11. **평가자 의견**
    芍藥甘草湯의 대장벽 직접 분무는 CF검사에서 진경제로서 이용할 가능성이 있다.
12. **평가자 이름과 평가 날짜** 小暮敏明 2007.6.15, 2008.4.1

기타

서지사항

杉原伸夫. 상부소화관 내시경검사시의 前처치로서 芍藥甘草湯의 유효성. *한방치료* 1999;18:17-9

1. 목적

芍藥甘草湯의 상부내시경 검사시 전처치약으로서의 유효성 평가

2. 연구디자인

준 무작위 대조비교시험quasi-RCT

3. 실시기관

진료소 1시설

4. 대상자 특성

내시경 검사를 실시한 58명

5. 중재/치료

Arm 1: 芍藥甘草湯군, 디메치콘 시럽Dimethicone 80mg 복용 후, 芍藥甘草湯 엑기스 과립 5.0g 복용

Arm 2: 항콜린제투여군, 디메치콘 시럽 80mg 복용 후, scopolamine butylbromide 40mg을 피하주사

6. 주요 평가항목

검사중인 피험자의 자각증상Visual analogue scale를 사용하여 고통을 평가, 연동 운동Niwa의 분류

7. 주요 결과

70세 미만에 芍藥甘草湯군과 항콜린제투여군의 비교에서 연동운동의 억제에서는 항콜린제투여군에서 유의하게 우수하였지만, 자각증상에서는 芍藥甘草湯군에서 고통이 적은 경향이었다.

8. 결론

芍藥甘草湯은 항콜린제와 동등하게 피검자의 고통을 완화시킨다.

9. 한방고찰

없음

10. 논문 속의 안전성 평가

언급 없음

11. 평가자 의견

대상은 58명이었지만 실제로 두 군에 배당된 증례는 39명(Arm 1: 11명, Arm 2: 28명)으로 유효성을 평가하는 데 약간 적다는 인상이 있다.

12. 평가자 이름과 평가 날짜 小暮敏明 2007.6.15, 2008.4.1

기타

서지사항

Saida Y, Sumiyama Y, Nagao J, et al. Dai-kenchu-to, a herabal medicine, improves precolonoscopy bowel preparation with polyethylene glycol electrolyte lavage:results of a prospective randomized controlled trial. *Digestive Endoscopy* 2005;17:50-3. 醫中誌 Web ID: 2006000780

1. **목적**

   대장 내시경검사 前처치법으로서의 大建中湯과 polyethylene glycol[PG액] 병용의 유효성 평가

2. **연구디자인**

   무작위대조시험(봉투법)[RCT-envelope]

3. **실시기관**

   실시 시설에 관한 언급 없음(저자는 東邦대학 의학부 외과학 제3강좌 소속)

4. **대상자 특성**

   2001년 1월부터 12월까지 全대장내시경검사를 받고, 임상시험 동의를 한 환자로 18세 미만, 임부, 부적절하다고 판단된 경우를 제외한 285명

5. **중재/치료**

   Arm 1: PG액과 쯔무라 大建中湯(대장 내시경검사 전날 12시 · 21시, 당일 7시에 각각 2.5g을 경구 투여)과의 병용 144명
   Arm 2: PG액만 141명
   대장내시경검사는 숙련된 1명의 전문의가 실시

6. **주요 평가항목**

   배변 횟수, 배변 소요 시간, 복통 유무, 복통 스코어, 메슥거림의 유무, 메슥거림의 스코어, 前처치스코어, 回盲部까지 삽입 시간

7. **주요 결과**

   PG액 大建中湯군, PG액군을 비교하면, 배변 횟수는 각각 7.9±3.1, 7.7±3.6, 배변 소요 시간 3.3±1.6h, 3.0±1.5h, 복통 출현 빈도 17%, 15%, 복통 스코어0.17±0.38, 0.15±0.35, 메슥거림 출현 빈도 24%, 21%, 메슥거림 스코어 0.28±0.55, 0.21±0.43으로 모두 두 군에서 유의한 차이는 없었다. 전처치 스코어는 PG액 大建中湯군에서 0.28±0.52로서 PG액군의 0.81±0.77에 비하여 현저하게 개선되었다($p<0.01$). 그리고 回盲部까지의 삽입 시간도 PG액 大建中湯군 6.4±3.6min, PG액군 7.3±4.0min으로 PG액大建中湯병용군에서 유의하게 단축되었다($p=0.04$).

8. **결론**

   PG액과 大建中湯을 병용한 대장 내시경검사 전처치법은 PG액만을 사용한 전처치법에 비하여 복통, 메슥거림, 배변 빈도 등의 불쾌한 증상을 늘리지 않으면서 전처치가 향상되어 삽입이 쉽게 되는 환자에게 편안한 유효한 방법이다.

9. **한방고찰**

   없음

10. **논문 속의 안전성 평가**

    언급 없음

11. **평가자 의견**

    대장내시경검사 전처치법으로서 PG액만을 사용하는 것보다 PG액에 大建中湯을 병용하는 편이 보다 우수한 효과를 얻을 수 있다는 사실을 보여준 무작위대조시험이다. 증례수가 많고 디자인도 좋지만, 전처치스코어와 복통 스코어에 관한 설명이 부족하다. 본 논문에 관련된 연구는 연구회 보고로서「齋田芳久. 제15회 외과 한방연구회 1. 대장내시경 전처치에 있어서 大建中湯병용의 유효성 – 6종류의 prospective study –. *Progress in Medicine* 2005;25:3058-9.」에 나타나 있다.

12. **평가자 이름과 평가 날짜** 新井信 2007.6.15, 2008.4.1, 2010.6.1

기타

서지사항

Ai M, Yamaguchi T, Odaka T, et al. Objective assessment of the antispasmodic effect of shakuyaku-kanzo-to[TJ-68], a Chinese herbal medicine, on the colonic wall by direct spraying during colonoscopy. *World Journal of Gastroenterology* 2006;12:760-4. CENTRAL ID: CN-00563124, Pubmed ID: 16521190

1. 목적

대장내시경 시행시의 장관 운동 억제에 대한 芍藥甘草湯 직접 산포의 유효성과 안전성 평가

2. 연구디자인

무작위 대조 비교시험[RCT]

3. 실시기관

구체적인 언급 없음(필자는 한 대학병원 소속)

4. 대상자 특성

2002년 7월부터 2004년 3월까지, 장관 출혈이 의심되고 급성 장염으로 급성 복증, 대장 염증성 질환, 복부 수술력이 있어 장관 운동에 영향을 미치는 약을 복용하고 있지 않는 환자 110명

5. 중재/치료

Arm 1: 쯔무라 芍藥甘草湯 엑기스 과립[TJ-68] 0.5g을 50㎖의 생리식염수에 용해시켜 36도로 유지한 것을 장관이 연축된 부분에서 10㎜ 떨어져 산포한다. 51명

Arm 2: 생리식염수를 36도로 유지한 것을 상기와 같은 방법으로 산포한다.

사전 준비는 Magcorol 59g을 250㎖에 용해하여 전날에 복용, 당일에 포리에칠렌 글리콜액[Niflec] 2L를 복용한다. 내시경 시행시에 진정제는 사용하지 않는다. 50명.

Arm 1에서 5명, Arm 2에서 4명은 입구에서 배설물로 시야가 나빠져 관찰할 수 없었기 때문에 제외하였다.

6. 주요 평가항목

연축부에 산포하는 전후에서 내강 면적을 계산하고, 면적[pixels]×시간[min]을 이용하여 비교검토한다.

7. 주요 결과

산포 전의 데이터에서는 Arm 1과 Arm 2 사이에 유의한 차이는 없었다. 산포 후에는 유의한 차이가 나타나고 Arm 1의 수치가 컸다.

8. 결론

대장내시경 시행시의 장관운동 억제에 대한 芍藥甘草湯의 직접 산포는 유효하다.

9. 한방고찰

없음

10. 논문 속의 안전성 평가

임상 시험 기간에 합병증은 나타나지 않았다.

11. 평가자 의견

장관 운동을 정량화하기 위하여 디지털화상을 해석하여 운동을 경시적으로 관찰하는 방법 등이 고안되어 보다 더 객관적으로 평가할 수 있었다는 점이 훌륭하다.

12. 평가자 이름과 평가 날짜 小暮敏明 2009.1.27

기타

서지사항

水上健, 丸山勝也, 山內浩 외. 芍藥甘草湯을 대장경 前투여약으로서 투여 시도 - 침수법water method of distension을 이용하여 -. *한방과 최신치료* 2006;15:69-76. 醫中誌 Web ID: 2006142071

1. 목적

침수법water method of distension에 의한 대장 내시경 前처치로서의 芍藥甘草湯 混和液의 유효성 평가

2. 연구디자인

준무작위대조시험quasi-RCT

3. 실시기관

상세한 언급 없음(필자는 한 전문병원 소속)

4. 대상자 특성

대장내시경 시행자로 동의를 받은 남성 42명

5. 중재/치료

Arm 1: 침수법에 의한 대장내시경 전처치로서의 쯔무라 芍藥甘草湯 엑기스 과립 1.25g을 100㎖로 용해하여 침수법으로 주입하는 물 대신에 대장경을 삽입과 동시에 직장내에 주입한다. 21명.

Arm 2: 부스코판Buscopan 20㎎ 1A를 대장경 삽입과 동시에 근육내 주사를 한다. 21명.

검사 종료까지 鎮痙이 나타나지 않은 증례를 무효라고 판단하고 두 군에서 1명씩 제외시켰다.

6. 주요 평가항목

結腸 收縮輪의 소실 시간, 재수축을 확인한 시간을 측정하여 진경 지속시간을 비교한다.

대장경 삽입 전, 삽입 후 10분에서 맥박을 측정하여 비교한다.

고통을 5단계로 평가하여 비교한다.

7. 주요 결과

진경 확인 시간, 동통 스케일에서 유의한 차이는 없었다. 10분 후의 맥박 상승율에서는 부스코판군에서 유의하게 상승하였다. 검사 종료까지 진경작용이 지속된 경우는 芍藥甘草湯군이 68.8%, 부스코판군이 25.0%로 나타났다.

8. 결론

침수법을 이용한 대장 내시경 전처치로서의 芍藥甘草湯混和液 사용은 진경 지속시간에 관하여 유효하였다.

9. 한방고찰

없음

10. 논문 속의 안전성 평가

언급 없음

11. 평가자 의견

대장내시경의 전처치로서의 한방약 가능성을 나타낸 훌륭한 논문이다. 내시경에 의한 진경시간의 측정은 시야에 한정되어 있으므로 장관 전체를 관찰하는 것은 곤란하다. 투시 등을 병용함으로써 장 전체의 관찰도 쉬워질 것이라고 생각된다. 대장경 침수법 이외의 효과에 대해서 평가가 이루어지기를 기대한다.

12. 평가자 이름과 평가 날짜　小暮敏明 2009.1.26, 2010.6.1

기타

서지사항
齊田芳久, 長尾二郞, 中村寧 외. 폴리에틸렌 글리콜polyethylene glycol액을 사용한 대장내시경 전처치에서 大建中湯 및 모사프리드Mosapride의 병용에 관한 prospective randomized trial. *일본대장검사학회잡지* 2005;22:145-8. 醫中誌 Web ID: 2007146750

1. **목적**
대장내시경 전처치로서의 폴리에틸렌 글리콜polyethylene glycol액PG액과 大建中湯 및 모사프리드Mosapride 병용의 장관 세척 효과에 대한 유효성 평가
2. **연구디자인**
무작위 대조비교시험RCT
3. **실시기관**
실시 시설에 관한 언급 없음(저자는 東邦대학 외과학 제3강좌 및 東邦鎌谷병원)
4. **대상자 특성**
2004년 4월부터 2004년 10월까지 시행 예정인 대장내시경 검사 환자로 충분한 동의를 얻고 공표도 포함한 동의를 얻은 222명(남성 155명, 여성 67명)
5. **중재/치료**
Arm 1: PG액 2L + 大建中湯(제약회사 불명) 7.5g, 116명
Arm 2: PG액 2L + 大建中湯(제약회사 불명) 7.5g + 모사프리드 15㎎(3T) 106명
PG액은 당일 검사 6시간 이상 전에 약 2시간에 걸쳐서 복용하게 하고, 大建中湯 및 모사프리드는 검사 전날 점심때부터 3회로 나누어서 투여하였다.
6. **주요 평가항목**
배변 횟수, 배변 시간, 복통 및 메슥거림의 유무와 정도, 병용약의 복용 용이, 前처치 상태, 맹장까지의 삽입 시간
7. **주요 결과**
평균 배변 횟수는 Arm 1의 7.0회에 비하여 Arm 2에서는 7.8회로 유의하게 증가하였다. 배변 시간은 2시간 59분과 3시간 18분으로 Arm 2에서 약간 긴 경향이었다. 복통에 대한 호소는 각각 13%와 17%, 메슥거림은 24%와 25%로, 두 군 사이에 차이는 없었다. 병용약은 복용하기 힘들다, 약간 복용하기 힘들다고 답한 비율은 Arm 1에서 28%였는데 비하여 Arm 2는 38%로 유의하게 높았다. 평균 전처치 스코어는 모두 0.9, 대장내시경의 맹장 도착시간의 중앙치는 모두 6분으로 두 군 사이에 차이는 없었다.
8. **결론**
대장내시경 PG액 전처치에 있어서 大建中湯병용에 대하여 모사프리드를 추가하는 것은 바람직하지 못하다.
9. **한방고찰** 없음
10. **논문 속의 안전성 평가** 언급 없음
11. **평가자 의견**
본 논문은 대장내시경 전처치로서 大建中湯과 PG액 병용의 유효성을 논한 「Saida Y, Sumiyama Y, Nagao J, et al. Dai-Kenchu-to, a herbal medicine, improves precolonoscopy bowel preparation with polyethylene glycol electrolyte lavage:results of a prospective randomized controlled trial. *Digestive Endoscopy* 2005;17:50-3.」에 계속된 시험이라고 생각된다. 증례수가 많고 디자인도 좋다. 일부의 결과는 대장내시경 검사 전문의의 테크닉에 크게 좌우될 것이라고 예상되지만, 이점에 관하여 전혀 언급이 없는 점, 전처치 점수에 대한 언급이 있지만 이에 대한 설명이 없다는 점 등의 문제점도 있다. 이와 같이 실제 임상에 도움이 되는 임상연구가 더욱 많이 이루어지길 바란다.
12. **평가자 이름과 평가 날짜** 新井信 2009.1.19, 2010.6.1

기타

서지사항 • • •

荒井順也, 中島俊一, 藤沼登夫 외. 大建中湯, 구연산citric acid 모사프리드Mosapride를 사용한 注腸 X선 조영 前처치 효과의 검토. 일본 대장검사 학회 잡지 2002;19:170-3. 醫中誌 Web ID: 2003041591

1. **목적**
   大建中湯의 注腸X선 조영 前처치에서 효과를 평가
2. **연구디자인**
   무작위 대조비교시험RCT
3. **실시기관**
   東邦대학 大橋병원 1시설
4. **대상자 특성**
   2001년 3월부터 8월까지 외래에서 注腸X선 조영을 시행한 45명
5. **중재/치료**
   Arm 1: 검사 전날, 기존 전처치에 더하여 大建中湯(제약회사 불명) 15g, 3分服 복용, 24명
   Arm 2: 검사 전날, 기존 전처치에 더하여 구연산citric acid 모사프리드Mosapride 30㎎, 3分服 복용, 21명
6. **주요 평가항목**
   고형 찌꺼기 개수, 고형 찌꺼기량, 바륨 부착능
7. **주요 결과**
   고형 찌꺼기 개수, 고형 찌꺼기량, 바륨 부착능 등 모두 Arm 1과 Arm 2 사이에 유의한 차이는 없었다.
8. **결론**
   大建中湯의 注腸X선 조형 前처치에서의 효과는 구연산 모사프리드와 동등하다는 사실을 시사하였다.
9. **한방고찰**
   없음
10. **논문 속의 안전성 평가**
    언급 없음
11. **평가자 의견**
    본 논문은 大建中湯의 注腸X선 조형 前처치에 있어서 효과를 구연산 모사프리드와 비교하여 평가한 보고이다. 기존의 注腸X선 조형 전처치에 prokinetics를 병용하면, 고형 찌꺼기의 감소, 바륨 부착능이 개선된다고 하지만, 大建中湯도 prokinetics와 동등한 효과가 나타난다고 저자들은 결론 내리고 있다. 하부소화관 내시경검사의 前처치에 있어서도 大建中湯의 유용성을 시사하는 보고가 있고 또한 芍藥甘草湯의 유용성도 이미 제시되어 있다. 앞으로 이 영역에서 한방약이 더욱 많이 이용되길 기대한다.
12. **평가자 이름과 평가 날짜** 及川哲郎 2008.12.31, 2010.6.1

기타

서지사항 • • •

植田俊夫, 山下和範, 中森靖 외. 補中益氣湯TJ-41의 MRSA보균 억제 효과의 검토:제1보. *Progress in Medicine* 1999;19:1000-3. MOL, MOL-Lib

1. 목적

외상 환자에서 補中益氣湯의 MRSA의 보균 억제 효과, 녹농균 보균 억제 효과, 감염증 발생예방 효과, 호중구수, CRP수치를 평가

2. 연구디자인

무작위 대조비교시험RCT

3. 실시기관

大阪대학 부속병원(응급과)

4. 대상자 특성

1주일 이상 상기 시설에 입원한 16세 이상의 외상 환자 22명

5. 중재/치료

Arm 1: 補中益氣湯 투여군. 10명이 등록되었지만 2명이 탈락하고 8명이 해석 대상. 남성:여성(3:1)
평균 연령 46.8세. ISSinjury severity score 26.1

Arm 2: 비투여군 12명. 남성:여성(3:1). 평균 연령 31.2세. ISS 24.0

6. 주요 평가항목

입원 당일, 3일째, 7일째, 이후 1주일 간격으로 세균 검사. 검체는 비강, 인두에서 긁어낸 액, 객담, 중간뇨, 대변, 창부 찰과물. 두 군에서 MRSA와 녹농균 발현율, 감염증 발현율, CRP, 호중구수.

7. 주요 결과

호중구, CRP에서는 두 군 사이에 유의한 차이는 보이지 않았다. 투여군 2명, 비투여군 5명이 두부 외상이었다. 이들의 수막염 발병빈도는 투여군에서는 발병하지 않았지만, 비투여군에서는 5명 중 4명에게 수막염이 발증하였다. 폐렴 발병에 관해서는 차이가 없었다. MRSA에 관해서는 투여군에서 8명 중에 1명, 비투여군에서 12명 중에 4명에게서 보균이 확인되었지만, 유의한 차이는 보이지 않았다. 녹농균에 관해서는 8명 중 1명에게 검출되었다.

8. 결론

외상 환자에게 補中益氣湯을 투여함으로써 MRSA의 보균, 감염증이 억제되는 경향이 나타났다.

9. 한방고찰

없음

10. 논문 속의 안전성 평가

언급 없음

11. 평가자 의견

응급의료 현장에서 실시된 귀중한 RCT이다. 저자들이 본 논문에서 지적하고 있는 것처럼 補中益氣湯의 투여 시기가 제각각이다. 短報이기 때문에 상세하게 설명하지 못한 부분도 있겠지만 補中益氣湯의 투여법과 투여기간, 맹검화 유무 등의 언급이 있으면 신뢰성이 높은 보고가 되었을 것이다. 새로운 프로트콜로 시험 실시 중이라 하므로 그 결과가 기대된다.

12. 평가자 이름과 평가 날짜 鶴岡浩樹 2007.6.15, 2008.4.1, 2010.6.1

기타

서지사항

藤井俊策, 福士義將, 山口英二, 외. 체외수정 치료주기에서 當歸芍藥散병용의 검토. 산부인과 한방연구의 진보 1997;14:121-5.

1. 목적 체외수정 – 배이식 치료주기에서 난소 자극의 난포 발육, 황체기능에 대한 영향, 임신율, 유산율에 대한 當歸芍藥散투여로 인한 객관적 임상효과 평가

2. 연구디자인 무작위 대조비교시험RCT

3. 실시기관 弘前대학 의학부 부속병원 산부인과 1시설

4. 대상자 특성 1995년 4월–1996년 9월에 상기 시설에서 불임증이라고 진단받고 GnRHagonist–long protocol로 난소 자극을 실시한 93명

5. 중재/치료

Arm 1: GnRHagonist–long protocol에서 hMG로 인한 난소 자극법에서의 체외수정 –배이식

Arm 2: 쯔무라 當歸芍藥散 엑기스 과립 2.5g, 1일 3회, 식전 복용을 실시하면서 GnRHagonist–long protocol에서 hMG로 인한 난소자극법에서의 체외수정–배이식

6. 주요 평가항목

난소 자극제의 hMG 투여 일수, 총 투여량, 최종 hMG투여 시점의 자궁내막두께, 채란수, 수정란수, 수정율, 이식배수, 채란당 이식 취소율, 임신율, 임신에 대한 유산율을 두 군에서 비교. 혈중 LH, FSH, PRL, 에스트라디올Estradiol, 프로게스테론progesterone농도, P/E비를 두 군에서 비교

7. 주요 결과

난소자극제의 hMG투여 일수, 총 투여량, 최종 hMG투여 시점의 자궁내막두께, 채란수, 수정난수, 수정율에서는 두 군에서 차이가 없었다. 移植胚수는 當歸芍藥散 병용군에서 많은 경향이었다. 채란당 이식 취소 건수는 當歸芍藥散 병용군에서 적은 경향으로 나타났다. 채란당 임신율, 임신당 유산율은 두 군에서 차이가 없었다. 혈중 에스트라디올 농도는 當歸芍藥散 병용군에서 치료 주기를 통하여 비교적 수치가 높았다. PRL, 프로게스테론progesterone농도, P/E비에는 유의한 차이는 없었다. 혈중 FSH농도는 채란 시점에서 當歸芍藥散 병용군에서 유의하게($P<0.01$) 수치가 높게 나타났다.

8. 결론

체외수정–배이식 치료주기GnRHagonist–long protocol에서 當歸芍藥散 병용이 명확한 임상적 의의를 보여주지는 못했지만, 난포발육에 필요한 hMG총량을 감소시킬 수 있고, hCG투여 및 채란 시점에서 FSH의 분비를 촉진시킬 가능성이 시사된다.

9. 한방고찰 없음

10. 논문 속의 안전성 평가 언급 없음

11. 평가자 의견

본 연구의 저자는 체외수정–배이식 치료주기에서 當歸芍藥散의 병용에서 명확한 임상적 의의를 보여주지는 못하였다고 결론 내리고 있다. 그렇지만 고도 선진 의료의 전형이라고도 할 수 있는 체외수정–배이식이라는 불임치료에서 난소 자극에 사용하는 약제를 유의하게 감량할 수 있었고, 채란당 배이식 취소율 감소(5분의 1로 줄었다)와 이식 배수 증가 경향이 나타난 점은 높이 평가할 만하다. 임상연구의 평가에 충분한 치료주기수에서의 평가이지만 當歸芍藥散의 복용을 필요로 하는 병태 비율에 대하여 두 군 사이에서 비교가 없어 적어도 어혈과 수독증례에 관한 해석이 필요할 것이다. 앞으로의 연구에서는 엄밀한 동양의학적 진단에서 병태 배경별 비교(혈허, 어혈, 수독 유무로 인한)에 의한 전방시적 연구에서 當歸芍藥散병용요법의 진정한 임상적 유용성을 보여주길 바란다.

12. 평가자 이름과 평가 날짜 後山尙久 2008.9.10, 2010.6.1

메타분석

서지사항

Koinuma M, Narikawa H, Kamei M, et al. Meta-analysis on the usefulness in postpartum control by Kyukichoketsuin with Methylergometrine Maleate asa control. *일본동양의학잡지* 2006;57:45-55. 醫中誌 Web ID: 2006097925 CiNi

1. 목적 메타분석을 실시하여 산모관리에서 芎歸調血飮KCL의 유효성을 말레인산 메칠에르고메트린Methylergometrine maleate(MME)과 비교하여 평가

2. 데이터 수집 의학 중앙 잡지(1983-2004), Medline(1966-2004)에서 芎歸調血飮kyukichoketsuin 등을 키워드로 문헌을 검색 · 수집하였다.

3. 연구의 선택

시험 채용 기준은 ①RCT, ②원저논문, ③정상 분만의 초산부와 경산부로 산모 시험, ④KCL을 개입약으로 하고 MME를 대조군으로 한 시험, ⑤치료 효과의 지표를 子宮底長, 유즙분비, 후진통의 중증도 등으로 설정한 시험

4. 데이터의 추출

데이터의 추출은 데이터의 통합을 실시한 연구자와는 다른 연구자가 독립적으로 실시하였다. 추출한 데이터는 대상 환자의 배경, 샘플수, 랜덤화의 방법, 맹검화의 방법, 시험약과 대조약 투여법, 투여량, 1일 횟수, 투여 일수, 병용 약제, 시험의 엔드 포인트이었다. End point의 데이터가 수치가 아니라 그래프로 표시된 경우에는 그래프를 측정하여 수치화하였다. 추출된 논문의 질은 Chaimers의 스코어 시스템으로 평가하였다.

5.주요 결과

44논문을 수집하여 채용 기준에 적합한 논문은 5논문, 그 중 1논문은 중복되었기 때문에 제외시켰다. 최종적으로는 4논문을 해석 대상으로 하고 이들 논문의 질은 동등하였다. 후진통을 평가한 3논문의 결과, KCL이 MME에 비하여 유의하게 후진통을 감약시켰다{통합 odds ratio: 0.32(95% CI, 0.17~0.60)}. 子宮底長에서는 1논문에서 분만 5일째에 KCL이 통계학적 유의한 차이가 나타났지만 통합에서는 유의한 차이가 없다는 결과이었다. 또한 분만 4일째의 子宮底長은 논문과 같이 통합에 의해서도 유의한 차이는 없었다. 따라서 자궁복고에 대한 KCL의 효과는 MME와 동등하다고 생각되었다. 분만 4일째의 유즙 분비량에 대한 비교에서는 유의한 차이가 없었지만, KCL, MME 모두 유즙 분비량이 많다고 한 논문이 존재하였기 때문에 이를 통합하면 KCL로 인한 유즙 분비량이 유의하게 적다는 사실을 알 수 있었다{통합odds ratio: -8.20(95% CI, -16.17~-0.23)}. 분만 5일째의 유즙 분비량을 통합한 결과는 유의차 그 자체는 보이지 않았지만, KCL로 인한 유즙 분비량이 많고 유즙 분비량에 대한 KCL의 유효성은 MME에 뒤떨어진다고는 생각되지 않았다.

6. 결론

KCL은 후진통의 감약에 의해서 MME에 비하여 유효하다는 점을 나타내고 있다. 앞으로는 안전성도 포함한 해석이 필요할 것이다.

7. 한방적 고찰 없음

8. 논문 속의 안전성 평가 언급 없음

9. 발췌자의 코멘트

RCT로 한정시킨 메타분석을 한방약으로 실시하였다는 점을 먼저 평가하고 싶다. 메타분석에서는 관련된 시험을 빠짐없이 수집할 수 있었는지가 하나의 포인트이기 때문에 그 노력의 과정을 좀 더 상세하게 기술하였으면 보다 좋았을 것이다. 검색용어가 망라적인지, 교과서, 참고서, 전문가의 의견 등도 포함하여 수작업이 이루어진 것인가 등이다. 한방 영역에서의 EBM추진을 고려하면 저자들의 시도는 획기적이다. 이것을 계기로 한방약의 메타분석과 체계적 분석Systematic review이 늘어나기를 기대한다.

10. 발췌자의 이름과 날짜

鶴岡浩樹 2009.2.19, 2010.6.1

EVIDENCE-BASED MEDICINE

INDEX

색인

INDEX 한글

ㅈ

ㅊ

ㅋ

ㅌ

ㅍ

ㅎ

INDEX 한방처방(한글/영문)

영문 한방처방

INDEX 영문